面部美容整形手术

——基于医学和生物医学工程与科学概念的综述

Cosmetic and Reconstructive Facial Plastic Surgery

——A Review of Medical and Biomedical Engineering and Science Concepts

原　著　［美］埃姆雷·托克戈兹（Emre Tokgöz）

　　　　［美］玛丽娜·A.卡罗（Marina A. Carro）

主　译　李宁宁　陈可琼　李伯群　黄纪逸

辽宁科学技术出版社
LIAONING SCIENCE AND TECHNOLOGY PUBLISHING HOUSE

拂石医典
FU SHI MEDBOOK

图书在版编目（CIP）数据

面部美容整形手术 / (美) 埃姆雷·托克戈兹(Emre Tokgoz) , (美) 玛丽娜·A.卡罗
(Marina A. Carro) 著 ; 李宁宁等主译. — 沈阳 : 辽宁科学技术出版社, 2024.6
　　ISBN 978-7-5591-3567-4

　　Ⅰ.①面⋯　Ⅱ.①埃⋯②玛⋯③李⋯　Ⅲ.①面—整形外科手术　Ⅳ.①R622

　　中国国家版本馆CIP数据核字（2024）第095469号

First published in English under the title
Cosmetic and Reconstructive Facial Plastic Surgery: A Review of Medical and
Biomedical Engineering and Science Concepts
by Emre Tokgoz and Marina Carro
Copyright © Emre Tokgoz and Marina Carro, 2023
This edition has been translated and published under licence from
Springer Nature Switzerland AG.

著作权号：06-2023-262　　　　　　　　　　　　　　　版权所有　侵权必究

出版发行：辽宁科学技术出版社
　　　　　北京拂石医典图书有限公司
　　　　　地址：北京海淀区车公庄西路华通大厦 B 座 15 层
联系电话：010-57262361/024-23284376
E-mail：fushimedbook@163.com
印 刷 者：三河市春园印刷有限公司
经 销 者：各地新华书店

幅面尺寸：185mm×260mm
字　　数：489 千字　　　　　　　　　　　印　张：22.5
出版时间：2024 年 6 月第 1 版　　　　　　印刷时间：2024 年 6 月第 1 次印刷

责任编辑：陈　颖　刘轶然　　　　　　　　责任校对：梁晓洁
封面设计：潇　潇　　　　　　　　　　　　封面制作：潇　潇
版式设计：天地鹏博　　　　　　　　　　　责任印制：丁　艾

如有质量问题，请速与印务部联系　　　　　联系电话：010-57262361

定　　价：188.00 元

翻译委员会名单

主　译　李宁宁　陈可琼　李伯群　黄纪逸
副主译　何颖君　刘高峰　李　艳　陈　春
　　　　田学敏　李德胜　柳　锋　梁丽芳
译　者　（按姓氏笔画排序）

田学敏　中国人民解放军联勤保障部队第九八八医院

冯爱娜　西安国际医学中心医院

刘高峰　南方医科大学顺德医院（佛山市顺德区第一人民医院）

杨　康　北京星医汇医疗门诊部

李宁宁　广州医科大学附属第三医院

李伯群　郑州大学第二附属医院

李　艳　中国医学科学院整形外科医院

李德胜　湖北医药学院附属襄阳市第一人民医院

何颖君　东莞市滨海湾中心医院

陈可琼　南方医科大学第十附属医院（东莞市人民医院）

陈　春　深圳市龙岗区第三人民医院

柳　锋　孝感市中心医院（武汉科技大学附属孝感医院）

黄纪逸　江门市妇幼保健院

梁丽芳　南方医科大学珠江医院

主译简介

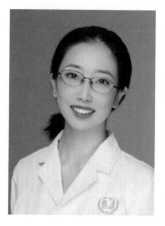

李宁宁 博士,主治医师。毕业于四川大学,现工作于广州医科大学附属第三医院。

学术任职:广州市医学会乳腺病分会常委、广东省医疗行业协会乳腺病整形修复分会委员,广东省健康管理学会乳房重建再造及美学专委会委员,广东省妇幼保健协会乳腺病分会委员。

主持广东省医学技术研究基金项目及校级科研项目。近年来发表论文6篇,出版著作两部。

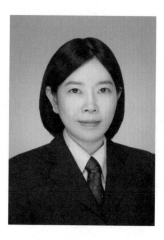

陈可琼 副主任医师。毕业于广州医科大学。现工作于南方医科大学第十附属医院(东莞市人民医院)医学美容科,擅长医学美容激光光电技术,皮肤肿瘤修复,眼整形,面部年轻化治疗,注射微整形等。

学术任职:广东省医学会医学美容分会委员,广东省整形美容协会整形美容分会委员,东莞市医学会医学美容分会青年委员。

参与课题获东莞市科技进步奖二等奖一项,参与发表论文10余篇。

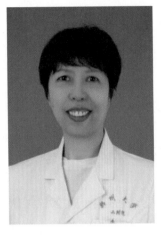

李伯群　主任医师，教授。郑州大学第二附属医院中医科主任，河南省中医药青苗人才培养指导老师。

学术任职：中华中医药学会治未病分会常务委员，中华中医药学会亚健康分会常务委员，中华中医药学会针刀医学分会常务委员，世界中医药学会联合会亚健康分会常务理事，中国民族医药学会健康产业分会副会长，中国中医药信息学会全科医学分会副秘书长，中国医药教育协会中医药教育促进会副秘书长，中国中医药研究促进会治未病与亚健康分会常务理事，中国中医药研究促进会疑难杂症分会常务理事，中国中医药研究促进会针刀医学专业委员会常务委员，中国中医药信息学会药灸分会常务理事，河南省中医药研究促进会针刀分会秘书长，河南省针灸学会疼痛专业委员会常务委员，河南省中西医结合循证医学专业委员会常务委员，河南省中医药学会针刀医学分会常务委员。曾出版著作7部，发表文章20余篇。

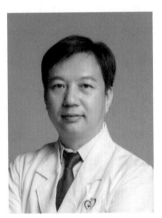

黄纪逸　副主任医师。毕业于汕头大学医学院，现工作于江门市妇幼保健院眼耳鼻喉科。从事耳鼻咽喉头颈外科工作20年，曾于山东大学耳鼻喉医院(山东省第二人民医院)进修咽喉头颈外科。

学术任职：广东省预防学会耳鼻咽喉头颈疾病防治专业委员会委员，广东省临床医学学会咽喉肿瘤专委会委员，中国抗癌协会会员。

出版著作一部，在核心期刊等发表多篇文章。

原著前言

近年来，面部整形手术（FPS）在技术和生物医学工程方面取得了诸多进展。在本书中，我们通过回顾总结有关面部整形美容、修复重建以及一些头颈部外科手术方面的研究文献，从多方面进行相关讨论，包括但不限于以下内容：

- 手术类型
- 并发症
- 患者的护理和治疗
- 生物力学
- 优化
- 机器人技术
- 人工智能（AI）、深度学习（DL）和机器学习（ML）
- 心理影响因素

本书的前六章涵盖了面部整形手术学和科学研究文献的综述，接下来的七章涵盖了FPS技术、生物医学工程和心理学研究的综述。本书共引用了约1500篇与FPS相关的同行评议文章。本书适合整形科医生和生物医学工程师阅读，对于初级或高级本科生物学和生物化学学生来说也适用，尤其是那些遗传学专业的学生。不过需要注意的是，生物力学、优化、机器人技术、人工智能、深度学习和机器学习等相关部分可能需要有技术知识，因此这些部分可能对某些读者来说不太适合。

在阅读本书期间，您将发现书中引用了全膝关节置换术（TKA）相关的技术和生物工程的进展思路。书中分享的信息或许可以为研究人员和教育工作者提供新的研究和改进思路。尽管我们在编写本书的过程中尽力涵盖了大量引用文献，但涵盖的内容非常有限；在编写本书的同时，越来越多的出版物不断涌现。我们还分享了一些新的研究思路，以减少人们盲目跟风做整形的可能性，这些思路在相关的心理因素和自然疗愈选项方面在研究文献中并不常见。我们的主要目的是尽可能全面地介绍FPS研究，并涵盖一些与头颈部外科手术相关的研究文献。尽管我们在书中提供了上述的主题和内容涵盖范围，但是内容的利用不仅限于此清单。

我们希望您会喜欢书中的一切！

埃姆雷·托克戈兹
美国马里兰州巴尔的摩

译者序

在当今社会，面部美容整形手术已经成为改善个人外貌、增强自信心的重要手段。随着生物医学工程、科学技术和医学研究的飞速发展，面部整形和重建手术领域也迎来了前所未有的变革。本书《面部美容整形手术》正是这一变革的见证者和推动者，它为我们呈现了一个全面而深入的面部整形手术领域的全景图。

在翻译这本书的过程中，我深感其内容的丰富性和前沿性。本书不仅涵盖了面部整形和重建手术的传统技术和方法，更着重介绍了最新的工程和计算技术，如机器人技术、生物力学、人工智能（AI）、深度学习（DL）、机器学习（ML）和优化等，在面部整形手术中的应用。这些新技术为手术的精准性和安全性提供了有力保障，也为患者带来了更加个性化和优质化的手术体验。

本书不仅详细介绍了面部整形手术的相关概念和进展，还深入探讨了手术类型、并发症、患者护理和心理因素等方面的问题，使得本书不仅具有学术价值，更具有实践指导意义。

本书共分为13个章节，每章内容都经过精心编排和筛选，以确保读者能够全面而系统地了解面部整形手术领域的各个方面。从非手术治疗到手术治疗，从颅颌面畸形的手术重建到机器人技术的应用，每个章节都紧扣主题，深入浅出地阐述了相关知识和技术。

在翻译过程中，我力求保持原文的准确性和流畅性，同时注重语言的规范性和可读性。我们相信，通过我们的努力，读者能够更加轻松地理解和掌握书中的知识和技术。

最后，要感谢所有为本书付出努力的作者和编辑人员，正是他们的辛勤工作和智慧结晶，才使得本书得以顺利出版并呈现给读者。我也希望本书能够为读者提供有益的参考和启示，推动面部整形手术领域的不断发展和进步。

目 录

第 1 章
面部美容的非手术治疗

Marina A. Carro and Emre Tokgöz iD

1 概述

  近年来，整形美容领域，尤其是非手术美容领域，发展迅速。这一进步使我们能够通过微创美容技术实现面部年轻化，从而达到患者预期。微创美容技术能让患者在降低手术风险的同时，获得与手术相媲美的效果。联合治疗，例如肉毒素注射结合填充剂，可以有效实现面部年轻化。当传统手术技术无法达到患者的预期时，非手术治疗可以起到助力的作用。随着治疗目标越来越高效化和精准化，医疗技术旨在为患者提供低风险、高回报的治疗。本书中我们提出的观点与其他文献[248-282]不谋而合。

2 发际线年轻化

  无论是男性还是女性，发际线的形态在面部美观中扮演着至关重要的角色[1]。对于男性而言，脱发通常呈现"M"型，发际线后退主要集中在额颞部。而一些女性也可能有过类似的脱发情况，影响面部美观，甚至出现男性化外观[2]。随着年龄增长，脱发及发际线的后退会导致前额部变大。发际线移植手术主要有三种方法：毛囊单位移植术（FUT）、毛囊单位提取术（FUE）和发际线降低术（HLS）[3]。发际线降低术可以改善外观，但有些患者可能会担心术后瘢痕增生[4]。

M. A. Carro （✉）
The Frank H. Netter M.D. School of Medicine, Quinnipiac University,
North Haven, CT, USA
e-mail: Marina.Carro@quinnipiac.edu

E. Tokgöz
Whiting School of Engineering, Johns Hopkins University, Baltimore, MD, USA

毛发移植术也被称为毛囊移植术，医生会从患者自身提取毛囊，移植到发际线区域。这种方法可以在保持自然外观的同时，最大限度地减少潜在的瘢痕，有效地改变发际线的形状，从而使前额看起来更小[5]。

由于这种方法的风险较低，因此一般作为首选，只有在移植无效时才考虑创伤较大的手术治疗。本章将讨论药物治疗和微创美容治疗这两种非手术治疗方法。

2.1 相关解剖回顾

头发以毛囊为单位生长在头皮表面。毛囊单位是一个部分可见的结构，包括可见的顶端毛囊、毳毛毛囊、竖毛肌、皮脂腺、脂肪组织、深层汗腺以及神经血管网[6-8]。每个毛囊单位中末端毛囊的数量是衡量毛囊单位（FU）密度的指标，通常为1~4[9]。毛囊密度因种族不同而有所差异，黄种人和黑种人的毛囊密度较白种人（214~230根/cm²）低，分别为154~162根/cm²和148~160根/cm²[10]。

在毛囊的末端存在着多种不同的细胞类型，包括干细胞、间充质细胞和免疫细胞（如巨噬细胞、T细胞、肥大细胞）[11, 12]。间质细胞来自于真皮乳头层，而干细胞则位于毛囊隆突，该隆突位于皮肤下约1~2cm处[13]。毛囊的解剖结构和显微镜下形态见图1-1。

2.2 模式性脱发的病理生理学

研究显示，无论是男性脱发还是女性脱发，都与几种基因有关，而通常认为模式性脱发是一种多基因疾病。虽然个体之间存在很大差异，但仍有规律可循。脱发多在青春期后不久开始出现，最初只有轻微的末端毛囊损伤，随着时间逐步发展[15]。

青春期后，雄激素水平的增加是男性敏感区域脱发的诱因。这些敏感区域包括头皮（头顶和前额）、腋窝、耻骨、胡须及四肢。睾酮在5-α还原酶的作用下转化为双氢睾酮（DHT），DHT在正常的毛发生长和发育过程中起着重要的作用。同时，DHT和5-α还原酶的增加与男性脱发息息相关。相反，缺乏5-α还原酶的人群一般很少出现此类型的脱发[16, 17]。雄激素受体（AR）基因的遗传变异可能是不同类型男性脱发的主要原因[18]。

一般来说，男性脱发最早出现的部位通常在头皮的中部和颞部，末端毛囊后退形成一个"M"形区域。文献报道显示，脱发的严重程度、位置、速度都因人而异[15]。男性脱发的不同类型见图1-2。

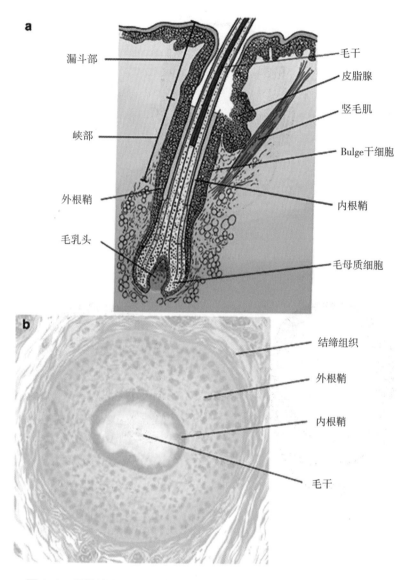

漏斗部

峡部

外根鞘

毛乳头

毛干

皮脂腺

竖毛肌

Bulge干细胞

内根鞘

毛母质细胞

结缔组织

外根鞘

内根鞘

毛干

图 1-1 显微镜下毛干和毛根在矢状面（a）和横断面（b）的解剖结构[14]

　　至于女性脱发的病因，目前尚不十分清楚。曾有研究表明，雄激素水平过高及患有完全雄激素不敏感综合征的女性可能会出现发际线后移[20, 21]。由于AR基因位于X染色体且在女性体内失活，因此与该基因无关。既往对患有芳香化酶基因（即CYP19A1）的等位基因变异的女性进行全基因组研究表明，此类女性易患脱发[18]。通常女性早在青春期就会出现脱发，而绝经后更加严重。与男性相比，女性脱发对发际线形态的破坏较小，但有些女性会出现颞部发际线后退。总体而言，女性脱发多见头皮中央部分的头发变得

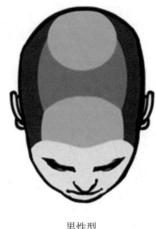

男性型
（Hamilton）

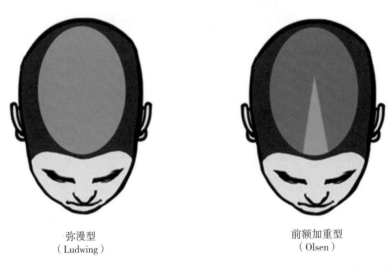

弥漫型　　　　　　　　　　　　　　　　　前额加重型
（Ludwing）　　　　　　　　　　　　　　　（Olsen）

图 1-2　男性型脱发，即雄激素性脱发，通常是根据脱发的严重程度和区域进行分类[19]

稀疏，呈现出"圣诞树"样外观[22, 23]。

图1-3显示了女性脱发中典型的"圣诞树"型和弥漫型。

2.3　治疗前评估

在开始对脱发患者行非手术治疗之前，应全面了解患者的既往病史及其可能的诱因。潜在疾病会影响脱发的速度、严重程度和发病年龄。包括但不限于以下情况：

- 贫血或其他营养缺乏症
- 代谢综合征（如糖尿病或甲状腺疾病）
- 妇科问题（如多囊卵巢综合征）

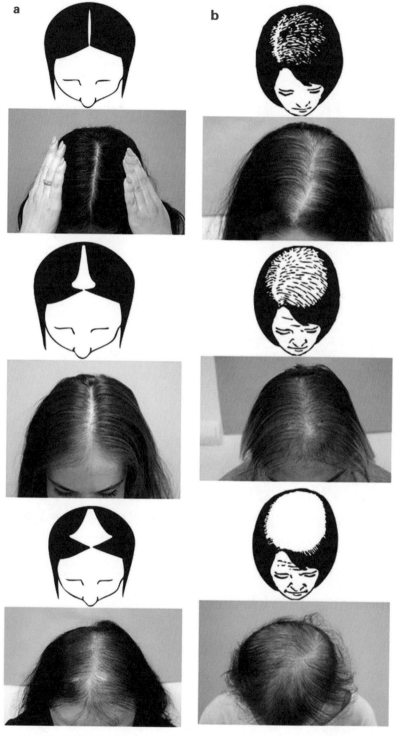

图 1-3　（a）（左列）严重程度各异的 "圣诞树" 型女性脱发；（b）（右列）严重程度各异的弥漫型女性脱发[24]

在进行发际线重塑手术前，应先治疗现有疾病[15]。

此外，某些药物也与脱发有关，如果继续使用，则可能影响脱发的治疗效果。这些药物包括：

- 化疗药（环磷酰胺、阿霉素）
- 抗抑郁药/焦虑药（Buproprion/Wellbutrin）
- 抗凝剂（华法林、肝素）
- 抗癫痫药（双丙戊酸钠、左乙拉西坦）
- 治疗高血压的β受体阻滞剂（普萘洛尔、美托洛尔）
- 治疗甲状腺功能亢进的药（甲巯咪唑）
- 治疗痛风的药（别嘌醇）

通常情况下，停药后头发可以部分或全部恢复正常。但有些药物是维持身体健康所必需的，可能与头发再生冲突[25-27]。

治疗前应进行全面的体格检查，判断是否为药物反应导致的脱发，并排除手术禁忌证。初步评估除了检查末端毛干、毛囊的质量和密度外，还应检查指甲和头皮。男性脱发多表现为头顶和前额附近的头发稀疏和发际线后退，而女性脱发则在前额中段较为常见（如上所述）。路德维希量表（Ludwig scale）和诺伍德量表（Norwood scale）分别对女性脱发和男性脱发的严重程度进行了分级[15, 28]。

如果皮肤存在炎症、红肿、脱屑或瘢痕，则提示需要进行进一步检查以排除皮肤病[15]。脂溢性皮炎常合并有脱发，是由于体内雄激素增加及其脂质分泌增加所导致[29]。偶尔会有患者存在指甲外观异常（如凸起或残缺）并伴有典型的脱发，可能提示为自身免疫性疾病或药物所致的脱发[30]。

还有一些诊断方法有助于识别活动性脱发，通常与典型的脱发模式无关（除在脱发早期诊断外）。通过头发拉力测试，对50～60根头发施加拉力。如果有6根以上头发可以被轻易拔出，则表明存在非典型的活动性脱发，而非晚期脱发[31]。皮肤镜可以更近距离地观察毛囊和周围的头皮组织。确诊模式性脱发的关键因素包括无瘢痕、毛干粗细改变、毛囊周围色素沉着以及散在斑秃[30]。头皮活检通常是不必要的，除非考虑有其他皮肤疾病[32]（图1-4）。

由于脱发的表现形式各不相同，因此还应与类似疾病相鉴别，如毛囊性脱发、牵拉性脱发、斑秃、中枢性离心环状脱发、扁平苔藓和额部纤维性脱发[34, 35]。

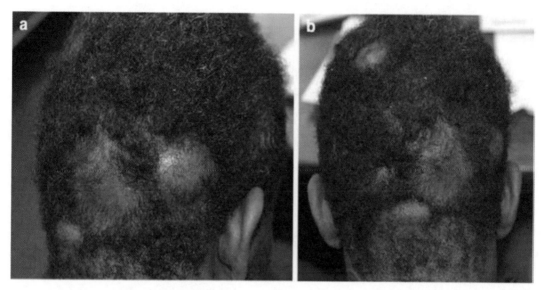

图 1-4　图示为一名斑秃患者。斑秃是导致不规则脱发的众多疾病之一。当患者的表现与正常脱发模式不同时，手术治疗前应进一步检查 [33]

2.4　非手术治疗

2.4.1　药物治疗

　　用药前，要先找到脱发的主要原因。营养不良（如贫血）的患者可补充铁剂[33]。治疗高雄激素血症（多囊卵巢综合征的常见病因）的方法包括口服激素避孕药和抗雄激素药物，但后者未经美国食品药品监督管理局（FDA）批准，且可能影响后期妊娠[36]。建议患者在进行有创性毛囊移植术前，先尝试非手术治疗。常用药物包括米诺地尔（适用于女性和男性脱发）和非那雄胺（适用于男性脱发）[15]。

　　米诺地尔最初用于治疗高血压，如今可用于此项治疗。它可以很好地促进头发生长，对男性和女性脱发均有作用。米诺地尔的商品名为Rogaine，有溶液和泡沫两种剂型且浓度（2%～5%）不同。泡沫剂因刺激小、易涂抹而更受患者喜欢。此药获得了FDA的批准，因不能穿过血脑屏障，95%的药物在4天内会排出体外，所以相对安全[37, 38]。

　　硫酸米诺地尔通过诱导毛囊进入生长期，可促进休止期（休眠期）毛囊的头发生长。其活性成分（米诺地尔）通过头皮上的酶（即磺基转移酶）转化为盐形式（硫酸米诺地尔）。因头发厚度和生长情况的改善可能需要一段时间，建议患者至少使用8周后再评估其疗效[39]。在男性毛发再生方面，多数患者认为米诺地尔的剂量越大，疗效越好。相反，许多女性则认为不同剂量之间没有明显的差异。其常见的副作用包括暂时性毛发脱落、毛发过度生长（发际线附近或身体其他部位）和脱发。米诺地尔浓度越高，这些副作用就越常见[40, 41]。

非那雄胺是FDA批准的另一种男性脱发用药，广泛用于治疗脱发和促进头发再生。这种制剂能够有效增加头发密度（更高的覆盖率和头发数量）以及头发厚度。男性口服剂量为1～5mg，每天一次[41, 42]。虽然该药用于女性脱发治疗尚未获得FDA的批准，但有文献报道，女性高雄激素血症患者服用更大剂量的该药后病情有所改善[43]。该药的活性成分（非那雄胺）是5-α还原酶的竞争性抑制剂，可阻止睾酮转化为DHT。头皮中DHT的总量减少可使患者的发际线恢复。与米诺地尔一样，如果停止治疗，患者病情会出现复发。通常，医生会在治疗至少1年后评估该药物的疗效[42]。

虽然实验结果表明，非那雄胺的一些不良反应可能对男性有损害，但总体上是安全的。男性患者中，最常见的不良反应是出现或导致勃起功能障碍加重，停药后不能好转。激素变化可导致男性前列腺特异性抗原水平降低，解读检测结果时医护人员应了解这一影响。另一个不良反应是一些肝酶水平的升高，多见于该药大剂量和长时间的使用时[42, 44]。

2.4.2 超说明书药物治疗

度他雄胺是一种药效更强的5-α还原酶抑制剂，通常用于治疗良性前列腺增生症（BPH）。曾有研究显示，将浓度降低2倍，度他雄胺治疗脱发比非那雄胺的疗效更好[45]；其他研究也得到类似的结果[46]。

抗雄激素治疗用于发际线再生，也属于超说明书用药，包括酮康唑（抗真菌药物）、含锌洗发水和螺内酯，其中后者使用最多。酮康唑和含锌洗发水都有助于减轻炎症、脂溢性皮炎和头皮屑，其作用原理类似。在洗发水原料中加入浓度2%的酮康唑可改善女性脱发。螺内酯作为雄激素受体的竞争性抑制剂，可有效抑制卵巢产生雄激素。在接受口服螺内酯（200mg/d，每日1次）治疗1年后，将近一半的患者头发再生情况有所改善[47, 48]。

前列腺素F2类似物（拉坦前列素、比马前列素）具有改善毛发密度的作用，但应用并不广泛。在头皮上小面积外涂溶液可改善头发密度[49]。醋酸环丙孕酮等孕酮衍生物通过与雄激素受体结合，减少促卵泡激素（FSH）和促黄体生成素（LH）的分泌来降低睾酮水平。其效果与螺内酯相似[48]。

2.4.3 微创美容手术

微针美塑是指由美容师或美容外科医生使用滚针沿着发际线滚动（如图1-5所示）进行治疗。滚针通过刺激皮肤表层，通过损伤-再愈合而刺激毛发生长。大多数患者使用后不良反应较小，偶尔可见针刺部位出血或轻微炎症。如果配合药物治疗（详见上文所述），或将是一种很有前景的发际线年轻化辅助治疗手段[50]（图1-5和图1-6）。

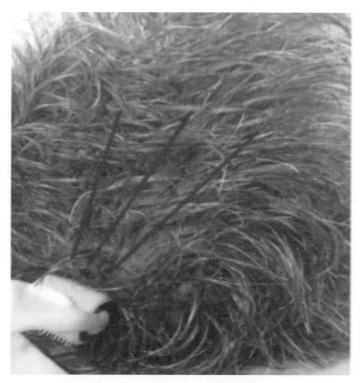

图 1-5 微针设备（黄色）和治疗应用（红线）[51]

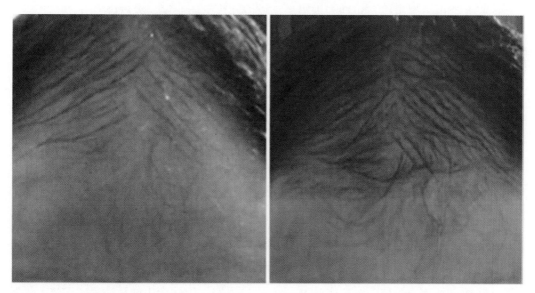

图 1-6 一位女性患者的发际线情况，微针联合其他治疗之前（左图）和之后（右图）的对比，可见前额头皮的头发密度得到显著改善[51]

　　提纯后的富血小板血浆（PRP）可刺激头发生长。PRP可通过离心技术从患者自身的血液样本中提取。血小板中所含有的α-颗粒释放细胞因子，包括血小板衍生生长因子（PDGF）、转化生长因子（TGF）、血管内皮生长因子（VEGF）和白细胞介素1（IL-1），可激活和促进血管生成，增加毛囊隆突和毛乳头细胞的数量。

在发际线周围每月注射一次PRP，连续注射3个月，并在6个月后再进行一次补充治疗。在头6个月之后，每年进行一次补充注射可长期改善美观。疗效评估研究显示，毛发生长和毛囊/毛干增大的效果激动人心。但这些研究结果存在差异，表明需要更多样本量和试验进行验证。PRP注射与前面提到的微针注射有着类似的不良反应[52]。

低强度激光治疗（LLLT）也被称为低强度光疗法，其作用原理是激活细胞组织。波长在600～950nm范围内（红光或红外光）的激光可广泛用于雄激素性脱发（AGA）患者。LLLT可刺激毛囊再生，提高毛囊增殖率，从而有效改善AGA导致的毛囊增殖活性降低和毛发变细的问题。HairMax激光梳等设备有助于提高光在头皮上的精确度和穿透力。研究表明，激光治疗AGA与药物治疗（米诺地尔、非那雄胺）、外科毛囊移植手术联合应用，可获得相得益彰的效果[50]。

3 局部治疗和焕肤

3.1 相关解剖回顾

皮肤大致由三层组成，包括表皮层、真皮层和皮下脂肪层。表皮内有五层，其特点是细胞组成和厚度不同。表皮内最深的一层由增殖细胞组成，这些细胞逐渐向浅层移行并逐渐成熟[53, 54]。表皮以角质细胞为主，同时存在少量朗格汉斯细胞（抗原递呈）、黑色素细胞和感觉结构[53, 54]。阳光曝晒和紫外线（UVR）照射可增加黑色素生成，诱导黑色素细胞聚集和黑色素小体转移至角质形成细胞。主要的调节途径包括ACTH和MSH-α与黑色素皮质素受体MC1-R结合[53-55]。

真皮层由细胞外基质（ECM）围绕细胞交织而成，细胞外基质由胶原蛋白和弹性蛋白纤维组成。真皮中的细胞包括成纤维细胞（祖细胞）、真皮树突细胞和肥大细胞（免疫功能）[53, 54]。皮肤老化是弹性蛋白形成紊乱的自然结果，当然也有纤维蛋白-5（刺激弹性纤维生成）减少的原因[56,57]。此外，低聚糖的分解也会使皮肤锁住水分子的能力降低[58]。

光老化（外在老化）通过激活膜金属蛋白酶（MMPs）诱发"日光性弹力蛋白沉积"，从而破坏弹力蛋白[58]。老化或过多暴露于毒素/UVR而产生的活性氧（ROS）可激活MMPs，从而破坏胶原蛋白，同时，ROS抑制TGF-β，也可减少新胶原分子的合成[59]（图1-7）。

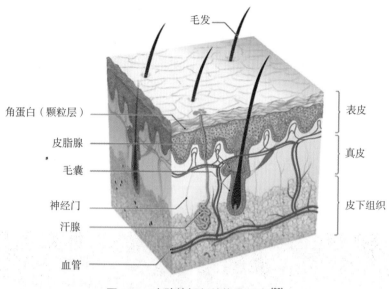

毛发

角蛋白（颗粒层）

皮脂腺

毛囊

神经门

汗腺

血管

表皮

真皮

皮下组织

图 1-7　皮肤的解剖结构及组成[60]

3.2　局部治疗的应用

局部皮肤护理主要用于减缓与衰老有关的美学变化。其中包括防晒霜、抗氧化剂、维A酸和去角质剂/α-羟基酸（AHA）。

涂防晒霜是减少皮肤老化最简单易行的方法，它不需要任何处方或医疗干预。据统计，80%皮肤老化是由紫外线照射引起的[61]。目前相关研究也着重强调了防晒在减少紫外线照射引起的光老化方面的重要作用[62]。

防晒霜的配方五花八门，其中最有效的成分是二氧化钛和氧化锌。这些分子可提供更好的广谱保护，同时降低有机配方常见的过敏反应风险。患者应在紫外线照射前30分钟涂抹，并按照建议（产品包装上标明）再次涂抹，效果最佳[63, 64]。

抗氧化剂和维A酸可与防晒霜一起使用，进一步保护和修复皮肤。抗氧化剂通过中和皮肤中先前形成的活性氧，以减少MMPs的诱导损伤[65]。维A酸可有效增加糖胺聚糖沉积、真皮胶原蛋白含量和表皮厚度。

维生素C用于增加胶原蛋白的生成和细胞的新陈代谢，而维生素E则有助于中和活性氧。这两种维生素可与阿魏酸结合使用来维持配方的稳定性。外用抗氧化剂治疗可作为日常护肤的一部分，适宜的浓度可以改善皮肤状态且不会刺激皮肤。AHA会破坏维生素C的稳定性，应告知患者避免两者同时使用[66-68]。

外用维A酸有两种主要配方，可在非处方药店（视黄醇）或处方药店（维A酸、视黄醛）购买。维A酸很容易被皮肤吸收和利用，而视黄醇不同。视黄醇是一种前体物质，必须被皮肤吸收后才能转化为维A酸[68]。当然，与处方制剂相比，非处方药视黄醇的总体疗效要低20倍左右。维A酸具有剂量依赖性的特点，许多患者会因使用剂量过大和使用频率过高而出现皮肤红肿和刺激症状。如果出现这种情况，医生可以指导患者减少剂量或减少使用次数[69]。

AHA，如乙醇酸、乳酸或柠檬酸，可化学去除皮肤角质，减少上皮细胞的黏附。数据显示，使用AHA后，可改善胶原蛋白密度和弹性蛋白的完整性，改善皮肤纹理，减少皱纹。由于AHA具有剂量依赖性，患者应使用可耐受的最高浓度。禁止AHA与抗氧化剂（即维生素C）同时使用，因为AHA会降低抗氧化剂的药效[71]（图1-8）。

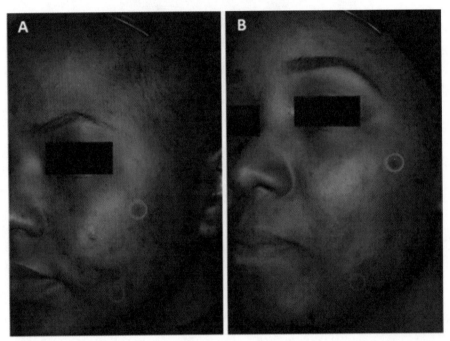

图 1-8　外用维 A 酸类药物也可用于治疗痤疮瘢痕，与未经治疗的瘢痕（红圈）相比，治疗后（绿圈）效果改善明显[70]

3.3　化学焕肤

化学焕肤是一种创伤较大的焕肤方法，但与其他技术相比，性价比相对较高。焕肤的程度可根据患者的肤质因人而异。尽管一些技术成熟的医疗机构可以在非常谨慎的条件下进行安全焕肤治疗，但色沉风险较高的人不建议行此种治疗。对于处于感染期的既往有单纯疱疹病史的患者，应在术前进行抗病毒治疗，持续至术后10天[72, 73]。

患者在治疗前4～6周遵医嘱使用适量维A酸和乙醇酸，可提高再上皮化的速度和均匀性。这些预处理应在化学焕肤治疗前1周停止，以降低炎症风险。治疗前，用丙酮或异丙醇擦拭皮肤，可减少皮肤表面油脂，使其平整[74]。

初次治疗时，通常使用纱布或棉签涂抹，应当小心处理治疗区域边缘皮肤[75]，避免误入口鼻（眼、口、颊沟），否则会导致严重腐蚀和并发症[76]。用药后观察皮肤颜色，确保治疗充分且无过度磨损。皮肤呈粉红色表明已穿透表皮，一旦到达真皮乳头层，则呈粉白色。治疗较深时可渗透至网状真皮层，则呈纯白色[74]。

中度或深度化学焕肤后，患者需要休息和恢复至少3～5天，不然可能会影响工作或生活。治疗后患者需定期涂保湿霜预防皮肤干燥。深层焕肤后，2周内不建议涂抹防晒霜。所有患者，无论焕肤程度深浅，都应注意防晒[74]。如果出现色素沉着或粟粒疹/痤疮等并发症，可用氢醌和外用曲安奈德及时治疗[77]。对于有单纯疱疹感染史的患者，出现皮肤发红和刺痒应使用氟康唑治疗，以降低酵母菌感染的风险[75]（图1-9）。

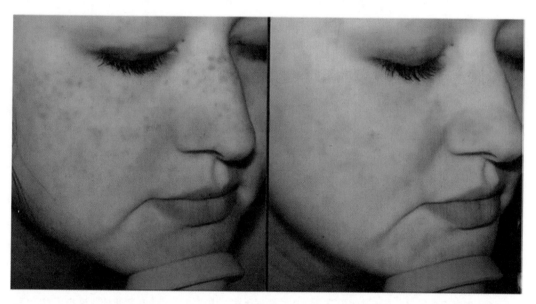

图1-9　多次浅层化学焕肤联合治疗前（左）和治疗后（右），可见皮肤色斑减少，肤色得到改善[78]

3.4　激光焕肤

激光治疗可以用于除皱、治疗色素沉着和肤色不匀，在一些患者中得到了很好的应用。与化学焕肤不同的是激光治疗可以治疗血管病变（毛细血管扩张、皮肤血管瘤）和一些色素疾病。激光通常可分为剥脱性和非剥脱性两种，可针对小块组织（分段）或整个组织（非分段）[79]。

剥脱性激光治疗的工作原理是针对特定分子（发色团），如皮肤中的水、黑色素或氧合血红蛋白分子进行汽化。这种治疗方法效果好，但同时也有一定风险且恢复期较长[75]。二氧化碳激光治疗的显著缺点是恢复期较长（长达6个月），同时有色素沉着的风险。铒：YAG激光治疗损伤较小，但嫩肤效果通常不明显[80]。非剥脱性激光产生的热能可作用于真皮层，同时保持表皮的完整性，如强脉冲光（IPL）、脉冲染料激光或钕：YAG激光[79]。点阵治疗可以穿透皮肤组织但不损伤整个真皮层，因此具有恢复期短、治疗层次深的优势。点阵激光治疗因为组织损伤小、治疗范围局限，可能需要多次治疗才能达到预期效果。剥脱性点阵激光治疗较非剥脱点阵激光治疗效果更明显。中等程度的年轻化效果可通过剥脱性点阵激光治疗或非剥脱性点阵激光治疗来实现[77]（图1-10）。

　　一般来说，激光治疗的术前准备与化学焕肤类似[247]。表皮治疗局部麻醉效果很好，但深层的治疗往往需要静脉镇静、神经阻滞或全身麻醉。术后，皮肤表面需要敷料覆盖如凡士林纱布，至上皮完全脱落。之后可开始外用保湿霜和防晒霜，避免使用刺激性护肤品[73, 82]。

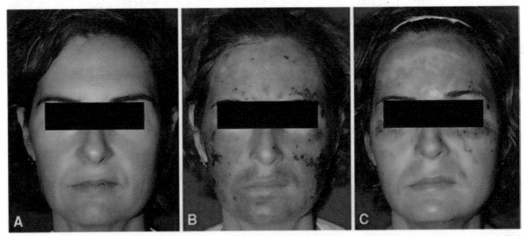

图 1-10　患者在接受一次点阵激光治疗后，皮肤全层受损（中图），有些患者可能需要 6 个月才能完全愈合。要达到预期效果，前期治疗的创伤性越大，后续需要的治疗次数越少[81]

　　在愈合过程中，皮肤会泛红，一些患者在敷料覆盖后会有痤疮、毛发生长现象，随着皮肤的愈合，这些现象逐渐好转至消失。还有患者有时会出现不可逆的色素沉着，可以通过其他治疗来改善。色素沉着是另一种常见并发症，日后可通过IPL治疗得以改善。术后患者应谨遵医嘱，严格防晒，避免日晒和护肤不当导致皮肤损伤。极少数情况下，若敷料覆盖出现感染，则需要进行抗病毒、抗真菌或抗菌治疗[79]。

3.5　微晶磨皮术和磨皮术

　　微晶磨皮术结合了皮肤磨削（通常使用固体水晶设备）和真空抽吸。事实证明，微晶磨皮可以增加外用护肤品的透皮吸收率（在治疗时使用）。此外，它还能在一定程度上改善皱纹、浅表瘢痕和不规则色素沉着。微晶磨削术的主要优点是，无论患者是否为色素沉着或瘢痕增生体质，大多数都可以安全地接受治疗。而且它恢复快、误工期短[83]。

另外，治疗前无需使用麻醉剂，因为微晶磨皮是一种公认的无痛治疗。先用洁面乳清洁皮肤，然后用微晶磨皮工具在皮肤表面以不同方向反复滑动3次。操作者通过改变移动速度或真空吸力来控制强度。常见的不良反应包括皮肤发红、刺激和瘀斑，一般会自行消退[83]。

磨皮术是用电动磨轮将皮肤磨到真皮中层。虽然它可以有效减少深层痤疮、瘢痕，但其在面部年轻化方面的应用却受限。因其瘢痕形成、色素沉着和病毒传播的风险较高，近年来已很少使用[76]。

4　皮肤提升

除了传统的填充和焕肤技术外，非手术面部年轻化技术还能有效地提升和收紧皮肤。这些治疗原理是使用设备通过超声波或射频（RF）将热能传导到皮肤真皮层。当温度达115℉持续3分钟时，皮肤开始释放热休克蛋白，刺激胶原蛋白形成[84]（图1-11）。

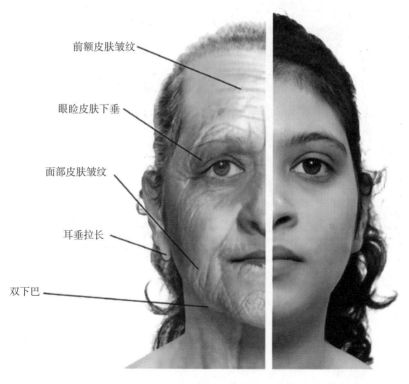

前额皮肤皱纹

眼睑皮肤下垂

面部皮肤皱纹

耳垂拉长

双下巴

图 1-11　左侧显示的是前额、眶周和中下面部形成的静态皱纹，右侧显示的是年轻皮肤[86]

　　射频（RF）或超声波治疗是将能量传导至真皮层，从而激发胶原蛋白的形成，达到收紧皮肤的作用。除了动态皱纹（伴随动作产生的皱纹）外，静态皱纹（稳定的皱纹）也是这种治疗的适应证。最常见的治疗方法包括Ultherapy（超声波热能）和射频微针疗法（通过穿透性针头传导射频热能）[85]。

4.1　微聚焦超声治疗

　　近年来，高频超声波作为一种非手术面部年轻化治疗越来越受欢迎。其中以美版Ultherapy超声刀和以色列Sofwave（索芙波）为主，这两种方法都有除皱和提升的作用。年龄越大，其疗效相对越差，这可能与组织的含水量和愈合能力下降或皮肤松弛、面部皱纹的严重程度增加有关[87-89]。

　　Ultherapy主要使用Ulthera系统作为治疗模式，并结合Ulthera DeepSEE换能器进行治疗。附加的探头可以让医生看到皮下的超声波，在避开表层骨组织的同时达到恰当的治疗深度[90]。最大治疗深度为4.5mm，能量可穿透至真皮深层。可视化微聚焦超声治疗是目前公认的非手术提升的金标准[91]（图1-12）。

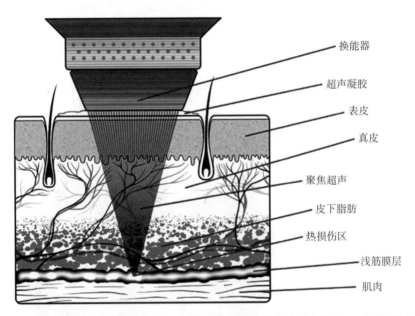

换能器

超声凝胶

表皮

真皮

聚焦超声

皮下脂肪

热损伤区

浅筋膜层

肌肉

图 1-12　图中三角形阴影所示的热损伤区，突显了高强度聚焦超声波靶向 SMAS 的机制，从而实现深层组织收紧[86]

　　Sofwave使用Synchronous UltraSound Parallel Beam SUPERB™技术可将高频超声波能量穿过表皮传导至真皮中层，最大治疗深度为1.5mm。该设备附有冷却机制（Sofcool™），可减少患者的不适感和表皮损伤[92]。

皮肤愈合困难或携带植入物的患者禁止接受超声和射频嫩肤治疗[85]。操作者可根据患者的诉求和现有问题选择一次高强度治疗或多次低强度治疗。需要强调的是，多次低强度超声治疗或许对胶原重塑更为有效[93]。

4.2　射频治疗

射频治疗中电极配置的变化包括单极、双极和多极。所有这些变化都将热能传递到皮肤的不同层次，从而诱导热损伤和继发的胶原重塑。

单极射频治疗仅使用一个电极传输治疗能量，身体保持接地状态。这种技术会深入组织产生损伤，但可以通过局部麻醉减少术中不适感[85]。然而需要注意的是，单极疗法会损伤皮肤的上表皮层，如图1-13所示。

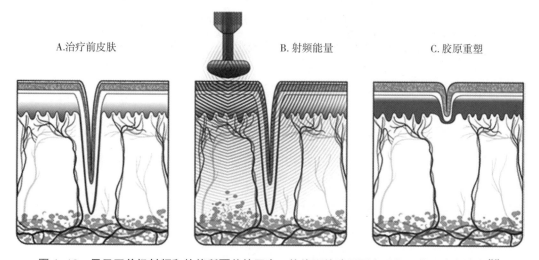

A.治疗前皮肤　　　　　　　　B.射频能量　　　　　　　　C.胶原重塑

图 1-13　显示了单极射频和热能所覆盖的层次，热能可使胶原蛋白重塑，从而减少皱纹[86]

皮下电极也可以放置在皮肤浅层，在面部的不同区域，通常与皱纹的方向垂直。双极射频嫩肤是通过置于皮下和表皮的两个电极之间的电流流动发挥作用。与单极射频相比，双极射频可以进行局部浅表治疗，痛苦较小[93]。

单极设备使用单个皮下电极向周围组织传递能量。单极和双极射频提升术都需要使用肿胀麻醉（注射）或全身麻醉来减轻术中疼痛[85, 93, 94]。

射频微针是另一种变体，它使用微针电极直接向网状真皮层传导能量。绝缘针电极仅通过针尖传递热能，而非绝缘针则通过整个针杆产生热损伤。这种技术在除皱方面疗效喜人，并可用于透皮给药（TDD），同时可减少对更表层皮肤的额外热损伤[94, 95]（图1-14）。术前应告知患者，治疗后可能出现麻木、肿胀和瘀青，这些症状往往在2个月内痊愈。预计6～12个月后效果才会稳定[93]。

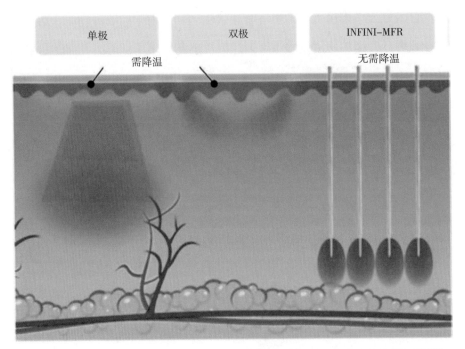

单极	双极	INFINI-MFR
需降温		无需降温

图 1-14　单极和双极射频绝缘微针放置的对比，红色区域代表最大热损伤区域 [96]

多项研究显示，射频微针在减少眼周皱纹方面效果显著，并且可以安全地与肉毒素透皮给药或脉冲信号给药相结合。应告知患者，此种治疗具有一定热损伤，恢复期较长 [95, 97-99]。事实证明，虽然射频嫩肤效果不如手术拉皮那样立竿见影，但也安全有效 [100]。射频也有一定除皱和瘦脸的作用，但需要反复治疗（至少3次）[101, 102]。

4.3　线雕提升

近年来，线雕提升术作为一种替代拉皮手术的微创治疗越来越受欢迎 [103]。将带刺缝合线埋入皮肤，在促进胶原蛋白生成的同时起到提升组织的作用。这种手术的主要优点包括并发症风险低、恢复期短、保持时间较长等。线雕的常见改善部位包括下颌角和下颌缘、面颊、眶周、眉间和前额 [104, 105]。

4.3.1　患者评估

线雕提升的改善更为细微，这种方法不适用于彻底改善深层皱纹，因此，适用人群通常比较年轻（30～50岁）。通常会建议患者在除皱术后用线雕来维持效果。如果患者不方便进行拉皮手术，那么线雕可以达到类似的提升效果，痕迹更为隐蔽 [106]。

深层皱纹或严重的皮肤松弛无法通过线雕得以改善的人群更适合手术治疗。对于肥胖、面部皮肤较厚重的患者，改善效果不明显。线雕术与植入手术的禁忌证一样，包括活动性过敏反应或面部感染、全身性疾病（糖尿病、肺结核）以及某些自身免疫性疾病，如艾滋病、癌症等[107]。手术前一周应停用抗凝药，嘱患者手术前一天避免饮酒，降低发生淤血的风险。线雕术可采用局部麻醉或静脉麻醉。沿拟提升区域注射含有利多卡因和肾上腺素的局部麻醉剂，可以有效收缩血管和缓解疼痛[108]。

倒刺线种类繁多，一般分为双向、单向或螺旋（不同方向的倒刺）型。双向螺纹线，如Silhouette Instalift®，不需要锚定点，因为螺纹可以倒钩来达到悬吊。单向倒刺线必须在上部锚定才能充分提升，常见品牌包括Contour®和Silhouette®线[109]。也可以使用无倒刺线，这种线无明显提拉效果，但可以刺激胶原蛋白的再生。

图1-15显示了不同的布线模式，根据皱纹和需要收紧的部位不同而有所差异。

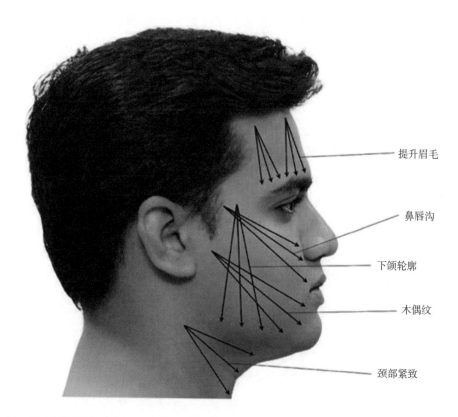

提升眉毛

鼻唇沟

下颌轮廓

木偶纹

颈部紧致

图 1-15　图中强调了进针点，不同的布线方式可改善前额、鼻唇沟纹或木偶纹，提升下颌轮廓或收紧下颌[86]

4.3.2　双向螺纹布线

操作者将穿刺针从提升区域上方进入皮下组织，确保穿刺针在真皮与皮下脂肪层之间，走行至拟提升部位，在穿刺时使用"之"字型走行，可以最大限度地增加倒刺对组织的悬挂和提拉。应注意穿刺深度，避免损伤邻近皮肤层[106, 108]。

面颊是双向倒刺线应用较多、效果较好的区域。在面颊部提拉时，将针头插入颧骨前方，并顺着面颊的自然弧度向内侧推进。面部区域，建议在反方向约1.5cm处放置另一根线以增加稳定性[106]。

预先将倒刺线插入空心针头中，确保插入前勿与组织接触。线穿入穿刺针后，操作者缓慢回退穿刺针，使组织向上提拉并固定在倒刺上。回缩后对组织的操作可能有助于将上提的皮肤进一步固定到线上。无需上方固定，将剩余的线贴根剪断[106]。

4.3.3　单向螺纹布线

单向线在面中部和颈部的轮廓矫正中应用较多。外科医生首先沿发际线或胸锁乳突肌后方（如果需要进行颈部提升）做小切口，沿切口放置螺纹线，线的插入方式与双向螺纹线的插入方式类似，线成对从面部向外扇形排列，以达到均匀提升的目的。使用附带的针将线拉到适当位置，使倒刺附着在周围筋膜和组织上。固定好位置后，将针头从皮肤内侧退出。在插入部位的远端，将多余的线贴根剪断，然后将缝线固定在颞筋膜上方[110]。

4.3.4　并发症和预后

线雕的并发症较轻但很常见，包括瘀伤、面部局部水肿、穿刺部位出血或疼痛。医生应指导患者监测严重并发症，如过敏反应或感染。感染的症状包括发热、引流液变色、肿胀时间延长（2天或以上）和慢性头痛。如果怀疑感染，应拔除线头，并对感染部位进行细菌培养，指导抗生素治疗[111]。

为了减少并发症，操作应小心谨慎，从而为患者提供更自然的效果。即便如此，悬吊部位仍有可能出现皮肤凹陷或轮廓不规则。线的意外移位也可能导致皮下结节[111]。

与不可吸收材料相比，可吸收线发生麻痹和线外露的风险较低[112]。有文献报道，聚二噁烷酮（PDO）线发生严重感染后难以去除，PDO线发生细菌感染也较为多见[113]（图1-16）。

一般来说，患者在接受线雕提升术后2年内会明显感觉到细微的美学变化。与组织的物理提升有关的初级年轻化，如组织轮廓改善和皮肤松弛减少，往往持续1年左右。年轻化效果会随着线的降解而阶段性减退[108]。部分患者中，刺激胶原蛋白再生会产生继发性的恢复效果，这种效果可保持3年之久[112]。

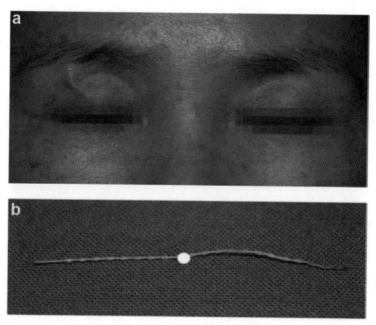

图 1-16 （a，b）图像显示患者右眼睑上方因植入线移位而出现轮廓不规则[114]

5 注射肉毒杆菌毒素

正如上文在相关解剖学中讨论的，长期的面部肌肉使用会导致真皮萎缩并形成皱纹[247]。肉毒杆菌毒素可选择性地诱导面部肌肉松弛性麻痹，阻止乙酰胆碱释放，从突触前神经末梢有效阻断信号传递。除了减少皱纹外，这种方法还有助于改善面部不对称和眉毛位置。一般治疗1～4周后起效，但许多患者仅在术后2天就会发现明显变化。重复注射肉毒毒素大约5次后，注射区域肌肉萎缩，可以维持面部年轻化的持久性[114, 115]。

肉毒毒素有多种血清型可供选择，每种血清型都有特定的适应证和优点。毒素本身是由肉毒杆菌发酵产生的，有多个品种。这些血清型有不同的配方，包括onabotulinumtoxin A、abobotulinumtoxin A、incobotulinumtoxin A 和rimabotulinumtoxin B[116]。

与A血清型制剂相比，rimabobulinumtoxinB的缺点是作用时间短、扩散范围广，但起效更早。同时，rimabobulinumtoxin B型制剂的酸性也更强，注射时患者往往更痛苦。Onabutilinumtoxin A、abobotulinumtoxin A和incobotulinumtoxin A 经常分别以1∶2.5∶1的比例混合使用，这些血清型与B血清型相比作用持续时间更长[117]。

5.1 相关解剖回顾

注射治疗需要谨慎操作，尤其是面部肌肉。浅层肌腱膜系统（SMAS）是面部特有的，精细的表情肌附着于该平面内，上覆皮肤组织。皱纹往往垂直于皮肤附着的方向，不同患者的表现可能有所不同[114, 118]。表1-1详细列出了上面部的相关肌肉以及与衰老或损伤相关的变化。

表 1-1　上面部肌肉及其作用和随衰老而发生的变化

肌肉	功能	损伤 / 老化改变
眼轮匝肌	下拉眉毛，眼睑闭合	眼轮匝肌外侧皱纹（或鱼尾纹），眉毛下垂
皱眉肌	眉毛皱起	垂直眉间纹
上睑提肌	眼睑抬高	上睑下垂
降眉肌	眉内侧运动	垂直眉间纹和鼻上部皱纹
额肌	眉毛上扬	前额横纹

此外，这些肌肉的位置和深度也很复杂。皱眉肌在眉毛内下方最膨大，位于皮肤深层，额肌浅层[119-123]。

眉毛的位置取决于这些肌肉及其附着物[125]。对于女性，内侧眉毛应位于眶缘上方，起源于双侧鼻翼软骨的正上方，最高点刚好超过外眦（眼外侧），并延伸至眉尾。相反，男性的眉毛位于眶缘，其最大高度刚好在瞳孔上方[124]。面部中下部的相关肌肉详见表1-2，图1-17提供了所有面部肌肉的直观示意图。

表 1-2　下面部肌肉以及它们的作用和随年龄增长而发生的变化

肌肉	功能	损伤 / 老化改变
鼻肌	鼻部皱纹	"兔子纹"：鼻侧或鼻背的动态皱纹（可能向上延伸至下眼睑或面颊）
鼻翼肌	减少鼻尖突出	鼻尖下垂
口轮匝肌	口腔闭合和嘴唇突出	纵向口周皱纹
降口角肌	抿嘴	嘴角向下牵拉
咬肌	咀嚼	肥大，下面部增宽（导致轮廓畸形）
颏肌	下唇突出	下颏凹陷
颈阔肌	口角凹陷	肩颈部皱纹（也称为项链纹）

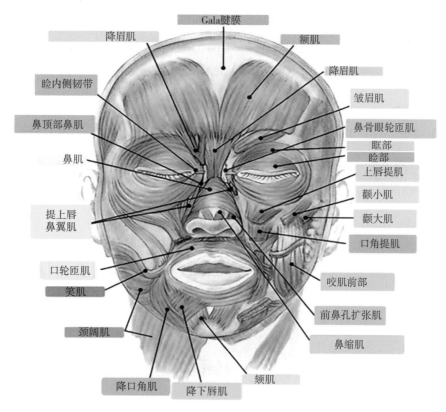

图 1-17 **面部肌肉及其相对位置图示**[127]

5.2 术前患者评估

肉毒毒素注射并非对所有患者都有益，在治疗前，医生应进行全面的身体检查，并详细了解既往病史。禁忌证包括[128]：

1.怀孕/哺乳：迄今为止，不良反应与肉毒毒素注射的关系尚不明确，但在得到证实之前，仍属禁忌。

2.神经肌肉疾病（ALS、重症肌无力、多发性硬化症）。

3.过敏：对肉毒杆菌毒素，治疗配方中的成分过敏。

4.未经治疗的面部感染和皮肤炎症。

5.静态皱纹（无面部运动时出现）或明显的深皱纹。这些美学问题适用于手术矫正。

病人进入手术室后，将肉毒毒素配制到所需浓度后抽入注射器。通常使用1mL注射器、30号或 31号针头进行注射。患者在治疗前卸妆，用异丙醇清洁皮肤。不同医疗机构的注射技术各不相同，但无论采用哪种技术，都应考虑这些因素。与女性相比，男性由于面部肌肉更大更强壮，通常需要更多的注射剂量才能达到类似的美容效果。下文将讨论如何定位面部肌肉以及常用剂量。注射深度因肌肉位置和邻近结构而异[122]。

5.3   注射技术

未开封的肉毒毒素呈粉末状，包装在密封瓶中，每瓶100单位；在注射前直接用生理盐水稀释，或稀释后可在冰箱中储存约4周。根据需要注射的部位和现有包装剂量进行稀释，选择4、5或10单位/0.1mL。浓度越高扩散至邻近肌肉的风险越高[116, 117, 129]。

在注射前和注射后，患者避免使用维生素和增加出血的药物，以免出现瘀青，影响美观。在注射前使用局部麻醉剂，或涂抹局部麻醉剂[128]，可以安全有效地减少术中疼痛[130, 131]。

5.3.1   眉间纹

无论男女，最常用的都是眼睑复合年轻化。肉毒素注射主要针对眼睑内侧，矫正该区域的动态垂直皱纹，如果存在水平皱纹，则针对前额肌[122]。皱眉肌内侧缘位置较深，注射时需达到骨膜上方，外侧缘较为表浅，注射至皮下即可。

在定位这些肌肉时，许多医疗机构会让患者皱起眉毛，可以直观地确定外侧点，眉毛下的深层肌肉可以触摸到。注射位置一般在眉毛上方至少1cm处，避免麻痹上睑提肌导致上睑下垂[115, 131]。在皮下约4 mm处进行眉间注射，可以选择性地麻痹降眉肌[118, 122]。

5.3.2   额纹

前额的皱纹是额肌收缩引起的，额肌可以进行皮下或肌肉注射。女性眉毛理想的形态是外侧上挑，这种外观可以通过减少额肌外侧的注射量来实现[118, 122]。

5.3.3   眶周皱纹

引起眉毛下垂的一个因素是眼轮匝肌（OOM）收缩，可对其进行浅层注射（皮下1～2mm）。操作者可以进行一个简单的测试，让患者紧闭双眼，同时评估眉毛向下运动的程度，确认其是否受累。

在OOM注射时，应与外侧眼角保持至少1cm的距离，以避免毒素意外散布到眼、神经及周围结构。向OOM外侧注射可在静止时引起外侧眉毛上抬，向内侧注射可引起内侧眉毛上抬[117]。选择性麻痹提眉肌是通过直接对眉毛进行表皮注射来实现的，可有效减少自然表情时的向下动态运动[120]。

5.3.4　鼻肌（兔子纹）

鼻肌呈马蹄形，在鼻背横向弯曲，沿鼻外侧壁向下延伸。"兔子纹"的矫正方法是在鼻孔外侧上方约1cm处浅表注射2U（两侧各1U），针头与鼻骨成45°角[126]（图1-18）。

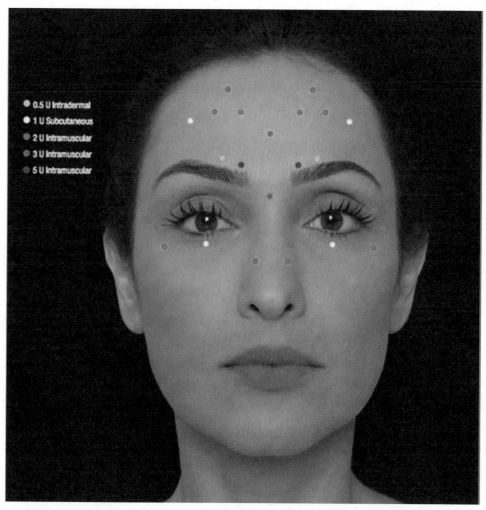

图 1-18　图中标明了皱眉肌、额肌、眼轮匝肌和鼻肌的相对注射深度以及最佳位置。需要小心勿麻痹邻近肌肉 [127]

动态鼻尖下垂可通过注射降鼻中隔肌进行矫正，降鼻中隔肌起源于鼻中隔正下方，绕鼻向上方走行。注射时，将针头深插（至少1/3浸没）并垂直于小柱基底部[126]。

5.3.5　口周皱纹

口轮匝肌纤维环绕口周，是邻近肌肉的附着点，包括提上唇肌和颧肌。沿上唇珠（上唇–皮肤交界处）注射4U，双侧各注射2U，分别在距口角1.5cm和距上唇中线外侧1cm处注射。除除皱外，还可改善上唇的突出度和饱满度[132]。

降口角肌（DAO）是减少口角下垂的注射靶点，源于下颌根部的口角外侧（下颌下垂线），插入口角。当DAO向上移时，它与口轮匝肌重叠并向外走行，在其下端穿过下颌缘[133, 134]。注射位点位于皮下脂肪层浅层、肌肉上四分之一处，口轮匝肌外侧[135]。

5.3.6　咬肌肥大

对咬肌进行三次双侧注射（共六次）可减轻肌肉肥大。咬肌起源于颧弓上部，插入下颌横突和下颌外侧角。注射者可通过让患者在触诊时咬紧牙关来轻松找到该肌肉。在耳垂–口角线下，下颌角边界上方至少15～20mm处均匀间隔注射3点，垂直刺入针长的1/3[126, 136]。

5.3.7　颏肌

颏肌垂直分布，起自下颌骨内侧，附着于唇下方的皮肤。当患者将下唇向鼻部上移时，很容易通过触摸皮肤找到这块肌肉。该部位肌纤维密集，宽度约12mm，双侧有两个注射点。将针头放置在靠近中线的骨性下颌缘上方，垂直刺入针长的1/3[137]。

5.3.8　下颏和颈部松弛

颈阔肌注射适用于颈部相对较瘦、皮肤松弛程度较轻的患者。注射肉毒素无法矫正松弛或下垂的组织。随着肌肉的牵拉和纤维损伤，会逐渐出现嘟嘟肉。可沿下颌缘进行注射（最多10个单位），与下颌骨保持至少一指宽的距离，避免意外麻痹和发生吞咽困难[138]。

表1–3详细列出了矫正所需的适当剂量范围，不同部位的剂量不同[122, 126]。

表 1–3　面部肌肉以及推荐的注射点数和单位注射量

肌肉	推荐剂量（单位）	注射点数
眉间肌群（皱眉肌和降眉间肌）	8～40	3～7
额肌	8～25	4～8
眼轮匝肌	4～15（单侧）	1～5（单侧）
鼻肌	5～10（单侧）	1（单侧）
降鼻中隔肌	10	1
口轮匝肌	4～12	4～6
降口角肌	5～10（单侧）	1（单侧）
咬肌	30～60（单侧）	3（单侧）
颏肌	10～20	2
颈阔肌	最大剂量：50（单侧）	2～12

5.4 并发症和注射后效果

肉毒毒素注射最常见的副作用是注射部位出现瘀斑/瘀伤，最常见于眼轮匝肌注射。据统计，近1/4的患者在术后会出现短暂的瘀斑。如果出血较多，可能形成血肿，建议患者避免服用抗凝药物（非甾体类抗炎药、阿司匹林）和活血类物质（银杏叶、大蒜），以避免严重不良反应[139]。冰敷和加压可以减少或减缓血肿形成。许多患者在注射后48小时内出现短期头痛、麻木感，以及口干和乏力[130]。

正如上文讨论的注射技术，谨慎仔细的操作有助于避免无效注射和局部肌肉麻痹。单侧眼睑下垂可能是由于皮肤松弛或技术不佳造成的。眶周注射的其他并发症包括外侧眼睑外翻、复视、斜视、眶脂肪垫疝出和干眼症[130, 139, 140]。

仔细和等量的注射是避免局部肌肉意外麻痹或目标肌肉不对称麻痹的关键。对外表和非语言交流要求较高的职业人群（如新闻播音员、演员、教师）务必做好术前沟通和告知[139]。与治疗相比，美容使用肉毒毒素发生严重不良反应的概率要低约33倍，剂量要低约4倍[141]。在这些不良反应中，最常见的是吞咽困难、过敏反应和肌无力[142]。吞咽困难通常在注射后几天出现，表现为轻度颈部不适，第10天左右出现吞咽困难。由于颈部肌肉注射容易发生弥散，因此注射技术不佳或颈阔肌注射导致毒素弥散是吞咽困难的常见原因[143]。

肉毒素中毒是一种严重的并发症，表现多种多样，通常伴有局部或全身肌肉无力、瘫痪、发声障碍和呼吸受限。后者是严重肉毒素中毒的表现，需要使用机械通气。这些影响可能在注射后数年出现，但最常见的是在重复治疗10或11次后出现[38]。某些药物可改变注射肉毒毒素的作用，包括氨基喹诺酮类、硫酸镁、环孢素和肌肉松弛剂（尤其是琥珀胆碱）。建议患者暂时或长期停用这些药物，以避免注射相关并发症[144-146]。

通常，注射后皱纹和细纹的美观效果可维持3个月左右。半数接受保妥适Botox®（onabotulinumtoxin A）治疗的患者3个月后效果仍然可见，而Dysport®（abobotulinum toxin A）和Xeomin®（incobotulinumtoxin A）分别为40%~50%和15%~25%[147]。接受A型肉毒毒素注射的患者在药物起效后对效果最为满意，而在细纹和皱纹再次出现后满意度下降。美学效果的持续时间短和注射剂量低直接相关[148]。至于剂量增加会不会使疗效持续时间延长，有待进一步研究[147]（图1-19和图1-20）。

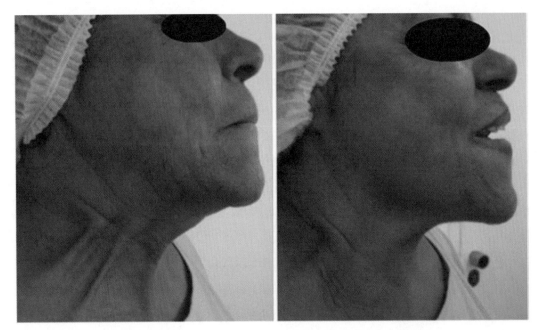

图 1-19   接受肉毒毒素注射矫正蹼状颈患者的治疗后效果 [150]

6   注射填充

注射填充可有效改善皮肤轮廓和质地，减少细纹和皱纹，同时补充丢失容积。面部填充剂的成分多种多样，具有特定的适应证。玻尿酸是最常用的美容填充剂，此外还有聚乳酸、聚甲基丙烯酸甲酯微球（PMMA）、聚烷基酰胺和羟基磷灰石钙。

根据成分的不同，效果可能在6个月后消失，也可能持续2～3年。大多数人对注射填充的耐受性良好，与正常生理反应相关的副作用极小，但也有并发症。文献中已有详细记载。根据经验，药物代谢后，与药物相关的不良反应往往会消失[151, 152]。

6.1   填充物特性

各种类型的填充剂用于非手术面部塑形或容量补充，通常以其弹性模量（G′）为特征。G′较高的填充剂往往具有更高的交联度，使其能够抵抗变形（外加压力）和动态力（面部肌肉使用），同时具有增加容积和组织支撑的优势[153, 154]。

另外，在选择最佳配方时还需要考虑的因素是吸水性和内聚性。分子交联度较高的填充剂往往吸水性更强，填充后更有内聚力，可改善组织水合作用，增加容积补充后的突出度。

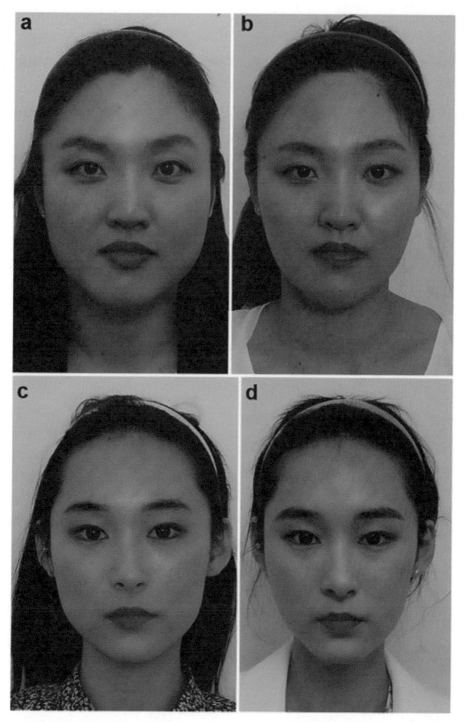

图 1–20　两例接受肉毒素治疗的咬肌肥大患者的治疗前（左）和治疗后（右）照片。右图显示治疗后面部轮廓得到改善[149]

了解这些特点可以帮助注射者选择最佳配方。吸水性较强的填充剂在唇部使用效果较好，但在泪沟则属于禁忌[155]。

透明质酸（HA）填充剂具有可逆性，可用于多种不同的注射部位，因此通常也最受顾客和医生的欢迎。高浓度HA配方可增加分子交联，从而提高G'值[156, 157]。总之，HA的水合特性、有限的免疫原性和长效的作用机理可为求美者的组织提供水合作用，提高安全性，即使在表情丰富的活动区域也能保障效果[158, 159]。

目前，FDA批准的HA填充剂包括Juvéderm配方（XC、VOLUMA、 VOLBELLA、VOLLURE）、Belotero Balance、Revanesse Versa和RHA系列（RHA 2、3和4）。Restylane在美国率先获得FDA批准，并将XpresHAn技术应用于较新的Refyne和Defyne系列（2016年），该技术可提高面部动态表情的填充稳定性。目前，Restylane Silk、Lyft、Refyne、Defyne、Kysse和Contour配方已获得FDA批准[160]。Juvederm从2006年开始获批（Juvederm Ultra和Ultra Plus），以其高吸水性和HA浓度（24 mg/ml）而闻名。其新产品线更新了Hylacross专利技术，采用Vycross交联技术，降低了吸水性和粘合性。Juvéderm VOLUMA是二线配方，具有最高的G'值，可用于深层注射，而VOLLURE的低内聚性更适合浅层填充[161, 162]。

Belotero Balance （Merz Aesthetics, Greensboro, N.C.）填充剂除了使用游离分子外，还使用交联的HA作为其内聚稠密基质技术的一部分。其结果是增加了内聚力和低G'值的光滑填充物，因此最好用于更浅表的填充（皮内或皮下）[163-165]。

6.2   适应证和禁忌证

大多数患者的基本适应证是面部年轻化，虽然源于衰老的各种表现对某些面部组织的影响比其他组织更大。表1-4列出了这些表现以及推荐的注射部位[166-171]。

表 1-4   填充的各种适应证，以及从这些适应证注射中获益的相应面部亚单位

目标区域	注射部位
前额皱纹	睑板区
眶周和眉毛失去轮廓和/或出现凹陷	眶周（上下眼睑、眶下沟、鼻根部–颧骨交界处）
泪沟畸形和/或眼眶脂肪垫疝出导致的疲倦外观	泪沟
马氏线和/或颌前沟	下颌和侧颊（嘴唇下方）
需要矫正鼻背轮廓和/或增加鼻尖突度的患者	鼻背（凹陷区域）、鼻尖
希望改善唇部容积的年轻患者	中央唇、丘比特弓隆起术

目标区域	注射部位
希望改善唇部体积和突出度、垂直唇部皱纹的老年患者	唇全长，侧面体积增大（垂直皱纹移位）
上颌骨骨性吸收、凹陷和深嵴（从鼻子到嘴角）	鼻唇沟

较少见的适应证包括使用HA、聚左旋乳酸或胶原蛋白填充剂对萎缩性痤疮瘢痕进行美容矫正，以及在植入假体后改善下颌轮廓（与肉毒毒素同时使用时）[172-174]。

禁忌证如下，同时还需考虑配方、品牌和患者因素[175]：

- 注射部位有活动性感染。
- 对填充剂或利多卡因过敏：
  - 禁用含有利多卡因的胶原蛋白和HA填充剂。
- 目前/既往有睑板腺坏死病史。
- 免疫抑制性疾病：
  - 可能禁用聚L-乳酸。

6.3 注射技术

虽然每个位置都有特定的适应证，但重要的是要了解基本的注射技术。单纯的皱纹或褶皱（如鼻唇沟）可采用线性隧道注射法进行矫正，即沿皱纹方向进针，并在进针时缓慢推注填充物。当需要增加面部容积（如丰耳垂）时，可使用多条相邻的线性隧道，呈扇形分布。交叉法适用于木偶纹和颌前沟，使用垂直和平行的网格填充隧道。连续穿刺注射包括沿皱纹长度方向多点近距离注射，也可用于矫正单个皱纹[166]。对于每个特定区域，都有指定的注射技术、填充剂配方的一般建议准则以及与局部解剖相关的特殊考虑（图1-21）。

6.3.1 颞部

随着年龄的增长，太阳穴可能会凹陷，可以通过填充物对凹陷的太阳穴进行矫正，从而达到年轻化的目的。注射者可以在浅层和皮下注射，以避开颞中静脉和颞浅动脉，它们分别位于颞脂肪垫和颞筋膜中。一些医疗机构采用浅层注射来避开血管，而另一些医疗机构则在颧弓上方2.5cm处进行深层注射。推荐使用Juvéderm VOLLURE进行浅层注射，如颞部填充，同时混合Restylane-L（利多卡因）[177-180]。

6.3.2 眉间

眉间区域的浅表血管，特别是眶上血管和滑车上血管，往往是容易出现填充并发症的部位。在外观改变和损伤程度上，眉间可以说是最危险的注射部位。填充剂注射非常适合于矫正眉上部的区域，因为该区域是肉毒毒素的禁忌区域。此外，该区域深层静态皱纹的形成只能通过注射填充剂来矫正[181, 182]。眶上动脉起源于眉的内侧，在前额的浅表处向上分支，滑车上动脉位于侧面几厘米处。最近，外科医生讨论了峰技术的使用，即在患者皱眉时捏住眉间皮肤。褶皱的浅表投影更精确且在血管暂时闭塞的情况下，向真皮下浅层注射。使用适合浅层注射的填充剂，如 Belotero、Restalyne Refyne/Silk和混合型Juvederm（1∶1利多卡因成分），结合连续穿刺和交叉划线技术[183, 184]。

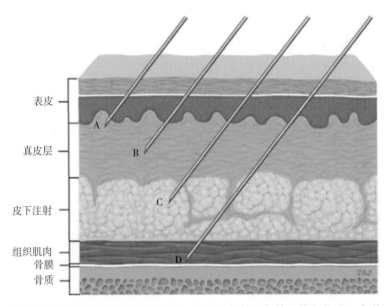

图1-21　该图展示了填充物注射的不同深度，我们将根据面部的具体部位进一步详细讨论[176]

6.3.3　颊部

颊部填充是通过扇形注射来完成的，在骨膜上方的前向和后向深层注射。由于注射平面较深，一般选择G'值较高的填充剂用于该区域，包括 Juvéderm VOLUMA/VOLLURA或Restylane Defyne/Lyft。应针对面颊外侧、内侧和前侧进行注射，同时避开眶下孔（位于眶缘下方约一指宽处）[182, 185]。

6.3.4　泪沟

由于泪沟皮肤菲薄且个体差异大，所以注射复杂且困难，任何一点轮廓异常都会非常明显。使用G'值较低且亲水性较弱的填充剂（Restylane Silk、Belotero、Juvéderm VOLLURE），在下眼睑骨膜上方较深的平面进行注射。

使用较细的针头（30号针）进行缓慢均匀注射。可使用线性穿刺技术，将针头向内侧方向边退针边推注。避免外侧泪沟矫正不足，同时确保内侧或中央不要过量[185-187]（图1-22）。

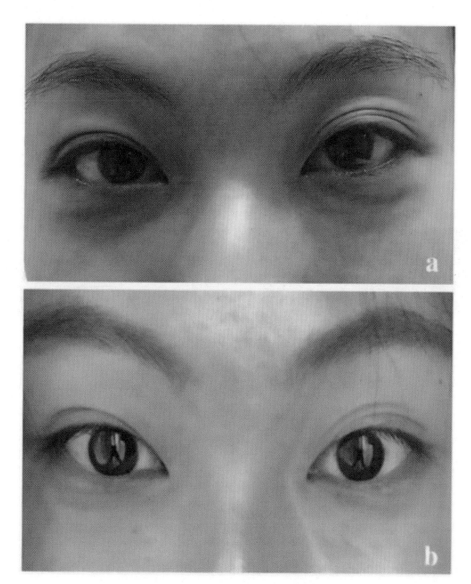

图 1-22　自体成纤维细胞填充矫正泪沟凹陷患者的术前（a）和术后（b）图像 [188]

6.3.5　唇部

唇部是常见的填充注射部位，大多数注射医生在考虑注射位置和容量时会参考理想的面部比例。一般来说，从上唇珠到下唇珠的垂直高度可分为三份，上唇占上三分之一，下唇占下三分之二。如图1-24（左）所示，唇下动脉和唇上动脉水平穿过黏膜深层，因此最大注射深度为血管浅层3mm[185, 189]。

Rohrich等详细介绍了五步丰唇法，尽管不同的注射者采用的技术有所不同。分步丰唇法在上下唇外侧进行线性填充，以支撑主要的口唇交界处，随后确定唇皮交界处和丘比特弓。然后，可在下唇浅层双侧注射等量的填充剂，以增加下唇的容积。从丘比特弓最高点到人中沟处注射较少的、括号形状的填充物区域，以明确人中脊[185]。

6.3.6 鼻唇沟

由于面部动脉在鼻唇沟处逐渐表浅且与下鼻唇动脉和鼻外侧动脉存在吻合，鼻唇沟的填充比其他部位风险更高。考虑到这一脉管系统，应在鼻唇沟的内侧皮下进行较深的注射。文献[189-191]报道了高G'值填充物的使用，如 Juvéderm VOLLURE、VOLUMA或Restylane Lyft。与直接填充鼻唇沟相比，在面颊中外侧进行填充可以更好地改善鼻唇沟的美学外观，突出了不同方法的绝妙之处[192]（图1-23）。

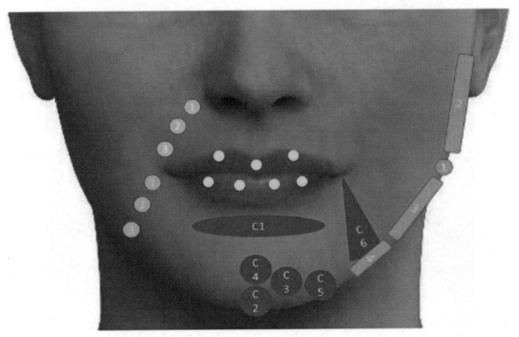

图 1-23 黄色圆点标记唇部填充位置，橙色圆点标记鼻唇沟填充注射位置，绿色圆点标记治疗木偶纹时填充位置[193]

6.3.7 鼻部（注射隆鼻术）

注射隆鼻是矫正鼻尖下垂、鼻背驼峰或轻微鼻部不对称的临时解决方案。在某些情况下，如患者不能选择手术治疗时，注射隆鼻术可以成功达到矫正目的[194]。

使用填充物进行鼻部塑形有多种方法，但由于鼻外侧壁血管分布较多，限制了填充物的使用。内眦动脉位于鼻外侧，从嘴唇沿面颊内侧垂直向上。鼻背动脉沿鼻背两侧垂直走向，与鼻尖上方水平走向的鼻外侧动脉交汇。鼻腔血管位于SMAS（浅层肌腱膜系统）和皮肤组织之间，这意味着注射时需要层次较深来减少栓塞和损伤风险[190, 195]。

　　注射前应仔细检查皮肤有无瘢痕和脱色，它提示陈旧的创伤和血管完整性受损。亲水性填充剂一般禁用于背侧，使用Restylane-L（和其他微亲水性配方）可防止组织吸收过多水分。注射时穿刺深度为软骨前或骨膜前平面，避开浅层血管，根据需要在凹陷区域注射填充物，从而弱化驼峰的突出部位[185, 196]（图1-24和图1-25）。

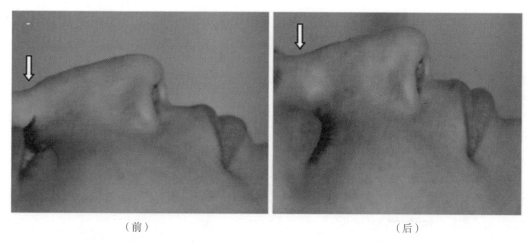

（前）　　　　　　　　　　　　　　　　　　（后）

图1-24　注射透明质酸隆鼻根患者的前后对比图，图中白色箭头表示注射位置[197]

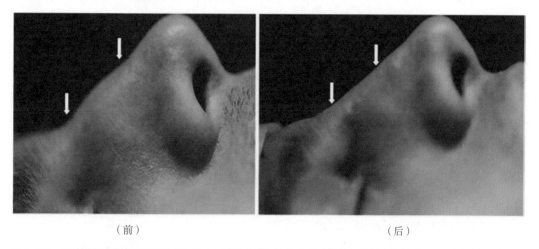

（前）　　　　　　　　　　　　　　　　　　（后）

图1-25　在鼻背区域接受透明质酸填充以矫正鼻驼峰的患者注射前后效果如图所示，白色箭头表示注射位置[197]

对鼻尖和鼻翼缘的处理应更为谨慎，因为反复穿刺造成的物理损伤或过量填充物的挤压会增加坏死的风险。文献记载，Juvederm Ultra和Ultra Plus可用于非手术的鼻尖和鼻翼缘填充。在注射量不变的情况下，连续穿刺填充更为方便。可以将填充物注射至鼻小柱深部，以稳定鼻尖（类似于小柱支柱移植，参见外科鼻整形术），或者在颊脂垫边缘注射非常少量的填充物，以减少回缩或不规则[156]。注射隆鼻容易出现鼻尖过度突出，一些医疗机构喜欢先隆鼻尖，然后根据需要矫正鼻背[198]。

6.3.8 下颏和下颌角

评估下颏首先要分析下唇与下颏的关系，因为从侧面看，下颏的最大投影最好位于下唇后1～2mm（女性）或与下唇成一直线（男性）。填充剂更适合用于下颏和下颌角的轻微隆起（<4～10mm），但较大的隆起则更建议外科手术完成[185]。

使用高G'值填充剂，如Restylane Lyft/Defyne或Juvéderm VOLUMA，向骨膜上注射。为了达到自然的效果，应将填充物向外侧平移至颏前沟，注射不应超过内侧颏窝[185]。

6.4 并发症和注射后效果

与创伤较大的手术相比，使用注射填充剂进行软组织填充的风险要低得多，但有时也会产生副作用。一般来说，吸收时间较长的制剂，副作用持续时间也较长，而吸收时间短的制剂并发症可较早缓解[151]。

对注射者资质和填充剂配方进行更严格的监管，可有效减少因技术不精、针头大小不当、填充剂放置不对称或放置不当而导致的不良反应。据文献记载，注射填充物继发的不良反应范围很广，包括感染、结节/肉芽肿形成、急性过敏、全身性疾病（自身免疫性疾病、肉芽肿扩散）和持续性水肿[199-204]。

注射后，早期副作用多为一定程度的生理反应、过敏和血管损伤。许多患者在注射异物后会出现皮肤发红、面部肿胀和瘀青，可通过冷敷或局部治疗（山金车、芦荟、维生素K洗剂）来减轻[151, 205]。

早期最常见的并发症是血管闭塞，往往在注射后第一天就出现。相比锐针，钝针可以减少对血管的损伤。注射时，观察患者的肤色变化，如果出现皮肤颜色苍白，应立即停止操作。在受累的血管周围注射透明质酸酶，并对皮肤进行按摩和热敷。硝酸甘油也可用于减轻一过性缺血对组织的影响[151, 205-209]。

晚期并发症一般出现在注射2～6周后，常见的有过敏反应、注射部位慢性炎症、毛细血管扩张、瘢痕增生和填充剂移位。可能的影响因素包括无菌技术不当，如未戴手套或填充时未清洁皮肤或有化妆品残留等[210]（图1-26）。

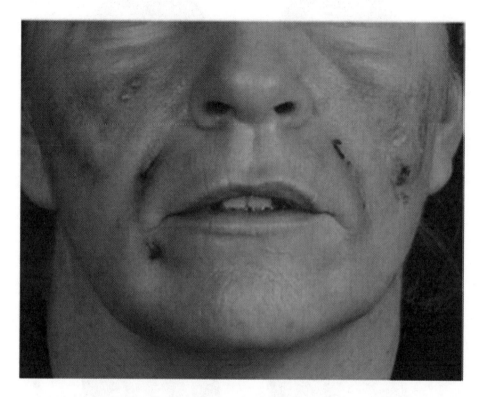

图 1-26　图中显示一名患者在注射填充物后出现了结节性肉芽肿和瘘管，说明这种微创手术存在潜在并发症[211]

　　延迟并发症发生在注射后6周或更晚，主要由于填充物周围生物膜的形成。生物膜的形成最终会导致脓肿或肉芽肿的出现[212]。如果是严重的感染应尽快明确诊断并使用抗生素治疗，以免出现永久的并发症或坏死[171, 213]。

　　虽然上述并发症在文献中有详细记载，但大多数患者通常不良反应很小，满意度较高。研究表明，半数以上接受过面部填充的人也接受过手术治疗。面部注射填充结合手术治疗，可更好地达到美容效果[213]。

　　随着注射隆鼻术的并发症发生率的降低，大部分患者满意度较高（超过90%）。泪沟填充作为眶周年轻化的临时解决方案，非手术治疗效果良好，大多数患者（超过75%）对远期效果满意。对美学畸形和面部老化的非手术矫正可以提升患者的自信心和幸福度，使一些患者在不用手术的同时很好地解决了外观问题[214, 215]（图1-27）。

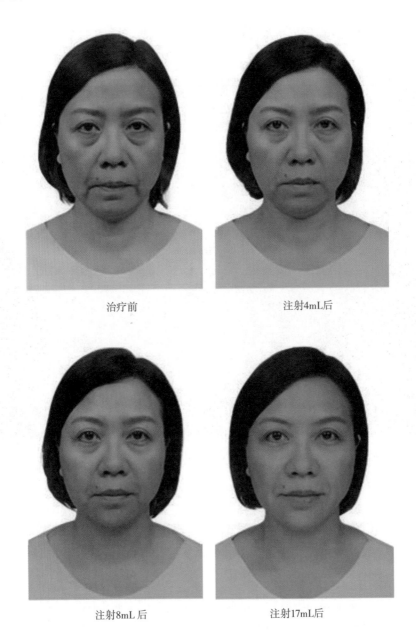

治疗前   注射4mL后

注射8mL后   注射17mL后

图 1-27　玻尿酸填充剂治疗多个面部区域的效果，上图显示了注射 4 mL、8 mL 和 17 mL（总计）后的外观 [216]

7　心理因素

　　大多数追求非手术面部年轻化的患者都希望改善他们的容貌，以及心理、身体和社会健康。心理健康在整容手术中起着重要作用，患者希望通过隆鼻术改善面部外观，从而减少抑郁或焦虑。这些患者经常提到，容貌焦虑让他们深受困扰，同时他们迫切希望增强自信心，这也是患者在访谈中提到的两个主要诉求[217, 218]。

虽然诸多调研报道了患者诉求，但非手术面部年轻化在实现患者诉求及满意度方面的文献报道相对较少。患者满意度调查（PROMs）已被用于评估非手术隆鼻前后身体、精神和社会健康的改善情况[219]。FACE-Q是一种多模块调查，在美容手术前后对患者进行调查，它包含40多个模块，专门评估各个面部区域或结果指标[220]。美容手术的心理影响可通过生活质量（ QOL）FACE-Q量表进行评估，该量表针对心理健康和烦恼、年龄评估、术前期望和动机以及恢复和/或不满意对日常活动的影响[221]。

对FACE-Q量表（包括面部外观满意度、心理健康和年龄评估）报告结果的评估显示，非手术面部美容术后的效果有所改善。研究指出，患者对联合治疗（即注射填充剂和肉毒素）的满意度有所提高，因为它们可以共同减少面部畸形。联合治疗还能改善患者的外观年龄，让他们感觉自己比以前更年轻[219]。

显然，微创手术对大多数患者是有益的，但还需要考虑潜在的心理障碍。对外貌的潜在不满意是追求美容填充的原因之一，当然这也是美容手术的先决条件[221, 222]。虽然对外貌某种程度的不满意是正常的，但应该注意的是，对外观的极度不满意可能预示着更严重的心理障碍，如厌食症和身体畸形恐惧症（body dysmorphic disorder，BDD）[223]（图1-28）。

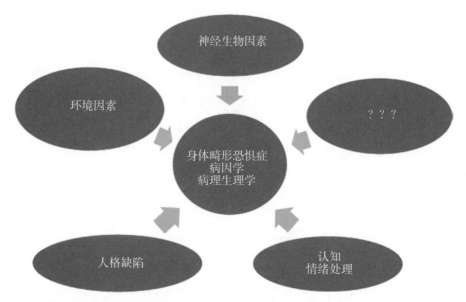

图 1-28　**身体畸形恐惧症的多因素病因见上图，显示了外科医生或美容师在初次咨询时可能应注意的潜在"信号"** [246]

虽然有许多记录在案的病例显示外科医生认为有些顾客过分在意外貌或面部缺陷极少，但很难估计因身体畸形恐惧症而追求美容手术的患者的确切比例[224-227]。其中许多治疗是在身体畸形恐惧症正式确诊之前进行的，具体如下[228]：

- 患者对至少一种自我识别的畸形表示担忧，这种畸形对观察者来说是轻微的或无法识别的
- 无节制地从事重复的、注重外表的行为，如照镜子或化妆
- 患者因自我确认畸形而经历过临床重大痛苦或社会和/或职业损害

如果怀疑患者患有身体畸形恐惧症，可在美容治疗前进行各种问卷调查以确诊。BDDE（身体畸形恐惧症检查）调查表已经过多种语言的验证，包含34个项目，用于评估患者不同程度的审美不满[229, 230]。

最广泛使用的调查是多维身体自我关系问卷–外貌量表（MBSRQ-AS），该量表通过5个分量表（外貌评价、外貌取向、身体部位满意度、超重预感、自我体重分类）评估各种身体形象指数[231]。当术前评估侧重于患者自尊这一独立因素时，可使用Rosenberg自尊量表或RSE-S[232]。

如前所述，很难通过临床访谈估计有多少患者患有身体畸形恐惧症，因为报告的测量方法可能存在主观性或偏差。许多研究尝试采用更严格的方法来估算整容外科医生或皮肤科医生的患者中身体畸形恐惧症的发病率，大概在3%～16%[233-242]。

当这种极端的、偏执的不满意在手术前就存在时，很少有身体畸形恐惧症患者的术后满意度有所提高[6]。多达29%的整形外科医生和皮肤科医生曾受到身体畸形恐惧症患者的诉讼威胁，2%的医生甚至受到人身威胁，医生的人身安全和职业声誉也相应受损，甚至发生过医生被疑似或确诊为身体畸形恐惧症患者谋杀的事件[27-29]。因此，大多数皮肤科医生和整形外科医生认为身体畸形恐惧症是所有整形手术的绝对禁忌证[243, 244]。

与创伤较大的手术相比，微创手术的疗效更短，效果也没有那么立竿见影。然而，一些面部受到严重创伤导致手术无法修复的畸形的患者从非手术治疗中获益[245]。

（李宁宁）

参考文献

1. Holcomb, J. D., & McCollough, E. G. (2001). Trichophytic incisional approaches to upper facial rejuvenation. *Archives of Facial Plastic Surgery, 3*, 48–53.
2. Beehner, M. (2008). Hairline design in hair replacement surgery. *Facial Plastic Surgery, 24*, 389–403.
3. Epstein, J., & Epstein, G. K. (2020). Hairline-lowering surgery. *Facial Plastic Surgery Clinics of North America, 28*, 197–203.
4. Ramirez, A. L., Ende, K. H., & Kabaker, S. S. (2009). Correction of the high female hairline. *Archives of Facial Plastic Surgery, 11*, 84–90.
5. Jimenez, F., Alam, M., Vogel, J. E., & Avram, M. (2021). Hair transplantation: Basic overview. *Journal of the American Academy of Dermatology, 85*(4), 803–814. https://doi.

overview. *Journal of the American Academy of Dermatology, 85*(4), 803–814. https://doi.org/10.1016/j.jaad.2021.03.124

6. Poblet, E., Jimenez, F., & Ortega, F. (2004). The contribution of the arrector pili muscle and sebaceous glands to the follicular unit structure. *Journal of the American Academy of Dermatology, 51*(2), 217–222.

7. Poblet, E., Jimenez, F., Escario-Travesedo, E., et al. (2018). Eccrine sweat glands associate with the human hair follicle within a defined compartment of dermal white adipose tissue. *The British Journal of Dermatology, 178*(5), 1163–1172.

8. Jimenez, F., & Poblet, R. (2006). Gross and microscopic anatomy of the follicular unit. In R. S. Haber & D. B. Stough (Eds.), *Hair transplantation* (1st ed., pp. 35–42). Elsevier Sauders.

9. Kim, J. E., Lee, J. H., Choi, K. H., et al. (2013). Phototrichogram analysis of normal scalp hair characteristics with aging. *European Journal of Dermatology, 23*(6), 849–856.

10. Birnbaum, M. R., McLellan, B. N., Shapiro, J., Ye, K., & Reid, S. D. (2018). Evaluation of hair density in different ethnicities in a healthy American population using quantitative trichoscopic analysis. *Skin Appendage Disorders, 4*(4), 304–307.

11. Hsu, Y. C., Pasolli, H. A., & Fuchs, E. (2011). Dynamics between stem cells, niche, and progeny in the hair follicle. *Cell, 144*(1), 92–105.

12. Christoph, T., Müller-Röver, S., Audring, H., et al. (2000). The human hair follicle immune system: Cellular composition and immune privilege. *The British Journal of Dermatology, 142*(5), 862–873.

13. Morgan, B. A. (2014). The dermal papilla: An instructive niche for epithelial stem and progenitor cells in development and regeneration of the hair follicle. *Cold Spring Harbor Perspectives in Medicine, 4*(7), a015180.

14. Ingprasert, S., Pinyopawasutthi, P., & Pathomvanich, D. (2018). Practical anatomy in hair transplantation. In Practical aspects of hair transplantation in Asians (pp. 7-16). Springer, Tokyo (Fig. 2.1). Fig 1.2 (right) derived from Sharma, R., & Ranjan, A. (2019). Follicular unit extraction (FUE) hair transplant: Curves ahead. *Journal of Maxillofacial and Oral Surgery, 18*(4), 509–517.

15. Tamashunas, N. L., & Bergfeld, W. F. (2021). Male and female pattern hair loss: Treatable and worth treating. *Cleveland Clinic Journal of Medicine, 88*(3), 173–182. https://doi.org/10.3949/ccjm.88a.20014

16. Vierhapper, H., Nowotny, P., Maier, H., & Waldhäusl, W. (2001). Production rates of dihydrotestosterone in healthy men and women and in men with male pattern baldness: Determination by stable isotope/dilution and mass spectrometry. *The Journal of Clinical Endocrinology and Metabolism, 86*(12), 5762–5764. https://doi.org/10.1210/jcem.86.12.8078

17. Imperato-McGinley, J., & Zhu, Y. S. (2002). Androgens and male physiology the syndrome of 5alpha-reductase-2 deficiency. *Molecular and Cellular Endocrinology, 198*(1–2), 51–59. https://doi.org/10.1016/s0303-7207(02)00368-4

18. Yip, L., Rufaut, N., & Sinclair, R. (2011). Role of genetics and sex steroid hormones in male androgenetic alopecia and female pattern hair loss: An update of what we now know. *The Australasian Journal of Dermatology, 52*(2), 81–88. https://doi.org/10.1111/j.1440-0960.2011.00745

19. Firooz, A., et al. (2017). Classification and scoring of androgenetic alopecia (male and female pattern). In P. Humbert, F. Fanian, H. Maibach, & P. Agache (Eds.), *Agache's measuring the skin*. Springer.

20. Futterweit, W., Dunaif, A., Yeh, H. C., & Kingsley, P. (1988). The prevalence of hyperandrogenism in 109 consecutive female patients with diffuse alopecia. *Journal of the American Academy of Dermatology, 19*(5 pt 1), 831–836. https://doi.org/10.1016/s0190-9622(88)70241-8

21. Cousen, P., & Messenger, A. (2010). Female pattern hair loss in complete androgen insensitivity syndrome. *The British Journal of Dermatology, 162*(5), 11351137. https://doi.org/10.1111/j.1365-2133.2010.09661.x

22. Olsen, E. A. (1999). The midline part: An important physical clue to the clinical diagnosis of androgenetic alopecia in women. *Journal of the American Academy of Dermatology, 40*(1), 106–109. https://doi.org/10.1016/s0190-9622(99)70539-6

23. Olsen, E. A., Messenger, A. G., Shapiro, J., et al. (2005). Evaluation and treatment of male and female pattern hair loss. *Journal of the American Academy of Dermatology, 52*(2), 301311. https://doi.org/10.1016/j.jaad.2004.04.008

24. Anastassakis, K. (2022). Female Pattern Hair Loss. In *Androgenetic alopecia from a to Z* (pp. 181–203). Springer.

25. Mercke, Y., et al. (2000). Hair loss in psychopharmacology. *Annals of Clinical Psychiatry, 12*(1), 35–42.

26. Lytvyn, Y., et al. (2022). Comparing the frequency of isotretinoin-induced hair loss at <0.5-mg/kg/d versus ≥0.5-mg/kg/d dosing in acne patients: A systematic review. *JAAD International, 6*, 125–142.

27. Phillips, T. G., et al. (2017). Hair loss: Common causes and treatment. *American Family Physician, 96*(6), 371–378.

28. Collins, K., & Avram, M. R. (2021). Hair transplantation and follicular unit extraction. *Dermatologic Clinics, 39*(3), 463478. https://doi.org/10.1016/j.det.2021.04.003

29. Piérard-Franchimont, C., & Piérard, G. E. (1988). Approche physiopathologique de la sébor-rhée du cuir chevelu. *Annales de Dermatologie et de Vénéréologie, 115*(4), 451–453. French. pmid:2970818.

30. Roest, Y., Middendorp, H., Evers, A., Kerkhof, P., & Pasch, M. (2018). Nail involvement in alopecia areata: A questionnaire-based survey on clinical signs, impact on quality of life and review of the literature. *Acta Dermato Venereologica, 98*(2), 212–217. https://doi.org/10.2340/00015555-2810

31. McDonald, K. A., Shelley, A. J., Colantonio, S., & Beecker, J. (2017). Hair pull test: Evidence-based update and revision of guidelines. *Journal of the American Academy of Dermatology, 76*(3), 472–477. https://doi.org/10.1016/j.jaad.2016.10.002

32. Dhurat, R., & Saraogi, P. (2009). Hair evaluation methods: Merits and demerits. *International Journal of Trichology, 1*(2), 108–119. https://doi.org/10.4103/0974-7753.58553

33. Bagherani, N., Hasić-Mujanović, M., Smoller, B., Reyes-Barron, C., Bergler-Czop, B., Miziołek, B., Kasumagic-Halilovic, E., et al. (2021). Disorders of hair. In *Atlas of dermatology, dermatopathology and venereology: Inflammatory dermatoses* (pp. 669–742). Springer International Publishing.

34. Miteva, M., & Tosti, A. (2012). Hair and scalp dermatoscopy. *Journal of the American Academy of Dermatology, 67*(5), 1040–1048. https://doi.org/10.1016/j.jaad.2012.02.013

35. Chan, L., & Cook, D. K. (2018). Female pattern hair loss. *Australian Journal of General Practice, 47*(7), 459–464. https://doi.org/10.31128/AJGP-02-18-4498

36. Goodman, N. F., Cobin, R. H., Futterweit, W., Glueck, J. S., Legro, R. S., & Carmina, E. (2015). American Association of Clinical Endocrinologists, American College of Endocrinology, and androgen excess and PCOS society disease state clinical review: Guide to the best practices in the evaluation and treatment of polycystic ovary syndrome – Part 1. *Endocrine Practice, 11*, 1291–1300.

37. Badri, T., et al. (2021). *Minoxidil.* https://www.ncbi.nlm.nih.gov/books/NBK482378/

38. Kumar, M. K., et al. (2018). *A randomized controlled, single-observer blinded study to determine the efficacy of topical minoxidil plus microneedling versus topical minoxidil alone in the treatment of androgenetic alopecia.* https://www.ncbi.nlm.nih.gov/pmc/articles/PMC6371730/

39. Suchonwanit, P., et al. (2019). *Minoxidil and its use in hair disorders: A review.* https://www.ncbi.nlm.nih.gov/pmc/articles/PMC6691938/

40. Olsen, E. A., Dunlap, F. E., Funicella, T., et al. (2002). A randomized clinical trial of 5% topical minoxidil versus 2% topical minoxidil and placebo in the treatment of androgenetic alopecia in men. *Journal of the American Academy of Dermatology, 47*(3), 377–385. https://

doi.org/10.1067/mjd.2002.124088

41. van Zuuren, E. J., Fedorowicz, Z., & Schoones, J. (2016). Interventions for female pattern hair loss. *Cochrane Database of Systematic Reviews, 2016*(5), CD007628. https://doi.org/10.1002/14651858.CD007628.pub4

42. Mella, J. M., Perret, M. C., Manzotti, M., Catalano, H. N., & Guyatt, G. (2010). Efficacy and safety of finasteride therapy for androgenetic alopecia: A systematic review. *Archives of Dermatology, 146*(10), 1141–1150. https://doi.org/10.1001/archdermatol.2010.256

43. Shum, K. W., Cullen, D. R., & Messenger, A. G. (2002). Hair loss in women with hyperandrogenism: Four cases responding to finasteride. *Journal of the American Academy of Dermatology, 47*(5), 733–739. https://doi.org/10.1067/mjd.2002.124608

44. Alpha reductase inhibitors. In: LiverTox: Clinical and Research Information on Drug-Induced Liver Injury [Internet]. Bethesda (MD): National Institute of Diabetes and Digestive and Kidney Diseases; 2012. Updated January 9, 2018. PMID: 31644067.

45. Olsen, E. A., Hordinsky, M., Whiting, D., et al. (2006). The importance of dual 5alpha-reductase inhibition in the treatment of male pattern hair loss: Results of a randomized placebo-controlled study of dutasteride versus finasteride. *Journal of the American Academy of Dermatology, 55*(6), 1014–1023. https://doi.org/10.1016/j.jaad.2006.05.007

46. Gupta, A. K., & Charrette, A. (2014). The efficacy and safety of 5α-reductase inhibitors in androgenetic alopecia: A network meta-analysis and benefit-risk assessment of finasteride and dutasteride. *The Journal of Dermatological Treatment, 25*(2), 156–161. https://doi.org/10.3109/09546634.2013.813011

47. Kelly, Y., Blanco, A., & Tosti, A. (2016). Androgenetic alopecia: An update of treatment options. *Drugs, 76*(14), 1349–1364. https://doi.org/10.1007/s40265-016-0629-5

48. Sinclair, R., Wewerinke, M., & Jolley, D. (2005). Treatment of female pattern hair loss with oral antiandrogens. *The British Journal of Dermatology, 152*(3), 466–473. https://doi.org/10.1111/j.1365-2133.2005.06218.x

49. Blume-Peytavi, U., Lönnfors, S., Hillmann, K., & Garcia, B. N. (2012). A randomized double-blind placebo-controlled pilot study to assess the efficacy of a 24-week topical treatment by latanoprost 0.1% on hair growth and pigmentation in healthy volunteers with androgenetic alopecia. *Journal of the American Academy of Dermatology, 66*(5), 794–800. https://doi.org/10.1016/j.jaad.2011.05.026

50. Dhurat, R., Sukesh, M., Avhad, G., Dandale, A., Pal, A., & Pund, P. (2013). A randomized evaluator blinded study of effect of microneedling in androgenetic alopecia: A pilot study. *International Journal of Trichology, 5*(1), 6–11. https://doi.org/10.4103/0974-7753.114700

51. Minotto, R., & Corte, L. D. (2020). Microneedling of the scalp. In *Minimally invasive aesthetic procedures* (pp. 791–793). Springer.

52. Nina Semsarzadeh, M. D., & Shilpi Khetarpal, M. D. (2020, April). Platelet-rich plasma and stem cells for hair growth: A review of the literature. *Aesthetic Surgery Journal, 40*(4), NP177–NP188. https://doi.org/10.1093/asj/sjz146

53. McLafferty, E., et al. (2012). The integumentary system: Anatomy, physiology and function of skin. *Nursing Standard, 27*, 3.

54. Tobin, D. J. (2017). Introduction to skin aging. *Journal of Tissue Viability, 26*(1), 37–46.

55. Videira, I. F., et al. (2013). Mechanisms regulating melanogenesis. *Anais Brasileiros de Dermatologia, 88*, 76–83.

56. Amano, S. (2016). Characterization and mechanisms of photoageing-related changes in skin. Damages of basement membrane and dermal structures. *Experimental Dermatology, 25*(Suppl. 3), 14–19.

57. Yanagisawa, H., Davis, E. C., Starcher, B. C., Ouchi, T., Yanagisawa, M., Richardson, J. A., & Olson, E. N. (2002). Fibulin-5 is an elastin-binding protein essential for elastic fibre development in vivo. *Nature, 415*, 168–161.

58. Naylor, E. C., Watson, R. E., & Sherratt, M. J. (2011). Molecular aspects of skin ageing.

Maturitas, 69(3), 249–256.

59. Yuan, T., Wang, F., Shao, Y., Rittie, L., Xia, W., Orringer, J. S., Voorhees, J. J., & Fisher, G. J. (2013). Enhancing structural support of the dermal microenvironment activates fibroblasts, endothelial cells, and keratinocytes in aged human skin in vivo. *Journal of Investigative Dermatology, 133*, 658–667.

60. Lee, W. J. (2019). Immune system. In *Vitamin C in human health and disease* (pp. 167–175). Springer.

61. Friedman, O. (2005). Changes associated with the aging face. *Facial Plastic Surgery Clinics of North America, 13*(3), 371–380.

62. Hughe, M. C. B., Williams, G. M., Baker, P., & Green, A. C. (2013). Sunscreen and prevention of skin aging: A randomized trial. *Annals of Internal Medicine, 158*, 781–790.

63. Xu, S., Kwa, M., & Agarwal, A. (2016). Sunscreen product performance and other determinants of consumer preferences. *JAMA Dermatology, 152*, 920–927.

64. Mancuso, J. B., Maruthi, R., Wang, S. Q., & Lim, H. W. (2017). Sunscreens: An update. *American Journal of Clinical Dermatology, 18*, 643–650.

65. Masaki, H. (2010). Role of antioxidants in the skin: Anti-aging effects. *Journal of Dermatological Science, 58*(2), 85–90.

66. Wang, S. Q., Balaqula, Y., & Osterwalder, U. (2010). Photoprotection: A review of the current and future technologies. *Dermatologic Therapy, 23*, 31–47.

67. Murray, J. C., Burch, J. A., Steilen, R. D., et al. (2008). A topical antioxidant solution containing vitamins C and E stabilized by ferulic acid provides protection for human skin against damage caused by ultraviolet radiation. *Journal of the American Academy of Dermatology, 59*, 418–425.

68. Hubbard, B. A., Unger, J. G., & Rohrich, R. J. (2014). Reversal of skin aging with topical retinoids. *Plastic & Reconstructive Surgery, 133*, 481–90e.

69. Chiu, A., & Kimball, A. B. (2003). Topical vitamins, minerals and botanical ingredients as modulators of environmental and chronological skin damage. *The British Journal of Dermatology, 149*, 681–691.

70. Callender, V. D., et al. (2022). Effects of topical retinoids on acne and post-inflammatory hyperpigmentation in patients with skin of color: A clinical review and implications for practice. *American Journal of Clinical Dermatology, 23*(1), 69–81.

71. Graf, J. (2010). Antioxidants and skin care: The essentials. *Plastic & Reconstructive Surgery, 125*, 378–383.

72. Grimes, P. E. (2004). A microsponge formulation of hydroquinone 4% and retinol 0.15% in the treatment of melasma and postinflammatory hyperpigmentation. *Cutis, 74*, 362–368.

73. Monheit, G. D. (1996). Skin preparation: An essential step before chemical peeling or laser resurfacing. *Cosmetic Dermatology, 9*, 13–14.

74. Pathak, A., Mohan, R., & Rohrich, R. J. (2020). Chemical peels: Role of chemical peels in facial rejuvenation today. *Plastic and Reconstructive Surgery, 145*, 58–66e.

75. Hirsch, R. J., Dayan, S. H., & Shah, A. R. (2004). Superficial skin resurfacing. *Facial Plastic Surgery Clinics of North America, 12*, 311–321.

76. Krochonis, J. B., McConville, R. L., & Kosowski, T. R. (2017). Nonsurgical periorbital rejuvenation. In M. A. Codner & D. C. McCord (Eds.), *Eyelid and periorbital surgery* (2nd ed., pp. 483–510). Thieme.

77. Preissig, J., Hamilton, K., & Markus, R. (2012). Current laser resurfacing technologies: A review that delves beneath the surface. *Seminars in Plastic Surgery, 26*, 109–116.

78. Simão, J. C. L., & Wambier, C. G. (2018). Combining superficial chemical peels. In *Chemical and physical procedures* (pp. 41–50). https://doi.org/10.1007/978-3-319-16805-0_6

79. Pozner, J. N., & DiBernardo, B. E. (2016). Laser resurfacing: Full field and fractional. *Clinics in Plastic Surgery, 43*, 515–525.

80. Ko, A. C., Korn, B. S., & Kikkawa, D. O. (2017). The aging face. *Survey of Ophthalmology, 62*(2), 190–202.

81. Trelles, M. A., Shohat, M., & Urdiales, F. (2011). Safe and effective one-session fractional

skin resurfacing using a carbon dioxide laser device in super-pulse mode: A clinical and histologic study. *Aesthetic Plastic Surgery, 35*(1), 31–42.

82. Farber, S. E., Epps, M. T., Brown, E., Krochonis, J., McConville, R., & Codner, M. A. (2020). A review of nonsurgical facial rejuvenation. *Plastic and Aesthetic Research, 7*, 72.

83. Karimipour, D. J., Karimipour, G., & Orringer, J. S. (2010). Microdermabrasion: An evidence-based review. *Plastic and Aesthetic Research, 125*, 372–377.

84. Rousseaux, I., & Robson, S. (2017). Body contouring and skin tightening using a unique novel multisource radiofrequency energy delivery method. *The Journal of Clinical and Aesthetic Dermatology, 10*(4), 24.

85. Fedok, F. G., & Lighthall, J. G. (2022). Evaluation and treatment planning for the aging face patient. *Facial Plastic Surgery Clinics, 30*(3), 277 290.

86. Panda, A. K., & Chowdhary, A. (2021). Non-surgical modalities of facial rejuvenation and aesthetics. In *Oral and maxillofacial surgery for the clinician* (pp. 661–689). Springer. (Fig. 32.1).

87. Friedmann, D. P., Fabi, S. G., & Goldman, M. P. (2014). Combination of intense pulsed light, sculptra, and ultherapy for treatment of the aging face. *Journal of Cosmetic Dermatology, 13*, 109–118.

88. Kornstein, A. N. (2013). Ultherapy shrinks nasal skin after rhinoplasty following failure of conservative measures. *Plastic and Reconstructive Surgery, 131*, 664e–666e.

89. Liu, H., Zhong, G., Liang, L., et al. (2020). A new way to reduce the pain of ultherapy treatment. *Journal of Cosmetic Dermatology, 19*, 1973–1974.

90. https://ultherapy.com/how-ultrasound-skin-lifting-tightening-works/

91. Fabi, S. G., Joseph, J., Sevi, J., Green, J. B., & Peterson, J. D. (2019). Optimizing patient outcomes by customizing treatment with microfocused ultrasound with visualization: Gold standard consensus guidelines from an expert panel. *Journal of Drugs in Dermatology, 18*(5), 426–432. https://sofwave.com/patients/about-us/

92. https://sofwave.com/patients/about-us/

93. Lolis, M. S., & Goldberg, D. J. (2012). Radiofrequency in cosmetic dermatology: A review. *Dermatologic Surgery, 38*, 1765–1776.

94. Sadick, N. S., Nassar, A. H., Dorizas, A. S., & Alexiades-Armenakas, M. (2014). Bipolar and multipolar radiofrequency. *Dermatologic Surgery, 40*(Suppl 12), S174–S179.

95. Kim, J. K., Roh, M. R., Park, G. H., Kim, Y. J., Jeon, I. K., & Chang, S. E. (2013). Fractionated microneedle radiofrequency for the treatment of periorbital wrinkles. *The Journal of Dermatology, 40*(3), 172–176.

96. Perez Rivera, F. (2019). Pilot study for permanent resolution of axillary hyperhidrosis: Elimination of sweat glands with intradermal microneedle radiofrequency. *European Journal of Plastic Surgery, 42*(2), 161–168.

97. Jeon, I. K., Chang, S. E., Park, G.-H., & Roh, M. R. (2013). Comparison of microneedle fractional radiofrequency therapy with intradermal botulinum toxin a injection for periorbital rejuvenation. *Dermatology, 227*(4), 367–372.

98. Lee, S. J., Kim, J.-I., Yang, Y. J., Nam, J. H., & Kim, W.-S. (2015). Treatment of periorbital wrinkles with a novel fractional radiofrequency microneedle system in dark-skinned patients. *Dermatologic Surgery, 41*(5), 615–622.

99. Cho, S., Choi, Y. J., & Kang, J.-S. (2016). Improvement of periorbital wrinkles treated with an invasive non-insulated microneedle pulsed electric signal device. *Medical Lasers, 5*(1), 34–38.

100. Dayan, E., Burns, A. J., Rohrich, R. J., & Theodorou, S. (2020). The use of radiofrequency in aesthetic surgery. *Plastic and Reconstructive Surgery Global Open, 8*(8), e2861.

101. Han, S. H., Yoon, Y. M., Lee, Y. W., Choe, Y. B., & Ahn, K. J. (2018). Usefulness of monopolar thermal radiofrequency treatment for periorbital wrinkles. *Annals of Dermatology, 30*(3), 296–303.

102. Sugawara, J., Kou, S., Kokubo, K., Kuroda, A., Hashizume, Y., Kobayashi, S., et al. (2017). Application for lower facial fat reduction and tightening by static type monopolar 1-MHz

radio frequency for body contouring. *Lasers in Surgery and Medicine, 49*(8), 750–755.

103. Rezaee Khiabanloo, S., Jebreili, R., Aalipour, E., Eftekhari, H., Saljoughi, N., & Shahidi, A. (2019). Innovative techniques for thread lifting of face and neck. *Journal of Cosmetic Dermatology, 18*(06), 1846–1855.

104. Park, Y. J., Cha, J. H., & Han, S. E. (2021). Maximizing thread usage for facial rejuvenation: A preliminary patient study. *Aesthetic Plastic Surgery, 45*(02), 528–535.

105. Yu, N., Yu, P., Liu, Z., et al. (2020). Elastic thread modified minimal access cranial suspension lift for lower and middle third facial rejuvenation. *Medicine (Baltimore), 99*(13), e19381.

106. Kalra, R. (2008). Use of barbed threads in facial rejuvenation. *Indian Journal of Plastic Surgery, 41*(S 01), 93–100.

107. Suh, D. H., Jang, H. W., Lee, S. J., et al. (2015). Outcomes of polydioxanone knotless thread lifting for facial rejuvenation. *Dermatologic Surgery, 41*, 720.

108. Halepas, S., Chen, X. J., & Ferneini, E. M. (2020). Thread-lift sutures: Anatomy, technique, and review of current literature. *Journal of Oral and Maxillofacial Surgery, 78*(5), 813–820.

109. Silhouette InstaLift. (2018). *Instructions for use*. Sinclair Pharma.

110. Kaminer, M. S., Bogart, M., Choi, C., & Wee, S. A. (2008). Long-term efficacy of anchored barbed sutures in the face and neck. *Dermatologic Surgery, 34*, 1041.

111. Niu, Z., Zhang, K., Yao, W., Li, Y., Jiang, W., Zhang, Q., et al. (2021). A meta-analysis and systematic review of the incidences of complications following facial thread-lifting. *Aesthetic Plastic Surgery, 45*(5), 2148–2158.

112. Fukaya, M. (2017). Long-term effect of the insoluble thread-lifting technique. *Clinical, Cosmetic and Investigational Dermatology, 10*, 483.

113. Surowiak, P. (2022). Barbed PDO thread face lift: A case study of bacterial complication. *Plastic and Reconstructive Surgery Global Open, 10*(3), e4157.

114. Small, R. (2014). Botulinum toxin injection for facial wrinkles. *American Family Physician, 90*(3), 168–175. [PubMed: 25077722].

115. Rzany, B., Dill-Müller, D., Grablowitz, D., Heckmann, M., Caird, D., & German-Austrian Retrospective Study Group. (2007). Repeated botulinum toxin A injections for the treatment of lines in the upper face: A retrospective study of 4,103 treatments in 945 patients. *Dermatologic Surgery, 33*, S18–S25. [PubMed: 17241409].

116. Padda, I. S., & Tadi, P. (2021, November 25). StatPearls [Internet]. StatPearls Publishing; Treasure Island (FL). Botulinum Toxin. [PubMed: 32491319].

117. Walker, T. J., & Dayan, S. H. (2014). Comparison and overview of currently available neurotoxins. *The Journal of Clinical and Aesthetic Dermatology, 7*(2), 31–39. [PMC free article: PMC3935649] [PubMed: 24587850].

118. Kaplan, J. B. (2017). Consideration of muscle depth for botulinum toxin injections: A three-dimensional approach. *Plastic Surgical Nursing, 37*(1), 32–38. [PubMed: 28244963].

119. Fogli, A. (1992). Orbicularis oculi muscle and crow's feet. Pathogenesis and surgical approach. *Ann Chir Plast Esthet, 37*(5), 510–518.

120. Chen, A. H., & Frankel, A. S. (2003). Altering brow contour with botulinum toxin. *Facial Plastic Surgery Clinics of North America, 11*(4), 457–464. [PubMed: 15062250].

121. Yu, M., & Wang, S. M. (2021, August 11). StatPearls [Internet]. StatPearls Publishing; Treasure Island (FL): Anatomy, Head and Neck, Eye Corrugator Muscle. [PubMed: 31194420].

122. Loos, B. M., & Maas, C. S. (2003). Relevant anatomy for botulinum toxin facial rejuvenation. *Facial Plastic Surgery Clinics of North America, 11*(4), 439–443. [PubMed: 15062247].

123. Lorenc, Z. P., Smith, S., Nestor, M., Nelson, D., & Moradi, A. (2013). Understanding the functional anatomy of the frontalis and glabellar complex for optimal aesthetic botulinum toxin Type A Therapy. *Aesthetic Plastic Surgery, 37*(5), 975–983. [PubMed: 23846022].

124. Schlager, S., Kostunov, J., Henn, D., Stark, B. G., & Iblher, N. (2019). A 3D Morphometrical evaluation of brow position after standardized botulinum toxin a treatment of the forehead and glabella. *Aesthetic Surgery Journal, 39*(5), 553–564. [PubMed: 30124769].

125. Nguyen, J. D., & Duong, H. (2021). Anatomy, Head and Neck, Face. In *StatPearls* [Internet].

StatPearls Publishing.

126. Ascher, B., Talarico, S., Cassuto, D., Escobar, S., Hexsel, D., Jaén, P., et al. (2010). International consensus recommendations on the aesthetic usage of botulinum toxin type A (Speywood Unit)–part II: Wrinkles on the middle and lower face, neck and chest. *Journal of the European Academy of Dermatology and Venereology, 24*(11), 1285–1295.

127. Kwon, K. H., Shin, K. S., Yeon, S. H., & Kwon, D. G. (2019). Application of botulinum toxin in maxillofacial field: Part II. Wrinkle, intraoral ulcer, and cranio-maxillofacial pain. Maxillofacial. *Plastic and Reconstructive Surgery, 41*(1), 1–15.

128. Santos, J. I., Swensen, P., & Glasgow, L. A. (1981). Potentiation of clostridium botulinum toxin aminoglycoside antibiotics: Clinical and laboratory observations. *Pediatrics, 68*(1), 50–54. [PubMed: 7243509].

129. Alam, M., Bolotin, D., Carruthers, J., Hexsel, D., Lawrence, N., Minkis, K., & Ross, E. V. (2015). Consensus statement regarding storage and reuse of previously reconstituted neuromodulators. *Dermatologic Surgery, 41*(3), 321–326. [PubMed: 25705950].

130. Vartanian, A. J., & Dayan, S. H. (2005). Complications of botulinum toxin a use in facial rejuvenation. *Facial Plastic Surgery Clinics of North America, 13*(1), 1–10. [PubMed: 15519923].

131. Sharma, P., Czyz, C. N., & Wulc, A. E. (2011). Investigating the efficacy of vibration anesthesia to reduce pain from cosmetic botulinum toxin injections. *Aesthetic Surgery Journal, 31*(8), 966–971. [PubMed: 22001341].

132. Semchyshyn, N., & Sengelmann, R. D. (2003). Botulinum toxin A treatment of perioral rhytides. *Dermatologic Surgery, 29*(5), 490–495.

133. Savary, V., Robert, R., Rogez, J. M., Armstrong, O., & Leborgne, J. (1997). The mandibular marginal ramus of the facial nerve: An anatomic and clinical study. *Surgical and Radiologic Anatomy, 19*(2), 69–72.

134. Rodel, R., & Lang, J. (1996). Peripheral branches of the facial nerve in the cheek and chin area. Anatomy and clinical consequences. *Hals Nasen Ohren, 44*(10), 572–576. German.

135. Le Louarn, C., Buis, J., & Buthiau, D. (2006). Treatment of depressor anguli oris weakening with the face recurve concept. *Aesthetic Surgery Journal, 26*(5), 603–611.

136. Mierzwa, D., Olchowy, C., Olchowy, A., Nawrot-Hadzik, I., Dąbrowski, P., Chobotow, S., et al. (2022). Botox therapy for hypertrophy of the masseter muscle causes a compensatory increase of stiffness of other muscles of masticatory apparatus. *Life, 12*(6), 840.

137. Choi, D. Y., Bae, H., Bae, J. H., Kim, H. J., & Hu, K. S. (2021). Effective locations for injecting botulinum toxin into the mentalis muscle; Cadaveric and ultrasonographic study. *Toxins, 13*(2), 96.

138. Rohrich, R. J., Savetsky, I. L., Cohen, J. M., & Avashia, Y. J. (2020). Effective treatment of platysma bands with neurotoxin. *Plastic and Reconstructive Surgery Global Open, 8*(6), e2812.

139. Shetty, M. K. (2008). Guidelines on the use of botulinum toxin type A. *Indian Journal of Dermatology, Venereology and Leprology, 74*(Suppl), S13–S22.

140. Northington, M. E., & Huang, C. C. (2004). Dry eyes and superficial punctate keratitis: A complication of treatment of glabelar dynamic rhytides with botulinum exotoxin A. *Dermatologic Surgery, 30*, 1515–1517.

141. Coté, T. R., Mohan, A. K., Polder, J. A., et al. (2005). Botulinum toxin type A injections: Adverse events reported to the US Food and Drug Administration in therapeutic and cosmetic cases. *Journal of the American Academy of Dermatology, 53*, 407–415.

142. Paget, S. P., Swinney, C. M., Burton, K. L. O., et al. (2018). Systemic adverse events after botulin neurotoxin A injections in children with cerebral palsy. *Developmental Medicine and Child Neurology, 60*, 1172–1177.

143. Witmanowski, H., & Błochowiak, K. (2020). The whole truth about botulinum toxin – A review. *Postepy dermatologii i alergologii, 37*(6), 853–861. https://doi.org/10.5114/ada.2019.82795

144. van Hulst, K., Kouwenberg, C. V., Jongerius, P. H., et al. (2017). Negative effects of submandibular botulinum neurotoxin A injections on oral motor function in children with drooling

due to central nervous system disorders. *Developmental Medicine and Child Neurology, 59*, 531–537.

145. Karbassi, E., Nakhaee, N., & Zamanian, M. (2018). The efficacy and complications of a new technique of Abobotulinum-toxin A (Dysport) injection in patients with glabellar lines. *Journal of Cosmetic Dermatology*, 23. https://doi.org/10.1111/jocd.12529

146. Bakheit, A. M., Ward, C. D., & McLellan, D. L. (1997). Generalised botulism-like syndrome after intramuscular injections of botulinum toxin type A: A report of two cases. *Journal of Neurology, Neurosurgery, and Psychiatry, 62*, 198.

147. Gart, M. S., & Gutowski, K. A. (2016). Overview of botulinum toxins for aesthetic uses. *Clinics in Plastic Surgery, 43*(3), 459–471.

148. Cartwright, A. (2012). Patient satisfaction following treatment with botulinum toxin type A: A systematic review. *Journal of Aesthetic Nursing, 1*(2), 91–96.

149. Seo, K. K. (2017). Facial contouring with botulinum toxin. In *Botulinum toxin for Asians* (pp. 107–134). Springer. (Fig. 3.1).

150. Tamura, B. M. (2012). The effect of botulinum toxin on the platysma muscle. *Current Dermatology Reports, 1*(2), 89–95.

151. Haneke, E. (2015). Managing complications of fillers: Rare and not-so-rare. *Journal of Cutaneous and Aesthetic Surgery, 8*(4), 198–210. https://doi.org/10.4103/0974-2077.172191

152. Alam, M., Kakar, R., Nodzenski, M., Ibrahim, O., Disphanurat, W., Bolotin, D., et al. (2015, March). Multicenter prospective cohort study of the incidence of adverse events associated with cosmetic dermatologic procedures: Lasers, energy devices, and injectable neurotoxins and fillers. *JAMA Dermatology, 151*(3), 271–277.

153. Stocks, D., Sundaram, H., Michaels, J., et al. (2011). Rheological evaluation of the physical properties of hyaluronic acid dermal fillers. *Journal of Drugs in Dermatology, 10*, 974–980.

154. Kablik, J., Monheit, G. D., Yu, L., et al. (2009). Comparative physical properties of hyaluronic acid dermal fillers. *Dermatologic Surgery, 35*(Suppl 1), 302–312.

155. Sundaram, H., Rohrich, R. J., Liew, S., et al. (2015). Cohesivity of hyaluronic acid fillers: Development and clinical implications of a novel assay, pilot validation with a five-point grading scale, and evaluation of six U.S. Food and Drug Administration-approved fillers. *Plastic and Reconstructive Surgery, 136*, 678–686.

156. Sundaram, H., & Cassuto, D. (2013). Biophysical characteristics of hyaluronic acid soft-tissue fillers and their relevance to aesthetic applications. *Plastic and Reconstructive Surgery, 132*(4 Suppl 2), 5S–21S.

157. Maas, C. S. (2015). The new paradigm in facial rejuvenation: Soft tissue fillers 2015. *Facial Plastic Surgery Clinics of North America, 23*, ix–x.

158. Narins, R. S., Brandt, F., Leyden, J., et al. (2003). A randomized, double-blind, multicenter comparison of the efficacy and tolerability of Restylane versus Zyplast for the correction of nasolabial folds. *Dermatologic Surgery, 29*, 588–595.

159. Kim, J. E., & Sykes, J. M. (2011). Hyaluronic acid fillers: History and overview. *Facial Plastic Surgery, 27*, 523–528.

160. Matarasso, S. L., Carruthers, J. D., Jewell, M. L., & Restylane Consensus Group. (2006). Consensus recommendations for soft-tissue augmentation with nonanimal stabilized hyaluronic acid (Restylane). *Plastic and Reconstructive Surgery, 117*(3 Suppl), 3S–S34; discussion 35S.

161. Bogdan Allemann, I., & Baumann, L. (2008). Hyaluronic acid gel (Juvéderm) preparations in the treatment of facial wrinkles and folds. *Clinical Interventions in Aging, 3*, 629–634.

162. Few, J., Cox, S. E., Paradkar-Mitragotri, D., et al. (2015). A multicenter, single-blind randomized, controlled study of a volumizing hyaluronic acid filler for midface volume deficit: Patient-reported outcomes at 2 years. *Aesthetic Surgery Journal, 35*, 589–599.

163. Lorenc, Z. P., Fagien, S., Flynn, T. C., et al. (2013). Review of key Belotero balance safety and efficacy trials. *Plastic and Reconstructive Surgery, 132*(4 Suppl 2), 33S–40S.

164. Sundaram, H., & Fagien, S. (2015). Cohesive polydensified matrix hyaluronic acid for fine

lines. *Plastic and Reconstructive Surgery, 136*(5 Suppl), 149S–163S.

165. Lorenc, Z. P., Fagien, S., Flynn, T. C., et al. (2013). Clinical application and assessment of Belotero: A roundtable discussion. *Plastic and Reconstructive Surgery, 132*(4 Suppl 2), 69S–76S.

166. Sánchez-Carpintero, I., Candelas, D., & Ruiz-Rodríguez, R. (2010). Dermal fillers: Types, indications, and complications. *Actas Dermo-Sifiliográficas (English Edition), 101*(5), 381–393.

167. Klein, A. W., & Fagien, S. (2007). Hyaluronic acid fillers and botulinum toxin type A: A rationale for their individual and combined use for injectable facial rejuvenation. *Plastic and Reconstructive Surgery, 120*(Suppl), 81–88.

168. Lambros, V. S. (2007). Hyaluronic acid injections for correction of tear trough deformity. *Plastic and Reconstructive Surgery, 120*(Suppl), 74–80.

169. Hilinski, J. M., & Cohen, S. R. (2009). Volumetric use of injectable fillers in the face. In S. R. Cohen & T. M. Born (Eds.), *Facial rejuvenation with fillers* (pp. 77–92). Saunders Elsevier.

170. Rubin, M. G. (2004). Treatment of nasolabial folds with fillers. *Aesthetic Surgery Journal, 24*, 489–493.

171. Cohen, J. L. (2008). Understanding, avoiding, and managing dermal filler complications. *Dermatologic Surgery, 34*(Suppl 1), S92–S99.

172. Carruthers, J. D. A., Glogau, R. G., Blitzer, A., Anderson, R. L., Cohen, J. L., Cox, S. E., and the Facial Aesthetics Consensus Group Faculty, et al. (2008). Advances in facial rejuvenation: Toxin botulinum type a, hyaluronic acid dermal fillers, and combination therapies–consensus recommendations. *Plast Reconstr Surg, 121*(5 Suppl), 5S–30S.

173. Sadove, R. (2009). Injectable poly-L-lactic acid: A novel sculpting agent for the treatment of dermal fat atrophy after severe acne. *Aesthetic Plastic Surgery, 33*, 113–116.

174. Smith, K. C. (2009). Repair of acne scars with Dermicol-P35. *Aesthetic Surgery Journal, 29*(3 Suppl), S16–S18.

175. Lafaille, P., & Benedetto, A. (2010). Fillers: Contraindications, side effects and precautions. *Journal of Cutaneous and Aesthetic Surgery, 3*(1), 16–19. https://doi.org/10.4103/0974-2077.63222

176. Haney, B. (2020). Indications and placement of temporary dermal fillers. In *Aesthetic procedures: Nurse practitioner's guide to cosmetic dermatology* (pp. 149–176). Springer. (Fig. 17.1).

177. Raspaldo, H., Gassia, V., Niforos, F. R., et al. (2012). Global, 3-dimensional approach to natural rejuvenation: Part 1—Recommendations for volume restoration and the periocular area. *Journal of Cosmetic Dermatology, 11*, 279–289.

178. Lee, J. G., Yang, H. M., Hu, K. S., et al. (2015). Frontal branch of the superficial temporal artery: Anatomical study and clinical implications regarding injectable treatments. *Surgical and Radiologic Anatomy, 37*, 61–68.

179. Sykes, J. M., et al. (2015). Upper face: Clinical anatomy and regional approaches with injectable fillers. *Plastic and Reconstructive Surgery, 136*(5 Suppl), 204S–218S.

180. Sieber, D. A., Scheuer, J. F., 3rd, Villanueva, N. L., et al. (2016). Review of 3-di-mensional facial anatomy: Injecting fillers and neuromodulators. *Plastic and Reconstructive Surgery. Global Open, 4*(12 Suppl), e1166.

181. DeLorenzi, C. (2014). Complications of injectable fillers, part 2: Vascular complications. *Aesthetic Surgery Journal, 34*, 584–600.

182. de Maio, M., DeBoulle, K., Braz, A., et al. (2017). Alliance for the future of aesthetics consensus committee. Facial assessment and injection guide for botulinum toxin and injectable hyaluronic acid fillers: Focus on the midface. *Plastic and Reconstructive Surgery, 140*, 540e–550e.

183. Cong, L. Y., Phothong, W., Lee, S. H., et al. (2017). Topographic analysis of the supratrochlear artery and the supraorbital artery: Implication for improving the safety of forehead aug-

mentation. *Plastic and Reconstructive Surgery, 139*, 620e–627e.

184. Tansatit, T., Uruwan, S., & Rungsawang, C. (2021). The crest injection technique for glabellar line correction and the paracentral artery. *Plastic and Reconstructive Surgery. Global Open, 9*(12), e3982. https://doi.org/10.1097/GOX.0000000000003982

185. Rohrich, R. J., Bartlett, E. L., & Dayan, E. (2019). Practical approach and safety of hyaluronic acid fillers. *Plastic and Reconstructive Surgery Global Open, 7*(6), e2172.

186. Vedamurthy, M., & Vedamurthy, A. (2008). Dermal fillers: Tips to achieve successful outcomes. *Journal of Cutaneous and Aesthetic Surgery, 1*, 64–67.

187. Wu, W. T. L. (2009). Periorbital rejuvenation with injectable fillers. In S. R. Cohen & T. M. Born (Eds.), *Facial rejuvenation with fillers* (pp. 93–105). Saunders Elsevier.

188. Xing, W., Zhang, C., Zhang, J., & Zhang, Q. (2019). Correction of tear trough deformity using autologous fibroblast combined with keratin: New soft tissue filler. *Aesthetic Plastic Surgery, 43*(1), 221–227.

189. Yang, H. M., Lee, J. G., Hu, K. S., et al. (2014). New anatomical insights on the course and branching patterns of the facial artery: Clinical implications of injectable treatments to the nasolabial fold and nasojugal groove. *Plastic and Reconstructive Surgery, 133*, 1077–1082.

190. Scheuer, J. F., 3rd, Sieber, D. A., Pezeshk, R. A., et al. (2017). Anatomy of the facial danger zones: Maximizing safety during soft-tissue filler injections. *Plastic and Reconstructive Surgery, 139*, 50e–58e.

191. Beer, J. I., Sieber, D. A., Scheuer, J. F., 3rd, et al. (2016). Three-dimensional facial anatomy: Structure and function as it relates to injectable neuromodulators and soft tissue fillers. *Plastic and Reconstructive Surgery. Global Open, 4*(12 Suppl), e1175.

192. Goodier, M., Elm, K., Wallander, I., Zelickson, B., & Schram, S. (2014). A randomized comparison of the efficacy of low volume deep placement cheek injection vs. mid-to deep dermal nasolabial fold injection technique for the correction of nasolabial folds. *Journal of Cosmetic Dermatology, 13*(2), 91–98.

193. Farolch-Prats, L., & Nome-Chamorro, C. (2019). Facial contouring by using dermal fillers and botulinum toxin A: A practical approach. *Aesthetic Plastic Surgery, 43*(3), 793–802.

194. Hedén, P. (2016). Nasal reshaping with hyaluronic acid: An alternative or complement to surgery. *Plastic and Reconstructive Surgery Global Open, 4*(11), e1120.

195. Ozturk, C. N., Larson, J. D., Ozturk, C., et al. (2013). The SMAS and fat compartments of the nose: An anatomical study. *Aesthetic Plastic Surgery, 37*, 11–15.

196. Kurkjian, T. J., Ahmad, J., & Rohrich, R. J. (2014). Soft-tissue fillers in rhinoplasty. *Plastic and Reconstructive Surgery, 133*, 121e–126e.

197. Baser, B., Singh, P., Shubha, P., Roy, P. K., & Chaubey, P. (2021). Non-surgical rhinoplasty and use of hyaluronic acid based dermal filler-user experience in few subjects. *Indian Journal of Otolaryngology and Head & Neck Surgery, 73*(1), 52–58.

198. Kassir, R., Venkataram, A., Malek, A., & Rao, D. (2021). Non-surgical rhinoplasty: The ascending technique and a 14-year retrospective study of 2130 cases. *Aesthetic Plastic Surgery, 45*(3), 1154–1168.

199. Niamtu, J., 3rd. (2009). Filler injection with micro-cannula instead of needles. *Dermatologic Surgery, 35*, 2005–2008.

200. Rodriguez, J. M., Xie, Y. L., Winthrop, K. L., Schafer, S., Sehdev, P., Solomon, J., et al. (2013). Mycobacterium chelonae facial infections following injection of dermal filler. *Aesthetic Surgery Journal, 33*, 265–269.

201. Grippaudo, F. R., Pacilio, M., Di Girolamo, M., Dierckx, R. A., & Signore, A. (2013). Radiolabelled white blood cell scintigraphy in the work-up of dermal filler complications. *European Journal of Nuclear Medicine and Molecular Imaging, 40*, 418–425.

202. Colbert, S. D., Southorn, B. J., Brennan, P. A., & Ilankovan, V. (2013). Perils of dermal fillers. *British Dental Journal, 214*, 339–340.

203. Alijotas-Reig, J., Fernández-Figueras, M. T., & Puig, L. (2013). Inflammatory, immune-mediated adverse reactions related to soft tissue dermal fillers. *Seminars in Arthritis and Rheumatism, 43*, 241–258.

204. Ramzi, A. A., Kassim, M., George, J. V., & Amin, A. (2015). Dental procedures: Is it a risk factor for injectable dermal fillers? *Journal of Oral and Maxillofacial Surgery, 14*(Suppl 1), 158–160.

205. Fulton, J., Caperton, C., Weinkle, S., & Dewandre, L. (2012). Filler injections with the blunt-tip microcannula. *Journal of Drugs in Dermatology, 11*, 1098–1103.

206. Glaich, A. S., Cohen, J. L., & Goldberg, L. H. (2006). Injection necrosis of the glabella: Protocol for prevention and treatment after use of dermal fillers. *Dermatologic Surgery, 32*, 276–281.

207. Hirsch, R. J., Cohen, J. L., & Carruthers, J. D. (2007). Successful management of an unusual presentation of impending necrosis following a hyaluronic acid injection embolus and a proposed algorithm for management with hyaluronidase. *Dermatologic Surgery, 33*, 357–360.

208. Narins, R. S., Jewell, M., Rubin, M., Cohen, J., & Strobos, J. (2006). Clinical conference: Management of rare events following dermal fillers – Focal necrosis and angry red bumps. *Dermatologic Surgery, 32*, 426–434.

209. Kleydman, K., Cohen, J. L., & Marmur, E. (2012). Nitroglycerin: A review of its use in the treatment of vascular occlusion after soft tissue augmentation. *Dermatologic Surgery, 38*, 1889–1897.

210. Fiore, R., 2nd, Miller, R., & Coffman, S. M. (2013). Mycobacterium mucogenicum infection following a cosmetic procedure with poly-L-lactic acid. *Journal of Drugs in Dermatology, 12*, 353–357.

211. Uth, C. C., Elberg, J. J., & Zachariae, C. (2016). Complications caused by injection of dermal filler in Danish patients. *European Journal of Plastic Surgery, 39*(6), 441–448.

212. Christensen, L., Breiting, V., Bjarnsholt, T., Eickhardt, S., Høgdall, E., Janssen, M., et al. (2013). Bacterial infection as a likely cause of adverse reactions to polyacrylamide hydrogel fillers in cosmetic surgery. *Clinical Infectious Diseases, 56*, 1438–1444.

213. Bharti, G., Marks, M. W., & David, L. R. (2011). Patient satisfaction with dermal fillers and effect on utilization of invasive aesthetic treatment modalities at a university-based cosmetic center. *European Journal of Plastic Surgery, 34*(3), 155–160.

214. Radulesco, T., De Bonnecaze, G., Penicaud, M., Dessi, P., & Michel, J. (2021). Patient satisfaction after non-surgical rhinoplasty using hyaluronic acid: A literature review. *Aesthetic Plastic Surgery, 45*, 1–6.

215. Gorbea, E., Kidwai, S., & Rosenberg, J. (2021). Nonsurgical tear trough volumization: A systematic review of patient satisfaction. *Aesthetic Surgery Journal, 41*(8), NP1053-NP1060.

216. de Maio, M. (2021). MD codes™: A methodological approach to facial aesthetic treatment with injectable hyaluronic acid fillers. *Aesthetic Plastic Surgery, 45*(2), 690–709. (Fig. 3).

217. Waldman, A., et al. (2019). Patients believe that cosmetic procedures affect their quality of life: An interview study of patient-reported motivations. *Journal of the American Academy of Dermatology, 80*(6), 1671–1681.

218. Maisel, A., et al. (2018). Self-reported patient motivations for seeking cosmetic procedures. *JAMA Dermatology, 154*(10), 1167–1174.

219. Hoffman, L., & Fabi, S. (2022). Look better, feel better, live better? The impact of minimally invasive aesthetic procedures on satisfaction with appearance and psychosocial wellbeing. *The Journal of Clinical and Aesthetic Dermatology, 15*(5), 47.

220. Klassen, A. F., et al. (2010). Measuring patient-reported outcomes in facial aesthetic patients: Development of the FACE-Q. *Facial Plastic Surgery, 26*(4), 303–309.

221. Pusic, A. L., et al. (2013). Development and psychometric evaluation of the FACE-Q satisfaction with appearance scale: A new patient-reported outcome instrument for facial aesthetics patients. *Clinics in Plastic Surgery, 40*(2), 249–260.

222. Sarwer, D. B. (2019). Body image, cosmetic surgery, and minimally invasive treatments. *Body Image, 31*, 302–308.

223. Sarwer, D. B., & Spitzer, J. C. (2015). Aesthetic surgery. In D. Greenberg & B. Fogel (Eds.), *Psychiatric care of the medical patient* (Vol. 1, 3rd ed., pp. 1424–1431). Oxford University Press.

224. Cotterill, J. A. (1981). Dermatological non-disease: A common and potentially fatal distur-bance of cutaneous body image. *British Journal of Dermatology, 104*, 611–619. https://doi.org/10.1111/j.1365-2133.1981.tb00746.x

225. Edgerton, M. T., Jacobson, W. E., & Meyer, E. (1960). Surgical-psychiatric study of patients seeking plastic (cosmetic) surgery: Ninety-eight consecutive patients with mini-mal deformity. *British Journal of Plastic Surgery, 13*, 136–145. https://doi.org/10.1016/S0007-1226(60)80029-X

226. Hardy, G. E., & Cotterill, J. A. (1982). A study of depression and obsessionality in dys-morphophobic and psoriatic patients. *British Journal of Psychiatry, 140*, 19–22. https://doi.org/10.1192/bjp.140.1.19

227. Knorr, N. J., Edgerton, M. T., & Hoopes, J. E. (1967). The "insatiable" cosmetic surgery patient. *Plastic and Reconstructive Surgery, 40*, 285–289.

228. American Psychiatric Association (APA). (2014). *Diagnostic and statistical manual of men-tal disorders* (5th ed.). American Psychiatric Association.

229. Rosen, J. C., & Reiter, J. (1996). Development of the body dysmorphic disorder examination [J]. *Behaviour Research and Therapy, 34*(9), 755–766.

230. Jorge, R. T., Sabino, N. M., Natour, J., et al. (2008). Brazilian version of the body dysmorphic disorder examination [J]. *São Paulo Medical Journal, 126*(2), 87–95.

231. Cash, T. F. (2000). *MBSRQ users' manual.* 3rd rev [Z]. Available at. www.body-image.com

232. Rosenberg, M. (1965). *Self-image [Z].* Princeton University Press.

233. Alavi, M., Kalafi, Y., Dehbozorgi, G. R., & Javadpour, A. (2011). Body dysmorphic dis-order and other psychiatric morbidity in aesthetic rhinoplasty candidates. *Journal of Plastic Reconstructive and Aesthetic Surgery, 64*, 738–741. https://doi.org/10.1016/j.bjps.2010.09.019

234. Fathololoomi, M. R., Goljanian Tabrizi, A., Fattahi Bafghi, A., Noohi, S. A., & Makhdoom, A. (2013). Body dysmorphic disorder in aesthetic rhinoplasty candidates. *Pakistan Journal of Medical Sciences, 29*, 197–200. https://doi.org/10.12669/pjms.291.2733

235. Bowe, W. P., Leyden, J. J., Crerand, C. E., Sarwer, D. B., & Margolis, D. J. (2007). Body dysmorphic disorder symptoms among patients with acne vulgaris. *Journal of the American Academy of Dermatology, 57*, 222–230.

236. Calderón, P., Zemelman, V., Sanhueza, P., Castrillón, M., Matamala, J., & Szot, J. (2009). Prevalence of body dysmorphic disorder in Chilean dermatological patients. *Journal of the European Academy of Dermatology and Venereology, 23*, 1328. https://doi.org/10.1111/j.1468-3083.2009.03154.x

237. Conrado, L. A., Hounie, A. G., Diniz, J. B., Fossaluza, V., Torres, A. R., Miguel, E. C., et al. (2010). Body dysmorphic disorder among dermatologic patients: Prevalence and clini-cal features. *Journal of the American Academy of Dermatology, 63*, 235–243. https://doi.org/10.1016/j.jaad.2009.09.017

238. Dogruk Kacar, S., Ozuguz, P., Bagcioglu, E., Coskun, K. S., Uzel Tas, H., Polat, S., et al. (2014). The frequency of body dysmorphic disorder in dermatology and cosmetic dermatology clinics: A study from Turkey. *Clinical and Experimental Dermatology, 39*, 433–438. https://doi.org/10.1111/ced.12304

239. Dufresne, R. G., Phillips, K. A., Vittorio, C. C., & Wilkel, C. S. (2001). A screening questionnaire for body dysmorphic disorder in a cosmetic dermatologic surgery practice. *Dermatologic Surgery, 27*, 457–462. https://doi.org/10.1046/j.1524-4725.2001.00190.x

240. Hsu, C., Ali Juma, H., & Goh, C. L. (2009). Prevalence of body dysmorphic features in patients undergoing cosmetic procedures at the National Skin Centre, Singapore. *Dermatology, 219*, 295–298. https://doi.org/10.1159/000228329

241. Phillips, K. A., Dufresne, R. G., Jr., Wilkel, C. S., & Vittorio, C. C. (2000). Rate of body dys-morphic disorder in dermatology patients. *Journal of the American Academy of Dermatology, 42*, 436–441. https://doi.org/10.1016/S0190-9622(00)90215-9

242. Vulink, N. C., Sigurdsson, V., Kon, M., Bruijnzeel-Koomen, C. A., Westenberg, H. G., & Denys, D. (2006). Body dysmorphic disorder in 3–8% of patients in outpatient dermatology

and plastic surgery clinics. *Nederlands Tijdschrift voor Geneeskunde, 150*, 97–100.

243. Sarwer, D. B., & Spitzer, J. C. (2012). Cosmetic surgical procedures for the body. In T. F. Cash (Ed.), *Encyclopedia of body image and human appearance* (Vol. 1, pp. 360–365). Elsevier. https://doi.org/10.1016/C2010-1-66177-9

244. Sarwer, D. B., & Constantian, M. B. (2017). Psychological aspects of cosmetic surgical and minimally invasive procedures. In G. C. Gurtner & P. C. Neglian (Eds.), *Plastic surgery* (4th ed., pp. 24–34). Elsevier.

245. Bertossi, D., Dell'Acqua, I., Albanese, M., Marchetti, P., & Nocini, P. (2019). Face treatment using nonsurgical mini-invasive techniques as postsurgical procedure for traumatic injury. *Aesthetic Surgery Journal, 39*(7), NP266-NP278.

246. Dimitrov, D. (2021). Body dysmorphic disorder (BDD). In *Psychodermatology in clinical practice* (pp. 173–184). Springer.

247. Tokgöz, E., & Marina, A. C. (2023). *Cosmetic and reconstructive facial plastic surgery: A review of medical and biomedical engineering and science concepts.* Springer. ISBN #: 978-3031311673.

248. Sosa, D., Carola, N., Levitt, S., Patel, V., & Tokgöz, E. (2023). Surgical approaches used for total knee arthroplasty. In *Total knee arthroplasty: Medical and biomedical engineering and science concepts.* Springer. ISBN #: 978-3-031-31099-7.

249. Tokgöz, E. (2023). Surgical approaches used for total hip arthroplasty. In *Total hip arthroplasty: Medical and biomedical engineering and science concepts.* Springer. ISBN #: 9783031089268.

250. Tokgöz, E. (2023). Preexisting conditions leading to total hip arthroplasty. In *Total hip arthroplasty: Medical and biomedical engineering and science concepts.* Springer. ISBN #: 9783031089268.

251. Tokgöz, E. (2023). Perioperative patient care for total hip arthroplasty. In *Total hip arthroplasty: Medical and biomedical engineering and science concepts.* Springer. ISBN #: 9783031089268.

252. Tokgöz, E. (2023). Surgical approach comparisons in total hip arthroplasty. In *Total hip arthroplasty: Medical and biomedical engineering and science concepts.* Springer. ISBN #: 9783031089268.

253. Tokgöz, E. (2023). Complications of total hip arthroplasty. In *Total hip arthroplasty: Medical and biomedical engineering and science concepts.* Springer. ISBN #: 9783031089268.

254. Tokgöz, E. (2023). Medical improvement suggestions for total hip arthroplasty. In *Total hip arthroplasty: Medical and biomedical engineering and science concepts.* Springer. ISBN #: 9783031089268.

255. Tokgöz, E. (2023). Biomechanics of total hip arthroplasty. In *Total hip arthroplasty: Medical and biomedical engineering and science concepts.* Springer. ISBN #: 9783031089268.

256. Tokgöz, E. (2023). All-inclusive impact of robotics applications on THA: Overall impact of robotics on total hip arthroplasty patients from manufacturing of implants to recovery after surgery. In *Total hip arthroplasty: Medical and biomedical engineering and science concepts.* Springer. ISBN #: 9783031089268.

257. Tokgöz, E. (2023). Biomechanical success of traditional versus robotic-assisted total hip arthroplasty. In *Total hip arthroplasty: Medical and biomedical engineering and science concepts.* Springer. ISBN #: 9783031089268.

258. Tokgöz, E. (2023). Optimization for total hip arthroplasty applications. In *Total hip arthroplasty: Medical and biomedical engineering and science concepts.* Springer. ISBN #: 9783031089268.

259. Tokgöz, E. (2023). Artificial intelligence, deep learning, and machine learning applications in total hip arthroplasty. In *Total hip arthroplasty: Medical and biomedical engineering and science concepts.* Springer. ISBN #: 9783031089268.

260. Tokgöz, E. (2023). Advancing engineering of total hip arthroplasty. In *Total hip arthroplasty: Medical and biomedical engineering and science concepts.* Springer. ISBN #: 9783031089268.

261. Tokgöz, E., Levitt, S., Patel, V., Carola, N., & Sosa, D. (2023). Biomechanics of total knee arthroplasty. In *Total knee arthroplasty: Medical and biomedical engineering and science concepts*. Springer. ISBN #: 978-3-031-31099-7.

262. Tokgöz, E., Carola, N., Levitt, S., Patel, V., & Sosa, D. (2023). Robotics applications in total knee arthroplasty. In *Total knee arthroplasty: Medical and biomedical engineering and science concepts*. Springer. ISBN #: 978-3-031-31099-7.

263. Tokgöz, E., Sosa, D., Carola, N., Levitt, S., & Patel, V. (2023). Impact of manufacturing on total knee arthroplasty. In *Total knee arthroplasty: Medical and biomedical engineering and science concepts*. Springer. ISBN #: 978-3-031-31099-7.

264. Tokgöz, E., Patel, V., Carola, N., Sosa, D., & Levitt, S. (2023). Optimization investigations on total knee arthroplasty. In *Total knee arthroplasty: Medical and biomedical engineering and science concepts*. Springer. ISBN #: 978-3-031-31099-7.

265. Tokgöz, E., Patel, V., Sosa, D., Levitt, S., & Carola, N. (2023). Artificial intelligence, deep learning, and machine learning applications in total knee arthroplasty. In *Total knee arthroplasty: Medical and biomedical engineering and science concepts*. Springer. ISBN #: 978-3-031-31099-7.

266. Tokgöz, E. (2023). Advancing engineering of total knee arthroplasty. In *Total knee arthroplasty: Medical and biomedical engineering and science concepts*. Springer. ISBN #: 978-3-031-31099-7.

267. Tokgöz, E., & Marina, A. C. (2023). Biomechanics of facial plastic surgery applications. In *Cosmetic and reconstructive facial plastic surgery: A review of medical and biomedical engineering and science concepts*. Springer. ISBN #: 978-3031311673.

268. Tokgöz, E., & Marina, A. C. (2023). Applications of artificial intelligence, machine learning, and deep learning on facial plastic surgeries. In *Cosmetic and reconstructive facial plastic surgery: A review of medical and biomedical engineering and science concepts*. Springer. ISBN #: 978-3031311673.

269. Tokgöz, E., & Marina, A. C. (2023). Robotics applications in facial plastic surgeries. In *Cosmetic and reconstructive facial plastic surgery: A review of medical and biomedical engineering and science concepts*. Springer. ISBN #: 978-3031311673.

270. Tokgöz, E., & Marina, A. C. (2023). Engineering psychology of facial plastic surgery patients. In *Cosmetic and reconstructive facial plastic surgery: A review of medical and biomedical engineering and science concepts*. Springer. ISBN #: 978-3031311673.

271. Tokgöz, E. (2023). Technological improvements on facial plastic, head and neck procedures. In *Cosmetic and reconstructive facial plastic surgery: A review of medical and biomedical engineering and science concepts*. Springer. ISBN #: 978-3031311673.

272. Levitt, S., Patel, V., Sosa, D., Carola, N., & Tokgöz, E. (2023). Preexisting conditions leading to total knee arthroplasty. In *Total knee arthroplasty: Medical and biomedical engineering and science concepts*. Springer. ISBN #: 978-3-031-31099-7.

273. Sosa, D., Carola, N., Patel, V., Levitt, S., & Tokgöz, E. (2023). Surgical approach comparison in total knee arthroplasty. In *Total knee arthroplasty: Medical and biomedical engineering and science concepts*. Springer. ISBN #: 978-3-031-31099-7.

274. Sosa, D., Carola, N., Patel, V., Levitt, S., & Tokgöz, E. (2023). Perioperative patient care for total knee arthroplasty. In *Total knee arthroplasty: Medical and biomedical engineering and science concepts*. Springer. ISBN #: 978-3-031-31099-7.

275. Levitt, S., Patel, V., Carola, N., Sosa, D., & Tokgöz, E. (2023). Complications of total knee arthroplasty. In *Total knee arthroplasty: Medical and biomedical engineering and science concepts*. Springer. ISBN #: 978-3-031-31099-7.

276. Carola, N., Patel, V., Levitt, S., Sosa, D., & Tokgöz, E. (2023). Ergonomics of total knee arthroplasty. In *Total knee arthroplasty: Medical and biomedical engineering and science concepts*. Springer. ISBN #: 978-3-031-31099-7.

277. Marina, A. C., & Tokgöz, E. (2023). Aesthetic surgery of the upper face and cheeks. In *Cosmetic and reconstructive facial plastic surgery: A review of medical and biomedical engineering and science concepts*. Springer. ISBN #: 978-3031311673.

278. Marina, A. C., & Tokgöz, E. (2023). Aesthetic surgery of the nose and lower face. In *Cosmetic and reconstructive facial plastic surgery: A review of medical and biomedical engineering and science concepts*. Springer. ISBN #: 978-3031311673.

279. Marina, A. C., Donofrio, G., & Tokgöz, E. (2023). Surgical reconstruction of craniofacial malformations. In *Cosmetic and reconstructive facial plastic surgery: A review of medical and biomedical engineering and science concepts*. Springer. ISBN #: 978-3031311673.

280. Marina, A. C., & Tokgöz, E. (2023). Surgical reconstruction of craniofacial trauma and burns. In *Cosmetic and reconstructive facial plastic surgery: A review of medical and biomedical engineering and science concepts*. Springer. ISBN #: 978-3031311673.

281. Marina, A. C., & Tokgöz, E. (2023). Cosmetic and reconstructive facial plastic surgery related simulation and optimization efforts. In *Cosmetic and reconstructive facial plastic surgery: A review of medical and biomedical engineering and science concepts*. Springer. ISBN #: 978-3031311673.

282. Musafer, H., & Tokgöz, E. (2023). A facial wrinkle detection by using deep learning with an efficient optimizer. In *Cosmetic and reconstructive facial plastic surgery: A review of medical and biomedical engineering and science concepts*. Springer. ISBN #: 978-3031311673.

第 2 章
上面部和面颊美容手术

Marina A. Carro, Emre Tokgöz

1 概述

正如之前在"面部美容术的非手术治疗"一章中所讨论的，衰老和原有的面部畸形会导致发际线、骨–软骨–面部框架和上方覆盖的软组织发生变化而影响美观。如果非手术治疗不能有效改善外观，或者患者希望获得更持久的效果，这些患者可能是外科手术的最佳人选。前额或眼睑皱纹过深、眼睑不对称、面颊部容积损失或不对称是手术干预的常见适应证。整形外科领域的进步提高了此类手术的疗效，同时促进了精确、微创技术的发展，如机器人毛囊采集术（发际线移植术）。本章将讨论外科发际线移植术、眼睑成形术和丰面颊术，以及患者初始评估、围手术期护理和上面部各部分的相关解剖结构。我们在这里介绍的内容与相关文献[132-167]中介绍的结果类似。

2 外科发际线移植术

毛发移植手术是一种具有创伤性的改善发际线后移的方法。这种方法是从远处（通常是后枕部头皮）提取供体毛囊，然后将供体毛囊移植到发际线附近。如果不能选择头皮，或者患者不愿遗留瘢痕，则考虑移植远端体毛。这些手术需要经验丰富的外科医生历经几个小时来完成[1, 2]。

此外可以选择发际线下移手术，用于因发际线后移或遗传因素而导致的前额变大的患者。若选对合适的患者，所获得的美学改善效果相当于种植7000多个毛囊[3]。

M. A. Carro （✉）
The Frank H. Netter M.D. School of Medicine, Quinnipiac University,
North Haven, CT, USA
e-mail: Marina.Carro@quinnipiac.edu

E. Tokgöz
Whiting School of Engineering, Johns Hopkins University, Baltimore, MD, USA

2.1　植发手术

　　与非手术相比，外科毛发移植手术风险相对更高。因此，对患者进行全面评估非常重要。应详细了解患者的既往病史，并通过头皮组织活检进一步检查当前头皮有无炎症/瘢痕，非手术治疗术前评估也是如此。应在术前解决这些问题[132]。

　　此外，为了能获得长期且自然的效果，还应该考虑脱发模式和评估未来的脱发情况[4]。手术前应与患者充分沟通，明确术后可以达到的效果。可提取的毛囊数量越多其效果越好，因此，供体区域较大/密度较高的患者往往能获得更好的效果。相比而言，发干较细（直径小于60μm）或头发透明的人不如头发较粗（直径大于80μm）或头发为波浪形/条状的人效果好。手术通常是在患者尝试了非手术/微创治疗（在上一章中讨论）后的二线治疗[5]。

　　目前，广泛应用的毛囊提取方法有两种，即毛囊单位提取术（FUE）和毛囊单位移植术或条状毛囊切取术（FUT）。虽然两种技术所有患者都可以使用，但根据患者的审美目标和毛囊的可用位置，在适应证选择上也有一些差别[6]。

2.1.1　毛囊单位提取术（FUE）

　　毛囊单位提取术是用打孔器取出单个毛囊，可以选取体表远处的毛囊（胡须、体毛等）。不需要去除枕部头皮皮肤，不存在线性瘢痕和缝合风险。打孔切口可能导致提取的毛囊受损，需要经验丰富的外科医生来操作。FUE是不可预测性脱发者的理想选择，尤其是需要进行手术和/或因之前的毛发移植手术留下瘢痕的年轻人。如果头皮切口组织过紧，不适合FUT方法切取毛囊，则适合选择FUE。FUE提取毛囊所产生的瘢痕为点状色沉，无论头发长短，瘢痕都可以被遮盖[6, 7]。外科医生首先修剪供区的头发，必要时修剪邻近的头发。有些患者喜欢保留长发这样在移植后便立即获得更自然的外观。此时需要用不对称或开槽打孔器，效率不如其他方法高，由此可见打孔装置需要改进[8, 9]。

　　手动切取毛囊时，医生小心地将金属打孔器放在毛发出口处的中心，然后向下推入头皮（约3mm）。如果打孔器打得太深，毛囊可能受损或分开，导致毛囊横断（切开FU）。成功提取毛囊需要精湛的技术，经验丰富的医生需要更好地了解皮肤结构和所需的压力。图2-1和图2-2显示了打孔器的图像[10-12]。

　　锋利的打孔器刺破皮肤的力量较小，需要外科医生有更强的控制力，以避免横切毛囊。混合型或钝头打孔器对深度的控制要求较低，在避免横切的情况下，可将毛囊打入3mm以上的深度；但是，过大的压力可能会将毛囊推入更深的组织中，影响成功采集。后者需要电动装置的辅助，这些装置可旋转、摆动或振动针头，提高了操作的便利性[14]。尽可能用细头镊子取出埋藏的囊泡，以避免形成囊肿[9]。

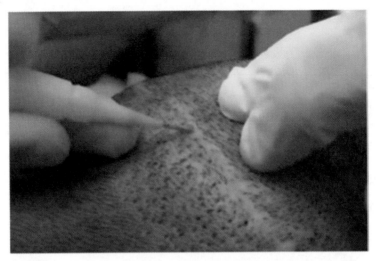

图2-1   图中为外科医生使用手持式打孔器进行传统的手动切取 [3]

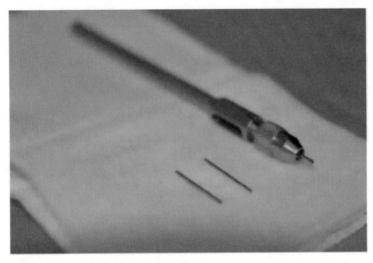

图2-2   ARTAS 机器人提取装置的各种附件，图中显示了不同的针头直径，根据指定的采集方法进行选择 [13]

机器人技术的最新发展促使机器人系统的开发更加容易。这些系统包括ARTAS（如图2-3所示）和Venus Concept等，目前在市场上有售[15, 16]。

在后面的章节中将进一步讨论有关毛囊提取机器人技术进步的更多信息。

根据脱发的严重程度，可能需要进行多次发际线移植手术。采集1000个毛囊可能需要2个小时（经验不足的医生可能需要更长的时间），一些患者需要移植至少2000个毛囊才能充分改善美观。即便置于溶液中，毛囊移植体在体外存活时间也不会超过6小时[14]。

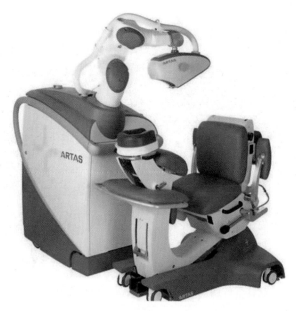

图 2-3　ARTAS 机器人毛囊提取系统 [13]

2.1.2　条状毛囊切取术（FUT）

条状毛囊切取术是指从枕部头皮切取10～15mm的条状毛囊。毛囊切取移植需要一个专业的团队来制作不同大小的毛囊移植体。有些人认为这种手术创伤较大，而且会在后头皮留下线状瘢痕，不容易用短发遮盖。枕部毛囊生长不足或头部皮肤极度松弛的人不是最佳人选[7]。

外科医生根据计算出的毛囊密度来决定切取的面积，切取的面积受头皮松弛程度的限制。Mayer-Paul法通常用于评估头皮松弛程度，需要额外的检查操作。将拇食指分开50mm，向内压迫头皮，在最大操作点重新测量。头皮弹性百分比=[50mm-压缩头皮距离（mm）]/50×100。根据计算出的松弛度，确定最大条带尺寸。图2-4显示了用于条带切除的标记[17, 18]。

在供体区周围注射生理盐水有助于减少毛囊横断，同时用手术刀小心地切除条带的边缘。

切口深度应控制在皮下脂肪层，以便彻底切取毛囊单位，同时避免损伤下层神经和血管[6]。由此产生的伤口相对较小，通常不需要在闭合前进行任何深度分离（减少伤口边缘附近的组织）。条状切口有助于减少线状瘢痕的出现，这需要改变伤口边缘的厚度和形态[6]。可吸收线用于缝合真皮层，不可吸收线用于缝合表皮，10～12天左右拆线[26]（图2-5）。

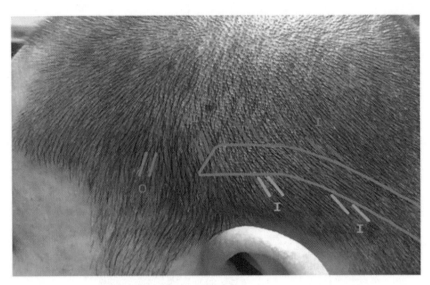

图2-4   图中描述了 FUT 条状切取的切口模式，在条状切取的两侧采用倾斜切口，以减少切取后瘢痕的暴露程度[19]

取下的移植体可在生理盐水或乳酸林格液中最多保存6小时，这样有助于保持组织的水分。此时，必须在显微镜下从切取的头部皮肤中分离出毛囊单位。根据外科医生的建议，团队成员可以准备小型毛囊（3~4根头发）或微型毛囊（1~2根头发）[5]。

FUE和FUT均在局麻（1%利多卡因或0.25%布比卡因加肾上腺素1∶200 000）下进行，随后间隔注射，以防止利多卡因/布比卡因的血浆浓度过高。双侧眶上神经阻滞可有效减轻疼痛，当然，不是所有医生都会使用。如果手术时间过长，患者开始感到不适，可以追加局麻药。医生应熟练掌握每种局麻药的最大剂量。1%利多卡因溶液的最大剂量为7mg/kg，0.25%布比卡因溶液的最大剂量为3mg/kg。发生局麻药中毒的患者可能会出现味觉障碍、口周麻醉/麻痹和头晕。布比卡因的毒副作用有心血管风险，包括房颤或室性心动过速[20, 21]。

2.1.3   植入技术

为了获得柔和、自然的外观，术前应进行新发际线形态的设计。女性患者在脱发前的发际线往往较低、较平，而男性患者的额中点较高。根据现有头发的粗细和患者想要的外观，一般每平方厘米25~45FU的移植量就能达到良好的覆盖效果[22]。为了减少种植时的疼痛，医生会在设计的发际线下2cm左右的受区注射局部麻醉剂。受区麻药可以一次全部注射好，也可以选择移植每株移植物时单独注射。用22~23号皮下注射针头或0.6mm刀片（单根头发的微小移植）或0.8~1mm刀片（2~4根头发的微小移植），开一个大约4mm深的小口[22]。

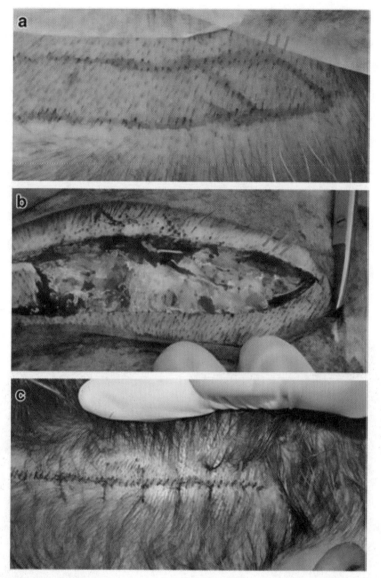

图 2-5　该图显示了最初的标记（a）、条状切取后的外观（b）以及伤口的闭合情况（c）[19]

　　可以使用镊子手动将毛发植入每个开口，但越来越多的是使用机器人植入器植入。这个设备上有一个空心针头，将毛囊植入其中，将针头放置在开口处，附带的活塞将毛囊顶出。使用镊子手动植入需要格外小心，因为毛囊球茎的轻微损伤都会影响新头发的生长。从长远来看，机器人植入器可以节省时间，但需要专业的工作人员来装载设备[22, 23]。

　　无论男性女性，在移植FU时，都应确保有自然美观的效果。移植的头发角度和方向应与现有头发一致。为了达到自然柔和的效果，一般将较小的微型毛囊放置于发际线外缘处，并在后方环绕2～4根微型毛囊。如果是弥漫性脱发（主要发生在女性），可能没有充足的FU来修复原来的外观。因此，医生应将移植重点放在前额中部和头皮中部一些视觉敏感区域[24, 25]。

　　一般手术部位无需包扎或覆盖，术后第一天遵医嘱将涂有润肤剂的棉垫垫在术区。术后2～3天在头皮上喷洒生理盐水保持头皮清洁，一天后可对头皮进行常规清洗。术后3～4天供区伤口涂抹抗生素软膏预防感染，术后3天口服强的松减轻额部水肿[4, 26]。

　　患者应注意移植部位的表皮会有结痂，大约10天左右脱落。术后1个月左右，部分移植的毛发会有脱落，这种情况很常见，不会影响植发效果及毛发的远期生长。

　　通常，新头发至少要在术后2～3个月才开始生长。大多数患者的头发在1年后完全长出，但也有一些患者在术后6个月后就能看到效果。在初次毛囊移植后至少9～12个月（如有必要）可再进行一次补充移植手术[20]（图2-6）。

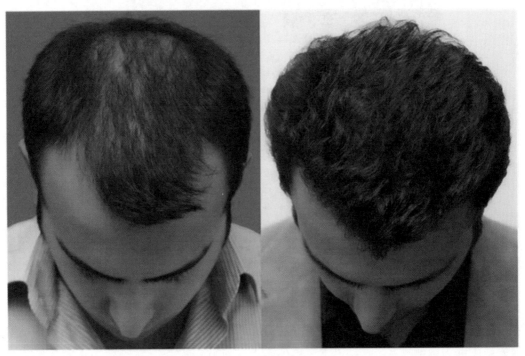

图2-6　36岁男性患者的术前外观（左）和移植4800个毛囊8个月后的效果（右）[27]

2.1.4　并发症和结果

　　如前所述，FUT可在枕部头皮上形成明显的线状瘢痕。而在FUE手术中，使用钝性针头提取单个毛囊可能会导致毛囊埋藏于皮下，从而形成囊肿；其他并发症包括长期的麻木（长期感觉丧失）和瘙痒，以及移植头发周围的炎症。如果缝合带状伤口的张力过大，线状伤口可能会发生感染、坏死甚至扩大，一般这种情况比较少见。另外，由于移植时的冲击作用，可导致毛发一过性脱落（暂时性脱发），在女性中较为多见[25]。

经验不足的医生在使用FUE时可能会过度采集，导致供体部位出现较大面积的瘢痕或头发稀疏。如果没有按照受体部位的自然生长方向植入头发，或者移植的头发过多，新的发际线就会过低或过粗而显得不自然。设计前没考虑到未来的脱发问题，也会出现同样的结果[28, 29]。

在体外，通过小心处理毛囊和保持湿润的环境（使用生理盐水或乳酸林格液）可以最大限度地保持移植FU的活力。尽量减少每个毛囊在头皮外停留的时间是促进生长和移植毛囊存活的关键因素。然而，每100例患者中就有1例会出现移植毛囊生长不良的情况，可能与自身条件有关（头皮血流或头发固有生长率的变化），也可能是移植技术不佳所导致[30-32]。

2.2　发际线降低手术（HLS，头皮前移）

发际线降低手术可以很好地改善脱发者的外观，同时减少深层皱纹和前额面积。外科医生在现有发际线处做切口，去除多余的前额皮肤，将头皮向前推进。在组织固定到位后，切口愈合部位将成为新的"发际线"。发际线降低手术的最大优点是外观改善明显、手术时间短，也是许多患者选择这一手术的最主要原因[3, 33]。

许多女性通过这种手术来塑造更圆润的发际线，改善衰老引起的脱发或矫正前额变大。在不同年龄段的男性脱发患者中，发际线降低手术也越来越受欢迎[20]。男变女的变性者许多会通过手术将面部显得更为女性化，而发际线降低手术就是其中的重要一项[34]。

2.2.1　术前患者评估

做HLS手术的患者，头皮应具有足够的活动度以方便向前移位，且前额发际线应稳定。40岁以下的男性一般不推荐选择这一手术，因为进行性脱发会暴露出手术瘢痕。喜欢把头发披下来（或梳成类似的发型）的患者更为适合[5]。

在改变额头大小之前，应考虑面部的整体美观。从比例上讲，面部可分为三等份，其中最上部为前额（睑板）。理想的前额大小取决于发际线和周围面部特征的形状和比例，一般在5～6cm[20, 35]。

术前进行体格检查并询问病史。与非手术发际线年轻化一样，除了应注意发际线外观外，还应注意是否存在脱发或头发稀疏的情况。如果患者原有美人尖，应与患者确认手术是否需要重建美人尖。此外，还应确定头皮的松弛程度［如果头皮弹性较差，可能需要进行头皮扩大剥离或分次手术[36]（图2-7）］。

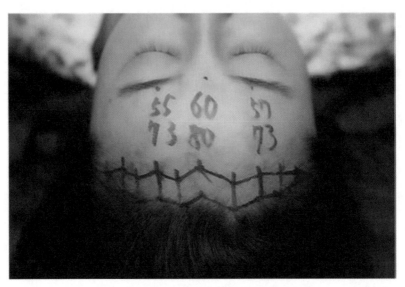

图 2-7   上图为重建患者美人尖的切口设计

告知患者可能存在的并发症，如切口瘢痕、发际线不自然等。还可能需要进行毛囊单位移植手术，以改善前额和发际线之间的过渡[36]。

2.2.2   外科手术

给予患者静脉麻醉，同时局部可选择浸润麻醉和神经阻滞麻醉。标记现有发际线，设计并标记新发际线的推进位置。采用不规则的毛囊切口模式，使外观自然。颞部头发稀疏，切口应逐渐向上变窄，逐渐过渡至浓密头发中[33]。

然后，医生在第一排毛发后做一个横跨标记发际线的切口。根据毛发生长角度，沿表皮、真皮层垂直切开，至骨膜上层[37]。从切口周围，沿血管分布较少的骨膜上层钝性剥离[36]。

使用组织钳向上牵引前额皮肤，持续60秒，两个周期。沿剥离皮瓣的内侧至真皮层做一个浅的冠状切口，以便更好地推进头皮。通常，一个冠状切口就足以实现必要的推进；过多的切口可能会增加患者脱发的风险。在冠状切口完成后，对前额头皮进行最后一轮牵引[36]（图2-8）。

前额经过牵引和冠状切开术准备充分后去除多余的皮肤。切除多余皮肤的切口线与发际线的切口一致，以便后期缝合。然后，可以使用可降解夹将额部皮肤固定在骨膜上，通常固定在中线外2cm处。经验丰富的医生可以通过两个矢状切口来避免钳夹造成的短暂轮廓不规则，用2.0聚二噁烷酮缝线缝合矢状切口，来更好地固定头皮。有些患者可能会同时进行其他手术（如提眉术），需要对肌肉和周围组织进行进一步解剖[39]。

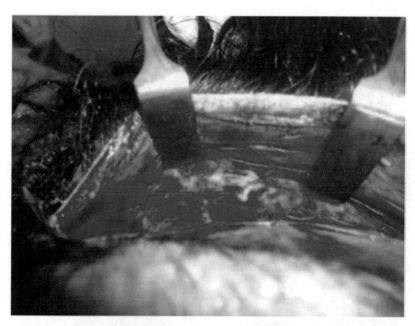

图2-8　如上图所示,将剥离的皮瓣从下层骨组织上掀起,并做必要的切口(旋切),以增加组织的推进[38]

额部皮肤与头皮充分固定后,切除多余的前额皮肤。采用双层技术缝合伤口,首先将帽状腱膜与额肌进行缝合固定,再缝合浅层皮肤[36]。

术后当晚通常是疼痛最严重的时期,要服用止痛药物。如果疼痛无法控制,一些医疗机构会在麻醉恢复室给予0.5%布比卡因进行神经阻滞(眶上、眶周)。切口部位用无菌纱布/棉垫适度加压包扎,以便伤口愈合良好[36]。

2.2.3　并发症和结果

该术式经过多年的改进,目前术后并发症的风险控制在1%甚至更低。由于手术创伤和术中头皮剥离,患者可能会出现暂时性脱发。其他不良反应包括持续性麻木(持续1年以上)和血肿形成。如上所述,由于伤口闭合部位的渗出增加或个体因素,有些患者的瘢痕会非常明显甚至无法接受[40]。

与该手术相关的其他并发症包括缝合隧道(穿过额骨)或可降解夹放置部位疼痛。这些并发症的文献报道非常罕见,经回顾发现总体不到10例[35, 39, 41, 42]。

文献综述显示,发际线降低手术可使前额平均缩小1.6cm。术后可立即获得美观的增发效果,这与毛囊单位移植和非手术技术形成了鲜明对比。多数患者对手术效果非常满意,这种手术以成功率高而闻名。由于发际线降低手术有明确的预期,很少出现意外情况,因此大多数患者能达到预期效果[39, 40](图2-9)。

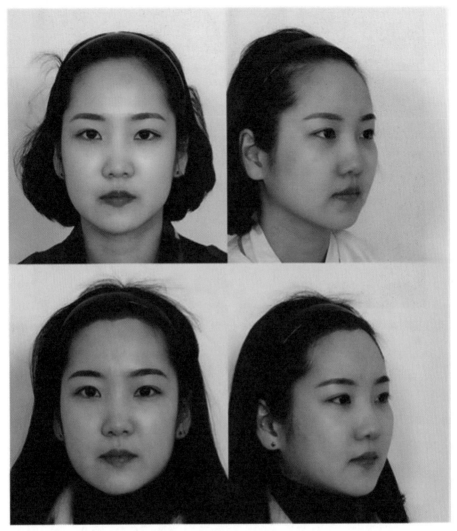

图 2-9   下图为女性患者发际线降低手术术后 2 年的效果，上图为术前外观 [43]

3   眼睑成形术

眼睛是面部的主要焦点之一，在面部表情和外貌中起着重要作用。眼神交流在社交中也非常重要，眼周皮肤的一点不规则或不对称都很容易被发现[44]。

眼睑成形术（重睑术）是将上眼睑皮肤与皮下相邻组织粘连，在睁眼时形成褶皱。这种手术可以改善上睑皮肤下垂，使患者看起来更年轻。蒙古人样眼常见于亚洲人（和一些白种人），其特点是上眼睑较短，睑裂（上/下眼睑之间的开口）狭窄。图2-10显示了一些例子。眼睑成形术可增宽睑裂，使眼睛可以睁大，看起来更有神，达到理想的美观效果[45]。

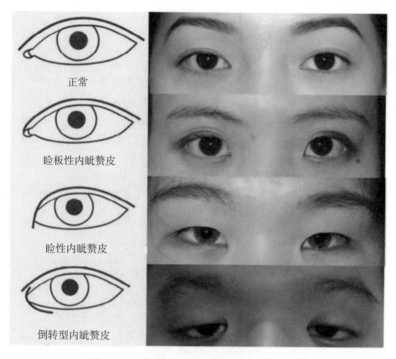

图 2-10　蒙古人样眼睑的不同外观变化 [46]

3.1　相关解剖回顾

眼睑在保护眼睛免受病原体、碎片和物理损伤以及保持水分方面起着至关重要的作用。了解眼睑及其周围组织的解剖结构可以有效避免并发症，为患者呈现最佳美学效果[47]。

眼睑浅层由皮肤组织和眼轮匝肌组成，中层由眶隔膜和眶隔脂肪构成（位于浅层内侧），深层包含睑板、睑结膜、上睑提肌和Müller肌。每次睁眼时，这些肌肉在睑板附着处抬起上眼睑[44, 48]（图2-11）。

眶周组织的投影以及上睑褶皱和睑板前间隙之间的比例对眼睛和眼睑的美观有很大影响[50, 51]。当眶周组织向眼球（侧视图）前方突出时，可获得最佳的美学外观[50]。进行眼睑成形术时，应特别注意眉毛和面颊之间的外侧过渡。该交界处平缓过渡、无明显凹陷会使眼睛显得更年轻、更有吸引力[47]。

横跨睑裂宽度，上睑包含从眉毛到重睑褶皱的组织，从皱襞到睫毛线的皮肤延续被定义为睑板前间隙。对白种女性理想的内侧和外侧眼睑褶皱以睑板前间隙比率显示，内侧平均为1.87，外侧为2.98。由此可见眉外侧高度和上皱襞皮肤的最小下垂非常重要[47, 51]。相反，白种男性睑裂两侧的比例则更均匀[52]。

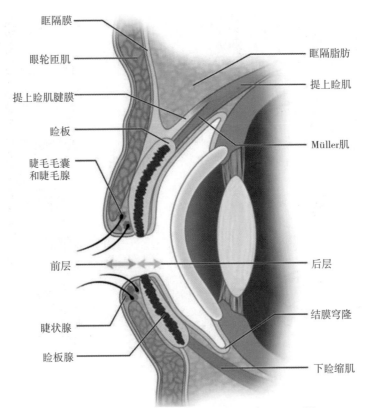

图 2-11   从矢状面观察眼睑的详细解剖情况[49]

下眼睑由从睫毛腺到睑板前间隙组织组成，其结构包含眶隔以及被脂肪包围的周围组织。在这一区域的正下方，有一个较深的凹陷，这就是眼睑-面颊交界处，也被称为泪沟。随着年龄的增长或由于基因变异导致的原有容积不足，会导致颧骨上方出现三角形凹陷，使眼睛看起来凹陷、疲惫[53]。

3.2   术前患者评估

一般来说，大多数美容手术的禁忌证也适用于眼睑成形术，包括控制不佳的高血压、血液疾病、长期使用抗凝药物（非甾体抗炎药、华法林等）以及自身免疫性疾病。眼眶、眶周结构或眼睑有病变者（无论是先天性还是继发于病变或外伤）在大多数情况下不适合进行眼睑成形术[54]。

上眼睑成形术的适应证包括：眼睑皮肤松弛不美观、上睑下垂、不对称以及由于多余的皮肤下垂阻挡视野。下睑成形术可用于矫正下睑位置不正、眶脂肪垫疝出或脂肪过多、皮肤/脂肪/肌肉松弛，以及鼻咽部和睑颊交界处的重建[54]（图2-12）。

手术前，应全面评估既往病史，尤其是既往眼科手术史或既往疾病史。应进行详细的体格检查，以评估眶周区域（上眼睑和下眼睑）和眉毛。

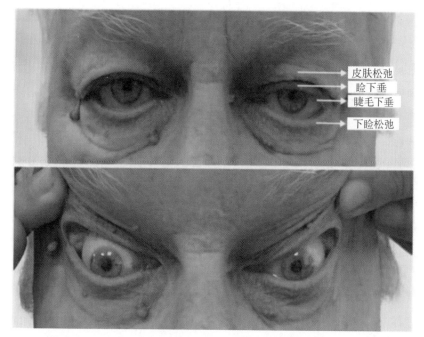

图 2-12　该患者表现为睑外翻和下睑松弛，图中的体格检查操作可以看出这一点 [55]

重点评估眼科病史[56]：

- 曾患/现患干眼症、青光眼、睑缘炎
  - 如果出现干眼症，则需要进行自身免疫检测和其他评估（眼科、风湿科）以排除合并症。
- 甲状腺疾病
  - 巴塞杜氏病。
- 手术史
  - 视力矫正手术（LASIK、激光辅助原位角膜磨削术、角膜屈光手术）
- 眼眶或眶周曾受过外伤。

目测检查患者的眉毛和眼睑的位置也非常重要，医生应检查患者眉毛下垂、眼睑下垂以及眼眶和眶周结构的对称性。有些患者更适合提眉术，而另一些患者则可能需要提眉术联合上睑成形术才能达到美观的效果 [57]。

进行角膜对光反射试验，医生用灯光照射患者的眼睛，观察反射点。测量放松状态下向前注视时角膜光反射与上睑缘之间的距离称为MRD-1（边缘反射距离-1），通常大于2.5mm。如果患者的上眼睑覆盖上虹膜超过2mm和/或测量的MRD-1小于2.5mm，则认为是上睑下垂[57]。

通过提上睑肌力量试验确定提上睑肌腱膜是否受累，在该试验中，当医生固定眉毛时，患者尽可能向上方/下方注视。从下视到上视的垂直移动距离应≥12mm。如果上睑下垂同时上睑提肌力量试验正常则提示额肌断裂[57]。

隐匿的眉下垂可能表现为上睑下垂，术前面诊时应特别注意。眉/睑下垂导致的视力受阻会引起邻近肌肉（额肌）的代偿性亢进。检查者用手打开眼睑，额肌松弛表示上睑下垂（眼睑局部）[58, 59]。

3.3 外科手术

3.3.1 上眼睑成形术

术前医生首先进行切口设计，对手术的精确性和术后美观效果至关重要。如果患者没有上睑下垂，则沿着自然褶皱或略高于自然褶皱（1mm）标记睑板，后者考虑到皮肤挛缩可优化瘢痕的位置。如果存在上睑下垂和眼睑皮肤过度松弛的情况，将镊子放在褶皱处，捏住上部多余的皮肤，直到达到所需的张力（以轻微的睑外翻为标志）。如图2-13所示[60, 61]，卡尺测量并标记需要去除的皮肤宽度，至少保留20mm的完整眼睑。

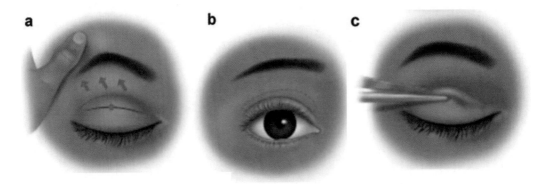

图2-13　上图展示了使用卡尺确定并精确标记需矫正的松弛组织[62]

切口沿眼睑弧度向内下方延伸约2cm至泪点，并根据需要向外侧延伸以矫正多余皮肤。对于外科医生来说，把握较薄的眼睑皮肤与较厚的眉下皮肤之间的过渡非常重要[63]。双侧原有的睑裂不对称可以通过不同的切口位置进行矫正[60, 61]。

局部皮下肿胀麻醉，浓度尽可能小，以减少对上睑提肌的影响。沿设计线切开皮肤、眼轮匝肌。去除松弛皮肤时，可将较薄的肌肉与皮肤一起切除，可使重建的眼睑褶皱更为自然。眼轮匝肌肥厚的患者则需要切除较多的肌肉。

去除眼轮匝肌并暴露眶隔后，可见下层脂肪组织。脂肪疝出的患者需要进行脂肪切除，主要方法有两种。灼烧眶隔收紧组织，减少眶隔内的脂肪疝出。这种眶隔烧灼技术可用于下睑眼睑成形术[61, 64]。

或者，也可以打开眶隔，暴露内侧和中央区的脂肪。通过触诊轻轻按压眼球，促使疝出的脂肪通过开口挤出，轻轻夹住电切去除。脂肪的去除需要足量才能达到治疗效果，同时应避免过度去除，谨慎操作，防止过度牵拉形成血肿。泪腺是位于侧边、较硬、呈粉红色的组织，应小心操作避免伤及[66]（图2-14）。

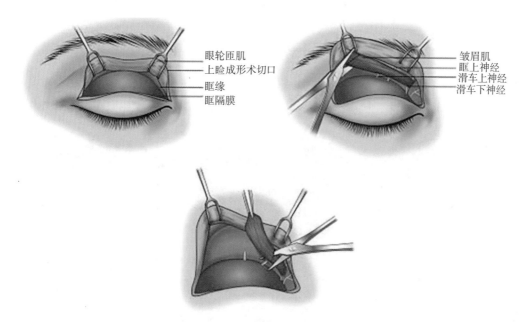

图 2-14　图中显示了肌肉附件和深部泪腺的解剖结构[65]

当需要进行上睑下垂矫正时，切除内侧和外侧睑板前轮匝肌暴露睑板。切除睑板前眼轮匝肌，以便进一步剥离和暴露睑板上段和下层插入的提上睑肌腱膜。提肌腱膜位于眶隔膜和睑板前脂肪垫后，用棉签穿过脂肪轻轻剥离。

如果仍未暴露，则在眶隔膜上做切口，并向内侧延伸，通过该切口找到提上睑肌。可借助回缩脂肪进行辨认，夹住上睑提肌让患者向上看来确认提上睑肌的位置。将肌腱膜与其附着物分开，用6-0丝线水平褥式缝合切缘与睑板，缝合深度为睑板中段，注意不要损伤角膜（角膜病变）。根据需要缝合矫正眼睑轮廓，通常可略过度矫正以防止术后组织下垂[67]。

组织固定完成后，用单层6-0线（快速吸收或普通）缝合切口。关闭伤口前彻底止血，预防术后血肿形成[60, 61]。

3.3.2　下眼睑成形术

下眼睑成形术的适应证更为广泛，最常见的是矫正泪沟，也就是矫正内测泪沟与外侧面颊交界处的畸形。早期的下睑成形术主要是去除皮肤和脂肪，但目前的重点是改善睑颊交界处，去除脂肪隆起以平滑下睑，并增加泪沟的体积[66, 68, 69]。经结膜入路的优点是手术瘢痕隐蔽，减少外翻（下眼睑外翻）的风险。如果存在眼轮匝肌肥厚，需要进行肌肉切除，则需采用经皮入路法[70-72]。

采用经结膜入路方法时，局部注射麻醉，收缩血管和镇痛，然后在眶隔前或后切开结膜。采用眶隔前入路时，通过睑缘和Desmarres牵引，用4-0丝线牵引使眼睑外翻。在睑板下缘的结膜上做一个切口，通过这个切口在眼轮匝肌和眶隔之间剥离暴露眶缘。电切切开眶隔，暴露脂肪。眶隔后入路首先切开结膜，在睑板下缘下4mm处放置眼睑牵开器。通过下眼睑牵开器从后方剥离眼眶脂肪，避免破坏眶隔[71, 72]（图2-15）。

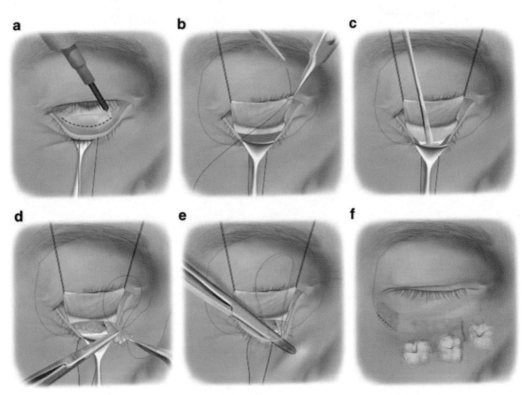

图 2-15 采用经结膜入路进行下睑成形术的示意图，以及眼眶脂肪复位后的情况[73]

去除多余脂肪的方法与上眼睑成形术相同，使用轻柔的钳夹和烧灼以避免眼眶出血。在去除脂肪时，不管使用哪种方法，在切开或灼烧时应注意避开位于内侧和中间脂肪垫之间的下斜肌。当没有皮肤松弛时，经结膜切口可保持开放或用可吸收线缝合。如果需要切除皮肤，用手术刀切除多余的皮肤组织，然后用可吸收线缝合[69, 71, 72]。

下眼睑皮肤明显松弛者可采用"蝶下"法，即仅通过皮肤（"皮肤夹"技术）或皮肤和眼轮匝肌做切口（皮肤–肌肉瓣法），后者创伤更大[20]。将皮肌瓣整体掀起，暴露眶隔，在眶隔上做小切口（如有必要），电切去除脂肪。在缝合前切除多余的眼轮匝肌和皮肤组织，用5–0聚对二氧环己酮缝线重新缝合眼轮匝肌，然后用6–0可吸收缝线缝合皮肤[61, 74, 75]。

3.4　并发症和结果

3.4.1　功能性并发症

双眼皮手术后，患者可能会出现功能性并发症。文献报道的有血肿形成（最常见）、感染/眶区蜂窝织炎、干眼症、出血和睑外翻[45, 76]。眼轮匝肌或眼轮匝肌前脂肪内（前、中层）血管出血可能是由于肾上腺素使用不当、止血不充分或凝血功能差造成的。中度或严重出血可导致血肿形成，这是最常见的功能性并发症。医生可以通过使用钝针代替锐针进行局部麻醉来降低这种风险。术后冰敷或冷敷促进毛细血管收缩，也可预防和控制血肿的形成[77]。眼底出血、血肿是眼睑成形术的一种严重并发症，病因不明，严重时可导致视力丧失或失明[78]。

眼睑成形术后也可能发生感染，但发生率远低于血肿形成。一般认为，眼睑血运丰富可有效预防感染。常见的病原体包括皮肤常见细菌，但也有术后链球菌和分枝杆菌感染的报道[79–82]。一些感染可能导致眼眶蜂窝织炎（隐窝前或隐窝后），严重病例可能表现为骨膜下、眶内脓肿或海绵窦血栓形成[79, 83]。

眼睛干涩是眼睑成形术比较常见的不良反应，在老年患者中尤其多见。其他不良反应包括光敏感（畏光）、结膜炎、眼睛和周围组织刺痛、灼痛[84, 85]。这些症状可以通过保守治疗减轻，同时上睑成形术时保留至少20mm的完整眼睑也有一定作用。一般来说，这些症状会在术后3个月后减轻或消失，严重病例除外[86, 87]。

上睑下垂是指角膜被上眼睑遮盖超过2mm，导致眼睛疲惫、下垂。皮肤松弛严重的老年人可能是由于皮肤切除不足所致。一过性上睑下垂通常是由于麻药扩散效应造成的，永久性上睑下垂可能是由于提上睑肌或Müller肌损伤造成的[88, 89]。

3.4.2　美容并发症

重睑成形术最常见的美学并发症之一是不对称，通常是由于双侧眼睑高度不等造成的。如果手术中没有考虑到单侧皮肤松弛或上睑提肌力量不对称，就会出现这种情况。即使没有进行眼睑成形术的人也可能出现多皱褶，同时，手术中过度剥离睑板中隔或睑板前组织可能会诱发这种结果[45, 90–93]。皮肤和提上睑肌腱膜之间未形成粘连，可能会导致重睑皱襞完全消失。一般来说矫正手术应在组织完全愈合后进行（术后1年以内）[45]。

3.4.3　小结

就整体面部而言，眶区在面部美学中起着非常重要的作用，眼睛的增大对整体面部年轻化至关重要[94,95]。总之，眼睑成形术后患者的满意度非常高，几乎所有患者都表示自己术后看起来更年轻了[94]。

患者眼睛的可见度增加，对外观产生了积极影响，因此患者通常对瘢痕和整体美观的改善感到满意。需要注意的是，许多患者会出现眉毛下降导致外观不佳。在上睑成形术中，切除和不切除眼轮匝肌，患者术后效果未见明显差异。具体哪种切口位置和缝合技术效果更为理想，有待进一步研究[94,96]（图2-16和图2-17）。

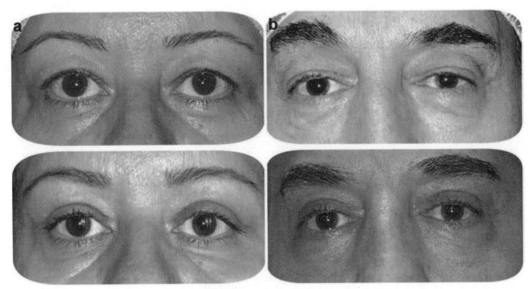

图2-16　该图显示了上眼睑重睑术后效果（下图）与术前外观（上图）的对比[97]

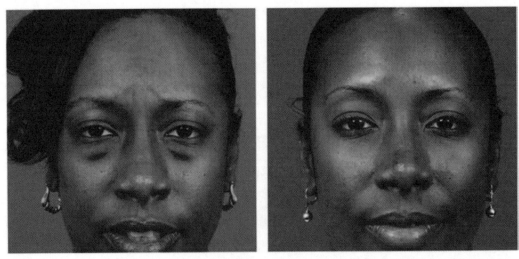

图2-17　这是一位年轻女性患者在下睑成形术后的效果图，她的眼袋和黑眼圈得到了明显改善[98]

4　丰面颊术

许多患者通过丰面颊术来恢复面中部的容积，以让自己变得更年轻、更美貌。正如之前讨论过的非手术年轻化一样，随着年龄增长，深层骨组织（颧骨、下外侧眼眶、上颌骨）逐渐吸收，导致中面部的立体结构消失。中面部脂肪容积减少（颊和颊内侧深部），以及组织弹性丧失和脂肪下移，也是导致立体结构不佳的原因[132]。

注射治疗，如真皮和软组织填充剂，可以很好地补充某些患者中面部失去的容积。关于非手术填充的治疗方法我们已详细地讨论过[132]。手术植入假体是一种创伤较大的方法，可以增加立体感并改善中面部轮廓[99]。在男变女的变性患者中，有使用截骨术的记录，截骨术的目的是推进颧骨臼复合体，使面部轮廓更女性化[100]。通常，这些隆颊手术的目的都是恢复或增加面颊的体积。

4.1　相关解剖回顾

面部的颧骨区域是一个矩形区域，包含面颊和下方的骨骼结构，在很大程度上影响一个人的整体面容。研究表明，拥有高颧骨的面容更具有吸引力。黄金比例可平衡面部轮廓和颧骨结构，从而修饰鼻子和其他周围结构[101]。

除了下层骨骼结构外，颊脂垫区域还包含来自浅层的面部肌肉系统（SMAS）和脂肪组织（浅层和深层）。鼻唇脂肪、颊内侧浅层脂肪和眶下脂肪构成浅层脂肪区。深层脂肪区包括眼下内侧和外侧脂肪、颊内侧深层脂肪以及颊脂肪垫的内侧部分[102]。

4.2　术前患者评估

一般来说，有两大类植入物可用于丰颊，适用于不同程度的面部畸形：
- 颧部植入物：用于面中部软组织容积正常，以颧骨突出为主的患者。
- 颊下植入物：用于颧骨突起明显的患者，这些患者可从颊突附近的软组织增量着手。

组合/定制种植体用于颧突度和软组织容积合并不足的患者[103]（图2-18）。虽然相对禁忌证与前面讨论的类似，但是腭颊假体植入术也有绝对禁忌证。对颊部假体中的任何材料过敏、活动性牙周或上颌窦感染都是手术的绝对禁忌证[104]。

在前面的章节中已经讨论过吸烟是一般禁忌证。但是，需要注意的是，高温和尼古丁可能会导致感染、假体脱落和伤口开裂，尤其在颊部假体植入手术中[104]。

图 2-18   图 A 显示的是颧下假体及其相应的植入位置，图 B 显示的是 "贝壳样" 假体的植入位置和外观，对于中面部软组织容积充足的患者，"贝壳样" 假体的植入位置更浅。图片 C 显示的是复合假体[104]

　　在植入假体之前，医生必须清楚地了解患者的诉求并评估其个体解剖结构。首先应确定颊突，即颊侧投影最高的区域。可以使用多种技术来确定颊突的位置，包括Shoenrock模型，即从眼外眦到口角（嘴唇的外角）连线。颊突位于眼外眦向下1/3处[105]。与之前的手术评估一样，应讨论其他健康因素和患者诉求（图2-19）。

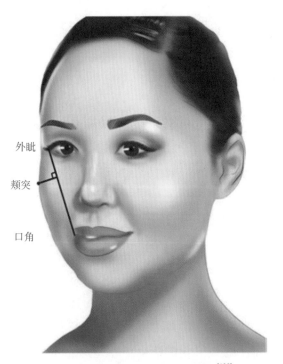

外眦

颊突

口角

图 2-19　以外眦和口角为标志定位颊突 [106]

4.3　外科手术

4.3.1　自体脂肪移植（脂肪填充）

自体脂肪是填充材料的最佳选择，因为它易于获得和采集。其他优点包括安全性（脂肪并非致癌物质）和生物相容性。医生可以从大腿内侧或腹部抽取自体脂肪。许多人更喜欢使用大腿内侧，因这个部位脂肪纤维较少，抽取时疼痛不明显[107]。

公认的自体脂肪抽吸技术是使用10mL注射器和低真空压力进行手动抽吸。医生对吸脂针大小往往有自己的偏好。钝性或锐性抽吸比较常见[108]，少数人喜欢直接切取。虽然最新动物模型研究数据显示，直接切取可提高术后存活率[109]，但是这一技术仍未被普遍接受。在切取脂肪前，用含利多卡因和肾上腺素的乳酸林格液浸润麻醉供区[103]。

取出脂肪后，离心分离脂肪组织与底部组织液（含有血液和液体）和顶部油层。提取的脂肪应尽量少地暴露在空气中，以避免增加细胞溶解的风险。一些研究数据表明，在自体脂肪中添加生长因子可提高存活率，但在临床中的普及和推广仍需更多数据支持[108]（图2-20）。

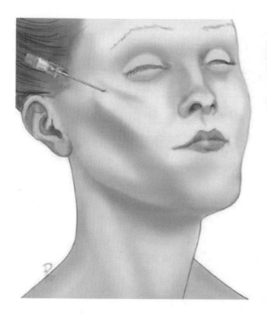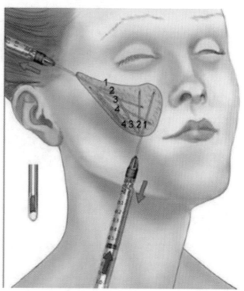

图 2-20　**图中的注射轨迹展示自体脂肪填充的扇形注射技术**[111]

使用钝针，在注射部位平铺形成扇形隧道，尽可能减少重叠。以18号针头破皮，然后将自体脂肪以小量等分的方式注入这些通道，如图2-21所示。脂肪细胞在血供2mm范围内，可以增加细胞存活率，"扇形"技术可以很好地实现这一点，如图2-20所示[110]。

4.3.2 颧假体植入

植入中面部假体是为了改善面颊和颊部的外观。与周围软组织相比，这些植入物增强了底层骨结构支撑，具有"提升"效果，可以减轻鼻唇沟[112]。

大多数医生更喜欢使用硅胶假体，因为硅胶假体易于雕刻，而且组织向内生长能力较低。如果出现包膜挛缩，便于取出。

另一种材料是聚四氟乙烯（PTFE），质地为海绵状，尽管能长入的组织很少，但取出仍较为困难。高密度聚乙烯（HDPE）植入物不那么受欢迎，因为它植入后，自身的软组织和少量的骨组织会长入假体。一旦高密度聚乙烯假体植入后发生感染，假体周围形成生物膜，去除将非常困难。如果患者选择高密度聚乙烯假体，植入前应用抗生素浸泡[113-116]。

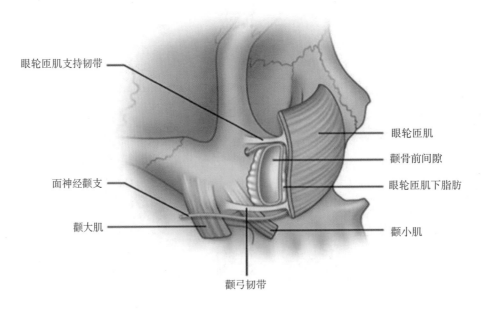

眼轮匝肌支持韧带

眼轮匝肌

颧骨前间隙

眼轮匝肌下脂肪

面神经颧支

颧大肌

颧小肌

颧弓韧带

图 2-21　该图显示了颧骨前间隙，该间隙可用于颊下假体的植入[119]

选择确定假体类型后，对患者进行双侧标记，为手术做好准备。麻醉方法取决于植入部位。如果患者同时行眼睑成形术，那么可从下睑切口入路，当然，口内入路手术切口瘢痕更为隐蔽[117]。Flowers在其文章中讨论了通过下睑入路植入颧假体的方法，在此引用以供参考[118]。

4.3.3　口腔内入路法

通过口内方法，在上龈颊沟和前颊注射局麻剂。在黏膜上做切口，剥离至骨面，沿骨膜分离至上颌骨前部和颧骨上。放置假体时，尽量避免假体与口内黏膜接触，以降低感染风险。如前所述，众所周知，用抗生素浸泡假体也有助于降低感染风险[112]。

使用聚乙二醇酸缝合线固定假体。可将缝线以纽扣形式固定在颞部发际内5～7天，以增加假体稳定性。如果纽扣固定不紧或假体仍可移动，必要时使用缝合线或螺钉进行固定。假体植入正确的位置后，以可吸收缝线逐层关闭手术入路切口[112]。

术后可用绷带固定，以减少假体的活动，同时减轻水肿。术前和术后全身使用抗生素以降低感染风险[112]（图2-22）。

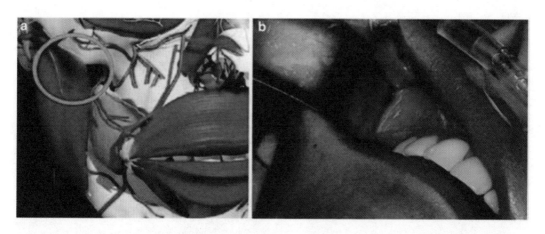

图 2-22　（a）中绿色圈出的是颌间间隙，（b）中通过口内切口可以看到颌间间隙。不需要破坏或结扎该间隙，因为假体可以放置在其附近[104]

4.4　并发症和结果

自体脂肪填充丰颊是一种非常安全的手术，但也会出现一些罕见的并发症。这些并发症的风险根据脂肪注射部位的不同而有所增减。当注射部位位于唇周、鼻唇沟或眶周时，脂肪栓塞的风险增加（可导致失明、卒中甚至死亡）[120-123]。面颊是比较安全的脂肪填充部位，因此，患者不用过分担心[124]。

一些并发症可能需要手术矫正，如血肿、感染、轮廓不规则、面部不对称和脂肪坏死、肥厚[124]。轻微的副作用较为常见，包括毛细血管扩张（不美观或爆裂的血管外观）、痤疮复发和面部长时间发红、肿胀。在多项研究中，这些副作用的发生率并不一致，有些综述显示发生率为81.4%，而另一些综述则显示发生率为0%[125-127]。

面中部假体植入后5年内可能需要采取一些措施减少感染，比如在牙科治疗前预防性使用抗生素。术后副作用通常包括水肿和轻度不适，一般在几天后减轻。有些患者可能需要3~4周才能消肿，但这种情况并不常见[112]。有些患者会出现与手术相关的其他并发症，如变形、血肿、瘘管和持续性炎症。永久性视神经损伤和失明也可能发生，但极为罕见，发生率不到1%[128]。

假体丰颊在精确矫正各种面颊缺损方面疗效甚好。异体植入物丰颊术的安全性和患者的满意度已在文献中进行了讨论。并发症包括假体移位、神经压迫和感染，大多数病例通过治疗和再植可以完全解决[114, 129-131]。

虽然面部植入物（Medpor、硅胶）的总体并发症发生率较低，但突出畸形在颧部植入物中相对常见。术后随访可以有效验证目前所报道的并发症发生率的可靠性[129-131]（图2-23和图2-24）。

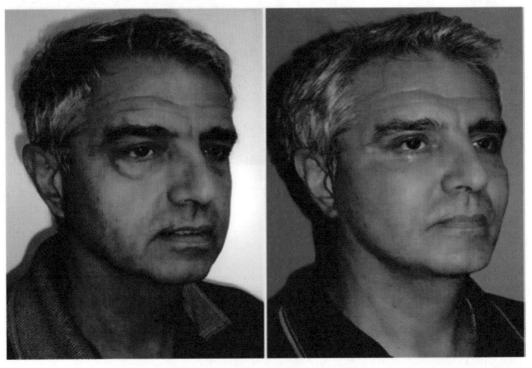

图 2-23   右图显示的是一位 58 岁男性接受整容术后的效果，左图为术前外观

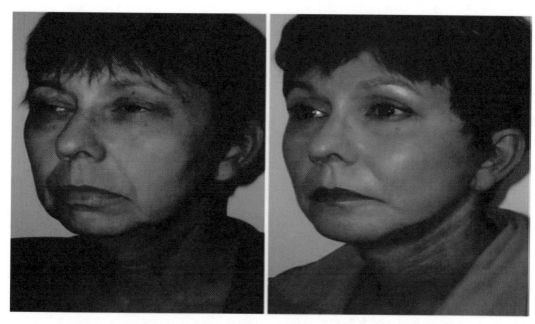

图 2-24　一位 53 岁的女性，她进行了假体植入、眼睑成形术和面部提升术 [104]

（陈可琼）

参考文献

1. Saxena, K., & Savant, S. S. (2017). *Body to scalp: Evolving trends in body hair transplanta-tion.* https://www.ncbi.nlm.nih.gov/pmc/articles/PMC5447335/

2. Sharma, R., & Ranjan, A. (2019). *Follicular unit extraction (FUE) hair transplant: Curves ahead.* https://www.researchgate.net/publication/333437189_Follicular_Unit_Extraction_FUE_Hair_Transplant_Curves_Ahead

3. Epstein, J., & Epstein, G. K. (2020). Hairline-lowering surgery. *Facial Plastic Surgery Clinics, 28*(2), 197–203.

4. Pillai, J. K., & Mysore, V. (2021). Role of low-level light therapy (LLLT) in androgenetic alopecia. *Journal of Cutaneous and Aesthetic Surgery, 14*(4), 385.

5. Collins, K., & Avram, M. R. (2021). Hair transplantation and follicular unit extraction. *Dermatologic Clinics, 39*(3), 463478. https://doi.org/10.1016/j.det.2021.04.003

6. Jimenez, F., Vogel, J. E., & Avram, M. (2021). CME article part II. Hair transplantation: Surgical technique. *Journal of the American Academy of Dermatology, 85*(4), 818–829. https://doi.org/10.1016/j.jaad.2021.04.063

7. Gupta, A. K., Love, R. P., & Harris, J. A. (2020). Old friend or new ally: A comparison of follicular unit transplantation and follicular unit excision methods in hair transplantation. *Dermatologic Surgery, 46*(8), 1078–1083.

8. Park, J. H., You, S. H., & Kim, N. R. (2019). Nonshaven follicular unit extraction: Personal experience. *Annals of Plastic Surgery, 82*(3), 262–268.

9. Harris, J. A. (2006). New methodology and instrumentation for follicular unit extraction: Lower follicle transection rates and expanded patient candidacy. *Dermatologic Surgery, 32*(1), 56–61. discussion 61.

10. Garg, A. K., & Garg, S. (2018). Donor harvesting: Follicular unit excision. *Journal of Cutaneous and Aesthetic Surgery, 11*(4), 195–201.

11. Mohmand, M. H., & Ahmad, M. (2020). Transection rate at different areas of scalp during follicular unit extraction/excision (FUE). *Journal of Cosmetic Dermatology, 19*(7), 1705–1708.

12. Kim, D. Y., Choi, J. P., Hwang, Y. J., & Kim, H. S. (2016). Hidden transection of follicular unit erxtraction in donor site. *Dermatologic Surgery, 42*(4), 485–488.

13. Erdogan, K. (2018). *FUE: Basic and advanced techniques* (In practical aspects of hair transplantation in Asians (pp. 233–250)). Springer.

14. Epstein, G. K., Epstein, J., & Nikolic, J. (2020). Follicular unit excision: current practice and future developments. *Facial Plastic Surgery Clinics of North America, 28*(2), 169–176.

15. Bernstein, R. M., & Wolfed, M. B. (2016). Robotic follicular unit graft selection. *Dermatologic Surgery, 42*(6), 710–714.

16. Avram, M. R., & Watkins, S. A. (2014). Robotic follicular unit extraction in hair transplantation. *Dermatologic Surgery, 40*(12), 1319–1327.

17. Dua, K., Uprety, S., & Dua, A. (2018). Donor harvesting: Strip dissection. *Journal of Cutaneous and Aesthetic Surgery, 11*(4), 190–194.

18. Jimenez, F., & Ruifernandez, J. M. (1999). Distribution of human hair in follicular units. A mathematical model for estimating the donor size in follicular unit transplantation. *Dermatologic Surgery, 25*(4), 294–298.

19. Lekhavat, C., Rattanaumpawan, P., Asawaworarit, P., Kampirapap, K., Chawvavanich, P., & Pathomvanich, D. (2022). New donor excision design for better hair alignment in hair restoration surgery. *Aesthetic Plastic Surgery, 46*(1), 220–228.

20. Holcomb, J. D., & McCollough, E. G. (2001). Trichophytic incisional approaches to upper facial rejuvenation. *Archives of Facial Plastic Surgery, 3*, 48–53.

21. Seager, D. J., & Simmons, C. (2002). Local anesthesia in hair transplantation. *Dermatologic Surgery, 28*(4), 320–328.

22. Shapiro, R. (2011). Principles of creating a natural hairline. In W. Unger, R. Shapiro, R. Unger, & M. Unger (Eds.), *Hair transplantation* (pp. 374–382). Thieme Medical Publishers.

23. Bansal, A., Sethi, P., Kumar, A., Sahoo, A. K., & Das, P. (2019). Use of implanters in premade recipient sites for hair transplantation. *Journal of Cutaneous and Aesthetic Surgery, 12*(4), 250–254.

24. Unger, W. P. (2004). Recipient area hair direction and angle in hair transplanting. *Dermatologic Surgery, 30*(6), 829–836.

25. Lam, S. M. (2020). Hair loss and hair restoration in women. *Facial Plastic Surgery Clinics of North America, 28*(2), 205–223.

26. Avram, M., & Rogers, N. (2009). Contemporary hair transplantation. *Dermatologic Surgery, 35*(11), 1705–1719.

27. Aksoz, A., Hatipoglu, M., Ersen, B., & Cihantimur, B. (2019). Investigation and analysis of 1030 primary hair transplantation cases: A retrospective study. *European Journal of Plastic Surgery, 42*(1), 19–28.

28. Nadimi, S. (2020). Complications with hair transplantation. *Facial Plastic Surgery Clinics of North America, 28*(2), 225–235.

29. Vogel, J. E. (2008). Hair restoration complications: An approach to the unnatural-appearing hair transplant. *Facial Plastic Surgery, 24*(4), 453–461.

30. Cooley, J. E. (2013). Optimal graft growth. *Facial Plastic Surgery Clinics of North America, 21*(3), 449–455.

31. Shiell, R. C. (1996). Poor hair growth after hair transplantation: The X factor. In D. B. Stough & R. S. Haber (Eds.), *Hair replacement: Surgical and medical* (pp. 314–316). Mosby.

32. Philpott, M. (1999). In vitro maintenance of isolated hair follicles: Current status and future development. *Experimental Dermatology, 8*(4), 317–319.

33. Epstein, J. S., & Kuka, E. G. (2018). Surgical hairline advancement: Patient candidacy and best techniques. *Hair Transplant Forum International, 28*(5), 184–186.

34. Sluzky, A. V., Lyubchenko, A. V., & Magomedova, A. M. (2022). Three-dimensional planning in hairline surgery of transgender patients. *Otolaryngologic Clinics of North America, 55*(4), 885–890.

35. Guyuron, B., Behmand, R. A., & Green, R. (1999). Shortening of the long forehead. *Plastic and Reconstructive Surgery, 103*(1), 218–223. https://pubmed.ncbi.nlm.nih.gov/9915187/

36. Ende, K. (2021). Hairline lowering: An evolving technique. *Advances in Cosmetic Surgery, 4*(1), 217–224.

37. Elmelegy, N. (2021). Elmelegy's modified technique for durable forehead rejuvenation using a novel instrument and fat transfer. *European Journal of Plastic Surgery, 44*(6), 739–747.

38. Sakka, D. M. M. E. (2017). Tissue expanders in post-burn alopecia: With or without Galeotomies. In *Burns, infections and wound management* (pp. 51–58). Springer.

39. Min, J. H., Jung, B. K., Roh, T. S., et al. (2019). Hairline lowering surgery with bone tunneling suture fixation: Effectiveness and safety in 91 patients. *Aesthetic Surgery Journal, 39*(5), NP97–N105. https://pubmed.ncbi.nlm.nih.gov/30380006/

40. Vila, P. M., Somani, S. N., Wafford, Q. E., & Sidle, D. M. (2022). Forehead reduction: A systematic review and meta-analysis of outcomes. *Facial Plastic Surgery & Aesthetic Medicine, 24*(1), 34–40.

41. Marten, T. J. (1999). Hairline lowering during foreheadplasty. *Plastic and Reconstructive Surgery, 103*(1), 224–236.

42. Kim, K. H., Kim, S. H., Kim, J. Y., & Park, E. S. (2017). Reduction foreheadplasty: For reducing the vertical height of forehead and facial proportion. *Arch Aesthetic Plastic Surgery, 23*(1), 30–35.

43. Lee, S. H., Oh, Y. H., Youn, S., et al. (2021). Forehead reduction surgery via an anterior hairline pretrichial incision in Asians: A review of 641 cases. *Aesthetic Plastic Surgery, 45*, 1551–1560. https://doi.org/10.1007/s00266-020-02103-4

44. Somenek, M. (2022). Eyelid defect reconstruction. *Plastic and Aesthetic Research, 9*, 16. https://doi.org/10.20517/2347-9264.2021.84

45. Liu, J., & Song, B. (2022). Review of complications in double eyelid surgery. *Indian Journal of Ophthalmology, 70*(5), 1460–1465. https://doi.org/10.4103/ijo.IJO_1518_21

46. Saonanon, P. (2014). Update on Asian eyelid anatomy and clinical relevance. *Current Opinion in Ophthalmology, 25*(5), 436–442.

47. Alghoul, M. (2019). Blepharoplasty: Anatomy, planning, techniques, and safety. *Aesthetic Surgery Journal, 39*(1), 10–28.

48. Amrith, S., & Young, S. M. (2019). Anatomy. In S. Amrith, G. Sundar, & S. Young (Eds.), *Ocular adnexal lesions*. Springer. https://doi.org/10.1007/978-981-13-3798-7_1

49. Garcin, T., Cinotti, E., Habougit, C., Grivet, D., Rubegni, P., & Perrot, J. L. (2020). *The Normal eyelid* (In eyelid and conjunctival tumors (pp. 7–13)). Springer.

50. Codner, M. A., & McCord, C. D., Jr. (Eds.). (2016). *Eyelid & periorbital surgery*. CRC Press.

51. Vaca, E. E., & Alghoul, M. (2018). *Identifying aesthetically appealing upper eyelid topographic proportions*. Presented at the American Society for Aesthetic Plastic Surgery Annual Meeting in New York.

52. Lambros, V. (2009). Volumizing the brow with hyaluronic acid fillers. *Aesthetic Surgery Journal, 29*(3), 174–179.

53. Wong, C. H., Hsieh, M. K., & Mendelson, B. (2012). The tear trough ligament: Anatomical basis for the tear trough deformity. *Plastic and Reconstructive Surgery, 129*(6), 1392–1402.

54. Rostami, S., de la Torre, J. I., & Czyz, C. N. (2017). *Lower eyelid blepharoplasty*. StatPearls.

55. Stein, R., Fezza, J. P., Harrison, A. R., Massry, G. G., Schwarcz, R. M., & Hartstein, M. E. (2021). Floppy eyelids: Sleeping patterns of spouses as indicators of laterality. *Sleep and Biological Rhythms, 19*(1), 63–67.

56. Friedland, J. A., Lalonde, D. H., & Rohrich, R. J. (2010). An evidence-based approach to blepharoplasty. *Plastic and Reconstructive Surgery, 126*(6), 2222–2229.

57. Hahn, S., Holds, J. B., & Couch, S. M. (2016). Upper lid blepharoplasty. *Facial Plastic Surgery Clinics, 24*(2), 119–127.

58. Lam, V. B., Czyz, C. N., & Wulc, A. E. (2013). The brow-lid continuum: An anatomic perspective. *Clinics in Plastic Surgery, 40*, 1–19.

59. Branham, G., & Holds, J. B. (2015). Brow/upper lid anatomy, aging, and aesthetic analysis. *Facial Plastic Surgery Clinics of North America, 23*, 117–127.

60. Moses, J. L., & Tanenbaum, M. (1995). Blepharoplasty: Cosmetic and functional. In

C. D. McCord, M. Tanenbaum, & W. R. Nunery (Eds.), *Oculoplastic surgery* (p. 285). Raven Press.

61. Colton, J. J., & Beekhuis, G. J. (1998). Blepharoplasty. In C. Cummings, J. Fredrickson, & L. Harker (Eds.), *Otolaryngology—Head and neck surgery* (3rd ed., p. 676). Mosby.

62. Spinelli, H. M., Weinstein, A. L., & Janhofer, D. E. (2022). Blepharoplasty. In *Tips and tricks in plastic surgery* (pp. 123–138). Springer.

63. Kikkawa, D. O., & Lemke, B. N. (1994). Orbit and eyelid anatomy. In R. K. Dortzbach (Ed.), *Ophthalmic plastic surgery: Prevention and management of complications*. Raven Press.

64. Cook, T. A., Dereberry, J., & Harrah, E. R. (1984). Reconsideration of fat pad management in lower lid blepharoplasty surgery. *Archives of Otolaryngology, 110*, 521.

65. Lee, J. W., & Baker, S. R. (2013). Esthetic enhancements in upper blepharoplasty. *Clinics in Plastic Surgery, 40*(1), 139–146.

66. Drolet, B. C., & Sullivan, P. K. (2014). Evidence-based medicine: Blepharoplasty. *Plastic and Reconstructive Surgery, 133*(5), 1195–1205.

67. Wu, L. W., Ye, Z., Xu, Y., Yu, J., & Wu, Y. (2015). Orbicularis–levator–tarsus composite suture technique in double-eyelid operation. *Journal of Plastic, Reconstructive & Aesthetic Surgery, 68*(8), 1079–1084.

68. Parkes, M., & Fein, W. (1976). Further experience with the pinch technique for repair of eyelid deformities. *Archives of Ophthalmology, 94*, 1534–1536.

69. Parkes, M., Fein, W., & Brennan, H. G. (1973). Pinch technique for repair of cosmetic eyelid deformities. *Archives of Ophthalmology, 89*, 324–328.

70. Rizk, S. S., & Matarasso, A. (2003). Lower eyelid blepharoplasty: Analysis of indications and the treatment of 100 patients. *Plastic and Reconstructive Surgery, 111*, 1299–1306. 1307–1308.

71. Zarem, H. A., & Resnick, J. I. (1993). Minimizing deformity in lower blepharoplasty: The transconjunctival approach. *Clinics in Plastic Surgery, 20*, 317–321.

72. Adamson, P. A., & Strecker, H. D. (1996). Transcutaneous lower blepharoplasty. *Facial Plastic Surgery, 12*, 171–183.

73. Cannon, P. S., & Leatherbarrow, B. (2020). Lower eyelid transconjunctival blepharoplasty with fat repositioning: Outcomes and complications. *European Journal of Plastic Surgery, 43*(6), 719–726.

74. Naik, M. N., Honavar, S. G., Das, S., Desai, S., & Dhepe, N. (2009). Blepharoplasty: An overview. *Journal of Cutaneous and Aesthetic Surgery, 2*(1), 6.

75. Rankin, B. S., Arden, R. L., & Crumley, R. L. (2002). Lower eyelid blepharoplasty. In I. Papel, J. Frodel, & G. Holt (Eds.), *Facial plastic and reconstructive surgery* (2nd ed., p. 196). Thieme.

76. Karimnejad, K., & Walen, S. (2016). Complications in eyelid surgery. *Facial Plastic Surgery Clinics of North America, 24*, 193–203.

77. Yu, W., Jin, Y., Yang, J., Ma, G., Qiu, Y., Chen, H., et al. (2017). Occurrence of bruise, hematoma, and pain in upper blepharoplasty using blunt-needle vs sharp-needle anesthetic injection in upper blepharoplasty: A randomized clinical trial. *JAMA Facial Plastic Surgery, 19*, 128–132.

78. Hass, A. N., Penne, R. B., Stefanyszyn, M. A., & Flanagan, J. C. (2004). Incidence of postblepharoplasty orbital hemorrhage and associated visual loss. *Ophthalmic Plastic & Reconstructive Surgery, 20*, 426–432.

79. Gonzalez-Fernandez, F., & Kaltreider, S. A. (2001). Orbital lipogranulomatous inflammation harboring mycobacterium abscessus. *Ophthalmic Plastic & Reconstructive Surgery, 17*, 374–380.

80. Klapper, S. R., Patrinely, J. R., Kaplan, S. L., & Font, R. L. (1995). Atypical mycobacterial infection of the orbit. *Ophthalmology, 102*, 1536–1541.

81. Carter, S. R., Stewart, J. M., Khan, J., Archer, K. F., Holds, J. B., Seiff, S. R., et al. (2003). Infection after blepharoplasty with and without carbon dioxide laser resurfacing. *Ophthalmology, 110*, 1430–1432.

82. Lee, E. W., Holtebeck, A. C., & Harrison, A. R. (2009). Infection rates in outpatient eyelid surgery. *Ophthalmic Plastic & Reconstructive Surgery, 25*, 109–110.

83. Chiu, E. S., Capell, B. C., Press, R., Aston, S. J., Jelks, E. B., & Jelks, G. W. (2006). Successful management of orbital cellulitis and temporary visual loss after blepharoplasty. *Plastic and Reconstructive Surgery, 118*, 67e–72e.

84. Hamawy, A. H., Farkas, J. P., Fagien, S., & Rohrich, R. J. (2009). Preventing and managing dry eyes after periorbital surgery: A retrospective review. *Plastic and Reconstructive Surgery, 123*, 353–359.

85. Prischmann, J., Sufyan, A., Ting, J. Y., Ruffin, C., & Perkins, S. W. (2013). Dry eye symptoms and chemosis following blepharoplasty: A 10-year retrospective review of 892 cases in a single-surgeon series. *JAMA Facial Plastic Surgery, 15*, 39–46.

86. Yan, Y., Zhou, Y., Zhang, S., Cui, C., Song, X., Zhu, X., et al. (2020). Impact of full-incision double-eyelid blepharoplasty on tear film dynamics and dry eye symptoms in young Asian females. *Aesthetic Plastic Surgery, 44*, 2109–2116.

87. Yang, P., Ko, A. C., Kikkawa, D. O., & Korn, B. S. (2017). Upper eyelid blepharoplasty: Evaluation, treatment, and complication minimization. *Seminars in Plastic Surgery, 31*, 51–57.

88. Finsterer, J. (2003). Ptosis: Causes, presentation, and management. *Aesthetic Plastic Surgery, 27*, 193–204.

89. Ren, Y., Xiao, H., Wu, Y. H., & Wang, H. (2017). Sentinel artery in double eyelid blepharoplasty: Identification, prevention, management. *The Journal of Craniofacial Surgery, 28*, 1435–1436.

90. Kim, C. Y., & Jang, J. W. (2020). The causes and management of asymmetrical double eyelids. *Facial Plastic Surgery, 36*, 575–583.

91. Zhou, Q., Zhang, L., Wang, P. J., Yang, S., & Bi, Y. L. (2012). Preoperative asymmetry of upper eyelid thickness in young Chinese women undergoing double eyelid blepharoplasty. *Journal of Plastic, Reconstructive & Aesthetic Surgery, 65*, 1175–1180.

92. Díaz-Manera, J., Luna, S., & Roig, C. (2018). Ocular ptosis: Differential diagnosis and treatment. *Current Opinion in Neurology, 31*, 618–627.

93. Cho, I. C. (2015). Revision upper blepharoplasty. *Seminars in Plastic Surgery, 29*, 201–208.

94. Swanson, E. (2011). Objective assessment of change in apparent age after facial rejuvenation surgery. *Journal of Plastic, Reconstructive & Aesthetic Surgery, 64*(9), 1124–1131.

95. Nguyen, H. T., Isaacowitz, D. M., & Rubin, P. A. (2009). Age- and fatigue-related markers of human faces: An eye-tracking study. *Ophthalmology, 116*(2), 355–360.

96. Hollander, M. H., Schortinghuis, J., Vissink, A., Jansma, J., & Schepers, R. H. (2020). Aesthetic outcomes of upper eyelid blepharoplasty: A systematic review. *International Journal of Oral and Maxillofacial Surgery, 49*(6), 750–764.

97. Ghadimi, H., & Eshraghi, B. (2021). Upper eyelid blepharoplasty. In *Integrated procedures in facial cosmetic surgery* (pp. 537–549). Springer.

98. Sarhaddi, D., Nahai, F. R., & Nahai, F. (2021). Transconjunctival lower lid blepharoplasty with and without fat preservation and skin resurfacing. *Facial Plastic Surgery Clinics, 29*(2), 229–241.

99. Whitehead, D. M., & Schechter, L. S. (2019). Cheek augmentation techniques. *Facial Plastic Surgery Clinics of North America, 27*(2), 199–206. https://doi.org/10.1016/j.fsc.2018.12.003

100. Lundgren, T. K., & Farnebo, F. (2017). Midface osteotomies for feminization of the facial skeleton. *Plastic and Reconstructive Surgery. Global Open, 5*, E1210.

101. Constantinides, M. S., Galli, S. K., Miller, P. J., et al. (2000). Malar, submalar, and midfacial implants. *Facial Plastic Surgery, 16*, 35–44.

102. Rohrich, R. J., & Avashia, Y. J. (2021). Savetsky IL prediction of facial aging using the facial fat compartments. *Plastic and Reconstructive Surgery, 147*, 38S–42S.

103. Jumaily, J. S. (2022). Cheek augmentation in gender-affirming facial surgery. *Otolaryngologic Clinics of North America, 55*(4), 825–834.

104. Niamtu, J. (2011). Face implants in aesthetic surgery. In *Master techniques in blepharoplasty*

and periorbital rejuvenation (pp. 243–256). Springer.

105. Prendergast, M., & Schoenrock, L. D. (1989). Malar augmentation. *Archives of Otolaryngology – Head & Neck Surgery, 115*, 964–969.

106. Keyhan, S. O., Bagheri, S. C., Cheshmi, B., & Heydar, H. (2021). Malar bone augmentation using malar osteotomies. In *Integrated procedures in facial cosmetic surgery* (pp. 145–161). Springer.

107. Calabria, R. (2005). Fat grafting: Fact or fiction? *Aesthetic Surgery Journal, 25*, 55.

108. Kaufman, M. R. (2007). Autologous fat transfer for facial recontouring: Is there science behind the art? *Plastic and Reconstructive Surgery, 119*, 2287.

109. Marques, A., Brenda, E., Saldiva, P. H., et al. (1994). Autologous fat grafts: a quantitative and morphometric study in rabbits. *Scandinavian Journal of Plastic and Reconstructive Surgery and Hand Surgery, 28*, 241.

110. Cook, T., Nakra, T., Shorr, N., et al. (2004). Facial recontouring with autogenous fat. *Facial Plastic Surgery, 20*, 145.

111. Serra-Renom, J. M., & Serra-Mestre, J. M. (2016). Malar area: Correction of the facial negative vector. In *Atlas of minimally invasive facelift* (pp. 61–62). Springer.

112. Dhir, L., & Binder, W. (2016). Solid midfacial implants: When fillers are not enough. *Facial Plastic Surgery, 32*, 480–487.

113. Costantine, P. D. (1994). Synthetic biomaterials for soft-tissue augmentation and replacement in the head and neck. *Otolaryngologic Clinics of North America, 27*, 223–262.

114. Metzinger, S. E., McCollough, G., Campbell, J. P., et al. (1999). Malar augmentation: A 5 year retrospective review of the silastic midfacial malar implant. *Archives of Otolaryngology – Head & Neck Surgery, 125*, 980–987.

115. Ivy, E. J., Lorenc, P., & Aston, S. J. (1995). Malar augmentation with silicone implants. *Plastic and Reconstructive Surgery, 96*, 63–68.

116. Sclafani, A. P., Thomas, J. R., Cox, A. J., et al. (1997). Clinical and histologic response of subcutaneous expanded polytetrafluoroethylene (Gore-Tex) and porous high-density polyethylene (Medpor) implants to acute and early infection. *Archives of Otolaryngology – Head & Neck Surgery, 123*, 328–336.

117. Jabaley, M. E., Hoopes, J. E., & Cochran, T. C. (1974). Transoral Silastic augmentation of the malar region. *British Journal of Plastic Surgery, 27*, 98–102.

118. Flowers, R. S. (2006). Correcting suborbital malar hypoplasia and related boney deficiencies. *Aesthetic Surgery Journal, 26*(3), 341–355.

119. Keyhan, S. O., Shirani, G., Nezafati, S., Cheshmi, B., & Yousefi, P. (2021). Paranasal, malar, and submalar augmentation using implants. In *Integrated procedures in facial cosmetic surgery* (pp. 191–197). Springer.

120. Feinendegen, D. L., Baumgartner, R. W., Vuadens, P., et al. (1998). Autologous fat injection for soft tissue augmentation in the face: A safe procedure? *Aesthetic Plastic Surgery, 22*, 163.

121. Dreizen, N. G., & Framm, L. (1989). Sudden unilateral visual loss after autologous fat injection into the glabellar area. *American Journal of Ophthalmology, 107*, 85.

122. Thaunat, O., Thaler, F., Loirat, P., et al. (2004). Cerebral fat embolism induced by facial fat injection. *Plastic and Reconstructive Surgery, 113*, 2235.

123. Yoon, S. S., Chang, D. I., & Chung, K. C. (2003). Acute fatal stroke immediately following autologous fat injection into the face. *Neurology, 61*, 1151.

124. Schiraldi, L., Sapino, G., Meuli, J., Maruccia, M., Cherubino, M., Raffoul, W., & di Summa, P. G. (2022). Facial fat grafting (FFG): Worth the risk? A systematic review of complications and critical appraisal. *Journal of Clinical Medicine, 11*(16), 4708.

125. Gornitsky, J., Viezel-Mathieu, A., Alnaif, N., Azzi, A. J., & Gilardino, M. S. (2019). A systematic review of the effectiveness and complications of fat grafting in the facial region. *JPRAS Open, 19*, 87–97.

126. Vinh, V. Q., Van Anh, T., Gia Tiên, N., Hyakusoku, H., & Ogawa, R. (2018). Reconstruction of neck and face scar contractures using occipito-cervico-dorsal supercharged "super-thin

flaps": A retrospective analysis of 82 cases in Vietnam. *Burns Journal International Society for Burns Injuries, 44*, 462–467.

127. Zheng, Z., Hao, Y., Yin, J., Lei, X., Cheng, B., & Huang, W. (2021). Autogenous fat transplantation and botulinum toxin injection into the masseter muscle to create an ideal oval face. *Aesthetic Surgery Journal, 41*, NP579–NP588.

128. Rubin, J. P., & Yaremchuk, M. J. (1997). Complications and toxicities of implantable biomaterials used in facial reconstructive and aesthetic surgery: A comprehensive review of the literature. *Plastic and Reconstructive Surgery, 100*, 1336–1353.

129. Ridwan-Pramana, A., Wolff, J., Raziei, A., et al. (2015). Porous polyethylene implants in facial reconstruction: Outcome and complications. *Journal of Cranio-Maxillo-Facial Surgery, 43*, 1330–1334.

130. Sainsbury, D. C., George, A., Forrest, C. R., et al. (2017). Bilateral malar reconstruction using patient-specific polyether ether ketone implants in Treacher-Collins syndrome patients with absent zygomas. *The Journal of Craniofacial Surgery, 28*, 515–517.

131. Abdullakutty, A., Madhavarajan, S., Collyer, J., et al. (2012). Uses of PEEK in maxillofacial reconstruction: A 6-year review of cases. *The British Journal of Oral & Maxillofacial Surgery, 50*, S39–S40.

132. Tokgöz, E., & Marina, A. C. (2023). *Cosmetic and reconstructive facial plastic surgery: A review of medical and biomedical engineering and science concepts.* Springer. ISBN #: 978-3031311673.

133. Sosa, D., Carola, N., Levitt, S., Patel, V., & Tokgöz, E. (2023). Surgical approaches used for total knee arthroplasty. In *Total knee arthroplasty: Medical and biomedical engineering and science concepts.* Springer. ISBN #: 978-3-031-31099-7.

134. Tokgöz, E. (2023). Surgical approaches used for total hip arthroplasty. In *Total hip arthroplasty: Medical and biomedical engineering and science concepts.* Springer. ISBN #: 9783031089268.

135. Tokgöz, E. (2023). Preexisting conditions leading to total hip arthroplasty. In *Total hip arthroplasty: Medical and biomedical engineering and science concepts.* Springer. ISBN #: 9783031089268.

136. Tokgöz, E. (2023). Perioperative patient care for total hip Arthroplasty. In *Total hip arthroplasty: Medical and biomedical engineering and science concepts.* Springer. ISBN #: 9783031089268.

137. Tokgöz, E. (2023). Surgical approach comparisons in total hip arthroplasty. In *Total hip arthroplasty: Medical and biomedical engineering and science concepts.* Springer. ISBN #: 9783031089268.

138. Tokgöz, E. (2023). Complications of total hip arthroplasty. In *Total hip arthroplasty: Medical and biomedical engineering and science concepts.* Springer. ISBN #: 9783031089268.

139. Tokgöz, E. (2023). Medical improvement suggestions for total hip arthroplasty. In *Total hip arthroplasty: Medical and biomedical engineering and science concepts.* Springer. ISBN #: 9783031089268.

140. Tokgöz, E. (2023). Biomechanics of total hip arthroplasty. In *Total hip arthroplasty: Medical and biomedical engineering and science concepts.* Springer. ISBN #: 9783031089268.

141. Tokgöz, E. (2023). All-inclusive impact of robotics applications on THA: Overall impact of robotics on total hip arthroplasty patients from manufacturing of implants to recovery after surgery. In *Total hip arthroplasty: Medical and biomedical engineering and science concepts.* Springer. ISBN #: 9783031089268.

142. Tokgöz, E. (2023). Biomechanical success of traditional versus robotic-assisted total hip arthroplasty. In *Total hip arthroplasty: Medical and biomedical engineering and science concepts.* Springer. ISBN #: 9783031089268.

143. Tokgöz, E. (2023). Optimization for total hip arthroplasty applications. In *Total hip arthroplasty: Medical and biomedical engineering and science concepts.* Springer. ISBN #:

9783031089268.

144. Tokgöz, E. (2023). Artificial intelligence, deep learning, and machine learning applications in total hip arthroplasty. In *Total hip arthroplasty: Medical and biomedical engineering and science concepts*. Springer. ISBN #: 9783031089268.

145. Tokgöz, E. (2023). Advancing engineering of total hip arthroplasty. In *Total hip arthroplasty: Medical and biomedical engineering and science concepts*. Springer. ISBN #: 9783031089268.

146. Tokgöz, E., Levitt, S., Patel, V., Carola, N., & Sosa, D. (2023). Biomechanics of total knee arthroplasty. In *Total knee arthroplasty: Medical and biomedical engineering and science concepts*. Springer. ISBN #: 978-3-031-31099-7.

147. Tokgöz, E., Carola, N., Levitt, S., Patel, V., & Sosa, D. (2023). Robotics applications in total knee arthroplasty. In *Total knee arthroplasty: Medical and biomedical engineering and science concepts*. Springer. ISBN #: 978-3-031-31099-7.

148. Tokgöz, E., Sosa, D., Carola, N., Levitt, S., & Patel, V. (2023). Impact of manufacturing on total knee arthroplasty. In *Total knee arthroplasty: Medical and biomedical engineering and science concepts*. Springer. ISBN #: 978-3-031-31099-7.

149. Tokgöz, E., Patel, V., Carola, N., Sosa, D., & Levitt, S. (2023). Optimization investigations on total knee arthroplasty. In *Total knee arthroplasty: Medical and biomedical engineering and science concepts*. Springer. ISBN #: 978-3-031-31099-7.

150. Tokgöz, E., Patel, V., Sosa, D., Levitt, S., & Carola, N. (2023). Artificial intelligence, deep learning, and machine learning applications in total knee arthroplasty. In *Total knee arthroplasty: Medical and biomedical engineering and science concepts*. Springer. ISBN #: 978-3-031-31099-7.

151. Tokgöz, E. (2023). Advancing engineering of total knee arthroplasty. In *Total knee arthroplasty: Medical and biomedical engineering and science concepts*. Springer. ISBN #: 978-3-031-31099-7.

152. Tokgöz, E., & Marina, A. C. (2023). Biomechanics of facial plastic surgery applications. In *Cosmetic and reconstructive facial plastic surgery: A review of medical and biomedical engineering and science concepts*. Springer. ISBN #: 978-3031311673.

153. Tokgöz, E., & Marina, A. C. (2023). Applications of artificial intelligence, machine learning, and deep learning on facial plastic surgeries. In *Cosmetic and reconstructive facial plastic surgery: A review of medical and biomedical engineering and science concepts*. Springer. ISBN #: 978-3031311673.

154. Tokgöz, E., & Marina, A. C. (2023). Robotics applications in facial plastic surgeries. In *Cosmetic and reconstructive facial plastic surgery: A review of medical and biomedical engineering and science concepts*. Springer. ISBN #: 978-3031311673.

155. Tokgöz, E., & Marina, A. C. (2023). Engineering psychology of facial plastic surgery patients. In *Cosmetic and reconstructive facial plastic surgery: A review of medical and biomedical engineering and science concepts*. Springer. ISBN #: 978-3031311673.

156. Tokgöz, E. (2023). Technological improvements on facial plastic, head and neck procedures. In *Cosmetic and reconstructive facial plastic surgery: A review of medical and biomedical engineering and science concepts*. Springer. ISBN #: 978-3031311673.

157. Levitt, S., Patel, V., Sosa, D., Carola, N., & Tokgöz, E. (2023). Preexisting conditions leading to total knee arthroplasty. In *Total knee arthroplasty: Medical and biomedical engineering and science concepts*. Springer. ISBN #: 978-3-031-31099-7.

158. Sosa, D., Carola, N., Patel, V., Levitt, S., & Tokgöz, E. (2023). Surgical approach comparison in total knee arthroplasty. In *Total knee arthroplasty: Medical and biomedical engineering and science concepts*. Springer. ISBN #: 978-3-031-31099-7.

159. Sosa, D., Carola, N., Patel, V., Levitt, S., & Tokgöz, E. (2023). Perioperative patient care for total knee arthroplasty. In *Total knee arthroplasty: Medical and biomedical engineering and science concepts*. Springer. ISBN #: 978-3-031-31099-7.

160. Levitt, S., Patel, V., Carola, N., Sosa, D., & Tokgöz, E. (2023). Complications of total knee arthroplasty. In *Total knee arthroplasty: Medical and biomedical engineering and science*

concepts. Springer. ISBN #: 978-3-031-31099-7.

161. Carola, N., Patel, V., Levitt, S., Sosa, D., & Tokgöz, E. (2023). Ergonomics of total knee arthroplasty. In *Total knee arthroplasty: Medical and biomedical engineering and science concepts*. Springer. ISBN #: 978-3-031-31099-7.

162. Marina, A. C., & Tokgöz, E. (2023). Non-surgical facial aesthetic procedures. In *Cosmetic and reconstructive facial plastic surgery: A review of medical and biomedical engineering and science concepts*. Springer. ISBN #: 978-3031311673.

163. Marina, A. C., & Tokgöz, E. (2023). Aesthetic surgery of the nose and lower face. In *Cosmetic and reconstructive facial plastic surgery: A review of medical and biomedical engineering and science concepts*. Springer. ISBN #: 978-3031311673.

164. Marina, A. C., Donofrio, G., & Tokgöz, E. (2023). Surgical reconstruction of craniofacial malformations. In *Cosmetic and reconstructive facial plastic surgery: A review of medical and biomedical engineering and science concepts*. Springer. ISBN #: 978-3031311673.

165. Marina, A. C., & Tokgöz, E. (2023). Surgical reconstruction of craniofacial trauma and burns. In *Cosmetic and reconstructive facial plastic surgery: A review of medical and biomedical engineering and science concepts*. Springer. ISBN #: 978-3031311673.

166. Marina, A. C., & Tokgöz, E. (2023). Cosmetic and reconstructive facial plastic surgery related simulation and optimization efforts. In *Cosmetic and reconstructive facial plastic surgery: A review of medical and biomedical engineering and science concepts*. Springer. ISBN #: 978-3031311673.

167. Musafer, H., & Tokgöz, E. (2023). A facial wrinkle detection by using deep learning with an efficient optimizer. In *Cosmetic and reconstructive facial plastic surgery: A review of medical and biomedical engineering and science concepts*. Springer. ISBN #: 978-3031311673.

第3章
鼻部和下面部美容手术

Marina A. Carro, Emre Tokgöz

1　概述

正如之前在"面部美容的非手术治疗"一章中所讨论的，衰老和面部畸形会使面部骨性框架和软组织不够美观。当非手术方式（如注射填充剂）无法矫正面部中下部的畸形，或者患者要求更为持久的年轻化效果时，可能需要手术干预。鼻部畸形、下颌骨发育不良、下颌角发育不良或颈阔肌挛缩畸形是手术干预的常见适应证。整形外科领域的进步促进了精确、微创技术的发展，如鼻背缩小术（鼻成形术）和下颌假体植入（下颌角成形术）。本章将介绍鼻及下面部美容手术，包括鼻整形术、颏成形术、骨性下颌角成形术和拉皮手术（除皱术）。此外，我们还将讨论对患者的初步评估，包括美学和医学方面的评估、围手术期护理以及上面部各部分的相关解剖结构。我们介绍的这部分内容部分参考相关文献[188-223]中的观点。

2　鼻整形术

鼻整形是最具挑战性的面部手术之一，因为它包含了鼻的缩小、塑形和隆高[1]。最初的鼻整形手术主要聚焦在缩小鼻背驼峰及其周围组织上。如今随着技术的不断革新，鼻整形手术更加强调协调、复合、微创的技术理念[2]。患者的选择也更多样化，如填充隆鼻/超声截骨等[3]。各种鼻骨软骨结构如下所示，本章将详细讨论这一部分（图3-1）。

M. A. Carro （✉）
The Frank H. Netter M.D. School of Medicine, Quinnipiac University,
North Haven, CT, USA
e-mail: Marina.Carro@quinnipiac.edu

E. Tokgöz
Whiting School of Engineering, Johns Hopkins University, Baltimore, MD, USA

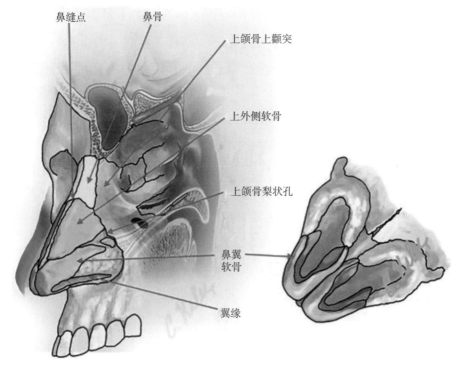

图 3-1　**鼻的骨软骨结构**[9]

鼻缝点　鼻骨　上颌骨上颌突　上外侧软骨　上颌骨梨状孔　鼻翼软骨　翼缘

鼻部的对称性和比例在面部美观中至关重要，并没有统一公认的 "理想鼻型"。相反，鼻的理想大小和形状取决于个人的面部特征[2]。鼻子的外观和患者主观的不满意是大多数患者进行鼻整形的主要原因。无论出于功能障碍还是变美需求，术后外观才是患者满意的关键[4]。为了避免矫枉过正，引导患者理性变美，在大小尺寸的矫正上应格外谨慎[5]。除了改善美观外，确保正常的鼻功能也是整形医生的重要任务。

2.1　相关解剖回顾

鼻外形可从正面、侧面和鼻基底三个维度进行观察。鼻骨和鼻软骨从外观上可分为上、中、下三部分。上三分之一主要由鼻骨组成，有少量软骨重叠。鼻骨成对分布，起源于额骨，颜面中线向前、向下延伸。上方与额骨连接形成鼻额角，向下、向前延伸，最终形成鼻骨（最下端）。从鼻骨向外侧延伸连接其他骨组织形成骨性关节，包括泪骨和鼻颌突[6]。

中穹隆由成对的矩形上外侧软骨（ULCs）组成，是鼻子中间三分之一的基础框架结构。上侧软骨与鼻中隔融合，并向外侧延伸至梨状孔（鼻骨下方的颅骨梨形开口）。中间软骨穹隆为鼻背和鼻翼提供纤维支撑[6, 7]。医生应格外注意的是该部位的特点是4～5mm的鼻骨与ULC重叠。该区域对鼻背驼峰的轮廓和美观起到非常重要的作用[2]。鼻下三分之一框架结构由成对的下鼻翼软骨（LLCs）构成，分为外侧、中侧和内侧嵴。鼻小柱由内侧嵴组成，向前上方延伸至鼻尖，向下方延伸至上唇[8]。LLC和邻近组织的结构关系决定了鼻尖的形状和大小[2]。

理想的鼻中隔位于鼻中线上，后部由犁骨、上颌骨/腭骨（下部）和乙状蝶骨组成。前鼻中隔由四角形的不规则透明软骨构成。四角软骨插入上颌骨的骨性鼻骨棘和鼻颌嵴[6, 10]。

在鼻腔内，鼻甲是构成鼻侧壁的骨性突起。乙状蝶骨的延伸形成中鼻甲和上鼻甲，而下鼻甲是一个独立的骨性结构。它们的生理功能是对吸入鼻腔的空气进行加湿和加热处理。鼻窦管和泪腺管与鼻甲相通，有循环引流作用[10]。

鼻部主要通过滑车上动脉（颈内动脉分支）和面动脉（颈外动脉分支）供血。这些动脉的分支与上行的鼻小柱动脉分支吻合形成丰富的血管网络，可以在手术广泛剥离时为鼻腔提供稳定的血液供应。Kiesselbach血管丛由吻合的筛骨动脉（前部和后部）、蝶腭动脉和唇上动脉分支组成，为鼻中隔提供血供。血管图如图3-2所示[8]。

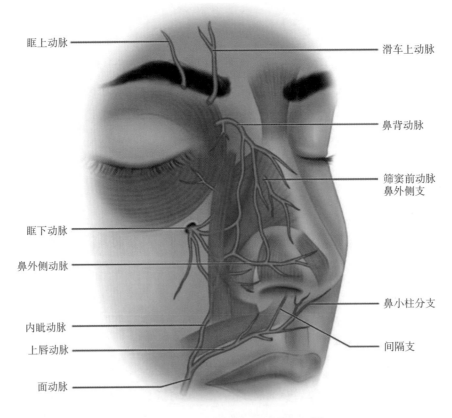

图3-2　鼻及其邻近组织的血供[11]

2.2　术前患者评估

医生应始终牢记评估患者的心理状态，接受鼻整形手术的患者还应进行相应的测试。许多想要进行鼻整形手术的患者存在隐匿的心理障碍，这一点容易被忽视。躯体畸形恐惧症在青春期的青少年中发病率较高，主要表现为自我感知的下降[12]。除痤疮外，鼻形态不佳是许多人容貌焦虑的第二诱因。这种潜在的心理障碍是否应该作为手术的禁忌证，仍需进一步讨论 [1, 13, 14]。

对于一些鼻翼外翻、位置偏曲、鼻尖下垂或肥大以及鼻背过宽/偏曲的患者适合进行鼻整形手术。衰老和种族因素引起的鼻外形不佳是常见的手术原因。功能性缺陷，如鞍鼻或偏曲畸形、前庭狭窄、鼻外/鼻内瓣膜塌陷和鼻裂畸形，可以考虑同时进行功能和美学矫正 [5]。鼻整形术并无绝对的禁忌证，一般和医生个人的选择有关。如果患者对以前的手术不满意，或者曾有鼻外伤史，通常建议找经验丰富的医生进行修复。常见的不满意的原因有：轮廓不规则或不对称、鼻功能障碍或术后畸形。无论哪种情况，外观的满意都至关重要[5]。

术前手术团队应全面了解患者的病史。应详细收集既往病史，全面评估患者的身体健康状况，排除相关禁忌证。与其他手术类似，糖尿病、血管功能障碍、高血压可能会影响伤口愈合。吸烟、使用抗凝药物也同样是禁忌。

鼻整形术前还需考虑以下因素，这些因素特别影响鼻部结构，会增加手术风险。

- 滥用可卡因
  - 鼻腔吸入可卡因会导致黏膜慢性炎症以及严重的血管收缩。已知使用娱乐性药物的患者应进行鼻内镜检查，确定鼻中隔有无脱落或穿孔。必要时可采用鼻中隔修复术矫正鼻中隔缺损，这些患者禁忌进行鼻整形手术[15]。
- 阻塞性睡眠呼吸暂停（OSA）
  - 这种情况可能没有明显的症状，但如果怀疑有OSA，应通过多导睡眠图（睡眠研究）确诊。OSA会增加麻醉和术后并发症的风险。在这种情况下，使用持续气道正压通气（CPAP）装置可减少通气相关并发症[16]。
- 既往手术史
  - 既往手术史（尤其是以前的鼻整形手术）可以让护理团队更好地了解鼻部的基本结构及其完整性。在已经存在异体植入物时进行鼻修复，会使手术感染风险更高，塑形和垫高的难度也更大。必要时进行自体软骨移植，满足患者的诉求并完成手术。如果之前有过注射隆鼻，可能需要进行填充物去除，有缺血、坏死时有必要进行清创 [17, 18]。

应结合患者的诉求、文化程度、积极社会心理因素，综合评估患者的手术动机和术后预期[6]。

理想的鼻整形手术应兼顾美观与功能。从鼻基底仰视位进行鼻内检查，检查下鼻甲、鼻中隔和瓣膜的完整性[19, 20]。用鼻内镜检查鼻腔内部是否有鼻甲肥大、鼻中隔穿孔、偏曲或外侧、内侧鼻阀塌陷的情况。如果怀疑鼻阀的完整性，可动态检查瓣膜；如果吸气时鼻阀塌陷、面颊充血改善则提示检查阳性[21-23]（图3-3）。

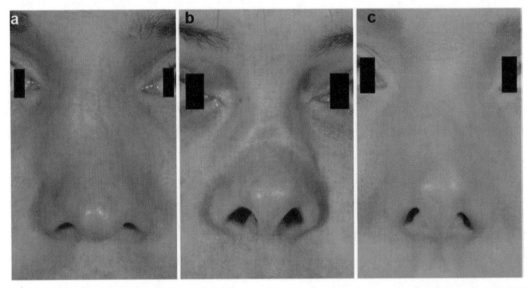

图3-3   如图所示，鼻塌陷可表现为不同的外观，这取决于损伤的严重程度和周围鼻腔结构的稳定性[24]

观察鼻部皮肤条件可以预测术后伤口的愈合程度，以及鼻尖和上唇的僵硬程度。表皮检查可评估皮肤厚度、松弛度和质量（干性与油性）。通过皮肤外观可以观察到鼻部轮廓和形状的不规则。通过对鼻骨及其周围结构的触诊可以评估既往手术创伤情况，了解软骨（下外侧和鼻中隔）的完整性。同时还应特别注意原有的不对称和缺陷[23, 25]。

术前拍摄不同角度（正面、斜面和基底剖面）的照片，通过照片可以进行虚拟重塑，与患者沟通术后能达到的效果。医生应引导并告知术后可以达到的效果。外科医生应引导讨论，并解释可以做出的实际改变。虚拟重塑可作为一种参考，协助医生了解每位患者的目标和期望；但应明确一点，手术效果与模拟照片不可能完全一致[6]。

还应考虑整体面部结构，鼻的形状和大小的突然变化会出现视觉上的"不匹配"。为了达到最佳效果，患者的诉求应该只是医生手术的参考因素，而不是决定因素[6]。

在确定鼻部结构完整、功能正常后，医生会通过表3-1和表3-2列出的美学准则目测评估鼻部比例，以制订符合患者目标的矫正方案。表中也同时列出了适用于鼻整形术的潜在畸形[26-29, 30]（图3-4）。

表 3-1　正面评估

正面评估	理想状态	鼻整形术适应证
鼻长：从鼻根到鼻尖的长度	等于口点（口角）和颏下点（下颏底部）之间的垂直距离	鼻长度较长
鼻背美容线：与鼻背相接的弧形线，起自内侧眉嵴，止于鼻尖	双侧对称鼻骨/ULC交界处的轮廓光滑、连续	倒V形畸形 • 鼻骨/ULC交界处明显的/可触及的沟槽 • 常见于前次手术后外科手术 • 提示鼻阀塌陷
鼻中隔：从眉心到颏下点通过鼻中隔画一条中线	对称，线性	鼻中隔偏曲 • 通过鼻中隔的线呈C形或S形弯曲
骨性基底	鼻翼基底宽度的75%～80%	鼻骨基底过宽 • 通常需要采用骨切除和背侧隆起术 鞍部畸形：从正面看骨底较宽
鼻翼基底	等于两眼内眦间距离（在内眦内侧开口之间测量）	鼻翼外翻：如果外翻超过2mm，则需要切除鼻翼基底 鼻翼间宽度过大：表明需要切除部分鼻孔（这一点尚有争议）
鼻翼缘	对称的、向外的下外侧外翻	球状、方形、夹状或下垂的鼻翼边缘/基底
鼻小柱	弧度柔和，龈沟和龈缘轮廓呈"海鸥翼"状	鼻翼后缩：表现为明显和/或不对称的弧度缩回的小柱：外部不可见
鼻尖使用4个主要标记进行测量：顶端上裂、鼻小柱小叶角和双侧顶端终点（2点）	勾勒出一个菱形，在侧面顶端水平分为两个对称的等边三角形	球状鼻尖 • 鼻穹间距增大，通过重新粘合/闭合矫正 • 较厚的皮肤通常通过去骨赘手术进行矫正
外侧脚	头缘和尾缘平齐，头缘朝下，尾缘朝上，双侧对称	鼻尖过于丰满 • 头缘较高的结果 括号形鼻尖畸形 • 外角软骨垂直错位的结果

表 3-2　侧视图评估

侧视评估	理想状态	隆鼻术适应证
鼻额角：从鼻根点到眉间上和鼻尖下的测量值	115°～130° Nasion代表最深点，位于睑板上皱襞和睫毛线（眼睑）之间	鼻额角变大/变小分别导致鼻子变长/变短
背侧形状	背侧起源于上睑襞 光滑，凹面形（一般女性更喜欢）	驼峰鼻 背侧凸度，男性患者首选
鼻根	距角膜前平面9～14mm 垂直位于睑板上皱襞和上睫毛线之间	位于尾部的鼻根 • 在上睫毛线下 • 突出宽鼻底/大鼻尖的外观 • 鼻根突起低，外观表现为驼峰鼻
鼻尖突出	50%～60%的鼻子向前方突出至上唇	Pollybeak畸形：鼻尖过度突出[26]
鼻唇角：从鼻小柱基部到上唇和鼻尖的距离	女性首选钝角，男性首选90°角	鼻尖下垂或隆起 鼻唇角减小

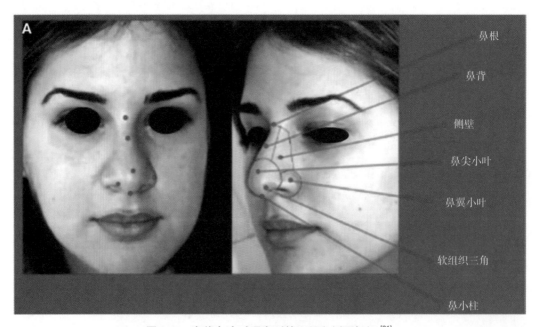

图 3-4　术前会诊时观察到的正面和侧面标记 [31]

　　此外，医生还应从基底位视角检查鼻小柱结构和鼻翼基底。理想的鼻翼基底轮廓是三角形，而不是球状或方形的鼻尖下小叶。鼻基底呈梯形可能提示中间皱襞分叉。一般情况下，鼻尖占上三分之一，鼻小柱占下三分之一。这种基底位视图也可以更好地检查鼻孔形态，鼻孔应为水滴形并向内倾斜[26, 27]。

基于遗传或者老化因素，这些结构会因年龄、性别和种族而有所差异。随着年龄的增长，鼻尖皮肤增厚和软骨吸收也会导致鼻尖下垂[32]。

2.3 外科技术

现代鼻整形术采用多种技术重建鼻外观，实现个性化鼻整形。通过缩减或隆高鼻中穹（ULCs、鼻背软骨隔）、鼻背或鼻中隔，使鼻侧面和正面更加美观。截骨术主要用于缩小鼻骨或矫正畸形。

鼻尖和相邻软骨结构（鼻翼软骨、鼻小柱）的重建手术可单独进行，也可以与中穹、鼻背、鼻中隔或鼻骨的重建同时进行。通常，因鼻尖、鼻翼和鼻小柱组织的微小改变需要更为精细的操作，所以在中鼻重建完成才进行[30]。骨软骨穹隆入路可以选择开放切口和闭合切口两种方法。虽然开放切口更便于手术操作，但对于较为简单的术式，医生更喜欢采用闭合切口[333]。

开放式鼻成形术是在皮肤上做切口，经皮下组织到达软骨平面。虽然开放式切口存在感染和切口愈合不良致瘢痕增生而影响美观的风险，但它可以更好地暴露术野[34]。闭合切口是沿鼻孔内侧做切口，切口位于鼻腔内，保留外部皮肤，从软骨平面入路，切口较为隐蔽[35]（图3-5）。

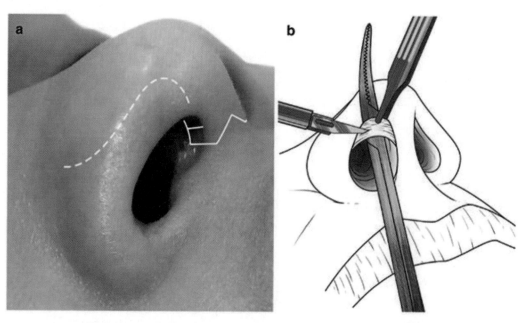

图 3-5 （a）开放式皮肤切口和经黏膜入路切口；（b）鼻内切口[31]

2.3.1 鼻背缩窄和垫高

鼻背缩窄术一般分为复合缩窄术和部分缩窄术。复合缩窄术采用同时切除鼻骨、垂直板、上外侧软骨和鼻中隔背侧的方法。在鼻骨背侧平面，用手术刀沿术前设计线修剪鼻中隔近端外侧软骨，使修剪后的组织附着在鼻骨上。

使用截骨刀或骨凿继续经此入路（理想情况下只需一个切口）向上截取，不平整或锋利的边缘使用骨锉磨平[36]。

一些外科医生喜欢部分缩窄术，因为它既可以有效改善必备宽度，又可以选择性保留亚单位[36, 37]。复合缩窄术和部分缩窄术手术的方法类似，只是后者在手术时需要将ULC与鼻中隔分离。而部分缩窄术则是尽量保持ULCs完整，减少了因鼻中隔外侧软骨修剪导致中穹开放性缺损的风险[38]。

最新医学研究显示，用超声波骨吸引器（Piezotome I和II）和开放式鼻整形技术结合进行鼻背缩小术取得了成功，可以有效减少由于激进的骨切除而引起的肿胀和术后并发症。超声技术可以使原有的骨膜上剥离转为骨膜下剥离。将软组织从骨面掀起后，使用超声鼻骨缩窄技术进行缩窄和隆鼻[39]。

中穹开放性缺损，通常称为开窗畸形，可通过侧方截骨术或鼻骨截断进行矫正。这种方法可同时缩窄鼻背，因此对于已经存在鼻背狭窄或有鼻阀开放指征的患者来说并不适用[30]。鼻背增高的适应证已在上一节中阐述，但增高的程度主要由手术方法决定。如果鼻背不够立体，则需要在术前对中穹结构的完整性进行全面评估，尤其是鞍鼻畸形的患者。

传统的隆鼻方法多采用移植物，无论是矫正缺损还是改善鼻部外形。当需要增加鼻背宽度时（为了美观或其他原因），可使用较大的假体雕刻后进行支撑。可以选用患者自身的耳软骨（耳廓）、鼻中隔或肋骨来加宽和突出鼻背轮廓，维持鼻部结构稳定。骨组织或碎软骨渣也可用于垫鼻背或鼻根。研究显示，使用细胞交联真皮基质（ADM）隆鼻的结果喜人，初步结果令人鼓舞。在一项研究中，患者的总体满意度为80%，且未见明显并发症[40]。

对于背侧ULC软骨过多的患者，可采取自体软骨移植，无需从供体部位获取软骨。将多余的软骨组织移至鼻中隔上方，然后固定到需要的位置。单层弧形的ULC便可支撑鼻背宽度。对于鼻背较窄但需要改善中穹隆稳定性或矫正开放性鼻顶缺损的患者，可采用改良的自体皮瓣移植术，即在固定前将多余组织内折[30]。组织瓣移植是另一种保持鼻背狭窄及稳定性的技术，将在下文讨论[41]。

虽然使用自体鼻软骨可有效避免额外切取材料，但不适用于矫正歪鼻、塌陷或中穹狭窄的患者[21, 42]。将准备好的组织塑形并固定在背侧鼻中隔和ULC之间的黏膜下软骨间隙。缝合（5.0的 Maxon/polydiaxonone）固定假体，尤其是在软骨膜遭到破坏时。单侧放置假体可矫正轻微的不对称或凹陷、收缩，用于双侧以减少倒V形畸形。后者是由于ULC-鼻骨交界处遭到破坏，通常与外伤或鼻整形术史有关[30, 43, 44]。

将假体修剪呈倒V形或U形植入鼻中隔，而肋软骨由于容易屈曲和变形，往往需要固定两个中轴。使用钢丝固定于鼻基底，缝线固定于中隔前角上。此外，在靠近鼻基底处应仔细检查，避免此处皮肤较薄，可以触摸到或出现外观畸形[45]。

鼻基底可以使用软骨填充，此处皮肤较薄，植入物容易显形。软组织填充虽然相容性好但支撑力不足，凹陷不明显时（1mm或更小）可以考虑。异体材料也可用于垫鼻背或鼻基底，如ePTFE（Gore-Tex；W.L. Gore and Associates, IncFlagstaff, Arizona）。异体ePTFE移植物在临床应用中效果良好，不良反应的报道也极少[21, 42]。

2.3.2　鼻中隔成形术

鼻中隔及其附属结构对鼻子的美观和功能起着重要作用。鼻尖旋转和朝向主要由ASA（鼻中隔前角）支配，而鼻小柱的外观（无论是外展还是内收）主要由鼻中隔的底部结构决定[42]。

在背侧塑形满意后，通过黏膜下软骨隧道（内窥镜方法）或从背侧分离ULC（开放方法）进入鼻中隔。用旋转刀、D刀或15号手术刀从鼻中隔的骨面（上颌嵴、垂直乙状软骨板、犁骨）处切取软骨组织，保留L-支柱（鼻中隔背侧和尾侧的10mm）以确保稳定性。必要时使用移植物来稳固鼻中隔，切取的四角软骨可以很好地用于塑形[46]（图3-6）。

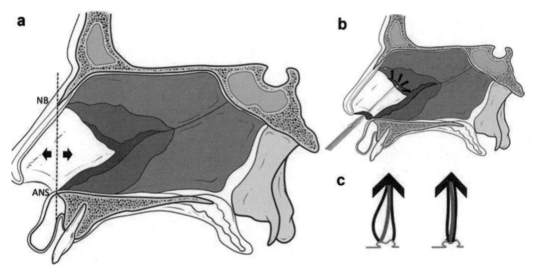

图 3-6　如上图所示，ULC 被分离（a, b），并通过缝合线重新固定（c）[31]

严重鼻中隔偏曲的患者可能需要进行体外塑形，即切除整个鼻中隔并在重新植入前进行重塑。这类患者，鼻中隔需要在尾侧与ANS重新固定，在背侧近端与鼻骨/ULC重新固定，避免出现鞍鼻畸形[46]。

鼻中隔偏曲畸形通常是由于骨或软骨结构的不规则、不对称或位置不正造成的，从正面看呈C形或S形畸形。鼻中隔偏曲的一般修复步骤如下[51, 52]：

1. 暴露骨软骨骨架，剥离并分离软骨组织（ULCs、LLCs）。

2. 鼻中隔成形术可以矫正任何一种鼻中隔偏曲，保留L-支柱，必要时使用移植物。

（a）鼻中隔背侧偏曲可能需要在鼻中隔后角（PSA）处完全分离尾部中隔，并沿中线重新固定。

（b）移植物可用于矫正鼻中隔凹陷。

（c）鼻中隔复位引起的气道狭窄可通过鼻甲外截骨或消融术进行矫正。

3. 单侧内侧或中间截骨，然后进行外侧截骨，使内侧鼻骨向外侧移位（偏向中线）。

4. 在对侧行内侧或中间截骨术，作为杠杆伸直两侧。

5. 剩余一侧截骨用于完全切除，使骨骼完全伸直。

2.3.3   截骨术

截骨术是为了切除鼻上部骨骼，起到闭合鼻背开放畸形（如鼻驼峰缩小）和矫正骨性不对称的作用。保持骨膜的完整性非常重要，因为在切除过程中，骨膜可以维持骨碎片的稳定，防止出现气道阻塞。切口入路因人而异，包括鼻内、经皮、开放式鼻整形切口（抬高骨膜和覆盖的软组织）或口内（通过龈颊沟）。根据畸形的不同，采用不同的截骨方式：高-低-高（HLH）、低-低（LL）或低-高（LH）[47]。

内侧截骨术用于鼻骨与鼻中隔的分离。斜（成角）内侧入路可减少上外侧截骨造成的断端不规则，更适合用于完全（尾部和头侧）鼻壁分离。如果需要加宽鼻背（如放置移植物），则使用内侧垂直截骨术将鼻骨与骨性鼻中隔分离。中间截骨术使鼻骨在内侧和外侧之间断裂，应在外侧截骨术前进行。这些手术可以很好地缩小鼻骨、矫正严重凸出的鼻骨或矫正单侧侧壁过长。外侧截骨术在内侧和中间截骨术后进行，将下鼻骨与外侧结构分离，使骨瓣完全活动[30]（图3-7）。Webster的HLH截骨技术很好地保障了鼻骨结构的厚度和稳定性。起初的向上截断避免了破坏下鼻甲，以保持前方骨性三角（Webster三角），随后对较厚的上颌鼻骨进行低位侧向截骨。在内眦水平、鼻额缝向上的路径可以减少骨折突出畸形（Rocker畸形）[48]。

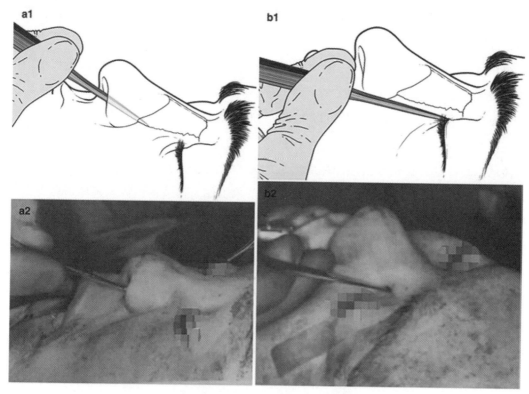

图 3-7　鼻内侧截骨术（a1）和经皮入路截骨术（b1）[31]

　　穿孔截骨术适用于需要最大程度的鼻骨周围支撑和鼻骨侧面隆起的患者。沿骨折线进行不连续的打孔截骨术，可在指定平面重新固定之前削弱和分离的鼻中隔骨性附着物。对连续和穿孔截骨技术的研究表明，穿孔截骨可以很好地保护骨膜和黏膜组织[49, 50]。

2.3.4　鼻尖整形术

　　鼻尖整形的第一步通常是修剪鼻尖软骨或大翼软骨的外侧脚。这一技术是在单纯鼻背垫高隆鼻术后出现的。它是通过修剪外侧脚软骨，使鼻尖和LLC与鼻中隔和ULC分离，方便手术操作和重新定位鼻尖。这里要重点注意保留鼻腔瓣膜功能的完整性，一般建议保留6～8 mm的外侧皱襞[30]。修剪外侧嵴可改善鼻尖旋转，同时可以减轻鼻尖的圆钝感。但需要强调的是，如果存在鼻头位置偏斜或鼻孔外翻的情况，可能需要缝合或借助移植物矫正[30, 52]。

　　在大翼软骨内侧嵴之间放置移植物，又叫鼻小柱移植，可以支撑鼻尖同时保障鼻孔的对称性。一般在鼻头修剪后进行，可以维持鼻尖的稳定同时增加鼻尖凸度[49, 50]。鼻小柱移植物可以是活动的，也可以是较长的、不可活动的。Rodrich等[53]详细介绍了其适应证。可活动的支架移植物放置在鼻棘前方约2～3mm处，通过内侧嵴和双侧大翼软骨腹部进行缝合固定。用肋软骨做固定移植物，需要用带螺纹的Kirschner钢丝将移植物支架固定在鼻骨上。需要强调的是，浮动支架可增加1～2mm的鼻尖高度，而固定移植物可增加3mm（或更多）的鼻尖高度[54]。

使用移植物进行鼻中隔延长可以更准确地垫高鼻穹，在保障鼻基底稳定的同时，可以使鼻背垫高6～10mm左右。如果存在鼻穹塌陷的情况，鼻中隔延长可以更好地维持鼻尖的高度。这种做法一般用于鼻尖后缩的患者，改善鼻尖的稳定性可以从外观上改善后缩[55, 56]。可以取鼻中隔软骨（鼻中隔成形术）作为移植物，背侧延伸至鼻尖，尾侧延伸至软骨中隔边缘。CSEG的放置有几种方法，它们可以作移植物固定在鼻背，垫高鼻背，直接固定在L支柱的ASA上，以及鼻中隔尾部。在前方，可以固定在LLC三脚架复合体上来达到特定的美学效果。顶端可以放置在穹隆间或跨穹隆缝合（将在下文讨论），可增加1～2mm的高度，有助于增加鼻小柱的稳定性或CSEG[54, 55, 57]。

缝合鼻尖隆鼻是另一种用于鼻尖整形的技术。一般来说，缝合鼻尖隆鼻采用以下方法[30, 54]：

1. 内侧脚缝合

（a）在内侧脚之间进行水平褥式缝合。

（b）用于维持鼻小柱和软骨三角的稳定性。

2. 跨穹隆缝合

（a）在每个LLC的内侧和外侧之间进行水平褥式缝合。

（b）用于增高鼻尖和鼻尖转折。

3. 穹隆缝合

（a）水平褥式缝合LLCs的中间嵴。

（b）调整双侧软骨，改善穹隆间隙狭窄，增强鼻尖清晰度。

4. 内侧脚间断缝合

（a）内侧脚和鼻中隔尾部三点缝合。

（b）增加鼻尖凸度。

在鼻尖整形手术中，通常首先进行皱襞内侧缝合，矫正鼻翼外翻、鼻小柱宽度和皱襞不对称。先通过这些操作稳定鼻小柱基底，再进行鼻尖增高。缝合位置取决于需要矫正的畸形，通常在内侧脚的中上三分之一处固定鼻小柱支架（如前所述）[52, 58]（图3-8）。在现代鼻整形术中，许多医生将跨穹隆缝合改良为半穹隆缝合，固定在穹隆上，而不是后方的副鼻梁上。可以有效减少挛缩引起的鼻翼缘内陷[55]。利多卡因和肾上腺素浸润麻醉可以有效减少出血和疼痛。以5-0尼龙缝线外侧进针内侧（距离进针处约4～5mm）打结。缝合3～4针后覆盖皮肤观察鼻尖高度。可能需要在3或4个点抓取软骨以达到所需的凸度，在第一次缝合后应通过临时皮肤重新包扎进行评估。双侧鼻翼固定需要沿中线进行跨鼻翼缝合 [54, 60]（图3-9）。

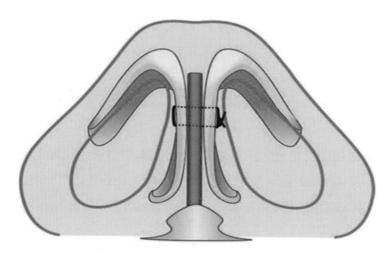

图 3-8　内侧脚缝合 [59]

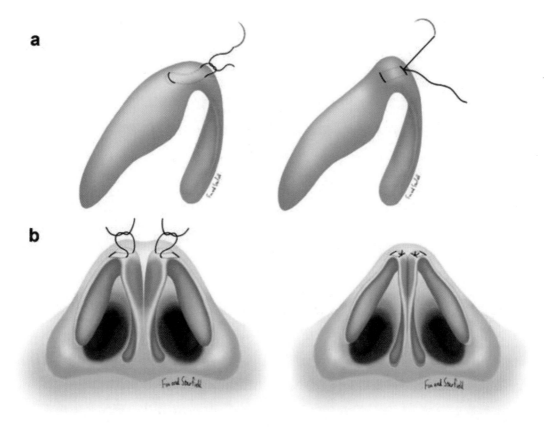

图 3-9　跨穹隆缝合 [61]

外侧脚离断术是鼻尖缝合术的改良，对于鼻尖下垂的患者可以很好地进行鼻尖塑形。缝线经中线穿至外侧脚，将软骨向鼻尖转折处聚集，使内侧脚缩短，外侧脚延长，鼻尖尽量上旋，鼻翼基底宽度缩小[62]。然后缝合固定双侧鼻翼软骨。单纯缝合双侧软骨会使鼻尖更加扁平、下垂。垂直不间断缝线（5-0尼龙）位于双侧上穹隆下约3～4mm处LLCs中间。如果需要进一步缩窄鼻小柱，可在下方再缝合一针。通常，改良的内侧皱襞鼻中隔缝合的方法用于鼻尖延长和鼻孔缩小的患者，改善鼻尖凸度。使用开放式或内镜手术进行鼻背或鼻尖支架植入。在鼻中隔缝合固定CSEG，在内侧脚处缝合线固定鼻小柱支架。如果需要做出鼻尖转折（外侧嵴和鼻中隔尾部之间的转折），这些缝线通常放置得更松一些[56, 63-65]。

存在既往手术损伤或先天性鼻翼塌陷的患者可能需要于外侧脚或鼻翼缘放置移植物来进行矫正。鼻尖结构的稳定有助于保持外鼻瓣膜的完整性。关于鼻尖轮廓移植和外侧嵴框架结构移植的适应证和手术技术在文献中有详细介绍，在此引用以供参考[66-70]。

2.4 并发症和结果

鼻整形手术后最常见的并发症与出血有关，包括鼻出血（鼻衄）、血肿或严重的血管损伤。一般术后早期，剥离和切口会导致术后出血。可以推荐患者使用局部鼻腔喷雾剂（氧氟沙星）并保持头部抬高。如果出血较多，可能需要可吸收或不可吸收材料进行鼻腔填塞止血。

据报道，鼻翼动脉网的创伤发生率不到1%，但当患者出现持续大量出血时应考虑这种可能。血肿属于急性并发症，处理不及时可能导致永久畸形、软骨坏死和支撑力下降（鞍鼻）[71-75]。

感染是另一个常见并发症，若不能及时控制，可能出现蜂窝织炎、脓肿形成或坏死。口服抗生素可有效治疗软组织蜂窝织炎，脓肿则首选静脉注射抗生素和切开引流。鼻整形术后发生脑膜炎、海绵窦血栓形成和脑脓肿形成的病例虽有报道，但病例数很少[76]。术前有耐甲氧西林金黄色葡萄球菌（MRSA）定植的患者发生临床感染的风险增加。术前连续使用莫匹罗星软膏5天可有效减少鼻整形术前的MRSA定植，可将感染率降低50%[77-79]。

软组织并发症一般较轻，多由于敷料包扎或使用夹板所致。有些患者对粘合剂中的成分过敏，接触后会出现红肿或刺激症状（接触性皮炎）。可进行轻柔的清洁皮肤或局部使用可的松[80, 81]。皮肤坏死的病例极为罕见，通常是由于技术不当（皮下组织过度修薄）、敷料包扎过紧、感染后愈合不良或围术期使用烟草或尼古丁引起的[72]。

术后数周或数月，部分患者会出现鼻尖偏斜或切口瘢痕增生，通常是由患者发现的，医生多在术后复查时发现。易形成色沉和瘢痕增生的患者应该特别注意手术切口的位置选择和缝合，减小切口张力很重要。部分患者可能会形成瘢痕肿块，可通过注射5-氟尿嘧啶或类固醇进行治疗[73, 76, 82, 83]。

有3%的患者会发生鼻中隔穿孔，通常是由于黏膜下剥离过多或软骨切除过多所致。如果术中出现黏膜撕裂，应至少缝合一侧黏膜，以防止发生术后穿孔[72, 73]。

截骨术或鼻背驼峰切除术可能会导致ULC失去稳定性或与鼻骨分离，导致鼻尖软骨向内下方移位。鼻背出现倒V形凹陷，又叫倒V畸形。操作者应在术前或术中考虑到骨-软骨衔接处支撑力减弱，并通过移植支架来加强鼻尖支撑[76]。

鹰钩鼻畸形比较常见，研究显示，近一半的鼻修复手术都是因为鹰钩鼻畸形[84-86]。这种畸形主要是由于相对鼻背而言，鼻尖高度不够，或者在愈合过程中鼻尖支撑力不够。最常见的原因是在ASA处没有降低软骨背。鼻背缩窄也可能会导致鼻尖上区瘢痕挛缩，导致鼻尖下垂。在瘢痕稳定之前注射类固醇，或许可以避免返修[87]。

做鼻整形手术，女性更为多见。当然不管男性还是女性，许多患者来手术是因为曾经的鼻骨折外伤史[88]。患者和医生审美的不同使得术后的满意度难以评判。特别是鼻整形术，手术客观意义上的成功，患者不见得会满意[89, 90]。

隆鼻术后许多患者常因残留的鼻背驼峰而不满意。其他不满意的常见原因还包括鼻尖旋转不足、鼻尖隆起和鼻头过大。女性患者往往更关注鼻尖的比例和结构，相比男性患者，更容易因术后鼻尖凸出、翘起或旋转不足而不满意[88]。或者说，鼻子的下1/3最容易引起患者的不满。

经证实，最新应用的鼻背缩窄术可提高术后患者满意度，同时可以降低截骨术、创伤性缩窄术所导致的并发症。使用该技术可保留鼻骨性结构的稳定性，理论上可降低鹰钩或倒V形畸形，以及后续返修的风险[91]。

只有小部分鼻整形手术患者存在术后不良反应，主要因功能和外观而不满意。鼻整形术已被列为投诉最多的外科手术，主要围绕术后外观不满意。由此可见，患者与医生的沟通应更加清晰明确，同时也应尽可能地使用详尽、清晰的同意书[71, 72, 92, 93]（图3-10和图3-11）。

3 颏成形术

下面部轮廓增强可以明显改善面部整体平衡和美观。下颏成形术又称丰颏术，是一种可以改善下面部轮廓的手术。玻尿酸、羟基磷灰石和脂肪移植在隆颏术中应用良好，尽管效果不如手术明显[96]。使用假体、骨性颏成形术和颏骨缩小术进行手术隆颏可以改善颏部和下颌角的突度[97, 98]。颏部手术还应考虑邻近面部结构的比例，如口唇、牙齿和鼻子的比例[99]。

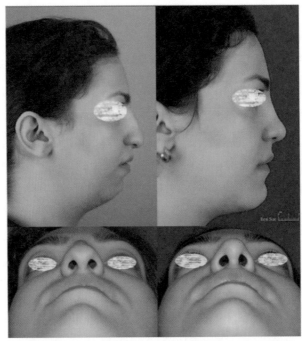

图 3-10 上图为鼻整形术后效果图，植入鼻翼移植物改善鼻孔的对称性 [94]

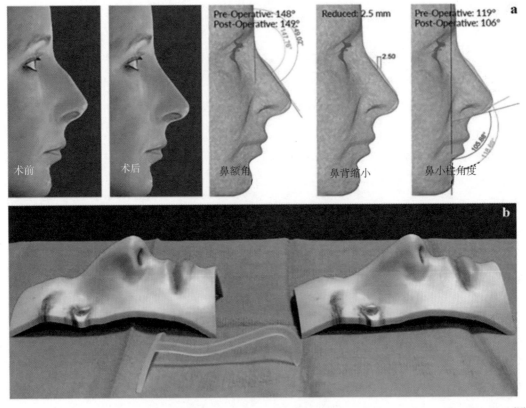

图 3-11 术前三维重建可以模拟术后效果，预测手术可以做出的改变，优化手术效果，管理患者期望 [95]

3.1　相关解剖学讨论

颏部软组织层由表层皮肤、肌肉和脂肪组织组成。颏和下颌内侧的轮廓和形状主要由颌骨的结构决定。颏部的形状主要由三块骨质维持，即向中央和前方突出的颏隆突、向下方突出的颏结节和向侧面突出的下颌体[100]（图3-12）。

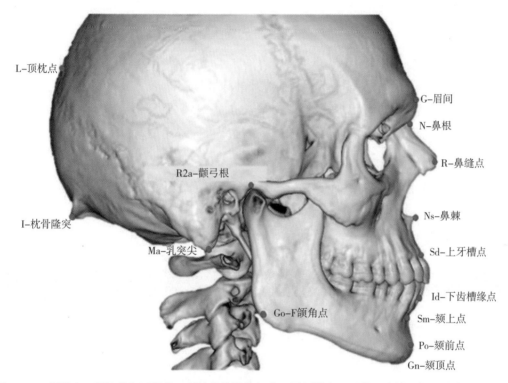

图 3-12　**颏隆突、颏结节和下颌体，以及其他骨性标志。最新技术可以使用头颅三维重建来评估缺损，选择合适的假体**[101]

了解神经血管解剖，尤其是神经，可以有效避免神经损伤致颏部和下唇黏膜感觉障碍。下牙槽神经从三叉神经第三支（CN5）分支，经颏孔穿出。下颌骨缩小的骨性截骨以及剥离和植入假体应避开颏孔（至少向下5cm），以防止损伤颏神经[102]。

颏肌起源于下颌骨上部（位于中/侧切牙牙龈的正下方），穿入颏皮肤垫。与邻近结构的关系详见上一节[103]。

3.2　术前患者评估

隆颏手术前，应考虑性别差异，男性下巴较宽、有棱角，女性下巴较窄，手术方法应有所差异[102]。因为牙槽骨发育不全会增加截骨损伤的风险，所以一般隆颏手术应在骨组织发育稳定后进行，通常不小于15岁[104]。

术前评估骨组织的完整性，尤其是骨质较差的老年人或营养不良者。一般来说，如果骨组织的完整性较差，选择创伤较小的假体植入比截骨术或植骨术更合适。吸烟、糖尿病和患有其他影响伤口愈合的疾病为手术禁忌证[104]。

如前所述，下颏的结构应与周围的面部特征（鼻、唇、下颌角）相匹配。从某种意义上讲，颏部成形术并不能矫正潜在的面部畸形。从不同角度评估牙齿形态并分类，以鉴别牙裂和咬合不正。1类畸形（在正颌外科中讨论）可以通过单纯的隆颏术矫正[102, 105]。

正前方（水平位）骨缺损可通过假体植入或骨移植进行矫正，而下方（垂直）或横向畸形的患者则适用于截骨术（骨性关节成形术）[106]。

与前面讨论过的手术禁忌证相同，包括不可使用抗凝药。此外，颏成形术患者还应强调一些特别的注意事项。如详细了解既往的病史和手术史，包括外伤史、口腔手术史或牙套、正畸治疗史[107]。

从正面和侧面（侧面轮廓）评估面部比例，为手术方法提供指导。相关测量和评估方法详见表3-3[104, 108-110]。

表 3-3　正面评估

正面观	理想测量值	畸形	适用技术
唇部位置	唇闭合状态	咬合不正	截骨术优于假体植入术
面部比例	面部上中下三部分垂直长度相等	长脸畸形 门齿增长 短面畸形 门齿较短	表明上颌骨骼畸形，通常通过正颌手术矫正效果更好
下颌和下颏对称	双侧颏部和软组织体积/轮廓对称	下颏和下颌不对称	适用截骨术和/或改良填充术
侧面轮廓			
颏唇沟	上1/3-中1/3交界处（测量眉间和门齿之间垂直距离的1/3）。垂直颏唇沟距离：女性约6mm，男性约4mm	颏唇沟过于明显可能伴有下脸较长畸形 颏唇沟不明显：下巴显得短平	沟较深且下脸较长者，提示正颌矫正，禁忌进行颏成形术
鼻颏关系	颏部最大突起位于鼻唇连线平面后方3mm处	小颏畸形 最大投影位于理想线后方 巨颏症 向理想线前方突出	小颏畸形一般需要假体或骨移植 巨颏症则需要截骨术

续表

正面观	理想测量值	畸形	适用技术
唇颏关系	上下唇最高点之间的垂直线与颏部的关系（Riedel线）	小颏畸形 最大投影位于理想线后方 巨颏症 向理想线前方突出	见上文
颌颈角	105°～120°	颈椎角度较小	颈部软组织轮廓整形（如下颌溶脂术）适用于颏成形术

　　头颅测量分析使用侧位和AP位X线片对骨性结构和软组织进行更详细的评估。

　　一般来说，如果患者有截骨术的指征，建议进行X线头颅影像检查[100]（图3–13）。

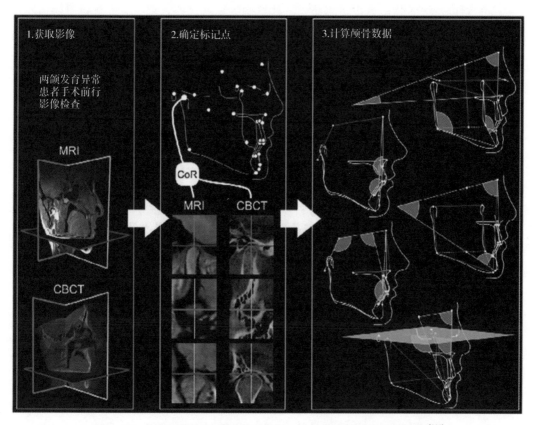

图 3-13　在怀疑有正颌畸形的患者中，头颅影像可用于识别差异[111]

　　这些检查对于更好地了解患者颅底、上颌骨和下颌骨之间的关系至关重要[112]。各种软组织和骨骼标志的识别和分析可使用各种分析指南，本章不再详述。Ricketts[113]、Steiner[114]、Burstone[115]和Gonzalez–Ulloa等[116]的方法对侧位片分析及其应用进行了详细描述。

此外，术前应从侧面和正面检查皮肤的状态和质地。需要注意软组织的厚度、过度松弛、不规则、不对称。术后肌肉和皮肤组织的下垂可能更明显，可以进行组织重新定位、提升或切除矫正。分别于静止和运动状态下评估颏脂肪垫及周围软组织，确定合适的矫正方法[117]。

3.3   外科技术

3.3.1   假体植入

颏成形术与丰颊术所使用的材料相同，前面已经讨论过。长且侧面为锥形的假体用于改善下颌外轮廓。纽扣状假体形状偏圆，主要用于内侧改善颏中部的凹陷[97]。

目前，有两种常见的假体植入入路。口外（下颌下）方法是在颏下皱襞处做一个2～3cm的切口，将假体植入皮下脂肪。一些机构更喜欢口外入路，它的优点是假体不用经口腔植入，可以降低感染风险。而且这种方法的操作更为直观，便于植入假体，还可以通过这个切口完成其他手术（颈部提升术、吸脂术、颈阔肌成形术）。口内入路通过龈下切口进行剥离，规避了切口瘢痕风险[97, 118, 119]（图3-14）。

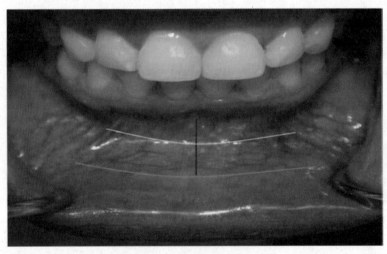

图3-14   口内入路切口位置[120]

两种方法都要暴露并分离颏肌，暴露下颌骨骨膜。假体可以放在骨膜上或骨膜下，各有其优缺点。骨膜下平面则在距中线约2mm处的下颌骨骨膜上做两个垂直切口。使用骨膜牵开器在下颌骨骨膜下分离形成1cm的腔隙，继续剥离至假体大小。向下颌骨侧面剥离有可能损伤颏神经，需要在术中进行识别和保护。假体不能放在神经表面，可以将假体侧角插入神经下方保障颏部两侧的外形[97]。

假体放在骨膜上方可以减少下颌骨对假体的挤压，放在骨膜下则更加稳固。许多医生喜欢使用双平面植入方法，在内侧放在骨膜上方，然后向外侧过渡到骨膜下平面[98]。

另外，一些外科医生喜欢用钛钉固定假体，螺钉钉在下颌骨前方，深度为4～5mm。这种方法可以降低假体移位的风险。不管哪种方法，假体都应沿中线固定，然后再重新定位颏肌[121]。

最近，有文献报道使用松质骨片代替硅胶假体。这种方法可以在口内也可以在口外进行，使用的切口和解剖技术相同。将异体松质骨片植入骨膜平面，获得预期效果。按照术前设计的方法，轻柔地进行下颏塑形，然后用4-0线逐层缝合切口。这种方法的优点在于关闭伤口后可以根据需要（短时间内）矫正颏部形状[122]。

成骨诱导是另一种最新发展的技术，在不进行植入和截骨的情况下增加骨轮廓。利用上述技术，通过手术植入一个电动装置，它将直接对下颌骨发射电脉冲（电刺激效应），刺激骨形成。对4例植入Modulator的患者进行术前、术后的头颅测量分析表明，下颌长度（平均5.26mm）和垂直曲率（平均23.5mm）均有改善。没有明显的并发症，经过39个月的随访，手术效果未见明显改变。Modulator被认为是世界上第一个实用、可靠、长期的膜内骨重塑种植体，但其在颅面畸形中的应用还有待考证[123]（图3-15）。

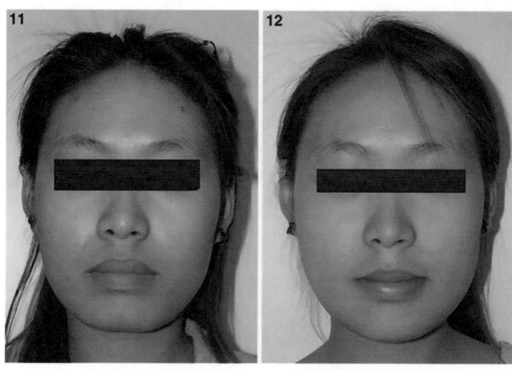

图 3-15　上图为植入 MedPor 骨重塑种植体后的结果 [124]

3.3.2 截骨术

截骨术一般使用全身麻醉，鼻腔插管优于气管插管，可以更好地暴露口腔。在口腔黏膜龈沟下进行注射肿胀麻醉，注射至双侧第二前磨牙。用手术刀或电刀在唇黏膜上做切口。应特别注意避开龈缘，保持在牙龈的上方。

沿切口垂直向下分离直至骨膜。在骨膜下平面内进行剥离，暴露下颌下缘，注意避开颏孔（位于双侧第二前磨牙附近）。找到并保护颏孔和神经血管束，继续向后分离，完全暴露术野[125]（图3-16）

在充分暴露后，使用摆锯沿下颌骨前部预先标记的位置全层截骨。为避免损伤神经血管结构，截骨线应在颏孔下方6 mm和尖牙根下方5 mm处进行[127, 128]。截骨的角度应预先设计好，确保下颌缘的弧线流畅。切除前段后，使用骨膜剥离器彻底分离游离端和剩余下颌骨。保障颏舌肌和颏舌骨肌完好，如果需要进行颏前移，此时应拉伸颏舌肌和颏舌骨肌[121]。

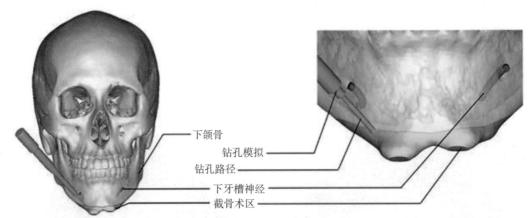

下颌骨
钻孔模拟
钻孔路径
下牙槽神经
截骨术区

图3-16 **使用机器人手术，例如颅颌面整形机器人，理论上可以更好地识别神经血管结构，并根据个人的具体解剖结构提前设计截骨路径**[126]

颏前突手术适用于颏前突过小或颏前突不足的患者。当需要进行下颏垂直缩短时，可进行两次截骨手术，在改善下颏的垂直度同时去除骨段。应先进行下部截骨术，以确保稳定性。用骨锉打磨粗糙的断端，然后逐层缝合[121, 129]。

这种技术还有其他改良式，包括楔形截骨术（切除一段骨质）或植入式截骨术（植入假体以增加垂直长度）[130, 131]。在定中轴颏成形术中，可从一侧进行楔形切除，并在重新连接时增加骨性结构。在最近推出的可伸缩颏成形术中，切除骨的宽度不超过安全截骨线的宽度。这样可以改善颏突，同时避免下颌骨前部过度增宽或变窄[121, 132]。

3.4 并发症和结果

假体隆颏的并发症发生率相对较低，患者通常对手术效果非常满意（＞90%）[133]。曾有报道与植入物相关的并发症，包括感染、假体移位和对手术效果不满意[134, 135]。

　　下颌骨前方骨质的吸收是硅胶假体植入后常见的不良反应，可能与下颏随表情和说话时活动有关[107, 136]。在骨膜上平面植入假体可以降低骨质吸收的程度和发生率。许多患者术后进行 X 线片检查发现，虽然患者没有明显症状，但骨质仍有轻度流失，因此这一并发症的真正原因仍有待研究[134, 137]。

　　截骨术是一种相对创伤更大、更为复杂的手术，因此会给患者带来其他手术风险。并发症的发生率尚未明确，从3%到30%不等。目前有报道的截骨术不良并发症包括感染、血肿形成、下颏下垂、牙齿和牙周病变以及下颌轮廓不规则[138, 139]。在这些并发症中，一过性神经损伤导致的感觉障碍最影响术后患者满意度（图3-17）。

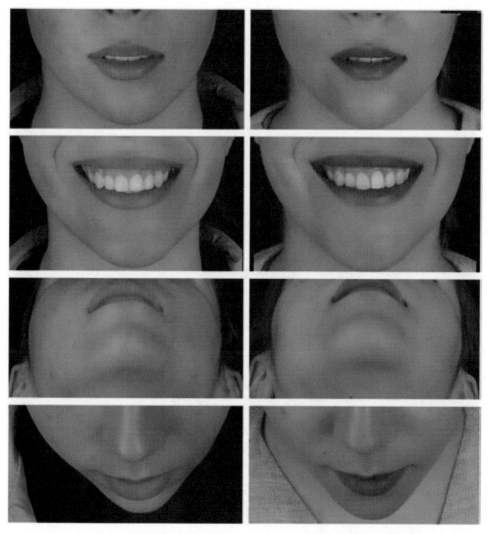

图 3-17　计算机辅助骨性颏成形术矫正偏颌术前（左图）术后（右图）对比 [140]

4   拉皮手术（除皱术）

除皱术，或称皱纹切除术，包括切除多余皮肤和手术提拉皮肤组织。这种手术又称拉皮术，它是经过面部一侧切口进行皮肤深层（SMAS下）或浅层的提拉和重新固定。迄今为止，已经存在多种除皱术式，而微创除皱成为近年来的新趋势，如内窥镜除皱或MACS-Lift[141]。

4.1   相关解剖回顾

上面部皮肤老化对外观的影响在面部年轻化的非手术治疗中有过更详细的讨论。随着年龄的增长，韧带弹性减弱和皮肤松弛会加深面部皱纹（尤其是鼻唇沟），加重双下巴。眶周也会受到影响，出现眼睑下垂和皱纹[142]。

在进行除皱术时，必须清楚筋膜层的解剖结构，因为许多手术操作都涉及筋膜层。浅层神经肌肉系统，或称SMAS，位于腮腺表层，支配面部肌肉系统。颞浅筋膜（颧弓上方）和颞顶筋膜在上部与SMAS筋膜融合，向下连接颈阔肌（颈部）[143]（图3-18和图3-19）。

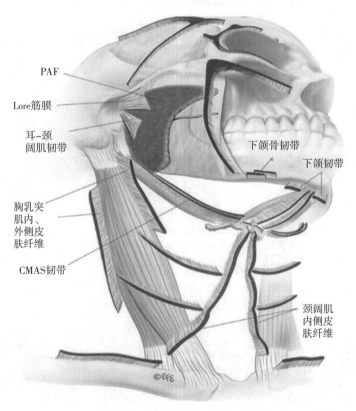

图 3-18   位于颈阔肌深面的韧带及其与面部组织的关系 [144]

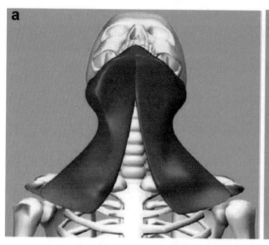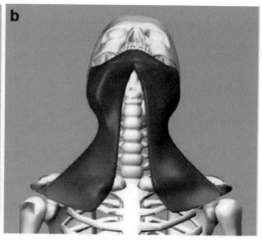

图 3-19   颈阔肌弹性减弱甚至分离的示意图（b），与未受老化影响的较强壮的颈阔肌（a）比较[145]

面神经穿过腮腺，在耳前分叉，上下分为面颞支和面颈支。面颞支包括颞支、额支和颊支，支配上面部和面颊的肌肉。面颈支分为下颌缘支和颈支，提供下面部和颈部肌肉的神经支配。最容易受损的是颞支和下颌缘支[146, 147]。

Pitanguy线用于定位面神经颞支的走行，是从外耳下 0.5cm 至眉外上方1.5cm 的连线。该分支走行于颞顶筋膜深层和颞深筋膜浅层，在除皱术中通常与SMAS同时出现[148]。Zuker点主要用于定位面神经颧支，位于耳廓（耳）上平行线到口角连线的中点。该分支位于面横动脉上方，面神经颊支则位于面横动脉下方[149]。

面神经颈支的损伤风险最大，它位于下颌角和乳突之间，沿胸锁乳突肌向下走行[147]。McKinney点是指乳突到胸锁乳突肌锁骨附着点连线的三分之一，用于定位面神经颈支与胸锁乳突肌交汇点。该点前方约1cm处为颈浅静脉[149]。面神经下颌缘支（面神经分支）位于颈阔肌深面，下颌缘下方约1～2cm处[150]。

4.2 术前患者评估

除皱术适用于皮肤过度松弛、皱纹过深以及因衰老引起的其他变化（容积减少、皮肤皱纹加深）的患者。这种手术并不能改变皮肤质地，如需要改变皮肤质地可以通过其他非手术技术实现[188]。这种手术可以使皮肤看上去更加紧致、年轻，但它并不能改变面部的整体外观或阻止衰老。

每种方法都有自己的优缺点，这里将针对每种方法进行详细讨论。根据皱纹和皮肤松弛的深度和严重程度不同，选择不同的手术平面。表3-4详细列出了不同的方法及其不同的适应证[142, 151]。

表 3-4　改良拉皮术的适应证

主要问题	可采用的方法
颈部畸形（下颌下脂肪堆积、条状或畸形颈阔肌条索）	颈部成形术
颏部形态不佳和颈部畸形	SMAS和颈部成形术，同时进行
鼻唇沟或人中皱纹深	深层或复合除皱术
耳前脂肪垫下垂或唇周皱纹严重	面中部或深层除皱术
双下巴	SMAS筋膜悬吊术
睑颊畸形	复合除皱术

一般来说，禁忌证包括吸烟、长期使用皮质类固醇激素类药物和患有影响伤口愈合能力的疾病（如糖尿病）。这些因素会增加除皱术后皮瓣坏死的风险。抗凝药物会增加术后出血和血肿的风险，尤其是除皱术。术前两周停用非甾体抗炎药、补品或OTC类抗凝药物[142]。术前详细询问既往史和用药史，排除禁忌证和潜在的精神疾病。术前医生应检查患者的皮肤状态、松弛程度和质地，评估皱纹和有无陈旧瘢痕。同时还应注意骨骼吸收、容积丢失以及脂肪垫的错位情况，从而选择合适的手术方法。

观察面部，尤其是发际线形状、完整性，有无面部不对称和轮廓畸形，以更好地预估术后效果。与其他美容手术一样，术前术后拍摄侧面、正面和底视图照片[151]。

一些患者需要联合颈部成形术，需要检查颈部情况，评估和排除潜在的结构畸形。可以用Dedo量表[152]对畸形的严重程度进行分类（图3-20）。

4.3　外科技术

除皱术多采用全身麻醉（需要插管），但一些文献报道，口服或静脉麻醉更为安全。无论采用哪种麻醉方法，手术的潜在并发症风险并无差异。碘伏消毒皮肤，局部注射肿胀麻醉剂可以减少术中出血和减少麻醉剂的用量。静脉注射抗生素和类固醇类药物，预防感染和炎症反应[154]。

4.3.1　切口类型

不同术式、不同医生选择的手术切口各不相同。传统的除皱术切口包括耳前切口和耳后切口。耳前切口从耳轮根部开始，沿发际线向上延伸至颞部头皮，耳后切口则是沿头发内部做切口，解剖出后面的结构[155]。

耳前切口可通过耳后缘切口（切口在外耳后缘）或耳屏前切口（切口在外耳前方，切口至颊部皮肤）进行改良。在男性患者中，耳前切口应用较多，可以通过皮瓣的重新定位，在耳前形成自然的带有毛发的皮肤。耳前切口见图3-21。

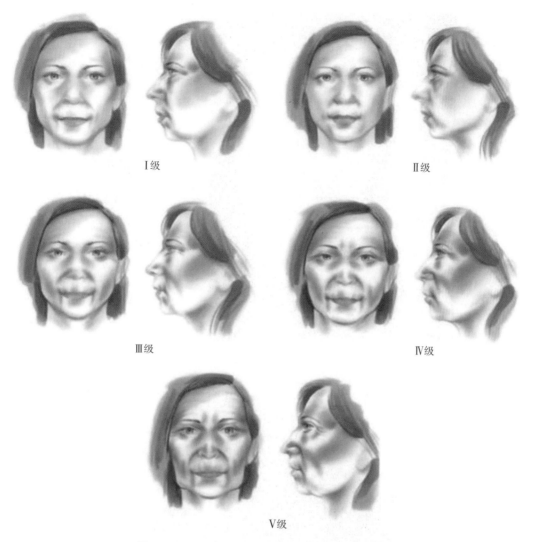

III级　　　　　　　　　　　　IV级

V级

图 3-20　不同严重程度的颈部老化畸形示意图[153]

　　耳后切口沿颅耳角上行至耳轮上缘水平，然后向内下方延伸至发际线。向内延伸可以减轻伤口愈合后的皮肤堆积和瘢痕挛缩[155]。S型切口悬吊可将提升的组织局限在面中部区域，这种方法可以很好地规避耳后瘢痕[157]（图3-22）。

　　医生确定切口位置并标记画线后，就可以剥离皮下组织掀起皮瓣。皮肤切口应与毛囊平行（避免破坏毛发生长）。切开皮肤后，以组织剪沿皮下仔细剥离，形成皮瓣并重新定位[142, 151]。

　　在SMAS筋膜悬吊除皱术中，从侧面剥离组织，至耳廓前方约6cm处。深层次的拉皮手术则需要在皮下继续剥离，下至下颌外侧，上至眼轮匝肌缘，并深入至SMAS筋膜层[142, 151]。

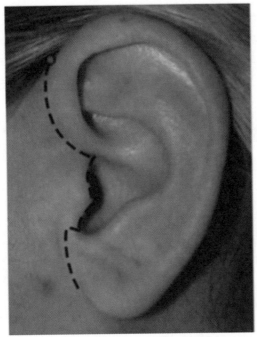

图 3-21　耳前切口[156]

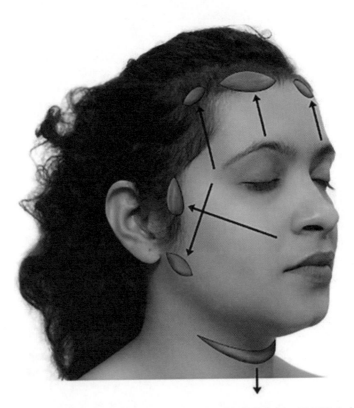

图 3-22　小切口除皱术（最初由 Passot 提出）由于手术剥离范围有限，悬吊张力大而备受争议。它适用于只需要进行表层组织的悬吊[158]

4.3.2 小切口悬吊（MACS）除皱术

MACS悬吊术是一种很好的提升皮下组织的方法，使用0号polydioxanone悬吊线提升代替创伤较大的提升和悬吊方法。该手术的另一个优点是可以通过沿颞面部、耳前的短切口来完成。简单的MACS提升术可以通过收紧颈部下颌角和改善颈颌角来矫正下面部松弛。另外，改良的MACS除皱术可以很好地矫正下眼睑、中面部和鼻唇沟松弛[159]。

与其他技术相比，单纯MACS提升术的切口范围较小，从耳垂（小叶）到外眦（眼睛）。用手指进行钝性剥离，在颞深筋膜上方（面神经上方）剥离一个腔隙（图3-23）。

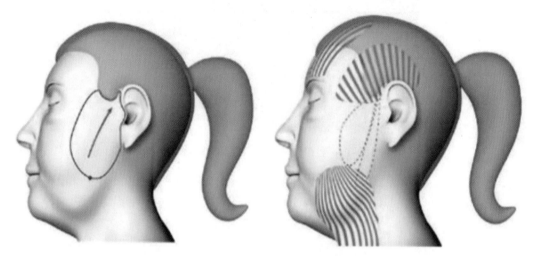

图 3-23　简单的 MACS 悬吊术：缝合位置和切口位置[160]

荷包式环形缝合，形成环形提升张力，去除多余组织。沿腮腺上方进行荷包缝合，将颈阔筋膜与颞筋膜下缘进行缝合固定。另一组缝合线可以呈斜行分布，将下颌上方的SMAS和颞肌筋膜缝合在一起。该环路可以悬吊组织同时改善下颌缘的清晰度[161]。

改良的MACS除皱术中，用第三个荷包环将颊脂垫向颞筋膜深层和侧眶方向靠近，减少唇周皱褶[144]。这两种MACS除皱方法的张力轴不同于其他拉皮技术中的斜向或水平皮肤收紧。图3-24显示了术前设计的缝合位置[161]。

4.3.3 SMAS 筋膜除皱术

Mitz最早提出了SMAS筋膜除皱术，从此该技术被用于处理皮下组织，从而矫正松弛的皮肤和深层皱纹。SMAS提升主要是通过折叠（折叠到自身）或悬吊（去除多余组织）完成的。折叠法是仔细去除耳前区域的浅层脂肪组织，注意保护表浅的面神经分支。折叠松弛的SMAS筋膜，缝合固定，在外侧和外上方进行加固[151, 158]。

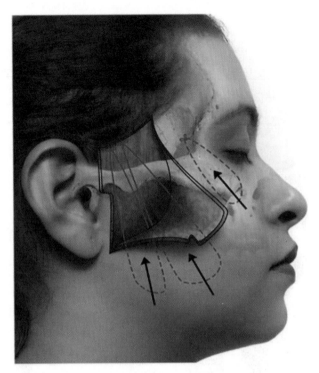

图 3-24   拉伸 MACS 的三个缝合位置[158]

悬吊法利用倒L形切口进入SMAS，切口在耳前约1cm处。在SMAS下方仔细钝性剥离，减少剥离过程中损伤面神经的风险。切除多余组织，然后推进并缝合固定SMAS。可在颞部上侧进行提拉收紧，以实现上面部的年轻化。如果患者的主要问题在下颌角，则将SMAS向侧方推进并在耳后区域进行转位，形成侧向张力使下颌缘收紧[151, 158]（图3-25和26）。

SMAS除皱术通常与颈阔肌提升和成形术同时进行，使提升后的面部与周围组织相匹配，达到最佳效果。切开下颌皮肤，沿下颌骨下缘进行剥离。

剥离颈阔肌上缘至之前剥离的SMAS平面。提拉颈阔肌并与周围肌肉进行缝合固定，侧至胸锁乳突肌前缘。必要时，将颈阔肌固定于舌骨上，以增加稳定性。最后，如图3-27所示，用缝线将肌肉锚定在乳突骨膜上，然后沿颈中线缝合加强颈阔肌纤维[176]。

4.3.4   深平面除皱术

这种方法已经使用了数十年，至今仍然是减轻鼻唇沟皱纹和颊脂垫复位的有效方法。皮下剥离的方式与SMAS筋膜悬吊除皱术相同，然后在SMAS下方进行深层剥离。切口穿过颊脂垫，延伸至下颌角和颏下。使用钝性剥离将SMAS与深层筋膜分开，自腮腺组织继续向前方剥离。剥离范围一般不超过上唇颊脂垫或下颌角[163]。

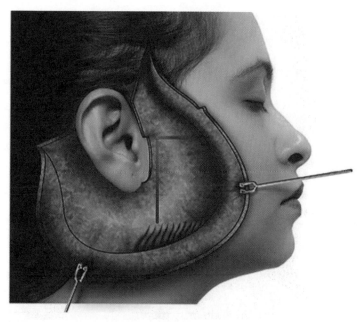

图 3-25　SMAS 筋膜悬吊术的剥离平面和需要折叠悬吊的组织示意图[158]

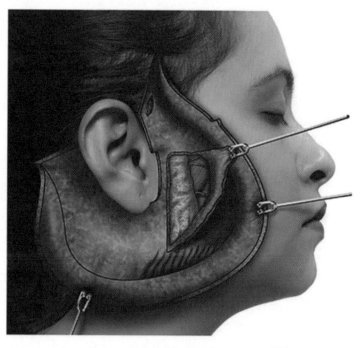

图 3-26　悬吊技术和切口位置示意图[158]

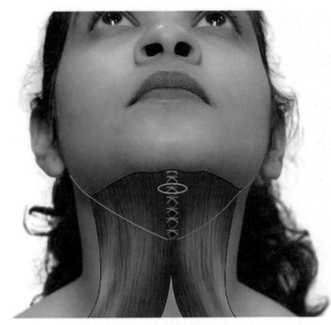

图 3-27　颈阔肌成形术示意图，粉红色和绿色线条标记缝合位置和范围 [158]

　　将SMAS与深层组织分离后，医生应确定颧肌的位置。沿颧肌浅层向唇沟方向剥离，游离颊脂垫。然后将组织瓣和脂肪垫向后上方推进并固定。小心复位脂肪垫，预防不对称，达到美观效果 [163]。

　　另一种术式皮下剥离除皱术最早由Lexer提出，只进行皮下剥离，提升表层皮肤，方法较为微创 [161]。不动SMAS层，切除多余的皮肤重新缝合固定。适用于皮肤松弛程度较轻、面部下层骨骼、肌肉和脂肪垫没有严重老化的较瘦的人。感兴趣的读者可以在相关文献 [162]中获得更多这项技术的细节。

　　使用上述不同技术推进并切除多余组织后，用2～4号线沿切口进行缝合固定。耳廓周围切口可使用较细的6-0缝线缝合，发际线周围切口可使用订书针或可吸收缝线。进行双层缝合减小表层组织张力，减轻精灵耳样外观和较宽的瘢痕形成。存留死腔会形成血肿和积液，放置引流管可以减轻瘀血，但不能有效降低血肿风险。相比之下，进行"止血网状"缝合（将缝线分散到整个剥离面）可有效降低患者的血肿风险 [164, 165]。

　　使用止血蛋白是另一种可以减轻渗出、促进愈合的方法。虽然没有确凿证据表明止血蛋白能有效减少血肿，但止血蛋白在预防渗出、瘀斑（瘀伤）和面部水肿方面应用良好 [166]。

　　术后，伤口外用抗生素软膏，并进行加压包扎，可以有效减轻血肿的形成。如果放置了引流管和加压敷料，24小时后去除。

术后，嘱患者避免剧烈活动，睡觉时抬高头部。在组织充分愈合之前，避免鼻窦受压，如擤鼻涕[167]。

4.4 并发症和结果

绝大多数做除皱术的患者年龄在50岁以上，三分之一的患者年龄在65岁以上。目前，已经有许多研究关于除皱手术风险与年龄的关系，数据仍不确定。按照美国麻醉学会的标准，年龄越大风险越高，但不同年龄组的术后和术中并发症发生率相似[168, 169]。

除皱术后最常见的并发症是血肿形成，男性患者多于女性患者[170]。吸烟、常规使用非甾体抗炎药、抗凝剂或长期高血压的患者发生血肿的风险会增加。严重的血肿影响皮瓣血运，有时甚至导致皮瓣坏死。血肿一般发生在术后24小时内，应通过手术纠正，避免造成毁容和永久的色素沉着[171]。术后静脉注射拉贝洛尔和肼屈嗪可有效预防血肿，男性患者围手术期使用氯硝西泮也可降低血肿形成的风险[172-174]。Jones等进行的一项研究显示，肿胀麻醉剂中不加肾上腺素可以减轻血肿形成[175]。

麻醉药物的延迟效应可能会产生短暂的肌肉无力和面部不对称，一般在数小时内消失。如果这种现象持续存在，考虑术中血管烧灼造成的热损伤、缝合位置不佳或远端SMAS筋膜受损。通常，这些损伤所造成的神经损伤会在4个月内消失，应密切观察是否出现其他症状[176]。感觉或运动神经损伤通常与手术技术有关。一过性面神经损伤表现为短时间的肌肉无力，多见于高位SMAS筋膜悬吊术。无论采用哪种术式，永久性神经损伤的发生率几乎相同[177]。

血肿会增加皮肤坏死风险，但十分罕见。目前，吸烟是影响伤口愈合的最常见因素，此外还包括缝合部位张力过大、皮瓣过薄、鼻唇沟皮肤剥离范围过大以及剥离过程中造成的皮肤损伤。这些因素不仅影响伤口愈合，还会诱发术后轻度皮肤松弛[178-180]。

术后感染相对罕见，多见于金黄色葡萄球菌感染。手术时间较长是预防性使用抗生素的指征之一，有些医生会在术前进行鼻拭子MRSA培养，阳性者预防性使用万古霉素治疗。非MRSA携带者在手术前1小时静脉注射头孢菌素[181, 182]。少数患者会发生深静脉血栓和肺栓塞，2020年的数据显示发生率仅有0.01%[183]。如果术中损伤了腮腺，术后患者可能会发生腮腺瘘。这种情况并不多见，据报道，截至2012年，仅有24例报道[184]。

使用FACE-Q问卷调查来评估患者对外观和功能的满意度，以及对生活（社交、心理）和日常活动的影响。每种美容手术都存在不同的问题。总体而言，患者对除皱术的效果非常满意，很少出现严重或危及生命的并发症。多项调查显示，80%以上的患者对术后外观满意，并表示自我感觉和看起来年轻了6～8岁。在接受调查的患者中，对鼻唇沟、面颊和下颌角外观的满意度比颈部的满意度高。总体而言，90%以上的患者对选择鼻唇沟、面颊和下颌角整形手术感到满意[185, 186]。

由于术后容易再次出现皮肤松弛和皮下组织下垂的情况，表皮（皮下）除皱手术的远期效果一般[187]。MACS除皱术是一种改良的微创除皱技术，术后瘢痕增生较轻，发型选择灵活。恢复期短，同时还可以矫正颈部和面部深层皮下组织，患者满意度高。图3-28显示了一名男性患者同时进行了面部除皱和颈阔肌成形术的效果[159]。

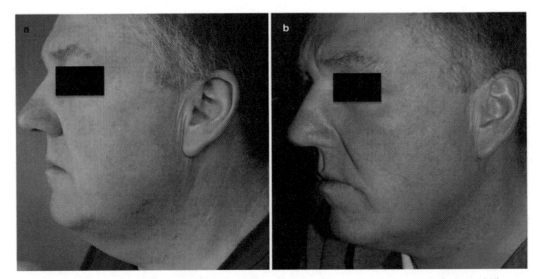

图3-28　男性患者进行了面部除皱和颈阔肌成形术，术前外观（a）和术后效果（b）[158]

（陈可琼）

参考文献

1. Tasman, A. J. (2007). Rhinoplasty–indications and techniques. *GMS current topics in otorhinolaryngology, head and neck surgery, 6.*
2. Fichman, M., & Piedra Buena, I. T. (2022, January). Rhinoplasty. [Updated 2022 Jun 21]. In: *StatPearls [Internet].* StatPearls Publishing. Available from: https://www.ncbi.nlm.nih.gov/books/NBK558970/
3. Barrera, J. E. (2022). *Application of ultrasonic piezoelectric technology for rhinoplasty.* Facial Plastic Surgery & Aesthetic Medicine.
4. Dinis, P. B., Dinis, M., & Gomes, A. (1998). Psychological consequences of nasal aesthetic and functional surgery: A controlled prospective study in an ENT setting. *Rhinology, 36,* 32–36.
5. Baker, S. B., Patel, P. K., & Weinzweig, J. (2022). *Aesthetic surgery of the facial skeleton.* Elsevier.
6. Schlosser, R. J., & Park, S. S. (1999, February). Functional nasal surgery. *Otolaryngologic Clinics of North America 32*(1), 37–51.
7. Galarza-Paez, L., Marston, G., & Downs, B. W. (2021). Anatomy, head and neck, nose. In *StatPearls.* StatPearls Publishing.

8. CONVERSE JM. (1955, Mar). The cartilaginous structures of the nose. *The Annals of Otology, Rhinology, and Laryngology, 64*(1), 220–229.

9. Sakarya, E. U., Kar, M., & Bafaqeeh, S. A. (2020). Surgical anatomy of the external and internal nose. In *All around the nose* (pp. 39–47). Springer.

10. Haight, J. S., & Cole, P. (1983 Jan). The site and function of the nasal valve. *The Laryngoscope, 93*(1), 49–55.

11. Niekrash, C. E. (2021). Anatomy of the nose and paranasal sinuses. In *Applied head and neck anatomy for the facial cosmetic surgeon* (pp. 79–84). Springer.

12. Bjornsson, A. S., Didie, E. R., & Phillips, K. A. (2010). Body dysmorphic disorder. *Dialogues in Clinical Neuroscience, 12*(2), 221–232.

13. Rankin, M., Borah, G. L., Perry, A. W., & Wey, P. D. (1998). Quality-of-life outcomes after cosmetic surgery. *Plastic and Reconstructive Surgery, 102*, 2139–2145.

14. Crerand, C. E., Phillips, K. A., Menard, W., & Fay, C. (2005). Nonpsychiatric medical treatment of body dysmorphic disorder. *Psychosomatics, 46*(6), 549–555.

15. Slavin, S. A., & Goldwyn, R. M. (1990 Sep). The cocaine user: The potential problem patient for rhinoplasty. *Plastic and Reconstructive Surgery, 86*(3), 436–442.

16. Ishii, L., Roxbury, C., Godoy, A., Ishman, S., & Ishii, M. (2015). Does nasal surgery improve OSA in patients with nasal obstruction and OSA? A meta-analysis. *Otolaryngology–Head and Neck Surgery, 153*(3), 326–333.

17. Loyo, M., & Wang, T. D. (2015). Management of the deviated nasal dorsum. *Facial Plastic Surgery, 31*(03), 216–227.

18. Tanna, N., Im, D. D., Azhar, H., et al. (2014). Inferior turbinoplasty during cosmetic rhinoplasty: Techniques and trends. *Annals of Plastic Surgery, 72*, 5–8.

19. Tanna, N., Lesavoy, M. A., Abou-Sayed, H. A., et al. (2013). Septoturbinotomy. *Aesthetic Surgery Journal, 33*, 1199–1205.

20. Tanna, N., Nguyen, K. T., Ghavami, A., et al. (2018). Evidence-based medicine: Current practices in rhinoplasty. *Plastic and Reconstructive Surgery, 141*, 137e–151e.

21. Rohrich, R. J., & Ahmad, J. (2016). A practical approach to rhinoplasty. *Plastic and Reconstructive Surgery, 137*, 725e–746e.

22. Clappier, M., & Tanna, N. (2022). Preoperative evaluation of the rhinoplasty patient. *Clinics in Plastic Surgery, 49*(1), 1–11.

23. Toriumi, D. M., & Becker, D. G. (1999). Rhinoplasty analysis. In D. M. Toriumi (Ed.), *Rhinoplasty dissection manual* (pp. 9–23). Lippincott Williams & Wilkins.

24. Balaji, N. (2020). Nasal valve surgery. In *Textbook of nasal tip rhinoplasty* (pp. 303–317). Springer.

25. Rohrich, R. J., Potter Jason, K., & Landecker, A. (2007). Preoperative concepts for rhinoplasty. In R. J. Rohrich (Ed.), *Dallas rhinoplasty: Nasal surgery by the masters* (pp. 59–79). Quality Medical Publishing.

26. Gunter, J. P., & Hackney, F. L. (2007). Clinical assessment and facial analysis. In R. J. Rohrich (Ed.), *Dallas rhinoplasty: Nasal surgery by the masters* (pp. 106–123). Quality Medical Publishing.

27. Suhk, J., Park, J., & Nguyen, A. H. (2015). Nasal analysis and anatomy: Anthropometric proportional assessment in Asians—Aesthetic balance from Forehead to chin. *Part I. Seminars in Plastic Surgery, 29*, 219–225.

28. Hamilton, G. (2018). Dorsal failures: From saddle deformity to pollybeak. *Facial Plastic Surgery, 34*, 261–269.

29. Rohrich, R. J., & Mohan, R. (2020). Male rhinoplasty: Update. *Plastic and Reconstructive Surgery, 145*, 744e–753e.

30. Steinbacher, D. M. (2019). Rhinoplasty: The nasal dorsum, midvault, septum, and osteotomies. *Aesthetic Orthognathic Surgery and Rhinoplasty*, 349–379.

31. Nasser, N. A. (2021). Rhinoplasty. In *Oral and maxillofacial surgery for the clinician* (pp. 775–813). Springer.

32. Sheen, J. H., & Sheen, A. P. (1987). *Aesthetic rhinoplasty*. Mosby.

33. Warner, J., Gutowski, K., Shama, L., & Marcus, B. (2009). National interdisciplinary rhino-plasty. *Aesthetic Surgery Journal, 29*(4), 295–301.

34. Cochran, C. S., & Marin, V. P. (2007). A systematic approach to open rhinoplasty. *Operative Techniques Otolaryngol Head Neck Surg, 18*(3), 166–171.

35. Nolst Trenité, G. J. (2005). Surgery of the osseocartilaginous vault. In G. J. Nolst Trenité (Ed.), *Rhinoplasty. A practi- cal guide to functional and aesthetic surgery of the nose* (3th ed., pp. 97–107). Kugler Publications.

36. Halewyck, S., Michel, O., Daele, J., & Gordts, F. (2010). A review of nasal dorsal hump reduction techniques, with a particular emphasis on a comparison of component and compos-ite removal. *B-ENT, 6*(Suppl 15), 41–48.

37. Rohrich, R. J., & Afrooz, P. N. (2017). Rhinoplasty refinements: The role of the open approach. *Plastic and Reconstructive Surgery, 140*(4), 716–719. https://doi.org/10.1097/PRS.0000000000003743

38. Renner, G. J. (2006). Introduction to rhinoplasty. In B. J. Bailey, J. T. Johnson, & S. D. Newlands (Eds.), *Head & Neck Surgery-Otolaryngology* (4th ed., pp. 2533–2550). Lippincott Williams & Wilkins, Philadelphia.

39. Troedhan, A. (2016). Piezotome rhinoplasty reduces postsurgical morbidity and enhances patient satisfaction: A multidisciplinary clinical study. *Journal of Oral and Maxillofacial Surgery, 74*(8), 1659–16e1.

40. Yang, C. E., Kim, S. J., Kim, J. H., Lee, J. H., Roh, T. S., & Lee, W. J. (2018). Usefulness of cross-linked human acellular dermal matrix as an implant for dorsal augmentation in rhino-plasty. *Aesthetic Plastic Surgery, 42*(1), 288–294.

41. Byrd, H. S., Meade, R. A., & Gonyon, D. L., Jr. (2007). Using the autospreader flap in pri-mary rhinoplasty. *Plastic and Reconstructive Surgery, 119*(6), 1897–1902.

42. Rohrich, R. J., & Ahmad, J. (2011). Rhinoplasty. *Plastic and Reconstructive Surgery, 128*, 49e–73e.

43. Samaha, M., & Rassouli, A. (2015). Spreader graft placement in endonasal rhinoplasty: Technique and a review of 100 cases. *Plastic surgery (Oakville, Ont.), 23*(4), 252–254. https://doi.org/10.4172/plastic-surgery.1000944

44. Byrd, H. S., Salomon, J., & Flood, J. (1998). Correction of the crooked nose. *Plastic and Reconstructive Surgery, 102*(6), 2148–2157. https://doi.org/10.1097/00006534-199811000-00055

45. Gunter, J. P., Clark, C. P., & Friedman, R. M. (1997). Internal stabilization of autogenous rib cartilage grafts in rhinoplasty: A barrier to cartilage warping. *Plastic and Reconstructive Surgery, 100*(1), 161–169.

46. Toriumi, D. M. (2013). Subtotal septal reconstruction: An update. *Facial Plastic Surgery, 29*(6), 492–501.

47. Most, S. P., & Murakami, C. S. (2002). Nasal osteotomies: Anatomy, planning, and tech-nique. *Facial Plastic Surgery Clinics of North America, 10*(3), 279–285.

48. Webster, R. C., Davidson, T. M., & Smith, R. C. (1977). Curved lateral osteotomy for airway protection in rhinoplasty. *Archives of Otolaryngology, 103*(8), 454–458.

49. Tardy, M. E., & Denneny, J. C. (1984). Micro-ostoeotomies in rhinoplasty. *Facial Plastic Surgery, 1*, 137–145.

50. Murakami, C. S., & Larrabee, W. F. (1992). Comparison of osteotomy techniques in the treat-ment of nasal fractures. *Facial Plastic Surgery, 8*, 209–219.

51. Dobratz, E. J., & Hilger, P. A. (2010). Osteotomies. *Clinics in Plastic Surgery, 37*(2), 301–311.

52. Tebbetts, J. B. (1994). Shaping and positioning the nasal tip without structural disruption: A new, systematic approach. *Plastic and Reconstructive Surgery, 94*(1), 61–77.

53. Bucher, S., Kunz, S., Deggeller, M., et al. (2020). Open rhinoplasty using a columellar strut: Effects of the graft on nasal tip projection and rotation. *European Archives of Oto-Rhino-Laryngology, 277*, 1371.

54. Ghavami, A., Janis, J. E., Acikel, C., & Rohrich, R. J. (2008). Tip shaping in primary rhino-plasty: An algorithmic approach. *Plastic and Reconstructive Surgery, 122*(4), 1229–1241.

55. Byrd, H. S., Andochick, S., Copit, S., & Walton, K. G. (1997). Septal extension grafts: A method of controlling tip projection shape. *Plastic and Reconstructive Surgery, 100*(4), 999–1010.

56. Guyuron, B., & Varghai, A. (2003). Lengthening the nose with a tongue-and-groove technique. *Plastic and Reconstructive Surgery, 111*, 1533.

57. Toriumi, D. M. (1995). Caudal septal extension graft for correction of the retracted columella. *Operative Techniques in Otolaryngology-Head and Neck Surgery, 6*(4), 311–318.

58. Guyuron, B., & Behmand, R. A. (2003). Nasal tip sutures part II: The interplays. *Plastic and Reconstructive Surgery, 112*, 1130.

59. Cingi, C., Muluk, N. B., Ulusoy, S., Söken, H., Altintoprak, N., Şahin, E., & Ada, S. (2015). Nasal tip sutures: Techniques and indications. *American Journal of Rhinology & Allergy, 29*(6), e205–e211.

60. Wong, A., Sheckter, C. C., & Gruber, R. (2023). Suture tip rhinoplasty. In *Rhinoplasty* (pp. 142–146). Elsevier.

61. Suh, M. K. (2018). Nasal tip plasty: Suture techniques and cartilage grafts. In *Atlas of Asian Rhinoplasty* (pp. 285–448). Springer.

62. Moubayed, S. P., Abou Chacra, Z., Kridel, R. W., Ahmarani, C., & Rahal, A. (2014). Precise anatomical study of rhinoplasty: Description of a novel method and application to the lateral crural steal. *JAMA Facial Plastic Surgery, 16*(1), 25–30.

63. Kridel, R. W., Scott, B. A., & Foda, H. M. (1999). The tongue-in-groove technique in septorhinoplasty: A 10-year experience. *Archives of Facial Plastic Surgery, 1*(4), 246–256.

64. Datema, F. R., & Lohuis, P. J. (2015). Tongue-in-groove setback of the medial crura to control nasal tip deprojection in open rhinoplasty. *Aesthetic Plastic Surgery, 39*(1), 53–62.

65. Spataro, E. A., & Most, S. P. (2018). Tongue-in-groove technique for rhinoplasty: Technical refinements and considerations. *Facial Plastic Surgery, 34*(05), 529–538.

66. Hong, T. U., Oh, J., & Choi, J. Y. (2022). *The functional and cosmetic aspects of alar batten graft.*

67. Rohrich, R. J., Raniere, J., Jr., & Ha, R. Y. (2002). The alar contour graft: Correction and prevention of alar rim deformities in rhinoplasty. *Plastic and Reconstructive Surgery, 109*(7), 2495–2505; discussion 2506–2508.

68. Ballin, A. C., Kim, H., Chance, E., & Davis, R. (2016). The articulated alar rim graft: Reengineering the conventional alar rim graft for improved contour and support. *Facial Plastic Surgery, 32*(4), 384–397.

69. Xavier, R. (2022). *Extended lateral crural overlay for lateral crural tensioning.* Facial Plastic Surgery & Aesthetic Medicine.

70. Ambaram, R., & Duplechain, K. (2022). Reorienting lower lateral cartilages with lateral crural struts: Aesthetic and functional benefits. *The American Journal of Cosmetic Surgery, 07488068221101225.*

71. Layliev, J., Gupta, V., Kaoutzanis, C., et al. (2017). Incidence and preoperative risk factors for major complications in aesthetic rhinoplasty: Analysis of 4978 patients. *Aesthetic Surgery Journal, 37*, 757–767.

72. Heilbronn, C., Cragun, D., & Wong, B. J. F. (2020). Complications in rhinoplasty: A literature review and comparison with a survey of consent forms. *Facial Plastic Surgery & Aesthetic Medicine, 22*, 50–56.

73. Sharif-Askary, B., Carlson, A. R., Van Noord, M. G., et al. (2020). Incidence of postoperative adverse events after rhinoplasty: A systematic review. *Plastic and Reconstructive Surgery, 145*, 669–684.

74. Cochran, C. S., & Landecker, A. (2008). Prevention and management of rhinoplasty complications. *Plastic and Reconstructive Surgery, 122*, 60e–67e.

75. Teichgraeber, J. F., & Russo, R. C. (1993). Treatment of nasal surgery complications. *Annals of Plastic Surgery, 30*, 80–88.

76. Eytan, D. F., & Wang, T. D. (2022). Complications in rhinoplasty. *Clinics in Plastic Surgery, 49*(1), 179–189.

77. Safdar, N., & Bradley, E. A. (2008). The risk of infection after nasal colonization with staphylococcus aureus. *The American Journal of Medicine, 121*, 310–315.

78. Angelos, P. C., & Wang, T. D. (2010). Methicillin-resistant staphylococcus aureus infection in septorhinoplasty. *Laryngoscope, 120*, 1309–1311.

79. Abuzeid, W. M., Brandt, M. G., Moyer, J. S., et al. (2012). Methicillin-resistant staphylococcus aureus–Associated infections following septorhinoplasty. *Facial Plastic Surgery, 28*, 354–357.

80. Ezeh, U. E., Price, H. N., & Belthur, M. V. (2018). Allergic contact dermatitis to mastisol adhesive used for skin closure in orthopedic surgery: A case report. *J Am Acad Orthop Surg Glob Res Rev, 2*, e037.

81. Mabrie, D. C., & Papel, I. D. (1999). An unexpected occurrence of acute contact dermatitis during rhinoplasty. *Archives of Facial Plastic Surgery, 1*, 320–321.

82. Foda, H. M. T. (2004). External rhinoplasty for the Arabian nose: A columellar scar analysis. *Aesthetic Plastic Surgery, 28*, 312–316.

83. Kim, H. C., & Jang, Y. J. (2016). Columellar incision scars in Asian patients undergoing open rhinoplasty. *JAMA Facial Plastic Surgery, 18*, 188–193.

84. Vuyk, H. D., Watts, S. J., & Vindayak, B. (2000). Revision rhinoplasty: Review of deformities, aetiology and treatment strategies. *Clinical Otolaryngology and Allied Sciences, 25*, 476–481.

85. Kamer, F. M., & McQuown, S. A. (1988). Revision rhinoplasty: Analysis and treatment. *Archives of Otolaryngology-Head & Neck Surgery, 114*, 257–266.

86. Foda, H. M. T. (2005). Rhinoplasty for the multiply revised nose. *American Journal of Otolaryngology, 26*, 28–34.

87. Hanasono, M. M., Kridel, R. W. H., Pastorek, N. J., et al. (2002). Correction of the soft tissue pollybeak using triamcinolone injection. *Archives of Facial Plastic Surgery, 4*, 26–30.

88. Domanski, M. C., & Cavale, N. (2012). Self-reported 'worth it' rating of aesthetic surgery in social media. *Aesthetic Plastic Surgery, 36*, 1292–1295.

89. Tobin, H. A., & Webster, R. C. (1986). The less-than-satisfactory rhinoplasty: Comparison of patient and surgeon satisfaction. *Otolaryngology and Head and Neck Surgery, 94*, 86–95.

90. Shipchandler, T. Z., Sultan, B., Ishii, L., et al. (2013). Aesthetic analysis in rhinoplasty: Surgeon vs. patient perspectives: A prospective, blinded study. *American Journal of Otolaryngology and Head and Neck Surgery, 34*, 93–98.

91. Cochran, C. S., & Roostaeian, J. (2013). Use of the ultrasonic bone aspirator for lateral osteotomies in rhinoplasty. *Plastic and Reconstructive Surgery, 132*, 1430.

92. Svider, P. F., Keeley, B. R., Zumba, O., et al. (2013). From the operating room to the courtroom: A comprehensive characterization of litigation related to facial plastic surgery procedures. *Laryngoscope, 123*, 1849–1853.

93. Razmpa, E., Saedi, B., Safavi, A., et al. (2011). Litigation after nasal plastic surgery. *Iranian Journal of Otorhinolaryngology, 23*, 119–126.

94. Adham, G., Keyhan, S. O., Fallahi, H. R., Ziaei, H., & Thomas, M. (2021). Nasal sill augmentation: An overlooked concept in rhinoplasty—A technical note and review of the literatures. *Maxillofacial Plastic and Reconstructive Surgery, 43*(1), 1–15.

95. Gordon, A. R., Schreiber, J. E., Patel, A., & Tepper, O. M. (2021). 3D printed surgical guides applied in rhinoplasty to help obtain ideal nasal profile. *Aesthetic Plastic Surgery, 45*(6), 2852–2859.

96. Carruthers, J., Carruthers, A., & Humphrey, S. (2015). Introduction to fillers. *Plastic and Reconstructive Surgery, 136*(5 Suppl), 120S–131S.

97. Romo, T., & Lanson, B. G. (2008 February). Chin augmentation. *Facial Plastic Surgery Clinics of North America*, 16(1), 69–77, vi.

98. Newberry, C. I., & Mobley, S. R. (2019). Chin augmentation using silastic implants. *Facial Plastic Surgery, 35*(02), 149–157.

99. Sykes, J., & Frodel, J. L. (1995). Genioplasty. *Operative Techniques in Otolaryngology, 6*, 319.

100. Chin, O. Y., & Sykes, J. M. (2019). Optimizing the chin and jawline appearance: Does

Surgery or injection make sense? *Facial Plastic Surgery, 35*, 164–171.

101. Babacan, S., Isiklar, S., Kafa, I. M., & Gokalp, G. (2021). Redesign of missing mandible by determining age group and gender from morphometric features of skull for facial reconstruction (approximation). *Archaeological and Anthropological Sciences, 13*(5), 1–19.

102. Guyuron, B. (2008). Genioplasty. *Plastic and Reconstructive Surgery, 121*, 1–7.

103. Garfein, E. S., & Zide, B. M. (2008). Chin ptosis: Classification, anatomy, and correction. *Craniomaxillofacial Trauma & Reconstruction, 1*(1), 1–14. https://doi.org/10.1055/s-0028-1098968

104. Rosen, H. M. (2007). *Osseous genioplasty* (pp. 557–561). Lippincott.

105. Angle, E. H. (1899). Classification of malocclusion. Dental. *Cosmos, 41*, 248–264.

106. Wolfe, A. (1991). The genioplasty: An essential tool in the correction of chin deformities. In D. K. Ousterhout (Ed.), *Aesthetic contouring of the craniofacial skeleton*. Little, Brown.

107. Lee, E. I. (2013, August). Aesthetic alteration of the chin. In *Seminars in plastic surgery* (Vol. 27, No. 03, pp. 155–160). Thieme Medical Publishers.

108. Zide, B. M., & Boutros, S. Chin surgery III: Revelations. *Plastic and Reconstructive Surgery*, 200311141542–200311141550, discussion 1551-1552.

109. Rosen, H. M. (1991). Aesthetic refinements in genioplasty: The role of the labiomental fold. *Plastic and Reconstructive Surgery, 88*(5), 760–767.

110. Byrd, H. S., & Hobar, P. C. Rhinoplasty: A practical guide for surgical planning. *Plastic and Reconstructive Surgery*, 1993914642–1993914654; discussion 655-656.

111. Juerchott, A., Freudlsperger, C., Weber, D., Jende, J. M., Saleem, M. A., Zingler, S., et al. (2020). In vivo comparison of MRI-and CBCT-based 3D cephalometric analysis: Beginning of a non-ionizing diagnostic era in craniomaxillofacial imaging? *European Radiology, 30*(3), 1488–1497.

112. Sati, S., & Havlik, R. J. (2011). An evidence-based approach to genioplasty. *Plastic and Reconstructive Surgery, 127*(2), 898–904.

113. Ricketts, R. M. (1968). Esthetics, environment and the law of lip relation. *American Journal of Orthodontics, 54*, 272.

114. Steiner, C. C. (1959). Cephalometrics in clinical practice. *The Angle Orthodontist, 29*, 8.

115. Burstone, C. J. (1967). Lip posture and its significance in treatment planning. *American Journal of Orthodontics, 53*, 262.

116. Gonzalez-Ulloa, M., & Stevens, E. (1968). Role of chin correction in profileplasty. *Plastic and Reconstructive Surgery, 41*, 477.

117. Zide, B. M., Pfeifer, T. M., & Longaker, M. T. Chin surgery: I. Augmentation—The allures and the alerts. *Plastic and Reconstructive Surgery*, 199910461843–199910461853. discussion 1861-1862.

118. Romo, T., Yalamanchili, H., & Sclafani, A. P. (2005, February). Chin and prejowl augmentation in the management of the aging jawline. *Facial Plastic Surgery, 21*(1), 38–46.

119. Romo, T., Baskin, J. Z., & Sclafani, A. P. (2001 Feb). Augmentation of the cheeks, chin and pre-jowl sulcus, and nasolabial folds. *Facial Plastic Surgery, 17*(1), 67–78.

120. Manji, Z., Friedlich, J. J., & Krajden, Z. (2021). Alloplastic chin augmentation. In *Integrated procedures in facial cosmetic surgery* (pp. 125–129). Springer.

121. Glasgold, R. A., Glasgold, M. J., & Glasgold, A. I. (2018). Mentoplasty. In *Master techniques in facial rejuvenation* (pp. 286–293). Elsevier.

122. Hayes, D. S., Miranda, S. G., & Peters, M. L. (2022). Mentoplasty with cancellous bone chip scaffolding: An innovative technique for chin aesthetics. *Plastic and Reconstructive Surgery, 150*(3), 560–564.

123. Zendejas, G. H., Dobke, M. K., Phelps, A., Planas, G., & Sanchez, M. (2022). Osteogenesis modulation: Induction of mandibular bone growth in adults by electrical field for aesthetic purposes. *Aesthetic Plastic Surgery, 46*(1), 197–206.

124. Gui, L., Huang, L., & Zhang, Z. (2008). Genioplasty and chin augmentation with Medpore implants: A report of 650 cases. *Aesthetic Plastic Surgery, 32*(2), 220–226.

125. Rajchel, J., Ellis, E., & Fonseca, R. J. (1986). The anatomical location of the mandibular

canal: Its relationship to the sagittal ramus osteotomy. *The International Journal of Adult Orthodontics & Orthognathic Surgery, 1,* 37–47.

126. Lin, L., Xu, C., Shi, Y., Zhou, C., Zhu, M., Chai, G., & Xie, L. (2021). Preliminary clinical experience of robot-assisted surgery in treatment with genioplasty. *Scientific Reports, 11*(1), 1–10.

127. Kawamoto, H. K. (2000). Osseous genioplasty. *Aesthetic Surgery Journal, 20,* 509–518.

128. Ousterhout, D. K. (1996;July). Sliding genioplasty, avoiding mental nerve injuries. *Journal of Craniofacial Surgery, 7*(4), 297–298.

129. Polido, W. D., Regis, L. D. C., & Bell, W. H. (1991). Bone resorption, stability, and soft-tissue changes following large chin advancements. *Journal of Oral and Maxillofacial Surgery, 49*(3), 251–256.

130. Jiang, Y., Yang, B., Yang, F., Li, B., Ma, H., Huang, Q., Sun, T., Lei, B., & Shuang, K. (2021). One-half wedge osteotomy genioplasty for correction of chin deviation based on three-dimensional computed tomography measurements and simulation. *The Journal of Craniofacial Surgery, 32*(4), 1496–1499. https://doi.org/10.1097/SCS.0000000000007431

131. Bertossi, D., Albanese, M., Nocini, P. F., D'Agostino, A., Trevisiol, L., & Procacci, P. (2013). Sliding genioplasty using fresh-frozen bone allografts. *JAMA Facial Plastic Surgery, 15*(1), 51–57. https://doi.org/10.1001/jamafacial.2013.224

132. León, N. J., Pérez, A. J. P., Requejo, S., Gómez, D., & Barros, H. L. M. (2021). Telescopic genioplasty: A new concept to reshape the chin. *Advances in Oral and Maxillofacial Surgery, 4,* 100176.

133. Godin, M., Costa, L., Romo, T., Truswell, W., Wang, T., & Williams, E. (2003, May-Jun). Gore-Tex chin implants: A review of 324 cases. *Archives of Facial Plastic Surgery, 5*(3), 224–227.

134. Sciaraffia, C. E., Ahumada, M. F., Parada, F. J., Gonzalez, E., & Prado, A. (2018). Bone resorption after use of silicone chin implants, long-term follow-up study with lateral chin radiography. *Plastic and Reconstructive Surgery Global Open, 6*(7).

135. Safian, J. (1966). Progress in nasal and chin augmentation. *Plastic and Reconstructive Surgery, 37,* 446.

136. Abrahams, J. J., & Caceres, C. (1998). Mandibular erosion from silastic implants: Evaluation with a dental CT software program. *AJNR. American Journal of Neuroradiology, 19,* 519.

137. Jobe, R., Iverson, R., & Vistnes, L. (1973). Bone deformation beneath alloplastic implants. *Plastic and Reconstructive Surgery, 51,* 169.

138. Khan, M., Sattar, N., & Erkin, M. (2021). postoperative complications in genioplasty and their association with age, gender, and type of genioplasty. *International Journal of Dentistry, 2021.*

139. Abadi, M., & Pour, O. B. (2015). Genioplasty. *Facial Plastic Surgery, 31*(5), 513–522.

140. Keyhan, S. O., Azari, A., Yousefi, P., Cheshmi, B., Fallahi, H. R., & Valipour, M. A. (2020). Computer-assisted horizontal translational osseous genioplasty: A simple method to correct chin deviation. *Maxillofacial Plastic and Reconstructive Surgery, 42*(1), 1–5.

141. Carniol, P. J., & Ganc, D. T. (2007). Is there an ideal facelift procedure? *Current Opinion in Otolaryngology & Head and Neck Surgery, 15*(4), 244–252.

142. Neligan, P. C., et al. (Eds.) (2018). Facelift: Principles of and surgical approaches to facelift. In: *Plastic surgery* (4th ed.). Elsevier. https://www.clinicalkey.com. Accessed 29 July 2018.

143. Whitney, Z. B., Jain, M., & Zito, P. M. (2021, November 21). Anatomy, Skin, Superficial Musculoaponeurotic System (SMAS) Fascia. In *StatPearls [Internet].* StatPearls Publishing.

144. Hodgkinson, D. (2022). Total neck rejuvenation, harnessing the platysma in the lower neck and décolletage. *Aesthetic Plastic Surgery, 46*(1), 161–172.

145. Fogli, A. L. (2008). Skin and platysma muscle anchoring. *Aesthetic Plastic Surgery, 32*(3), 531–541.

146. Conley, J. (1978). Search for and identification of the facial nerve. *The Laryngoscope, 88,* 172–1755.

147. Hohman, M. H., Bhama, P. K., & Hadlock, T. A. (2014 Jan). Epidemiology of iatrogenic facial nerve injury: A decade of experience. *The Laryngoscope, 124*(1), 260–265.

148. Pitanguy, I., & Ramos, A. S. (1966, October). The frontal branch of the facial nerve: The importance of its variations in face lifting. *Plastic and Reconstructive Surgery, 38*(4), 352–356.

149. Lefkowitz, T., Hazani, R., Chowdhry, S., Elston, J., Yaremchuk, M. J., & Wilhelmi, B. J. (2013, January). Anatomical landmarks to avoid injury to the great auricular nerve during rhytidectomy. *Aesthetic Surgery Journal, 33*(1), 19–23.

150. Baker, D. C., & Conley, J. (1979, December). Avoiding facial nerve injuries in rhytidectomy. Anatomical variations and pitfalls. *Plastic and Reconstructive Surgery, 64*(6), 781–795.

151. Yang, A. J., & Hohman, M. H. (2020). *Rhytidectomy.*

152. Dedo, D. D. (1980, November). "How I do it"—Plastic surgery. Practical suggestions on facial plastic surgery. A preoperative classification of the neck for cervicofacial rhytidectomy. *The Laryngoscope, 90*(11 Pt 1), 1894–1896.

153. Soares, D. J., & Silver, W. E. (2019). Approaches to facelifting. In *Oculofacial, orbital, and lacrimal surgery* (pp. 333–373). Springer.

154. Frojo, G., Dotson, A., Christopher, K., Kaswan, S., & Lund, H. (2019). Facelift performed safely with local Anesthesia and oral sedation: Analysis of 174 patients. *Aesthetic Surgery Journal, 39*(5), 463–469. https://doi.org/10.1093/asj/sjy202

155. Lee, Y. C., Liao, W. C., Yang, S. W., et al. (2021). Systematic review and meta-analysis of modified facelift incision versus modified Blair incision in parotidectomy. *Scientific Reports, 11*, 24106. https://doi.org/10.1038/s41598-021-03483-6

156. Albertal, J. M., Davalos, G., Leonetti, M., & Albertal, M. (2012). Preauricular incision outlining during a face-lift: A step-by-step description. *Aesthetic Plastic Surgery, 36*(4), 857–861.

157. Hopping, S. B., Janjanin, S., Tanna, N., & Joshi, A. S. (2010). The S-Plus lift: A short-scar, long-flap rhytidectomy. *The Annals of the Royal College of Surgeons of England, 92*(7), 577–582.

158. Ilankovan, V., & Seah, T. E. (2021). Surgical facelift. In *Oral and maxillofacial surgery for the clinician* (pp. 759–773). Springer.

159. Tonnard, P. L., Verpaele, A., & Gaia, S. (2005). Optimising results from minimal access cranial suspension lifting (MACS-lift). *Aesthetic Plastic Surgery, 29*, 213–220.; discussion 221. https://doi.org/10.1007/s00266-005-0047-7

160. Tonnard, P., & Verpaele, A. (2005). 300 MACS-lift short scar rhytidectomies: Analysis of results and complications. *European Journal of Plastic Surgery, 28*(3), 198–205.

161. Verpaele, A., Tonnard, P., Gaia, S., et al. (2007). The third suture in MACS-lifting: Making midface-lifting simple and safe. *Journal of Plastic, Reconstructive & Aesthetic Surgery, 60*, 1287–1295. https://doi.org/10.1016/j.bjps.2006.12.012

162. Mang, W., Verlag, Ä. G. S., Neumann, H., & Einhorn-Presse, G. (2007). Rhytidectomy. *Facial Plastic Surgery, 23*, 635.

163. Hamra, S. T. (1990, July). The deep-plane rhytidectomy. *Plastic and Reconstructive Surgery, 86*(1), 53–61, discussion 62–3.

164. Jones, B. M., Grover, R., & Hamilton, S. (2007). The efficacy of surgical drainage in cervicofacial rhytidectomy: A prospective, randomized, controlled trial. *Plastic and Reconstructive Surgery, 120*(1), 263–270.

165. Auersvald, A., & Auersvald, L. A. (2014). Hemostatic net in rhytidoplasty: An efficient and safe method for preventing hematoma in 405 consecutive patients. *Aesthetic Plastic Surgery, 38*(1), 1–9.

166. Sinclair, N. R., Coombs, D. M., Kwiecien, G., & Zins, J. E. (2021, January). How to prevent and treat complications in facelift surgery, part 1: Short-term complications. In *Aesthetic surgery journal open forum* (Vol. 3, No. 1, p. ojab007). Oxford University Press.

167. Mustoe, T. A., & Park, E. (2014). Evidence-based medicine: Face lift. *Plastic and Reconstructive Surgery, 133*(5), 1206–1213. https://doi.org/10.1097/PRS.0000000000000091

168. Martén, E., Langevin, C. J., Kaswan, S., & Zins, J. E. (2011). The safety of rhytidectomy in the elderly. *Plastic and Reconstructive Surgery, 127*(6), 2455–2463.

169. Asfap, S. (2020). The aesthetic society's cosmetic surgery national data bank: Statistics 2019. *Aesthetic Surgery Journal, 40*, 1–26.

170. Gupta, V., Winocour, J., Shi, H., Shack, R. B., Grotting, J. C., & Higdon, K. K. (2016). Preoperative risk factors and complication rates in facelift: Analysis of 11,300 patients. *Aesthetic Surgery Journal, 36*(1), 1–13. 170.

171. Grover, R., Jones, B. M., & Waterhouse, N. (2001). The prevention of haematoma following rhytidectomy: A review of 1078 consecutive facelifts. *British Journal of Plastic Surgery, 54*(6), 481–486. 171.

172. Baker, D. C., Stefani, W. A., & Chiu, E. S. (2005). Reducing the incidence of hematoma requiring surgical evacuation following male rhytidectomy: A 30-year review of 985 cases. *Plastic and Reconstructive Surgery, 116*(7), 1973–1985.

173. Rohrich, R. J., Stuzin, J. M., Ramanadham, S., Costa, C., & Dauwe, P. B. (2017). The modern male rhytidectomy: Lessons learned. *Plastic and Reconstructive Surgery, 139*(2), 295–307.

174. Ramanadham, S. R., Mapula, S., Costa, C., Narasimhan, K., Coleman, J. E., & Rohrich, R. J. (2015). Evolution of hypertension management in face lifting in 1089 patients: Optimizing safety and outcomes. *Plastic and Reconstructive Surgery, 135*(4), 1037–1043.

175. Jones, B. M., & Grover, R. (2004). Avoiding hematoma in cervicofacial rhytidectomy: A personal 8-year quest. Reviewing 910 patients. *Plastic and Reconstructive Surgery, 113*(1), 381–387.

176. Stuzin, J. M. (2008). MOC-PS (SM) CME article: Face lifting. *Plastic and Reconstructive Surgery, 121*(1S), 1–19.

177. Jacono, A. A., Alemi, A. S., & Russell, J. L. (2019). A meta-analysis of complication rates among different SMAS facelift techniques. *Aesthetic Surgery Journal, 39*(9), 927–942.

178. Liu, J. H., & Barton, F. E., Jr. (2012). The aging face: Rhytidectomy and adjunctive procedures. *Selected Readings in Plastic Surgery, 11*, C3.

179. Barton, F. E., Jr., & Hunt, J. (2003). The high–superficial musculoaponeurotic system technique in facial Rejuvenation: An update. *Plastic and Reconstructive Surgery, 112*(7), 1910–1917.

180. Rees, T. D., Liverett, D. M., & Guy, C. L. (1984). The effect of cigarette smoking on skin-flap survival in the face lift patient. *Plastic and Reconstructive Surgery, 73*(6), 911–915.

181. Bratzler, D. W., Houck, P. M., & Workgroup, S. I. P. G. W. (2005). Antimicrobial prophylaxis for surgery: An advisory statement from the National Surgical Infection Prevention Project. *The American Journal of Surgery, 189*(4), 395–404. 181.

182. Ammerlaan, H. S., Kluytmans, J. A., Wertheim, H. F., Nouwen, J. L., & Bonten, M. J. (2009). Eradication of methicillin-resistant Staphylococcus aureus carriage: A systematic review. *Clinical Infectious Diseases, 48*(7), 922–930.

183. Chopan, M., Samant, S., & Mast, B. A. (2020). Contemporary analysis of rhytidectomy using the Tracking Operations and Outcomes for Plastic Surgeons database with 13,346 patients. *Plastic and Reconstructive Surgery, 145*(6), 1402–1408.

184. Lawson, G. A., III, Kreyerman, P., & Nahai, F. (2012). An unusual complication following rhytidectomy: Iatrogenic parotid injury resulting in parotid fistula/sialocele. *Aesthetic Surgery Journal, 32*(7), 814–821.

185. Wang, G., Xie, X., Pan, B., & Xie, H. (2021). Short-and long-term outcomes of comprehensive facial rhytidectomy using FACE-Q scales. *Chinese Journal of Medical Aesthetics and Cosmetology*, 24–28.

186. Sinno, S., Schwitzer, J., Anzai, L., & Thorne, C. H. (2015). Face-lift satisfaction using the FACE-Q. *Plastic and Reconstructive Surgery, 136*(2), 239–242.

187. Gamble, W. B., Manson, P. N., Smith, G. E., & Hamra, S. T. (1995). Comparison of skin-tissue tensions using the composite and the subcutaneous rhytidectomy techniques. *Annals of Plastic Surgery, 35*, 447–453; discussion 453–444.

188. Tokgöz, E., & Marina, A. C. (2023). *Cosmetic and reconstructive facial plastic surgery:*

A review of medical and biomedical engineering and science concepts. Springer. ISBN #: 978-3031311673.

189. Sosa, D., Carola, N., Levitt, S., Patel, V., & Tokgöz, E. (2023). Surgical approaches used for total knee arthroplasty. In *Total knee arthroplasty: Medical and biomedical engineering and science concepts.* Springer. ISBN #: 978-3-031-31099-7.

190. Tokgöz, E. (2023). Surgical approaches used for total hip arthroplasty. In *Total hip arthroplasty: Medical and biomedical engineering and science concepts.* Springer. ISBN #: 9783031089268.

191. Tokgöz, E. (2023). Preexisting conditions leading to total hip arthroplasty. In *Total hip arthroplasty: Medical and biomedical engineering and science concepts.* Springer. ISBN #: 9783031089268.

192. Tokgöz, E. (2023). Perioperative patient care for total hip arthroplasty. In *Total hip arthroplasty: Medical and biomedical engineering and science concepts.* Springer. ISBN #: 9783031089268.

193. Tokgöz, E. (2023). Surgical approach comparisons in total hip arthroplasty. In *Total hip arthroplasty: Medical and biomedical engineering and science concepts.* Springer. ISBN #: 9783031089268.

194. Tokgöz, E. (2023). Complications of total hip arthroplasty. In *Total hip arthroplasty: Medical and biomedical engineering and science concepts.* Springer. ISBN #: 9783031089268.

195. Tokgöz, E. (2023). Medical improvement suggestions for total hip arthroplasty. In *Total hip arthroplasty: Medical and biomedical engineering and science concepts.* Springer. ISBN #: 9783031089268.

196. Tokgöz, E. (2023). Biomechanics of total hip arthroplasty. In *Total hip arthroplasty: Medical and biomedical engineering and science concepts.* Springer. ISBN #: 9783031089268.

197. Tokgöz, E. (2023). All-inclusive impact of robotics applications on THA: Overall impact of robotics on total hip arthroplasty patients from manufacturing of implants to recovery after surgery. In *Total hip arthroplasty: Medical and biomedical engineering and science concepts.* Springer. ISBN #: 9783031089268.

198. Tokgöz, E. (2023). Biomechanical success of traditional versus robotic-assisted total hip arthroplasty. In *Total hip arthroplasty: Medical and biomedical engineering and science concepts.* Springer. ISBN #: 9783031089268.

199. Tokgöz, E. (2023). Optimization for total hip arthroplasty applications. In *Total hip arthroplasty: Medical and biomedical engineering and science concepts.* Springer. ISBN #: 9783031089268.

200. Tokgöz, E. (2023). Artificial intelligence, deep learning, and machine learning applications in total hip arthroplasty. In *Total hip arthroplasty: Medical and biomedical engineering and science concepts.* Springer. ISBN #: 9783031089268.

201. Tokgöz, E. (2023). Advancing engineering of total hip arthroplasty. In *Total hip arthroplasty: Medical and biomedical engineering and science concepts.* Springer. ISBN #: 9783031089268.

202. Tokgöz, E., Levitt, S., Patel, V., Carola, N., & Sosa, D. (2023). Biomechanics of total knee arthroplasty. In *Total knee arthroplasty: Medical and biomedical engineering and science concepts.* Springer. ISBN #: 978-3-031-31099-7.

203. Tokgöz, E., Carola, N., Levitt, S., Patel, V., & Sosa, D. (2023). Robotics applications in total knee arthroplasty. In *Total knee arthroplasty: Medical and biomedical engineering and science concepts.* Springer. ISBN #: 978-3-031-31099-7.

204. Tokgöz, E., Sosa, D., Carola, N., Levitt, S., & Patel, V. (2023). Impact of manufacturing on total knee arthroplasty. In *Total knee arthroplasty: Medical and biomedical engineering and science concepts.* Springer. ISBN #: 978-3-031-31099-7.

205. Tokgöz, E., Patel, V., Carola, N., Sosa, D., & Levitt, S. (2023). Optimization investigations on total knee arthroplasty. In *Total knee arthroplasty: Medical and biomedical engineering and science concepts.* Springer. ISBN #: 978-3-031-31099-7.

206. Tokgöz, E., Patel, V., Sosa, D., Levitt, S., & Carola, N. (2023). Artificial intelligence, deep learning, and machine learning applications in total knee arthroplasty. In *Total knee arthroplasty: Medical and biomedical engineering and science concepts*. Springer. ISBN #: 978-3-031-31099-7.

207. Tokgöz, E. (2023). Advancing engineering of total knee arthroplasty. In *Total knee arthroplasty: Medical and biomedical engineering and science concepts*. Springer. ISBN #: 978-3-031-31099-7.

208. Tokgöz, E., & Marina, A. C. (2023). Biomechanics of facial plastic surgery applications. In *Cosmetic and reconstructive facial plastic surgery: A review of medical and biomedical engineering and science concepts*. Springer. ISBN #: 978-3031311673.

209. Tokgöz, E., & Marina, A. C. (2023). Applications of artificial intelligence, machine learning, and deep learning on facial plastic surgeries. In *Cosmetic and reconstructive facial plastic surgery: A review of medical and biomedical engineering and science concepts*. Springer. ISBN #: 978-3031311673.

210. Tokgöz, E., & Marina, A. C. (2023). Robotics applications in facial plastic surgeries. In *Cosmetic and reconstructive facial plastic surgery: A review of medical and biomedical engineering and science concepts*. Springer. ISBN #: 978-3031311673.

211. Tokgöz, E., & Marina, A. C. (2023). Engineering psychology of facial plastic surgery patients. In *Cosmetic and reconstructive facial plastic surgery: A review of medical and biomedical engineering and science concepts*. Springer. ISBN #: 978-3031311673.

212. Tokgöz, E. (2023). Technological improvements on facial plastic, head and neck procedures. In *Cosmetic and reconstructive facial plastic surgery: A review of medical and biomedical engineering and science concepts*. Springer. ISBN #: 978-3031311673.

213. Levitt, S., Patel, V., Sosa, D., Carola, N., & Tokgöz, E. (2023). Preexisting conditions leading to total knee arthroplasty. In *Total knee arthroplasty: Medical and biomedical engineering and science concepts*. Springer. ISBN #: 978-3-031-31099-7.

214. Sosa, D., Carola, N., Patel, V., Levitt, S., & Tokgöz, E. (2023). Surgical approach comparison in total knee arthroplasty. In *Total knee arthroplasty: Medical and biomedical engineering and science concepts*. Springer. ISBN #: 978-3-031-31099-7.

215. Sosa, D., Carola, N., Patel, V., Levitt, S., & Tokgöz, E. (2023). Perioperative patient care for total knee arthroplasty. In *Total knee arthroplasty: Medical and biomedical engineering and science concepts*. Springer. ISBN #: 978-3-031-31099-7.

216. Levitt, S., Patel, V., Carola, N., Sosa, D., & Tokgöz, E. (2023). Complications of total knee arthroplasty. In *Total knee arthroplasty: Medical and biomedical engineering and science concepts*. Springer. ISBN #: 978-3-031-31099-7.

217. Carola, N., Patel, V., Levitt, S., Sosa, D., & Tokgöz, E. (2023). Ergonomics of total knee arthroplasty. In *Total knee arthroplasty: Medical and biomedical engineering and science concepts*. Springer. ISBN #: 978-3-031-31099-7.

218. Marina, A. C., & Tokgöz, E. (2023). Non-surgical facial aesthetic procedures. In *Cosmetic and reconstructive facial plastic surgery: A review of medical and biomedical engineering and science concepts*. Springer. ISBN #: 978-3031311673.

219. Marina, A. C., & Tokgöz, E. (2023). Aesthetic surgery of the upper face and cheeks. In *Cosmetic and reconstructive facial plastic surgery: A review of medical and biomedical engineering and science concepts*. Springer. ISBN #: 978-3031311673.

220. Marina, A. C., Donofrio, G., & Tokgöz, E. (2023). Surgical reconstruction of craniofacial malformations. In *Cosmetic and reconstructive facial plastic surgery: A review of medical and biomedical engineering and science concepts*. Springer. ISBN #: 978-3031311673.

221. Marina, A. C., & Tokgöz, E. (2023). Surgical reconstruction of craniofacial trauma and burns. In *Cosmetic and reconstructive facial plastic surgery: A review of medical and biomedical engineering and science concepts*. Springer. ISBN #: 978-3031311673.

222. Marina, A. C., & Tokgöz, E. (2023). Cosmetic and reconstructive facial plastic surgery related simulation and optimization efforts. In *Cosmetic and reconstructive facial plastic*

surgery: A review of medical and biomedical engineering and science concepts. Springer. ISBN #: 978-3031311673.

223. Musafer, H., & Tokgöz, E. (2023). A facial wrinkle detection by using deep learning with an efficient optimizer. In *Cosmetic and reconstructive facial plastic surgery: A review of medical and biomedical engineering and science concepts.* Springer. ISBN #: 978-3031311673.

第 4 章
颅颌面畸形的手术重建

Marina A. Carro, Gabrielle Donofrio, Emre Tokgöz

1 概述

据文献记载，早在几千年前人们就已经有过重建颅颌面畸形的尝试。近年来随着医学的发展，颅面畸形的矫正有了针对性的改进和规范的技术[1]。先天性颅面畸形占先天性缺陷的1/3。历史资料显示20%的颅面畸形与遗传有关，而最近的研究表明颅面畸形与遗传的关系更为密切，包括颅骨发育不全和单纯性缺损[2, 3]。

颅颌面畸形分为五大类，由美国唇腭裂颅颌面协会颅面畸形委员会提出、命名和分类。第一类颅颌面畸形包括不同表现的面裂（包括唇裂、鼻裂和口咽裂）、脑膨出和颅颌面骨发育不良。颅颌面发育不良是一个单独的类别，其他畸形多与发育不全、萎缩、肿瘤、增生以及不明原因的发育异常有关 [4]。本研究结果与相关文献[104-139]中的内容相似。

2 遗传学和产前发育回顾

颅面骨骼的生长发育起源于前体结构，特别是神经组织的生长发育，最终分化为颅骨（颅骨前体）和头盖骨（面部前体）[5]。面部及其相关结构的发育始于胚胎发育的早期，即第4～8周[6]。这些结构由咽弓、咽颊和咽裂发育而来。神经孔闭合后，前脑增大，形成前鼻孔[7]。

M. A. Carro（⊠）· G. Donofrio
The Frank H. Netter M.D. School of Medicine, Quinnipiac University,
North Haven, CT, USA
e-mail: Marina.Carro@quinnipiac.edu; gdonofrio@quinnipiac.edu

E. Tokgöz
Whiting School of Engineering, Johns Hopkins University, Baltimore, MD, USA

2.1　面裂

面裂畸形通常是由于双侧面部融合失败所致，尤其是唇面裂。在融合之前，中断双侧组织的上皮组织通过细胞迁移、凋亡和向间质细胞的转分化而被消除。中线不能完全融合可能与解剖结构的缺陷、细胞凋亡失调、神经嵴细胞增殖减少以及间充质亚基发育不全有关[8-11]。

唇腭裂（CL/P）可单发，也可与面裂畸形并存，是一种常见的颅面畸形[12]。唇腭裂同时发生的概率高于单发。此外，单侧裂比双侧裂更为常见。CL/P的病因可能是非遗传性的，也可能是遗传性的[13]。

CL/P的非遗传原因包括环境因素，如怀孕期间吸烟、饮酒或接触某些药物。如果母亲的遗传学结果呈阳性，则吸烟是一个较高的风险因素[9]。大量饮酒，尤其是妊娠前3个月，可增加胎儿患酒精综合征和CL/P的风险。叶酸对产前健康非常重要，缺乏叶酸可增加CL/P的风险。此外，某些药物，如皮质类固醇和抗惊厥药，也可增加胎儿颅内压增高症的风险[10]。

CL/P可以是综合征或非综合征，综合征病例与另一种先天性异常同时发生。FGF受体（FGFR）与成纤维细胞生长因子（FGFs）结合，是各种细胞迁移、分化和增殖途径中不可或缺的因子。神经嵴迁移是通过FGFR1信号传导等机制诱导的，FGFR1缺陷与中线面裂（小鼠模型）有关[15]。除单发的中线面裂外，遗传缺陷导致的FGFR1功能缺失还与唇腭裂综合征和Kallman综合征（2型）有关[16]。

2.2　颅缝早闭

颅面发育不良多因一个或多个颅缝的过早闭合。目前，对于这种早期发育缺陷，致病因素尚未达成明确共识[17, 18]。有文献报道，颅骨发育不良继发于颅骨缝发育异常、原发性骨生长中心缺陷和病理性生物力学改变。非综合征性颅骨发育不良与呈染色体显性遗传的MSX2 homeobox基因突变（编码DNA结合转录因子）有关[19, 20]。

综合征性颅缝早闭症（伴有一系列其他症状，与之前已有的疾病特征相似）主要是通过显性或隐性基因遗传而发病。表现往往因性别而异，女性多见冠状突和羊角突，男性多见偏侧突和矢状突[3]。

2.3　半侧颜面短小

半侧颜面短小因第一和第二咽弓发育中断所致。下颌骨和上颌骨发育不全是指下颌骨或上颌骨发育不良，导致咬合过度或咬合不足。正如 "鼻部和下面部美容手术" 一章中所讨论的，颏成形术经常用于矫正下颌骨发育不良或小颌畸形。同时，通常还存在潜在的错颌畸形，应通过正畸治疗进行诊断和矫正[21, 22]。

小颌畸形通常是综合征，可能伴有唇裂或腭裂和相对性巨舌（大舌），如皮埃尔-罗宾综合征[23]。其他综合征包括耳髁状突综合征（ACS）、半侧面部短小畸形（HFM）、鸟面综合征（TCS）、斯蒂克勒综合征。较少见的腭心面综合征（VCFS）伴小颌畸形[24]。

另外，上颌骨发育不全（假性颌骨发育不全）与克鲁宗综合征（Crouzon Syndrome）和安吉尔曼综合征（Angelman Syndrome）呈综合征表现。上颌骨发育不全还与胎儿酒精综合征、唇腭裂有关，也可能在拔牙术后出现[25, 26]。感兴趣的读者可以参阅Birgfeld和Heike的综述[103]，以更好地了解当前的重建技术和虚拟手术设计的作用。

3 唇腭裂手术重建

3.1 相关解剖回顾

唇裂畸形根据面部畸形的程度分为完全性唇裂和不完全性唇裂。如前所述，唇裂畸形是由于胚胎期面部突起融合失败所致。表4-1详细列出了胚胎发育过程和裂隙表现的概况[27, 28]：

表4-1   胚胎面部发育时间表

宫内胚胎发育（周）	胚胎发育	面部结构	时限内发展中断的结果
4	出现从第一咽弓发育的上颌突和鼻基板		
5	鼻基板内陷，出现外侧和内侧鼻突		
6~7	A.双侧鼻内侧突中线融合 B.上颌突中线融合 C.深内侧和内侧鼻突中线融合 D.鼻侧突中线融合	A.上唇内侧 B.上唇外侧 C.原发腭（深内侧）；鼻人中、鼻小柱、鼻尖（内侧） D. 鼻腔发育	唇裂 不完全：部分上唇融合 完全：无上唇融合
6~12	腭外侧突从上颌的侧突发育，中线融合	继发腭	腭裂

口轮匝肌的发育和附着在唇裂畸形中起着重要作用。轻型不完全唇裂（微形唇裂），肌肉生长相对正常，肌肉异常的程度较低。完全唇裂患儿口轮匝肌进入鼻小柱内部及两侧，功能性口腔括约肌缺失[29]。

双侧肌肉附着于鼻翼软骨，导致前唇组织和原腭突出。上述缺陷都可能影响鼻腔发育，导致单侧鼻偏斜或宽鼻尖[30]（图4-1和图4-2）。

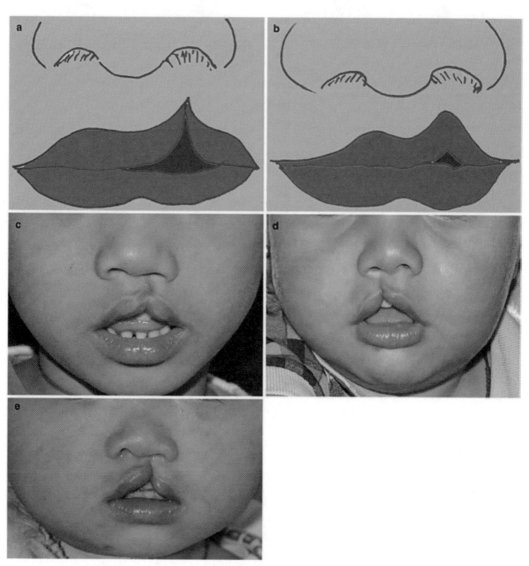

图 4-1　上图显示的是不完全单侧唇裂畸形患儿[31]

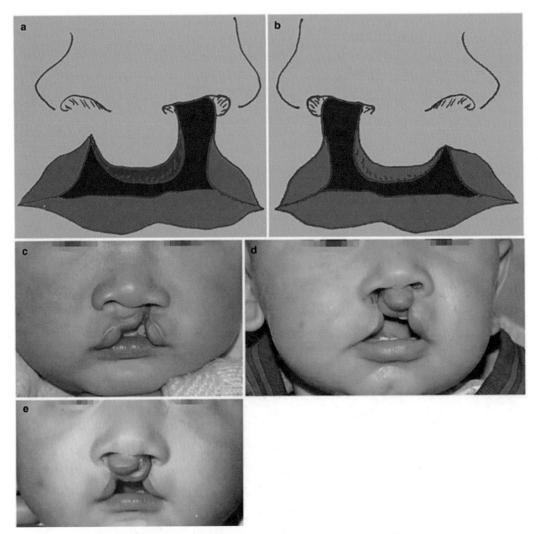

图 4-2   上图显示的是完全性单侧唇裂畸形患儿 [31]

3.2   术前患者评估

唇裂畸形可在孕18周时通过二维超声诊断，三维超声检测更加准确。在诊断早期，进行核磁共振检查，明确是否存在颅内缺损或其他畸形。出生后，患儿会出现反流、哺乳困难、进食延迟、吮吸困难以及肉眼可见的唇或腭缺损[32, 33]。

术前请相关科室会诊，评估患儿喂养和呼吸道症状，建议专业的营养师介绍喂养技巧，选择适当的食物和喂养工具。一般手术时间建议在生后10周、体重不低于5kg后进行，目前尚无统一定论。

大多数患儿在确诊唇裂畸形后可进行修复，但也有相对的禁忌证。包括[34, 35]：

- 紧急优先手术以纠正其他缺陷（如心血管异常）。

- 不能耐受全身麻醉。
- 无法获得父母或监护人的知情同意。
- 体重<5kg，血红蛋白<100g/L。

可以使用一些辅助设备将牙槽弓向中线靠拢，适当缩小唇裂，为手术做准备。用胶带粘合上唇也可以减缓唇裂畸形的生长[36]（图4-3）。

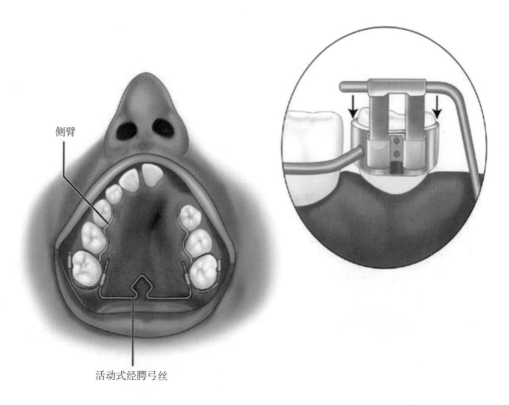

侧臂

活动式经腭弓丝

图 4-3　上图显示的是一种正颌腭装置，适用于年轻患者，用于腭部术前准备[37]

3.3　外科技术

唇裂通常需要进行分期手术修复，根据唇裂不同选择不同术式。精确定位双侧丘比特弓，对实现上唇的美观非常重要。

3.3.1　单侧唇裂

Millard技术，也被称为旋转-推进技术，分别从内侧和外侧裂设计口轮匝肌皮瓣。从外侧向内推进皮瓣，使其更接近中线。使用局部皮瓣旋转填充内侧裂，使组织向下靠拢。这种技术的优点是可以同时解剖出鼻软骨，如果需要，可以同时进行鼻缺损的修复。此外，Millard技术的手术切口瘢痕位于人中嵴处，更为隐蔽。需要注意的是，较宽的鼻翼裂很难用这种技术修复矫正，特别是医生经验不足的话，软组织愈合后很容易出现鼻孔狭窄[38-40]。

　　Tennison三角瓣技术可以在术前精确设计，对于没有经验的外科医生来说相对容易。外科医生测量非唇裂侧和唇裂侧的鼻小柱根部到丘比特弓峰之间距离的差值，即为唇裂宽度。这个宽度即是所需唇瓣的宽度，当唇裂宽度大于6mm时，需要两个三角形皮瓣（两侧各一个）。对于唇裂宽度小于6mm 的患者，从唇裂侧分离一个三角形皮瓣，然后将其向内侧推移并缝合固定到切开的非唇裂侧。用这种方法可以最大程度地缩小较宽裂隙，但美观效果往往不太理想。这个切口无法同时修复鼻部畸形，手术切口瘢痕无法置于两个美容亚单位之间[41, 42]（图4-4）。

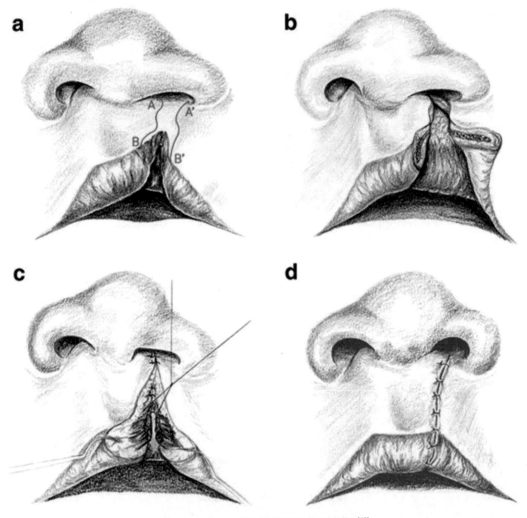

图 4-4　Millard 单侧唇裂修复术示意图 [43]

3.3.2 双侧唇裂

双侧唇裂的修复方法有很多种，可以分两期手术完成，也可以一期完成。前面讨论过的Tennison三角瓣技术在这里可以用作一期或二期矫正。另外，这里将详细介绍Millard提出的可以一次完成的修复方法[29]。

沿着唇裂侧红唇缘设计切口线，设计包含口腔黏膜和黏膜下层的双侧肌瓣。从上颌肌肉附着处剥离唇段，向内侧推进。此时，将鼻翼软骨推进固定到鼻前棘（ASA）内侧，重建鼻孔。通过切除多余的唇红组织并重新缝合到颌前组织，增加上唇内侧的容积[44, 45]。

唇外侧皮瓣紧贴鼻翼软骨下方的ASA，沿口轮匝肌层向内侧走行，形成口周括约肌。在重建肌肉后，向下推进唇侧皮瓣并缝合至括约肌深部，从而形成人中嵴凹陷。将双侧分叉的唇前皮瓣在中线处缝合，形成鼻基底[44, 45]。

术后，用双氧水清洗切口后涂抗生素软膏。可以用肘夹板或束缚带固定患者上肢，防止污染或损伤手术伤口，用球形注射器喂食，避免口唇吸吮运动。术后1周拆线[29]。

3.3.3 腭成形术

腭成形术主要用于单纯性腭裂和唇腭裂腭的修复，一般在患儿9～15个月大时进行，通常在唇修复之后进行。有几种常用的技术，包括Veau-Wardill-Killner V-Y回推术、线形修复术和Furlow双Z成形术。无论哪种方法，都需要重建腭帆提肌（LVP）。LVP在吞咽时起到抬高腭部的作用。需要注意的是，LVP的稳定重建可以有效避免腭咽闭合以及由此而引发的鼻腔反流和言语缺陷[35, 46, 47]。

Veau-Wardill-Killner V-Y回推技术是使用双侧黏膜瓣延长上腭部，沿中线将黏膜瓣抬高并重新缝合。外露的鼻黏膜可以自行修复[35, 47]。

线形修复术（双腭瓣成形术）采用口内切口重建骨膜瓣和黏膜瓣，将其抬高并重新定位，而不延长腭部。将裂隙两侧的黏膜从咽鼓管上剥离，将鼻腔和口腔黏膜从上颌隐窝上抬高，保留软腭完整。将皮瓣向软腭后方推进并向内侧旋转，然后分层缝合固定在中线上。从硬腭上剥离LVP肌肉，在软腭后方重新缝合，重建肌肉带[35, 47]。

Furlow腭成形术利用多层腭皮瓣，通过黏膜瓣移位重建悬雍垂，并利用软腭肌瓣实现悬吊。硬腭重建采用的是前面提到的直线成形技术。多层皮瓣转位，也称为Z成形术，可实现腭部延长[48]。

腭成形术后，患儿在伤口愈合前应避免用奶瓶喂奶，以防奶嘴损伤伤口。术后4小时可以开始母乳喂养、勺子或滴管喂养，饭后饮水，以减少缝合线处的食物污染。术后早期喂食时患儿应保持侧卧位或俯卧位，医护人员应密切观察吸入情况，尤其是单纯性腭裂修复术后[49, 50]（图4-5）。

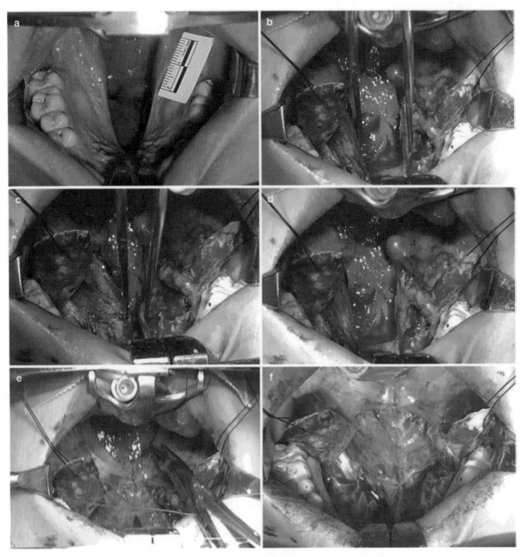

图 4-5　双侧腭裂的修复步骤图示 [51]

3.4　结果和并发症

唇腭裂修复需要联合后期严格的口腔正畸才能达到好的效果。唇腭裂手术时机的选择很重要，建议在2岁或患者语言发育成熟前进行手术[52]。

一些研究显示，相比于2岁以上的患者，年龄较小的患儿发生腭瘘的风险相对越低[52]。另外一些研究显示，侧裂程度越高，瘘管形成的风险越大[53]。腭瘘是腭成形术中较为常见的并发症，表现为鼻腔反流、食物颗粒嵌塞和语言障碍等症状。相比之下，在术后并发瘘管的患者中传导性听力损失的风险更高[54]（图4-6）。

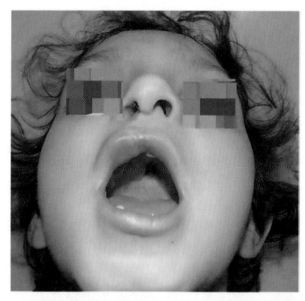

图 4-6　初次腭裂修复后出现瘘管，提示该患者需要二次修复[55]

上颌弓生长和周径的下降趋势可以用来衡量腭裂修复对中面部或上颌骨生长的影响。值得一提的是，V-Y反推法对患者后期中面部生长更为有利[56, 57]。

对唇裂和腭裂手术修复后的患者进行随访，评估相关功能障碍，包括言语和进食困难、听力损失和牙列不齐[58, 59]。评估术后效果的标准主要围绕患者的术后功能和美观程度。早期的研究主要由临床医生评估手术成功与否，然而，患者及其家庭的社会心理影响也同样重要[60]。自2016年起，ICHOM（国际健康结果检测协会）的唇腭裂组制定了详细的测评方法（CLEFT-Q）来评估患者的术后疗效，迄今已在不同的护理机构实施[58, 61-64]。

CLEFT-Q包含对家长和患者的问卷调查，用于评估面部功能（进食、饮水、呼吸）、言语、社会心理功能、健康相关生活质量和外观。CLEFT-Q可与其他调查联合使用，包括NOSE问卷（鼻阻塞症状评估）、评估语言障碍的语境理解度量表/ICS和评估口腔健康的儿童口腔健康概况-口腔症状量表（COHIP-OSS）[65-67]。

调查的困难在于患者年龄较小，无法准确回答调查问题。然而，和患者满意度调查一样，如果将这些评估量表替换为核对表，会好很多[28]。从临床医生的角度来看，唇腭裂修复术后的最佳效果是关闭口腔和鼻腔之间的开放性通道，重建语言能力（重建腭部功能）[68]。

通常，术后并发症的发生率约15%，以增生性瘢痕和口瘘为主。大多数患者对术后功能和外观满意，但后者很难评估[69-72]。年龄较小（<18个月）的患者在唇腭裂修复术后通常可以获得较好的语言功能和外观效果。另外，修复时间较晚的患者，尽管功能和

外观效果不太理想，但上颌骨的生长速度往往较快[72]。图4-7和图4-8展示了完全性腭裂
患者的术前、术中和术后照片。

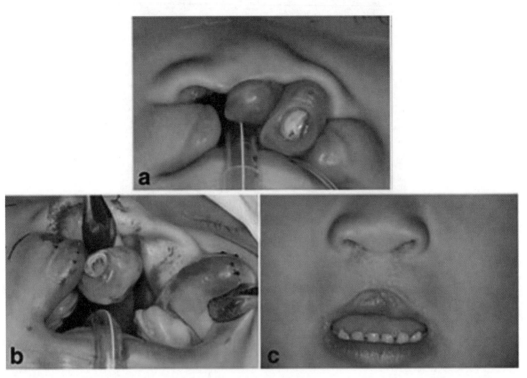

图 4-7　完全性腭裂修复术的术后效果见图 C，术前外观（a）和术中外观（b）供参考[73]

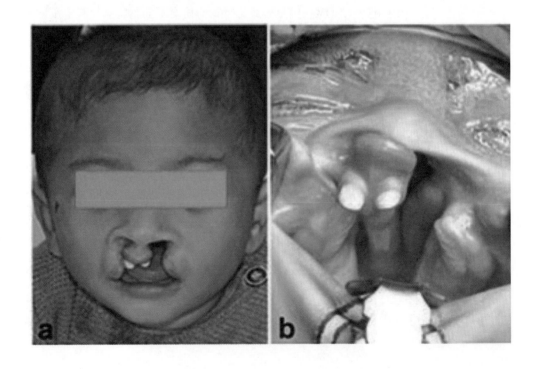

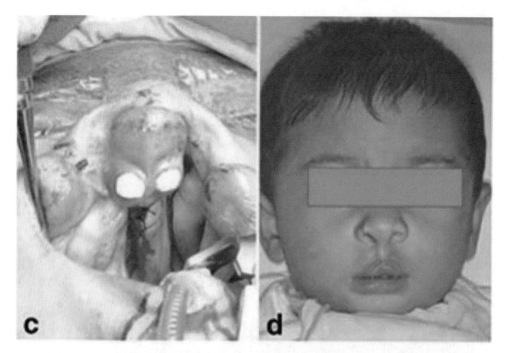

图 4-8　与图 4-7 类似，图中显示了一名完全性腭裂患儿的围手术期照片 [73]

4　颅缝早闭的修复重建

如4.2节所述，当颅骨之间的颅缝过早融合时，就会发生颅骨发育不全。骨组织的垂直生长导致颅内压（ICP）升高，对呼吸系统和神经系统造成损害，并存在明显的外观畸形[74, 75]。

4.1　相关解剖回顾

颅骨从结构上分为颅盖骨和颅底骨，它们均由多块骨组织以骨缝形式连接。头骨在结构上分为上颅骨和下颅骨，上颅骨和下颅骨均由附于缝处的多块骨骼组成。顶骨成对出现在中线上方融合成矢状缝，颞骨通过颞鳞缝在侧下方融合。在后方，人字缝将顶骨与枕骨固定。图4-9中标注了颅骨及其连接的骨缝连接。

颅底由蝶骨、筛骨以及枕骨、颞骨和额骨的下部构成。翼点是蝶骨、颞骨、额骨和顶骨衔接的重要骨性标志，而星点为顶乳缝、人字缝和枕乳缝交点[77]。

4.2　术前患者评估

一般来说，75%的颅骨发育不良并非综合征，但是需要结合病史和全面检查才能确诊并排除综合征的可能。

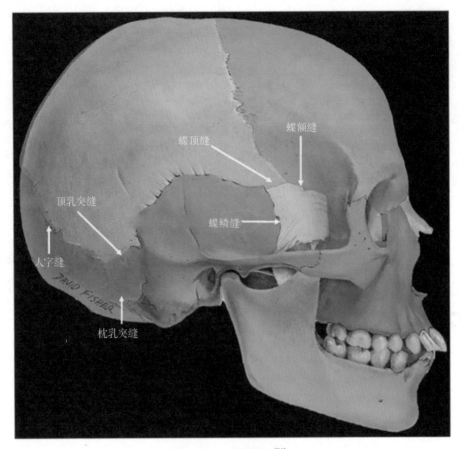

图 4-9　颅骨解剖 [76]

　　医生需详细询问孕产史，评估有无宫内暴露（致畸原）以及其他的产前因素（异常胎位、宫内束缚）。当然这些评估主要针对的是胎儿，产妇自身的孕产史也可能是影响因素。

　　术前还需要仔细询问发育史，比如发育过程中有无发育延迟、喂养困难以及已确诊的阻塞性睡眠呼吸暂停（OSA）。与成人相似，新生儿OSA也表现为呼吸响亮或打鼾，甚至出现呼吸暂停（无呼吸）。阻塞性症状可能伴有白天易疲劳或发育不良（FTH），前者在新生儿中不易察觉[75, 78]。

　　体格检查的主要内容如下[75, 79]：

- 视觉检查：评估有无不对称、头部畸形。
- 使用测量的头围计算头围指数。
  - 头骨指数=（最大头骨周径×100）/（最大头骨长度）。
- 触诊颅骨和面部骨骼。
  - 评估骨缝处是否有隆起、大血管、凹陷或畸形。

- 测量并检查囟门。
- 眼科检查：评估有无乳头水肿（与ICP同时出现）和角膜暴露。
  - 新生儿颅内压异常升高常表现为哭闹不止、面容痛苦、摇头，夜间平卧时加重。
- 气道检查。

MRI成像是诊断的标准，必要时才行CT检查，尽量减少过早的射线暴露。

颅骨发育不全的表现因早闭的部位而异。矢状缝过早闭合最为常见，其次是额缝或冠状缝。人字缝早闭非常罕见，发生率仅为5%或更少[74, 80]。图4-10、图4-11、图4-12和图4-13显示了不同部位的颅缝早闭及其导致的畸形[81]：

综合征性颅缝早闭患者需要较灵活的重建方法，取决于并存的缺陷及其相关的压迫症状。综合征性和非综合征性颅缝早闭的手术重建时间相似，除非患儿情况特殊。在评估患儿时，需要注意短面畸形（上颌或中面部发育不全）、眼球过度前凸（眼球间结构过度突出）、耳异位、鹰钩鼻等一些常见的并发症状[82-86]。

Glasglow方案指出，在10～14个月龄时，采用眶前推进（单侧或双侧）和前方重建的方法，修复额突、单冠突和双冠突。此外，还可采用后穹隆牵引术（也称为头盔疗法）修复双侧突眼，该疗法包括通过外部干预稳定内部骨性结构，持续的外部牵引可以维持骨骼之间足够的间隙使其正常生长。矢状突不对称可以在早期（5～7个月）通过全穹隆重塑进行矫治，如果可能，建议在患儿6个月前进行[81, 87]。值得一提的是，由于麻醉相关风险，3个月以下的患儿禁止手术修复。

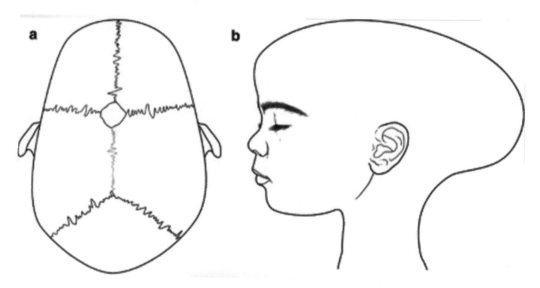

图 4-10　矢状缝早闭的舟状头 [81]

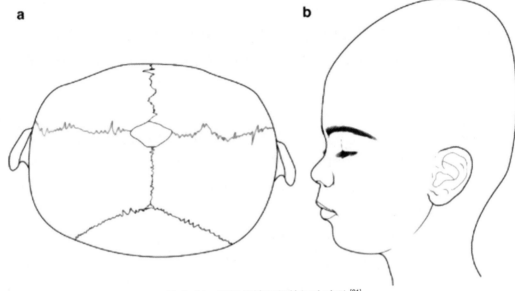

图 4-11 双冠状缝早闭的短头畸形 [81]

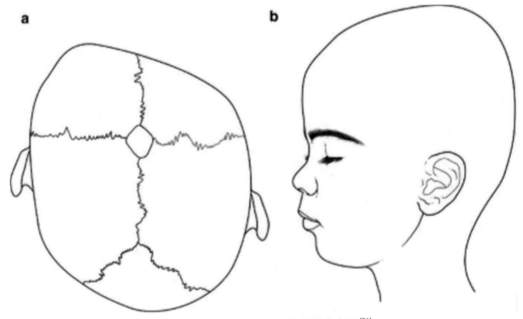

图 4-12 单侧冠状缝早闭的前斜头畸形 [81]

4.3 外科技术

因婴幼儿失血风险高、体温调节能力差，建议术前采取措施干预。如果预计手术时间较长，需要备血、建立动静脉通路、导尿和体内温度监测。根据需要预防性使用抗生素和类固醇。另外还要注意保护眼睛，通常使用眼药膏和透明塑料敷贴或角膜护罩。必要时进行睑缘缝合，作为替代保护措施。术前备头皮，剔除切口及其周围毛发，用聚维酮碘和消毒擦洗液清洁面部和头皮[88-90]。

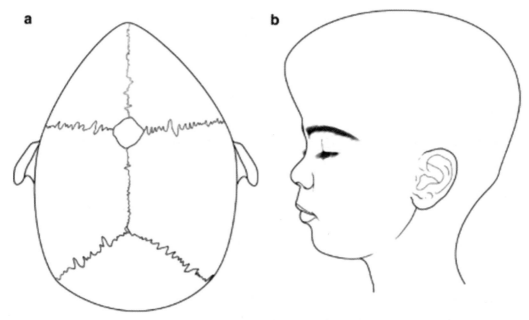

图 4-13　额缝早闭的三角头畸形[81]

除枕骨畸形外，大多数颅骨重建手术中患者取仰卧位。切开前切口局部注射血管收缩剂（最好是1∶200 000或1∶400 000的肾上腺素），可减少出血，更好地暴露术野。使用氨甲环酸和氨基己酸作为抗纤维蛋白溶解剂，可以增强凝血功能并减少手术过程中的失血[88-90]。

早期的颅骨发育不良矫正技术包括骨缝切除术（去除骨缝），并粉碎骨缝处多余的颅骨。然而，远期效果不佳，这些方法已经过时[91, 92]。据文献报道，内窥镜技术可以很好地用于颅骨发育不良的修复[93-95]。在内窥镜方法中，通过内部固定针固定的头盔样（支架）矫形器来维持颅骨之间的距离。有兴趣的读者可以参考相关文献[96, 97]，了解内窥镜修复的手术技术。

需要强调的是，年龄较小的患儿（3～4个月）是内窥镜修复的最佳适应人群，主要用于6个月以下的患儿[98, 99]。6个月以上的患儿适用于开放性颅顶重建。常见颅骨畸形的开放手术技术如下。

三角头畸形、短头畸形和尖头畸形都是由于前方颅骨过度收缩引起的，这种收缩是由额缝或冠状缝过早融合所致。这三种前收缩变异畸形采用相同原理的开放重建修复方法。为了便于与后面介绍的舟状头畸形修复进行比较[82, 100]，下文将详细介绍这些要点：

- 沿发际线做冠状切口，通过该切口将皮肤组织与下层骨骼分离。解剖至眶上缘。
- 沿术前设计点钻孔，准备截骨。
- 使用截骨器或Piezotome将额骨连同异常骨缝全层截开。
- 额缝前段位于眶上，可在直视下操作，切除时应从前颅窝向外侧切开。
- 根据需要对颅骨进行重塑，用聚二噁烷酮或可溶解板进行重新固定。

由于矢状缝早闭出现舟状头畸形的患者往往颅骨过长，外侧缩窄。这种畸形需要不同的手术矫正，详见以下几点[82, 100]：

- 在发际内沿中线做切口至颅顶，通过该切口解剖软组织，前至眉毛上方，后至枕骨基底。
- 切除多余的枕骨后骨，沿开放的枕骨盖将剩余的骨组织向心截成矩形段（桶状切开）。
- 通过截骨术切除早闭的矢状缝，使纵向桶状切开尽量靠向顶骨。
- 枕骨固定满意后，患者取仰卧位进行额部重建。
- 仰卧后，切除早闭的前段矢状缝，从前方完成桶状切开。
- 额骨固定到位后，此时可根据需要用聚二氧环己酮或可溶解钢板填充残存的骨质间隙。

4.4　并发症和结果

如果不进行治疗，颅缝早闭会限制大脑发育，导致颅内压（ICP）升高、发育迟缓和组织损伤。一般来说，矢状缝早闭患儿比其他颅缝畸形患儿（额缝早闭、尖颅畸形、人字缝早闭）发生智力残疾的风险要低。此外，还受患者教育和症状管理的影响[75, 99]。

与开放手术相比，内窥镜方法大大降低了出血和血肿形成的风险。最常见的手术并发症是术后高热，此外还有癫痫发作、脑脊液漏和严重感染（脑膜炎）的风险。小心谨慎的操作对避免剧烈震荡和血管损伤非常重要，对于年龄较小的患儿，术前备血尤为重要[74, 75]。

综合征性颅缝早闭患儿需要长期随访，他们后续可能需要多次手术来维持重建的颅骨[75]。除并发症外，颅缝修复重建手术方法相对成功，某种程度上讲是很多颅缝早闭患儿的唯一可行的治疗方法。需要注意的是，这一点对于综合征性颅缝早闭患儿并不适用，他们可能需要针对相关畸形进行其他治疗。

关于颅骨发育不良矫正手术的远期并发症，文献中已有明确报道，患儿会出现与治疗相关的瘢痕、面部不对称和非典型头型。综合征病例中这些并发症更为严重。据报道，外貌缺陷将会影响患者成年后的恋爱和社交[101]。

尽管有前面提到了该疾病对患者的社会心理影响，但相比于未受影响的人群，颅脑发育不全患者并没有出现更严重的抑郁症状。更多的研究表明，面部不对称与成年后的自卑没有相关性，这一点说明心理影响比我们想象的要小[102]（图4-14、15和16）。

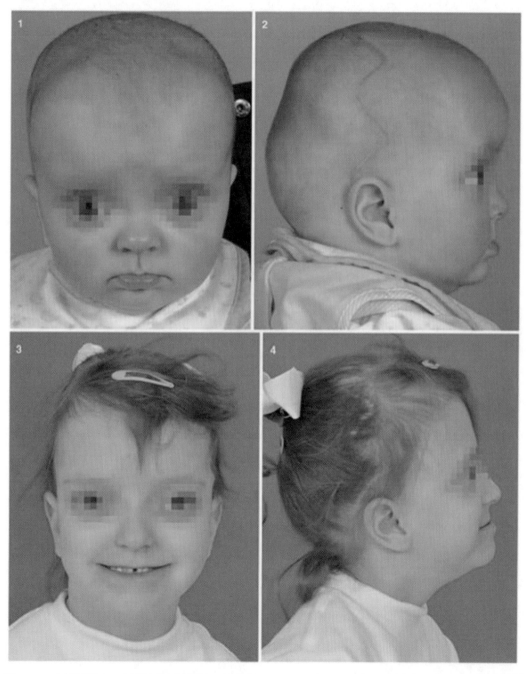

图 4-14　上图显示了一名因综合征性颅缝早闭继发 Crouzon 综合征的患儿在颅骨重建后不同时期的情况[81]

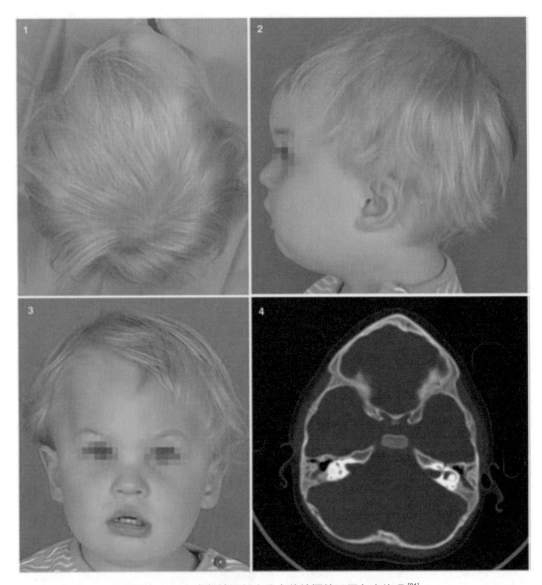

图 4–15   一名额缝早闭患儿术前拍摄的不同角度外观 [81]

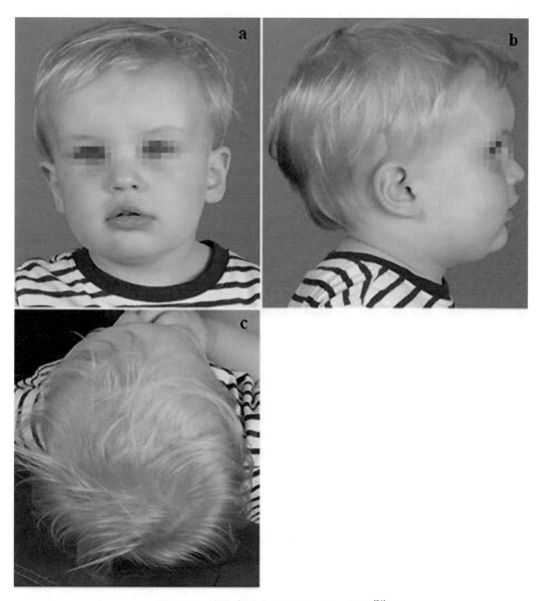

图 4-16　患儿术后外观如图 4-16-c 所示 [81]

（李宁宁）

参考文献

1. Wan, D. C., Kwan, M. D., Kumar, A., et al. (2009). Craniofacial surgery, from past pioneers to future promise. *Journal of Oral and Maxillofacial Surgery, 8*, 348–356.
2. Larsen, W. J. (1993). *Human Embryology*. Churchill Livingstone.
3. Lin, I. C., Slemp, A. E., Hwang, C., et al. (2004). Immunolocalization of androgen receptor in the developing craniofacial skeleton. *The Journal of Craniofacial Surgery, 15*, 922–927. discussion 928–929.
4. Whitaker, L. A., Pashayan, H., & Reichman, J. (1981). A proposed new classification of craniofacial anomalies. *The Cleft Palate Journal, 18*, 161–176.
5. Enlow, D. H. (1990). *Facial growth* (3rd ed.). Saunders Philadelphia.
6. Ansari, A., & Bordoni, B. (2022). Embryology, face. In *StatPearls [internet]*. StatPearls Publishing.
7. Som, P. M., & Naidich, T. P. (2013). Illustrated review of the embryology and development of the facial region, part 1: Early face and lateral nasal cavities. *American Journal of Neuroradiology, 34*(12), 2233–2240.
8. Cuervo, R., Valencia, C., Chandraratna, R. A., & Covarrubias, L. (2002). Programmed cell death is required for palate shelf fusion and is regulated by retinoic acid. *Developmental Biology, 245*, 145–156.
9. Martinez-Alvarez, C., Tudela, C., Perez-Miguelsanz, J., et al. (2000). Medial edge epithelial cell fate during palatal fusion. *Developmental Biology, 220*, 343–357.
10. Rice, D. P. (2005). Craniofacial anomalies: From development to molecular pathogenesis. *Current Molecular Medicine, 5*, 699–722.
11. Shuler, C. F., Guo, Y., Majumder, A., & Luo, R. Y. (1991). Molecular and morphologic changes during the epithelial-mesenchymal transformation of palatal shelf medial edge epithelium in vitro. *The International Journal of Developmental Biology, 35*, 463–472.
12. Vyas, T., Gupta, P., Kumar, S., Gupta, R., Gupta, T., & Singh, H. P. (2020). Cleft of lip and palate: A review. *Journal of Family Medicine and Primary Care, 9*(6), 2621–2625. https://doi.org/10.4103/jfmpc.jfmpc_472_20
13. Kohli, S. S., & Kohli, V. S. (2012). A comprehensive review of the genetic basis of cleft lip and palate. *Journal of Oral and Maxillofacial Pathology: JOMFP, 16*(1), 64–72. https://doi.org/10.4103/0973-029X.92976
14. Leslie, E. J., & Marazita, M. L. (2013). Genetics of cleft lip and cleft palate. *American Journal of Medical Genetics. Part C, Seminars in Medical Genetics, 163C*(4), 246–258. https://doi.org/10.1002/ajmg.c.31381
15. Trokovic, N., Trokovic, R., Mai, P., & Partanen, J. (2003). Fgfr1 regulates patterning of the pharyngeal region. *Genes & Development, 17*, 141–153.
16. Dode, C., Levilliers, J., Dupont, J. M., et al. (2003). Loss-of-function mutations in FGFR1 cause autosomal dominant Kallmann syndrome. *Nature Genetics, 33*, 463–465.
17. Moss, M. L. (1959). The pathogenesis of premature cranial synostosis in man. *Acta Anatomica, 37*, 351–370.
18. Virchow, R. (1989). Cellular pathology. As based upon physiological and pathological histology. Lecture XVI–atheromatous affection of arteries. 1858. *Nutrition Reviews, 47*, 23–25.
19. Jabs, E. W., Muller, U., Li, X., et al. (1993). A mutation in the homeodomain of the human MSX2 gene in a family affected with autosomal dominant craniosynostosis. *Cell, 75*, 443–450.
20. Warman, M. L., Mulliken, J. B., Hayward, P. G., & Muller, U. (1993). Newly recognized autosomal dominant disorder with craniosynostosis. *American Journal of Medical Genetics, 46*, 444–449.
21. Johnson, J. M., Moonis, G., Green, G. E., Carmody, R., & Burbank, H. N. (2011).

Syndromes of the first and second branchial arches, part 2: Syndromes. *American Journal of Neuroradiology, 32*(2), 230–237.

22. Som, P. M., & Curtin, H. D. (2003). *Head and neck imaging*. Mosby.

23. Caouette-Laberge, L., Bayet, B., & Larocque, Y. (1994). The Pierre Robin sequence: Review of 125 cases and evolution of treatment modalities. *Plastic and Reconstructive Surgery, 93*, 934–942.

24. van den Elzen, A. P., Semmekrot, B. A., Bongers, E. M., et al. (2001). Diagnosis and treatment of the Pierre Robin sequence: Results of a retrospective clinical study and review of the literature. *European Journal of Pediatrics, 160*, 47–53.

25. Cosman, B. (1984). Premaxillary excision: Reasons and effects. *Plastic and Reconstructive Surgery, 73*(2), 195–206. https://doi.org/10.1097/00006534-198402000-00005

26. Van Buggenhout, G., & Fryns, J. P. (2009). Angelman syndrome (AS, MIM 105830). *European Journal of Human Genetics, 17*(11), 1367–1373. https://doi.org/10.1038/ejhg.2009.67. PMC 2986680. PMID 19455185.

27. Smarius, B., Loozen, C., Manten, W., Bekker, M., Pistorius, L., & Breugem, C. (2017). Accurate diagnosis of prenatal cleft lip/palate by understanding the embryology. *World Journal of Methodology, 7*(3), 93–100.

28. Gatti, G. L., Freda, N., Giacomina, A., Montemagni, M., & Sisti, A. (2017). Cleft lip and palate repair. *The Journal of Craniofacial Surgery, 28*(8), 1918–1924.

29. Pujol, G., & Riera March, A. (2022). Cleft lip repair. [Updated 2021 Dec 27]. In *StatPearls [Internet]*. StatPearls Publishing. Available from: https://www.ncbi.nlm.nih.gov/books/NBK564326/

30. Sykes, J. M., Tasman, A. J., & Suárez, G. A. (2016). Cleft lip nose. *Clinics in Plastic Surgery, 43*(1), 223–235.

31. Yu, Y. J., & Yao, J. M. (2020). Classification of cleft lip and palate. In *Atlas of cleft lip and palate & facial deformity surgery* (pp. 3–16). Springer.

32. Worley, M. L., Patel, K. G., & Kilpatrick, L. A. (2018). Cleft lip and palate. *Clinics in Perinatology, 45*(4), 661–678.

33. Abramson, Z. R., Peacock, Z. S., Cohen, H. L., & Choudhri, A. F. (2015). Radiology of cleft lip and palate: Imaging for the prenatal period and throughout life. *Radiographics, 35*(7), 2053–2063.

34. Burianova, I., Kulihova, K., Vitkova, V., & Janota, J. (2017). Breastfeeding after early repair of cleft lip in newborns with cleft lip or cleft lip and palate in a baby-friendly designated hospital. *Journal of Human Lactation, 33*(3), 504–508.

35. Phalke, N., & Goldman, J. J. (2022). Cleft Palate. [Updated 2021 Nov 22]. In *StatPearls [Internet]*. StatPearls Publishing. https://www.ncbi.nlm.nih.gov/books/NBK563128/

36. Thierens, L., Brusselaers, N., De Roo, N., & De Pauw, G. (2017). Effects of labial adhesion on maxillary arch dimensions and nasolabial esthetics in cleft lip and palate: A systematic review. *Oral Diseases, 23*(7), 889–896.

37. Honigmann, K., & Sugar, A. (2002). Reconstruction of cleft lip and palate osseous defects and deformities. In *Craniomaxillofacial reconstructive and corrective bone surgery* (pp. 539–580). Springer.

38. Han, K., Park, J., Lee, S., & Jeong, W. (2018). Personal technique for definite repair of complete unilateral cleft lip: Modified Millard technique. *Archives of Craniofacial Surgery, 19*(1), 3–12.

39. Roussel, L. O., Myers, R. P., & Girotto, J. A. (2015). The Millard rotation-advancement cleft lip repair: 50 years of modification. *The Cleft Palate-Craniofacial Journal, 52*(6), e188–e195.

40. Chang, L. S., Son, Y., Baek, R. M., & Kim, B. K. (2017). Anatomical reconstruction of the nasal floor in complete unilateral cleft lip repair. *Annals of Plastic Surgery, 79*(4), 365–371.

41. Aranmolate, S., Aranmolate, S. O., Zeri, R. S., Gbeneol, T., & Ajani, A. O. (2016). Upper triangular flap in unilateral cleft lip repair. *The Journal of Craniofacial Surgery, 27*(3), 756–759.

42. Rossell-Perry, P. (2016). A 20-year experience in unilateral cleft lip repair: From Millard

to the triple unilimb Z-plasty technique. *Indian Journal of Plastic Surgery, 49*(3), 340–349.

43. Kauffmann, P., Cordesmeyer, R., Fouellefack, G. A., Schminke, B., & Wiese, K. G. (2018). Postoperative long-term results for the comparison of the symmetry of the upper lip during lip closure according to Millard and Pfeifer. *Maxillofacial Plastic and Reconstructive Surgery, 40*(1), 1–6.

44. Trier, W. C. (1985). Repair of bilateral cleft lip: Millard's technique. *Clinics in Plastic Surgery, 12*(4), 605–625.

45. Adeyemo, W. L., James, O., Adeyemi, M. O., Ogunlewe, M. O., Ladeinde, A. L., Butali, A., Taiwo, O. A., Emeka, C. I., Ayodele, A. O., & Ugwumba, C. U. (2013). An evaluation of surgical outcome of bilateral cleft lip surgery using a modified Millard's (Fork Flap) technique. *African Journal of Paediatric Surgery, 10*(4), 307–310.

46. Shkoukani, M. A., Chen, M., & Vong, A. (2013). Cleft lip – A comprehensive review. *Frontiers in Pediatrics, 1*(9), 53.

47. Agrawal, K. (2009). Cleft palate repair and variations. *Indian Journal of Plastic Surgery, 42*, S102–S109.

48. Furlow, L. T., Jr. (1986). Cleft palate repair by double opposing Z-plasty. *Plastic and Reconstructive Surgery, 78*, 724–738.

49. Johnson, H. A. (1979). The immediate postoperative care of a child with cleft lip: Time-proved suggestions. *Annals of Plastic Surgery, 2*(5), 430–433.

50. Raghavan, U., Vijayadev, V., Rao, D., & Ullas, G. (2018). Postoperative management of cleft lip and palate surgery. *Facial Plastic Surgery, 34*(06), 605–611.

51. Fan, W. J., & Yao, J. M. (2020). Repair of bilateral cleft palate. In *Atlas of cleft lip and palate & facial deformity surgery* (pp. 237–246). Springer.

52. Cohen, M. (2004). Residual deformities after repair of clefts of the lip and palate. *Clinics in Plastic Surgery, 31*, 331–345.

53. Annigeri, V. M., Mahajan, J. K., Nagarkar, A., & Singh, S. P. (2012). Outcome analysis of palatoplasty in various types of cleft palate. *Journal of Indian Association of Pediatric Surgeons, 17*(4), 157.

54. Sadhu, P. (2009). Oronasal fistula in cleft palate surgery. *Indian Journal of Plastic Surgery, 42*(Suppl), S123–S128.

55. Fayyaz, G. Q. (2022). Subtotal left fistula for palate re-repair. In *Surgical atlas of cleft palate and palatal fistulae* (pp. 1–9). Springer Singapore.

56. Ye, B., Ruan, C., Hu, J., Yang, Y. Q., & Zhang, G. Z. (2011. (In press)). A comparative study on the measurements of palatal shelf area and gradient for adult patients with unoperated cleft palate. *The Cleft Palate-Craniofacial Journal, 49*, 561.

57. Choudhary, S., Cadier, M. A., Shinn, D. L., Shekhar, K., & McDowall, R. A. (2003). Effect of Veau-Wardill-Kilner type of cleft palate repair on long-term midfacial growth. *Plastic and Reconstructive Surgery, 111*, 576–582.

58. Fadeyibi, I. O., Coker, O. A., Zacchariah, M. P., Fasawe, A., & Ademiluyi, S. A. (2012). Psychosocial effects of cleft lip and palate on Nigerians: The Ikeja-Lagos experience. *Journal of Plastic Surgery and Hand Surgery, 46*(1), 13–18.

59. Kirschner, R. E., & LaRossa, D. (2000). Cleft lip and palate. *Otolaryngologic Clinics of North America, 33*(6), 1191–1215.

60. Apon, I., van Leeuwen, N., Allori, A. C., Rogers-Vizena, C. R., Koudstaal, M. J., Wolvius, E. B., et al. (2021). Rasch analysis of patient-and parent-reported outcome measures in the international consortium for health outcomes measurement standard set for cleft lip and palate. *Value in Health, 24*(3), 404–412.

61. International Consortium of Health Outcomes Measurement (ICHOM). *Data collection reference guide.* https://ichom.org/files/medical-conditions/cleft-lip-palate/cleft-lip-palate-reference-guide.pdf

62. Arora, J., & Haj, M. (2016). *Implementing ICHOM's standard sets of outcomes: Cleft lip and palate at Erasmus University Medical Centre in The Netherlands.* International Consortium for Health Outcomes Measurement (ICHOM), December 2016. www.ichom.org

63. Porter, M. E. (2009). A strategy for health care reform – Toward a value-based system. *The New England Journal of Medicine, 361*(2), 109–112.

64. Allori, A. C., Kelley, T., Meara, J. G., et al. (2017). A standard set of outcome measures for the comprehensive appraisal of cleft care. *The Cleft Palate-Craniofacial Journal, 54*(5), 540–554.

65. Zhang, R. S., Lin, L. O., Hoppe, I. C., et al. (2019). Nasal obstruction in children with cleft lip and palate: Results of a cross-sectional study utilizing the NOSE scale. *The Cleft Palate-Craniofacial Journal, 56*(2), 177–186.

66. McLeod, S., Harrison, L. J., & McCormack, J. (2012). The intelligibility in context scale: Validity and reliability of a subjective rating measure. *Journal of Speech, Language, and Hearing Research, 55*(2), 648–656.

67. Broder, H. L., Wilson-Genderson, M., & Sischo, L. (2012). Reliability and validity testing for the child Oral health impact profile-reduced (COHIP-SF 19). *Journal of Public Health Dentistry, 72*(4), 302–312.

68. Diah, E., Lo, L. J., Yun, C., Wang, R., Wahyuni, L. K., & Chen, Y. R. (2007). Cleft oronasal fistula: A review of treatment results and a surgical management algorithm proposal. *Chang Gung Medical Journal, 30*, 529–537.

69. Orkar, K. S., Ugwu, B. T., & Momoh, J. J. (2002). Cleft lip and palate: The Jos experience. *East African Medical Journal, 79*, 510–513.

70. Olasoji, H. O., Dogo, D., Obiano, K., & Yawe, T. (1997). Cleft lip and palate in north eastern Nigeria. *Nigerian Quarterly Journal of Hospital Medicine, 7*, 209–213.

71. Adeosun, O.O. Unpublished work. Cleft lip and palate: A prospective study of cases seen and treated at the University of Maiduguri Teaching Hospital, a Part II dissertation for the partial fulfillment of the award of Fellowship of the Postgraduate Medical College of Nigeria, April, 2003.

72. Abdurrazaq, T. O., Micheal, A. O., Lanre, A. W., Olugbenga, O. M., & Akin, L. L. (2013). Surgical outcome and complications following cleft lip and palate repair in a teaching hospital in Nigeria. *African Journal of Paediatric Surgery, 10*(4), 345.

73. Park, Y. W., & Kim, C. W. (2018). Bilateral cleft lip repair with simultaneous premaxillary setback and primary limited rhinoplasty. *Maxillofacial Plastic and Reconstructive Surgery, 40*(1), 1–72.

74. Johnson, D., & Wilkie, A. O. (2011). Craniosynostosis. *European Journal of Human Genetics, 19*(4), 369–376.

75. Kajdic, N., Spazzapan, P., & Velnar, T. (2018). Craniosynostosis – Recognition, clinical characteristics, andtreatment. *Bosnian Journal of Basic Medical Sciences, 18*(2), 110–116.

76. Bordes, S. J., Bang, K. E., & Tubbs, R. S. (2021). Anatomy of the sutures of the skull base. In *The sutures of the skull* (pp. 53–60). Springer.

77. Anderson, S. B. W., Kortz, M. W., & Al Kharazi, K. A. (n.d.). *Anatomy, head and neck.* StatPearls Publishing.

78. Beez, T., O'kane, R., Piper, I., Koppel, D., & Sangra, M. (2016). Telemetric intracranial pressure monitoring in syndromic craniosynostosis. *The Journal of Craniofacial Surgery, 27*(4), 1032–1034.

79. Gonsalez, S., Hayward, R., Jones, B., & Lane, R. (1997). Upper airway obstruction and raised intracranial pressure in children with craniosynostosis. *The European Respiratory Journal, 10*(2), 367–375.

80. Di Rocco, F., Arnaud, E., & Renier, D. (2009). Evolution in the frequency of nonsyndromic craniosynostosis. *Journal of Neurosurgery. Pediatrics, 4*(1), 21–25.

81. Koppel, D., & Grant, J. (2021). Modern management of craniosynostosis. In *Oral and maxillofacial surgery for the clinician* (pp. 1813–1841). Springer.

82. Governale, L. S. (2015). Craniosynostosis. *Pediatric Neurology, 53*(5), 394–401.

83. Padmanabhan, V., Hegde, A. M., & Rai, K. (2011). Crouzon's syndrome: A review of literature and case report. *Contemporary Clinical Dentistry, 2*(3), 211–214.

84. Agochukwu, N. B., Solomon, B. D., & Muenke, M. (2012). Impact of genetics on the diagno-

sis and clinical management of syndromic craniosynostoses. *Child's Nervous System, 28*(9), 1447–1463.

85. O'Hara, J., Ruggiero, F., Wilson, L., James, G., Glass, G., Jeelani, O., Ong, J., Bowman, R., Wyatt, M., Evans, R., Samuels, M., Hayward, R., & Dunaway, D. J. (2019). Syndromic craniosynostosis: Complexities of clinical care. *Molecular Syndromology, 10*(1–2), 83–97.

86. Das, J. M., & Winters, R. (2021). *StatPearls [Internet].* StatPearls Publishing. Dec 29, 2021. Pfeiffer Syndrome.

87. Mathijssen, I. M. J., et al. (2021). Updated guideline on treatment and management of craniosynostosis. *The Journal of Craniofacial Surgery, 32*(1), 371–450.

88. Song, G., Yang, P., Zhu, S., et al. (2013). Tranexamic acid reducing blood transfusion in children undergoing craniosynostosis surgery. *The Journal of Craniofacial Surgery, 24*, 299–303.

89. Dadure, C., Sauter, M., Bringuier, S., et al. (2011). Intraoperative tranexamic acid reduces blood transfusion in children undergoing craniosynostosis surgery: A randomized double-blind study. *Anesthesiology, 114*, 856–861.

90. Oppenheimer, A. J., Ranganathan, K., Levi, B., et al. (2014). Minimizing transfusions in primary cranial vault remodeling: The role of aminocaproic acid. *The Journal of Craniofacial Surgery, 25*, 82–86.

91. Mehta, V. A., Bettegowda, C., Jallo, G. I., & Ahn, E. S. (2010). The evolution of surgical management for craniosynostosis. *Neurosurgical Focus, 29*(6), E5.

92. Ingraham, F. D., Alexander, E., & Matson, D. D. (1948). Clinical studies in craniosynostosis: Analysis of fifty cases and description of a method of surgical treatment. *Surgery, 24*(3), 518–541.

93. Yan, H., Abel, T. J., Alotaibi, N. M., et al. (2018). A systematic review and meta-analysis of endoscopic versus open treatment of craniosynostosis. Part 1: The sagittal suture. *Journal of Neurosurgery. Pediatrics, 22*, 352–360.

94. Yan, H., Abel, T. J., Alotaibi, N. M., et al. (2018). A systematic review of endoscopic versus open treatment of craniosynostosis. Part 2: The nonsagittal single sutures. *Journal of Neurosurgery. Pediatrics, 22*, 361–368.

95. Garber, S. T., Karsy, M., Kestle, J. R. W., Siddiqi, F., Spanos, S. P., & Riva-Cambrin, J. (2017). Comparing outcomes and cost of 3 surgical treatments for sagittal synostosis: A retrospective study including procedure-related cost analysis. *Neurosurgery, 81*, 680–687.

96. Jimenez, D. F., Barone, C. M., Cartwright, C. C., & Baker, L. (2002). Early management of craniosynostosis using endoscopic-assisted strip craniectomies and cranial orthotic molding therapy. *Pediatrics, 110*(1 Pt 1), 97–104.

97. Shah, M. N., Kane, A. A., Petersen, J. D., Woo, A. S., Naidoo, S. D., & Smyth, M. D. (2011). Endoscopically assisted versus open repair of sagittal craniosynostosis: The St. Louis Children's Hospital experience. *Journal of Neurosurgery. Pediatrics, 8*, 165–170.

98. Thompson, D. R., et al. (2018). Endoscopic versus open repair for craniosynostosis in infants using propensity score matching to compare outcomes: A multicenter study from the pediatric craniofacial collaborative group. *Anesthesia and Analgesia, 126*, 968–975.

99. Dempsey, R. F., et al. (2019). Nonsyndromic craniosynostosis. *Clinics in Plastic Surgery, 46*(2), 123–139.

100. Nagy, L., & Demke, J. C. (2014). Craniofacial anomalies. *Facial Plastic Surgery Clinics of North America, 22*(4), 523–548. https://doi.org/10.1016/j.fsc.2014.08.002. Epub 2014 Nov 8.

101. Stock, N. M., Costa, B., Wilkinson-Bell, K., Culshaw, L., Kearney, A., & Edwards, W. (2021). *Psychological and physical health outcomes in adults with craniosynostosis.* The Cleft Palate-Craniofacial Journal: Official Publication of the American Cleft Palate-Craniofacial Association.

102. Svalina, A., Heikura, E., Savolainen, T., Serlo, W., Sinikumpu, J. J., Silvola, A. S., & Salokorpi, N. (2022). Appearance or attitude: What matters to craniosynostosis patients? Association of self-esteem, depressive symptoms, and facial aesthetics in patients with sagittal and metopic synostosis. *Child's Nervous System, 38*, 1–8.

103. Birgfeld, C., & Heike, C. (2019). Craniofacial microsomia. *Clinics in Plastic Surgery, 46*(2),

207–221. https://doi.org/10.1016/j.cps.2018.12.001

104. Tokgöz, E., & Marina, A. C. (2023). *Cosmetic and reconstructive facial plastic surgery: A review of medical and biomedical engineering and science concepts.* Springer. ISBN #: 978-3031311673.

105. Sosa, D., Carola, N., Levitt, S., Patel, V., & Tokgöz, E. (2023). Surgical approaches used for total knee arthroplasty. In *Total knee arthroplasty: Medical and biomedical engineering and science concepts.* Springer. ISBN #: 978-3-031-31099-7.

106. Tokgöz, E. (2023). Surgical approaches used for total hip arthroplasty. In *Total hip arthroplasty: Medical and biomedical engineering and science concepts.* Springer. ISBN #: 9783031089268.

107. Tokgöz, E. (2023). Preexisting conditions leading to total hip arthroplasty. In *Total hip arthroplasty: Medical and biomedical engineering and science concepts.* Springer. ISBN #: 9783031089268.

108. Tokgöz, E. (2023). Perioperative patient care for total hip arthroplasty. In *Total hip arthroplasty: Medical and biomedical engineering and science concepts.* Springer. ISBN #: 9783031089268.

109. Tokgöz, E. (2023). Surgical approach comparisons in total hip arthroplasty. In *Total hip arthroplasty: Medical and biomedical engineering and science concepts.* Springer. ISBN #: 9783031089268.

110. Tokgöz, E. (2023). Complications of total hip arthroplasty. In *Total hip arthroplasty: Medical and biomedical engineering and science concepts.* Springer. ISBN #: 9783031089268.

111. Tokgöz, E. (2023). Medical improvement suggestions for total hip arthroplasty. In *Total hip arthroplasty: Medical and biomedical engineering and science concepts.* Springer. ISBN #: 9783031089268.

112. Tokgöz, E. (2023). Biomechanics of total hip arthroplasty. In *Total hip arthroplasty: Medical and biomedical engineering and science concepts.* Springer. ISBN #: 9783031089268.

113. Tokgöz, E. (2023). All-inclusive impact of robotics applications on THA: Overall impact of robotics on total hip arthroplasty patients from manufacturing of implants to recovery after surgery. In *Total hip arthroplasty: Medical and biomedical engineering and science concepts.* Springer. ISBN #: 9783031089268.

114. Tokgöz, E. (2023). Biomechanical success of traditional versus robotic-assisted total hip arthroplasty. In *Total hip arthroplasty: Medical and biomedical engineering and science concepts.* Springer. ISBN #: 9783031089268.

115. Tokgöz, E. (2023). Optimization for total hip arthroplasty applications. In *Total hip arthroplasty: Medical and biomedical engineering and science concepts.* Springer. ISBN #: 9783031089268.

116. Tokgöz, E. (2023). Artificial intelligence, deep learning, and machine learning applications in total hip arthroplasty. In *Total hip arthroplasty: Medical and biomedical engineering and science concepts.* Springer. ISBN #: 9783031089268.

117. Tokgöz, E. (2023). Advancing engineering of total hip arthroplasty. In *Total hip arthroplasty: Medical and biomedical engineering and science concepts.* Springer. ISBN #: 9783031089268.

118. Tokgöz, E., Levitt, S., Patel, V., Carola, N., & Sosa, D. (2023). Biomechanics of total knee arthroplasty. In *Total knee arthroplasty: Medical and biomedical engineering and science concepts.* Springer. ISBN #: 978-3-031-31099-7.

119. Tokgöz, E., Carola, N., Levitt, S., Patel, V., & Sosa, D. (2023). Robotics applications in total knee arthroplasty. In *Total knee arthroplasty: Medical and biomedical engineering and science concepts.* Springer. ISBN #: 978-3-031-31099-7.

120. Tokgöz, E., Sosa, D., Carola, N., Levitt, S., & Patel, V. (2023). Impact of manufacturing on total knee arthroplasty. In *Total knee arthroplasty: Medical and biomedical engineering and science concepts.* Springer. ISBN #: 978-3-031-31099-7.

121. Tokgöz, E., Patel, V., Carola, N., Sosa, D., & Levitt, S. (2023). Optimization investigations on total knee arthroplasty. In *Total knee arthroplasty: Medical and biomedical engineering and*

science concepts. Springer. ISBN #: 978-3-031-31099-7.

122. Tokgöz, E., Patel, V., Sosa, D., Levitt, S., & Carola, N. (2023). Artificial intelligence, deep learning, and machine learning applications in total knee arthroplasty. In *Total knee arthroplasty: Medical and biomedical engineering and science concepts*. Springer. ISBN #: 978-3-031-31099-7.

123. Tokgöz, E. (2023). Advancing engineering of total knee arthroplasty. In *Total knee arthroplasty: Medical and biomedical engineering and science concepts*. Springer. ISBN #: 978-3-031-31099-7.

124. Tokgöz, E., & Marina, A. C. (2023). Biomechanics of facial plastic surgery applications. In *Cosmetic and reconstructive facial plastic surgery: A review of medical and biomedical engineering and science concepts*. Springer. ISBN #: 978-3031311673.

125. Tokgöz, E., & Marina, A. C. (2023). Applications of artificial intelligence, machine learning, and deep learning on facial plastic surgeries. In *Cosmetic and reconstructive facial plastic surgery: A review of medical and biomedical engineering and science concepts*. Springer. ISBN #: 978-3031311673.

126. Tokgöz, E., & Marina, A. C. (2023). Robotics applications in facial plastic surgeries. In *Cosmetic and reconstructive facial plastic surgery: A review of medical and biomedical engineering and science concepts*. Springer. ISBN #: 978-3031311673.

127. Tokgöz, E., & Marina, A. C. (2023). Engineering psychology of facial plastic surgery patients. In *Cosmetic and reconstructive facial plastic surgery: A review of medical and biomedical engineering and science concepts*. Springer. ISBN #: 978-3031311673.

128. Tokgöz, E. (2023). Technological improvements on facial plastic, head and neck procedures. In *Cosmetic and reconstructive facial plastic surgery: A review of medical and biomedical engineering and science concepts*. Springer. ISBN #: 978-3031311673.

129. Levitt, S., Patel, V., Sosa, D., Carola, N., & Tokgöz, E. (2023). Preexisting conditions leading to total knee arthroplasty. In *Total knee arthroplasty: Medical and biomedical engineering and science concepts*. Springer. ISBN #: 978-3-031-31099-7.

130. Sosa, D., Carola, N., Patel, V., Levitt, S., & Tokgöz, E. (2023). Surgical approach comparison in total knee arthroplasty. In *Total knee arthroplasty: Medical and biomedical engineering and science concepts*. Springer. ISBN #: 978-3-031-31099-7.

131. Sosa, D., Carola, N., Patel, V., Levitt, S., & Tokgöz, E. (2023). Perioperative patient care for total knee arthroplasty. In *Total knee arthroplasty: Medical and biomedical engineering and science concepts*. Springer. ISBN #: 978-3-031-31099-7.

132. Levitt, S., Patel, V., Carola, N., Sosa, D., & Tokgöz, E. (2023). Complications of total knee arthroplasty. In *Total knee arthroplasty: Medical and biomedical engineering and science concepts*. Springer. ISBN #: 978-3-031-31099-7.

133. Carola, N., Patel, V., Levitt, S., Sosa, D., & Tokgöz, E. (2023). Ergonomics of total knee arthroplasty. In *Total knee arthroplasty: Medical and biomedical engineering and science concepts*. Springer. ISBN #: 978-3-031-31099-7.

134. Marina, A. C., & Tokgöz, E. (2023). Non-surgical facial aesthetic procedures. In *Cosmetic and reconstructive facial plastic surgery: A review of medical and biomedical engineering and science concepts*. Springer. ISBN #: 978-3031311673.

135. Marina, A. C., & Tokgöz, E. (2023). Aesthetic surgery of the upper face and cheeks. In *Cosmetic and reconstructive facial plastic surgery: A review of medical and biomedical engineering and science concepts*. Springer. ISBN #: 978-3031311673.

136. Marina, A. C., & Tokgöz, E. (2023). Aesthetic surgery of the nose and lower face. In *Cosmetic and reconstructive facial plastic surgery: A review of medical and biomedical engineering and science concepts*. Springer. ISBN #: 978-3031311673.

137. Marina, A. C., & Tokgöz, E. (2023). Surgical reconstruction of craniofacial trauma and burns. In *Cosmetic and reconstructive facial plastic surgery: A review of medical and biomedical engineering and science concepts*. Springer. ISBN #: 978-3031311673.

138. Marina, A. C., & Tokgöz, E. (2023). Cosmetic and reconstructive facial plastic surgery related simulation and optimization efforts. In *Cosmetic and reconstructive facial plastic*

surgery: A review of medical and biomedical engineering and science concepts. Springer. ISBN #: 978-3031311673.

139. Musafer, H., & Tokgöz, E. (2023). A facial wrinkle detection by using deep learning with an efficient optimizer. In *Cosmetic and reconstructive facial plastic surgery: A review of medical and biomedical engineering and science concepts.* Springer. ISBN #: 978-3031311673.

第 5 章
颅颌面创伤和烧伤的手术重建

Marina A. Carro, Emre Tokgöz (iD)

1 概述

近年来，整形外科领域发展迅速，尤其是在创伤、烧伤或癌症切除后的颅面损伤修复重建方面。由于技术的进步，在提高患者安全性和手术精确性的同时最大限度地减少了损伤后畸形和外观改变。专门从事面部重建手术的整形外科医生接受过相关手术的专业技术培训，他们可以对严重损伤进行急性修复，或在患者病情稳定后进行二期重建。颅颌面损伤病因和表现根据患者的年龄、性别或职业等因素而各不相同。年轻患者的外伤通常与暴力或交通事故有关，而老年人则常见一些跌倒损伤。下一节将进一步讨论创伤、烧伤或癌症相关损伤的病因，此外，本章还将介绍不同的手术重建方案以及手术时机[1-6]。本章内容参考相关文献[165-200]中的观点。

2 病因

2.1 烧伤和创伤

软组织损伤程度相同，有些患者只有一处损伤，有些则是多发伤合并颅颌面骨折和严重内伤。老年人和幼儿最常见的表现是滑倒和跌倒导致的单发软组织损伤[1-3]，而交通事故和外伤则常见于15～50岁患者[4-6]。

M. A. Carro（✉）
The Frank H. Netter M.D. School of Medicine, Quinnipiac University,
North Haven, CT, USA
e-mail: Marina.Carro@quinnipiac.edu

E. Tokgöz（✉）
Whiting School of Engineering, Johns Hopkins University, Baltimore, MD, USA

烧伤的原因多种多样，但大多数与热暴露有关。化学、电和辐射引起的损伤发生率较低，后者很少出现大面积损伤[12]。最常见的是工作场所事故、烹饪时使用明火和热水烫伤。热水引起的烫伤多见于儿童（5岁以下）和老年人。在低收入国家，明火烹饪更为常见，因此，妇女和儿童发生烹饪相关的热损伤较多[8-10]。

多年统计数据表明，烧伤的严重程度、死亡率和发病率呈下降趋势。据报道，约2/3的烧伤病例有面部损伤，其中大部分是热源性烧伤[7]。面部烧伤的常见原因包括烟花（面部、眼睛）和电烧伤（口腔）。后者在男童中更为常见，多见于电源插座、电线或其他电路损伤[13-15]。

虽然攻击、虐待或自残所致的烧伤占比较低（1%～2%），监护人也应该高度警惕，尤其是对儿童和青少年患者[2, 11]。需关注的迹象包括烧伤痕迹（如香烟或厨房用具造成的烧伤）、皮肤上的水纹（烫伤）和圆圈状烧伤（通常发生在臀部）。对于这类患者，应该向不同的监护人彻底询问病史，给予特别关注[17]。

外伤患者的治疗取决于潜在的病因，也凸显了不同病因、社会角色、经济因素和职业类别的重要性[16]。

2.2　皮肤癌

美国确诊率最高的癌症是非黑色素瘤皮肤癌（NMSC），常发于头颈部。据估计，近1/5的人会患皮肤癌，阳光暴晒和防晒不足是最常见的危险因素[18]。大多数NMSC属于鳞状细胞癌（cSCC）和基底细胞癌（BCC），但也有一些罕见类型，包括卡波西肉瘤、原发性皮肤B细胞淋巴瘤和梅克尔细胞癌等[19]。与NMSC亚型相比，恶性黑色素瘤更具致命性，通常与损伤性影响相关，如功能失调、功能丧失或发病[20-22]。

恶性皮肤肿瘤的致病因素包括反复或儿童期日光暴晒、老龄化、男性、皮肤白皙、皱纹少、易灼伤、头发颜色较浅（红色、金色）或眼睛颜色较浅（蓝色）。SCC在免疫抑制患者、瘢痕性皮肤病患者、HPV感染者、电离辐射暴露者和吸烟者中尤其多见[23-25]。

紫外线可诱导暴露的角质细胞DNA损伤，反复或早期日晒是皮肤恶性肿瘤发病的主要危险因素。除直接损伤外，紫外线诱导的免疫抑制和自由基的产生也会对DNA造成间接损伤[26]。SCC最常在持续、长期紫外线照射后发生，而cBCC则更常由间歇性光照诱发[18]。

3　重建技术回顾

3.1　软组织重建

整形外科医生通常选择创伤最小的方法来修复面部软组织，如重建阶梯所示。

随着医学领域的发展，重建阶梯问世后，又提出了改良重建阶梯，其中包括血管复合移植（面部移植）[27]。重建外科不断进步，出现了更多的软组织修复指南，如图5-1所示。

外科医生的技术

生物工程组织				超显微手术	
氧疗				机器人显微手术	
细胞外基质		组织扩张		功能组织移植	
外部组织扩张		穿支皮瓣	岛状皮瓣	穿支游离皮瓣	腹壁移植
细胞疗法和生长因子	基因疗法和组织工程学治疗	复合移植	拱顶石皮瓣	复合皮瓣	复合游离皮瓣	面部移植
负压伤口治疗	宫内重建	成分移植	真皮皮瓣	成分皮瓣	成分游离皮瓣	手部移植
二期愈合	一期愈合	移植	局部皮瓣	远处皮瓣	游离皮瓣	血管复合同种异体移植

（左侧纵向标签：可选择的治疗方法）（右侧纵向标签：患者诉求）

图5-1　Mohapatra等提出的重建网络，强调了患者可选择的方案越来越多[28]

面部软组织大面积损伤往往需要不同的修复方法，随着"重建阶梯"的应用，游离组织移植被微创方案取代。头颈部因血运丰富，游离皮瓣移植存活率较高，通常是严重、广泛损伤患者的唯一选择[29]。本节将讨论面部重建的不同选择和常见适应证。

对于不能直接闭合且不能自行愈合的创面，根据现有血供从供皮区切取游离组织移植到缺损部位。这种方法称为植皮，用于软组织缺损重建的植皮种类很多。全厚皮肤移植（FTSGs）包含表皮和真皮组织，而部分或断层皮片移植（PTSGs/STSGs）由表皮和部分真皮组织组成[4]。

复合组织移植或软骨移植含有软骨组织，可用于修复鼻部或眼睑缺损[30, 31]。

用于植皮的材料有很多种，可根据取材的不同进行分类[32-35]：

- 自体移植：从患者身上采集，可实现永久性愈合
- 异体移植物：取自尸体供体部位，用作生物敷料，为患者进行自体移植做好准备
- 异种移植物：取自不同物种（通常为猪皮），用作临时敷料

还有其他选择，包括皮肤替代物，如自体培养表皮移植（CEA）。从患者自身皮肤切取全厚皮片，培养角质细胞生长获得新的 "表皮"。需要注意的是，这种方法比较脆弱，在恢复期间需要较长时间的护理，才能愈合。真皮替代物包括Alloderm和Integra，前者是从尸体中提取的真皮糖胺聚糖和胶原蛋白基质，后者由牛胶原蛋白和糖胺聚糖组成。后者用于缩小创面面积，减小移植物或皮瓣的修复面积[36-38]。

皮片移植是通过取皮刀切取皮肤，经过处理后才能移植到受区。去除皮下脂肪后用拉网机进行拉网，拉网机可将皮肤以1∶1或3∶1的比例进行拉网，进行拉伸和改善伤口覆盖[39]。在面部软组织损伤超过3cm的情况下，进行皮片移植（非网状移植物）可减少挛缩，术后外观更好[31]。

皮瓣是在术前设计好的供区进行远位切取带有血管的组织，该血管用于切取组织的供血。通常，原位闭合或就近移植是最佳选择。但一些病人由于组织缺损较大，不能原位闭合。常见的复杂伤口包括创伤、肿瘤切除和先天性缺损。对于这些病例，皮瓣可以很好地提供软组织覆盖，并最大程度地修复外观[40]。

皮瓣有多种分类方法，首先是根据血供分类[41, 42]：

- 轴型皮瓣：沿皮瓣血管（动脉和静脉）纵轴切取皮瓣。
- 随机皮瓣：供区组织通过皮下神经丛中的非特异性小血管灌注。一般来说，建议使用具有单一血管蒂（由单一动脉供应的软组织区域）的轴向皮瓣可提高存活率。如果需要更大的皮瓣，可以选择 "延迟"皮瓣，沿皮瓣边缘切开，从供区分离，保留血管蒂，在转移前延迟皮瓣可以促进皮瓣与周围血管网的建立，改善组织灌注[41]。随机皮瓣需要格外谨慎，因为其血液供应不确切，可能因扭转而缺血。皮瓣的长宽比通常是3∶1，以维持足够的组织灌注[42]（图5-2）。

皮瓣还可根据其组织成分进行分类。继发于外伤、癌症或先天性缺损的组织缺失应用类似组织替代（例如，用骨皮瓣替代缺失的骨）。较小的皮瓣用于小的局灶性缺损，包括皮肤、黏膜、骨、肌肉及筋膜瓣。当患者存在多层组织损伤时，通常采用复合组织瓣[44]。

复合皮瓣包含多种组织类型，可用于替代缺损严重的大面积组织。包括筋膜皮瓣（筋膜和皮肤）、肌皮瓣（肌肉、筋膜和皮肤）和骨皮瓣（骨和表层软组织）。当整个面部受损时，患者可能需要进行人体复合组织同种异体移植，也称为面部移植[44]。

游离皮瓣或穿支皮瓣是从远端供区转移而来，用于修复广泛、大面积缺损。游离皮瓣往往包含多种组织类型（复合型），在设计上应该是轴向的，包括[45]：

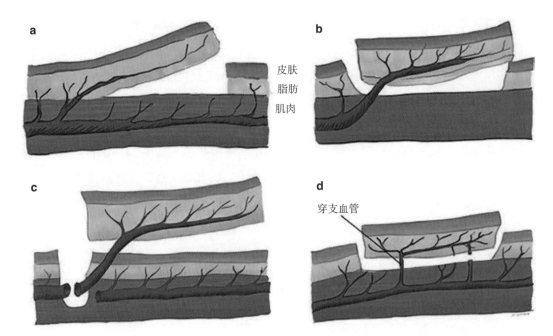

图 5-2   随机皮瓣（a）、轴型皮瓣（b）、游离皮瓣（c）和穿支皮瓣（d）[43]

- 股前外侧皮瓣
- 髂嵴皮瓣
- 股薄肌瓣

邻近皮瓣部分从附近的供区转移，一定程度上与受区关联，可用于修复较大或较小的损伤。一般为轴向设计，组成往往不尽相同，可能包含一种或多种组织类型。这些组织包括[45]：

- 额部皮瓣
- 颞浅筋膜瓣
- 股薄肌瓣

局部皮瓣邻近受区，一般包含黏膜或皮肤表层组织，具有随机的血液供应。选择局部皮瓣时还应注意将供区选择在美学亚单位边界（发际线、鼻唇沟或皱纹）。根据损伤的程度和位置，局部皮瓣可以在正常组织的上方或下方推进、旋转、移位或穿插[46]（图5-3）。

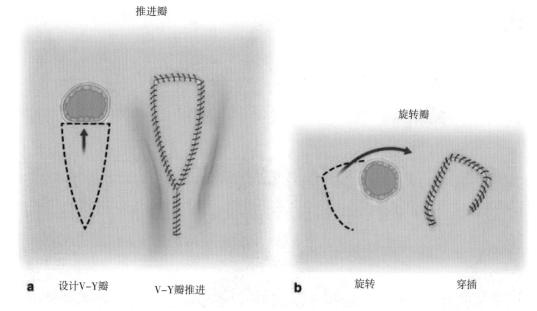

图 5-3　当有足够的局部组织可以覆盖缺损时，V-Y 推进瓣和旋转瓣是不错的选择 [47]

3.2　骨重建

面部骨骼结构复杂，由4块不成对的骨骼和5块成对的骨骼组成。从功能上讲，这些骨骼分为4对水平方向和4对垂直方向的支架（支柱）。面部骨骼组成了坚固的颅面部框架，这些骨骼骨折后通常需要手术固定维持结构稳定 [48]。

更常用的方法是将颅面部骨骼分为上、中、下三部分，这样可以更直接地进行手术评估和设计[49]（图5-4）。

颅骨骨折的严重程度取决于骨折的位置，如果骨折发生在眼眶或眼眶下，神经血管结构可能受到损伤，应尽早确诊。

CT对眼球外伤更为敏感，而外伤引起的神经病变行MRI检查更好[50, 51]。

如果骨皮质的结构完整性遭到破坏，接下来开始修复骨折组织。各愈合阶段之间存在一些重叠，一般时间表如下 [52]：

- 第1~5天：血肿形成期
- 第5~11天：纤维骨痂形成期
- 第11~28天：骨痂形成期
- 第18天–时间不定（月/年）：骨骼塑形期

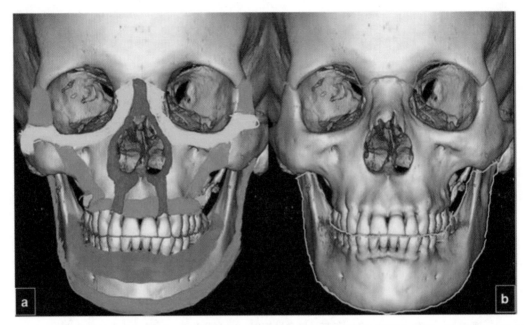

图 5-4　（a）颅骨 CT 三维重建框架分类系统。4 对水平方向的支撑包括上颌横突（黄色）和下颌横突（橙色），以及下颌横突上部（棕色）和下部（绿色水平）。4 对垂直方向的支撑包括上颌内侧支（红色）、上颌侧支（蓝色）、上颌后侧支（粉红色）以及下颌后侧支（绿色垂直）。（b）面部三分区分类系统，橙色线表示上三分区的下缘，黄色线表示下三分区 [49]

另外，原发性骨愈合可以重新形成骨皮质，而不形成骨痂。如果断端位置发生错位，可能畸形愈合影响外观，因此，通常建议切开复位内固定，达到原发性骨愈合 [52]。没有骨缺损的面部骨折可以通过切开复位内固定（ORIF）修复，用骨移植或临时钢板闭合断裂处骨间隙 [53]。

3.2.1　开放复位内固定术（ORIF）

由于面部骨折的复杂性，面部骨折通常采用开放性切口进行复位，这样可以完全暴露骨折断端。尽量将骨折断端完全紧密对合，减少骨痂形成和肉芽组织堆积。骨骼对位后，破骨细胞和成骨细胞分别负责清除受损骨骼和生成新的骨组织 [54, 55]。

使用钛板和螺钉进行内固定，以保持骨折断端的紧密贴合 [52, 56]（图5-5）。

必要时，在最终内固定之前，对损伤复杂的骨折进行临时外固定来减少损伤。比如放置外固定架，用螺钉经皮固定在骨骼上 [56]。

3.2.2　骨移植

骨移植用于重建严重的颅面部骨缺损，可代替丢失的骨组织，维持颅面骨骼的稳定性。自体骨移植直接从患者身上取材，是公认的骨缺损重建的金标准 [58]。其他的治疗方法如下 [59]：

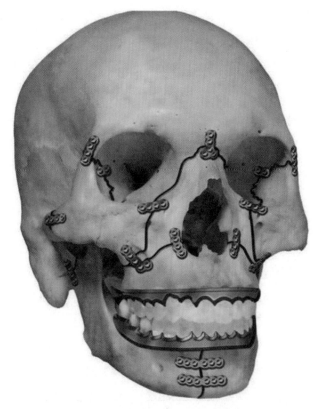

图 5-5　使用钛板和螺钉对面部不同部位骨折进行内固定 [57]

- 异种骨移植：骨组织取自不同物种（猪、牛）
- 同种异体骨移植：取自人类尸体
- 异体移植：由合成材料（生物活性玻璃、聚合物、磷酸三钙）组成

　　移植骨放置至合适部位后用螺钉或克氏针进行固定。每块移植骨至少使用两个螺钉。当放置颗粒状移植物（例如骨片）时，可以使用钛网；当不能进行一期闭合时，可使用聚四氟乙烯（PTFE）来覆盖保护移植物[59]。

　　需要进行骨移植时，需要考虑多种因素，包括缺损大小、重建目标和组织的可用性。当外伤或颅面畸形造成的骨缺损超过6～8cm时，应使用自体骨瓣移植，以保障确切的血运和成活。这种情况可能更适合取包含骨、软骨和覆盖软组织的复合骨瓣进行修复。骨瓣常见的供区包括游离腓骨、髂嵴和肩胛骨[60]。

　　根据重建需要和组织可用性，可取松质骨或自体骨皮质。松质骨移植时骨小梁之间间隙大，与无血管移植物相比灌注速度更快。骨性间隙的修复多为嵌入式的，更适合选取松质骨[61, 62]。

皮质骨移植后骨强度更好，但骨再血管化发生较慢，且往往不完全[63]。骨移植还可用于修复体积缺损，如颧骨增高术[60]。

4   初步评估

重建手术需要评估病人病情及其对麻醉和恢复的耐受能力。通常情况下，重伤或癌症患者在手术之前，需要由创伤团队和肿瘤专家进行检查。头颈部创伤、烧伤和肿瘤有不同的初筛指征，本节将详细讨论。

4.1   颅面创伤

有生命危险的外伤患者应在严重失血得到控制、气道稳定后再进行手术评估。气道损伤可继发于出血、水肿或异物，也可由直接创伤引起。颌面部损伤导致的出血通常是由于上中面部或鼻咽部骨折造成的血管窦破裂，接诊时应排除其他原因。填塞物或棉条（球囊导管、结扎）初步控制出血后，如果怀疑有其他出血，可进行血管造影找到出血位置[64]。

3%～7%的面部创伤病例合并颈椎损伤，通常重建时间取决于脊髓损伤或脊椎骨折的处理[65-67]。有研究发现，近80%的面部骨折患者伴有创伤性颅脑损伤（TBI）[68]。当损伤程度不明时，患者病情稳定、影像学诊断明确前，应采取与TBI和颈椎损伤相关的预防措施[69]。

并非所有的颅颌面急性骨折都伴有浅表组织损伤，而看似单纯的皮肤裂伤也可能伴有神经损伤，影响预后[70, 71]。初诊时全面评估患者伤情，根据患者伤情制定治疗计划非常重要。必要时，清洁皮肤上的碎屑和体液，以做出清晰、准确的评估。初步检查面部时，医护人员应记录出血、骨折、不对称、瘀伤和肿胀。对伤口进行触诊和探查，评估伤口的深度和范围[69]。如果存在皮下骨折，骨折造成的不对称不一定能在第一时间发现，应对面部进行全面触诊，检查是否存在骨性阶梯、不稳定性和不规则轮廓。注意骨折、缺损的位置和程度，以及是否存在牙齿骨损伤[68]。

尽可能评估是否存在颅神经损伤，对于意识不清和面部有弥漫性裂伤的患者可能评估较困难。检查眼部，评估瞳孔对光反射和前房情况。对于神志清醒的患者，可通过眼部检查获得更多信息，如视力、视野测试、光感和眼球运动。如果怀疑存在眼睛或周围结构受伤，请眼科会诊[53, 69]。如果有神经功能异常或创伤性脑损伤的体征，应收住院，进一步进行神经系统检查，患者病情稳定之前不进行面部重建[72]。这里需要强调的是，碎骨的最佳修复时间是伤后2周内[73]。

颅颌面外伤后首选CT检查，它可以进行三维重建并协助术前设计。经患者同意后拍摄术前照，进行术前、术后对比[72]。

一般来说，单纯的软组织损伤应尽早修复，使伤口达到最佳愈合。如果存在其他严重损伤，伤口修复延迟，则与所有开放性伤口一样，感染风险会增加。同时，伤后几天面部肿胀加剧，会影响伤口闭合[73, 74]。处理骨折后，应一期关闭浅层软组织，但枪伤和高速爆炸伤除外，这类伤口需要清创后三期愈合[75-77]。

面部创伤修复的顺序如下[53, 69, 78]：

1.伤口清创后无张力缝合。

2.骨性结构的固定和重建。

（a）开放复位内固定术（ORIF），增加骨折断端稳定性，将缺损降至最低。

（b）取无血管或有血管的骨移植物进行骨重建，修复骨缝隙或大的缺损。

（i）注意：大面积骨缺损骨重建不可行时，最后手段是进行临时桥接。

3.使用皮瓣或先进的皮肤修复术进行软组织重建，以覆盖暴露的皮下组织。

（a）可以在骨组织重建手术前进行，保障伤口愈合和术后外观。

4.2　颅面烧伤

对头面部烧伤的患者应进行全面评估，尤其是吸入性损伤时。应重点询问烧伤原因，病因不同风险有所不同。热烧伤最为常见（如火灾），此外还包括电烧伤、辐射和化学品烧伤。初级干预通常由急救人员或训练有素的路人进行，转移患者或移除烧伤源，确保现场安全并减少进一步伤害。确保衣物未与患者皮肤粘连时，尽快脱掉衣物[12, 79]。

急诊科医生应检查气道，评估患者呼吸能力。患者伤后很快会出现气道黏膜水肿，严重时可发展为气道阻塞。ATLS（高级创伤救治支持）指南列出了严重烧伤创伤患者的插管指征，但一些医疗机构会有自己的评判原则，避免不必要的插管[79, 80]（表5-1）。

表 5-1　ATLS 和 Denver 标准中的插管指征

ATLS 插管适应证	Denver 标准
气道阻塞：声音嘶哑、喘鸣、胸骨后缩、使用辅助呼吸肌	喘鸣音
呼吸系统损害：通气量减少、降低，组织氧合不足，无法清除呼吸道中的黏液、分泌物	呼吸困难、缺氧、高碳酸血症
面部深度损伤、口腔损伤	喉镜观察到的上气道损伤
伤及体表总面积的40%～50%	面部全层烧伤

续表

ATLS 插管适应证	Denver 标准
意识减退、丧失	精神变化（认知、情绪、行为）
气道黏膜水肿、吞咽困难	喉镜观察到肿胀
当怀疑气道受损，无法在中途安全插管时，要求将患者转至有专业设施处	其他适应证：面部毛发烧焦、血流动力学不稳定（血压不稳定、异常）、疑似吸入烟雾

一些研究强调了软性喉镜和支气管镜在诊断气道损伤中的重要性。当怀疑发生吸入性损伤时，应进行这一检查[81, 82]。在未观察到气道损伤的情况下（最常见于热损伤或不溶性微粒导致），出现呼吸窘迫或缺氧可能提示吸入了有毒气体[83]。

测量体表总面积（TBSA）计算受损面积。用患者的手掌和手指代表1%的TBSA或九分法。医护人员可参考Lund和Browder图表了解更多信息。计算机辅助模型的可靠性和准确性更高[84]（图5-6和图5-7）。

年龄	0～1	1～4	5～9	10～14	15
A – 1/2 头	$9_{1/2}\%$	$8_{1/2}\%$	$6_{1/2}\%$	$5_{1/2}\%$	$4_{1/2}\%$
B – 1/2 条大腿	$9_{1/2}\%$	$8_{1/2}\%$	$6_{1/2}\%$	$5_{1/2}\%$	$4_{1/2}\%$
C – 一条腿的1/2	$9_{1/2}\%$	$8_{1/2}\%$	$6_{1/2}\%$	$5_{1/2}\%$	$4_{1/2}\%$

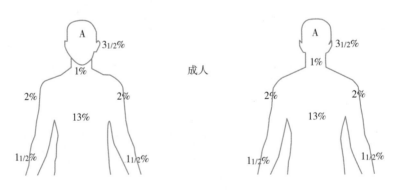

图 5-6　九分法 [85]

可根据损伤深度、外观和疼痛程度判断患者是表皮烧伤、部分真皮烧伤（表皮或深层）还是全层烧伤。表皮烧伤通常不需要特殊处理和补液。损伤通过表皮穿透至真皮层，会导致液体流失，严重时会出现脱水，危及生命。计算烧伤面积计算复苏液体量[86]。

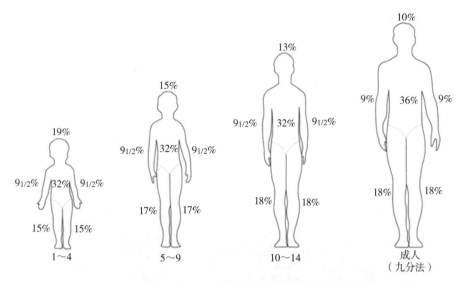

图 5-7　Lund 和 Browder 图表提供了更详细的 TBSA 评估 [85]

面部烧伤需要全面检查眼睛、眶周和耳朵。取下隐形眼镜并彻底冲洗眼睛后，进行荧光裂隙灯检查，查看角膜的完整性。如果发现眼眶或眶周有外伤，应请眼科会诊。进行耳镜检查评估鼓膜（耳）的完整性，记录软骨结构受累情况。对于遭受多因素创伤、危及生命的组织损伤或气道损伤的患者，在初次就诊时应进行更多的影像学检查（如 CT 扫描）和实验室评估[12]。

电烧伤后确定电流的出口、入口非常重要，但外观不能完全反映潜在的内部损伤。根据电流通过内部组织和器官的路径，患者可能存在潜在的骨折、心律失常、横纹肌溶解或骨筋膜室综合征。入院后还应行X线、心电图、持续心脏监测和实验室检查进行诊断评估 [87, 88]。电烧伤的表现形式多种多样，如图5-8 和图5-9 所示。

严重电烧伤的患者可能会有潜在的肌肉坏死，需要进行筋膜切开（切除表层肌肉组织），查看皮下组织的完整性。若治疗不及时，患者有发生急性肾衰竭、截肢和严重感染的风险[80]。

当患者因接触化学品而发生烧伤时，应与其他烧伤病因一样评估呼吸道的情况，还应特别考虑是否吸入气溶胶。大面积化学烧伤患者可能会出现严重的新陈代谢紊乱，影响血液循环和组织灌注，因此有必要进行彻底的体格检查和实验室检测。必须全面了解此次外伤史，其中包括化学成分、受伤机制、数量和浓度以及接触时间[91]。

应立即对患者进行治疗，以减轻损伤程度，首先要进行化学清除（最好是在受伤现场）。应尽快用水彻底冲洗，减轻组织损伤，维持皮肤 pH 值在 5～11 之间，一般需要连续冲洗组织 2 小时左右 [92-94]。评估微循环、对比未受伤皮肤和受伤皮肤的温度进一步了解伤情，这类烧伤可能存在皮肤烧伤很浅但伴有深层组织的广泛坏死。在无法确认损伤深度时可以假定为深度创伤，持续观察病情进展。将患者收至相关专科，尽早对坏死组织进行清创或手术切除，纠正代谢紊乱，手术重建广泛的组织缺损[94-96]。

　　严重烧伤伤口后期主要的问题是继发感染和组织坏死。受伤早期，一般认为伤口是无菌的，细菌定植极少。几天后，受损皮肤上的细菌数量和病毒数量会大大增加，从而感染和损伤邻近的健康组织。考虑与血管受损，免疫系统信号传递下降和全身抗生素的输送受限有关[97-99]。

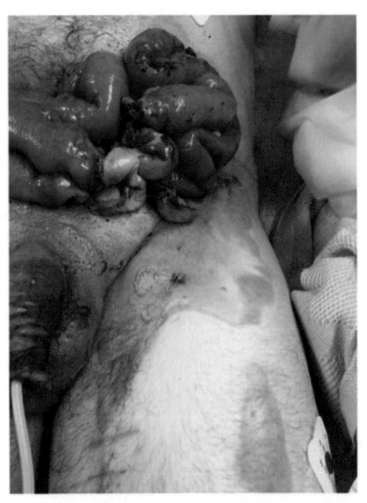

图 5-8　严重电烧伤继发全厚组织损伤，伴有内脏外翻和肠道损伤的图示[90]

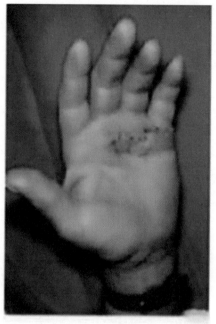

入口

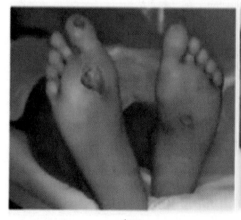

出口

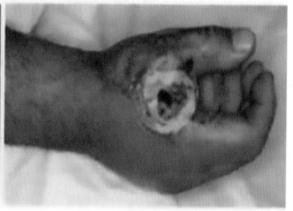

创面切除后

图 5-9　一名低压电烧伤患者的出入口 [89]

　　避免紧身敷料、使用抗菌乳膏和保持伤口床湿润，最大程度保持组织活性。可以在烧伤部位包上单独的非黏附性湿润敷料条，以避免循环障碍、减少细菌生长并保持创面湿度（避免结痂），等待手术治疗[100-102]。这些治疗措施是为清创和手术切除做准备，对于大多数患者来说，应优先考虑清创和手术切除。在无法进行早期手术（如缺乏资源）时，可进行敷料包扎，直至焦痂分离。尽管这种伤口暴露技术如今仍被发展中国家在没有其他资源的情况下使用，但它并没有得到文献的支持，50多年来一直受到争议 [103, 104]。

表5-2 总结了烧伤初期切除坏死组织的相对适应证。严重面部烧伤的焦痂切除和移植的注意事项如下[105]:

- 较大的弥漫性坏死组织区域已通过清创、切除得到充分处理，确诊为面部深度烧伤且病情稳定的患者
- 有可用于移植的供区皮肤
- 患者无严重感染

去除焦痂后，可以（同时或延迟）放置移植物来覆盖暴露的组织[105]。

表 5-2　各种烧伤的治疗指征

技术	时间（受伤后天数）	适应证 / 禁忌证
立即或早期切除	立即： <1	即刻切除：对相对健康的年轻人来说效果最佳
在侵入性感染、脱落之前清除烧伤焦痂（坏死组织）	早期： 2～10	早期切除：在患者病情稳定后进行切除（足够的修复空间、吸入性损伤），烧伤分期修复
延迟切除 在侵入性感染和（或）坏死组织脱落之前以及继发性愈合开始之后，清除烧伤焦痂（坏死组织）	10天之后 21天之前	面部烧伤，深度不明 科室资源有限
焦痂切除 使用皮刀薄层切除受损组织，以保留深层组织	酌情	标准方法
筋膜切除术 切除筋膜和所有表层组织	酌情	深度烧伤 高压电烧伤

4.3　非黑色素瘤皮肤癌（NMSC）

非黑色素瘤皮肤癌（NMSC）的表现因肿瘤起源的层次而异。如图5-10 所示，鳞状细胞癌（SCC）可发生在皮肤浅层至基底细胞的任何一层。基底细胞癌（BCC）由表皮-真皮交界处的基底细胞发展而来。一般患者主诉近期出现或发生表皮病变，因此应彻底进行全身皮肤检查[106, 107]。

BCC 有几种分型，包括表皮型、硬皮型和结节型，后者最为常见。在这些病变类型

中，硬皮样 BCC 造成底层和邻近组织的破坏更为多见[109-12]。

　　图5-11、图5-12 和图5-13 显示了 BCC 的常见病变类型，显示了结节型、表皮型和硬皮型之间的差异。鳞状细胞瘤（SCC）通常是在观察到结痂或角质化（鳞屑）病变扩大且长期不愈合时发现的。这些病变的外观多种多样，见于SCC 病例报道（图5-14、图5-15 和图5-16）[114-116]。

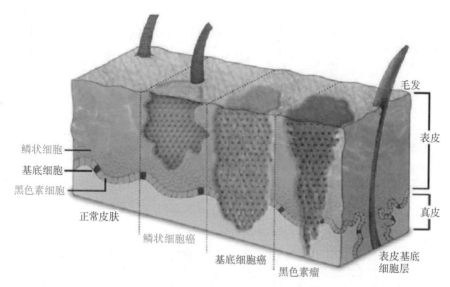

图 5-10　原发病灶横截面上的 SCC 和 BCC[108]

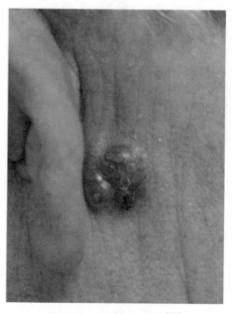

图 5-11　结节型 BCC[113]

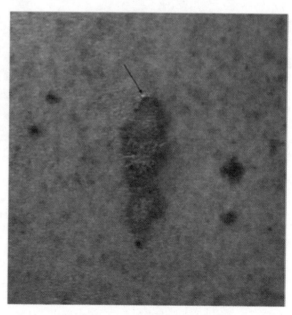

图 5-12　表皮型 BCC[113]

病变边界可以很清晰（图5-14），也可能边界不清（图5-15）。角化棘皮瘤是一种比较容易识别的变异型SCC，其特征是圆顶结节状和中央区过度角化（图5-16）。

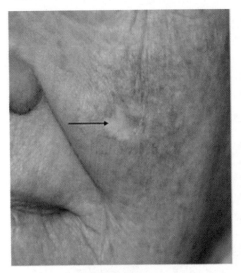

图 5- 13　硬皮型 BCC [113]

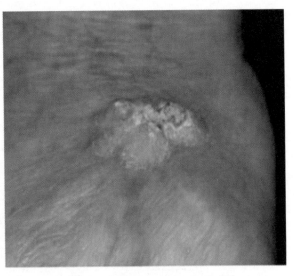

图 5-14　边界清晰的 SCC 病灶 [113]

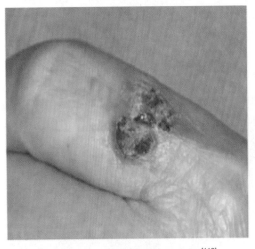

图 5-15　边界不清的 SCC 病灶 [113]

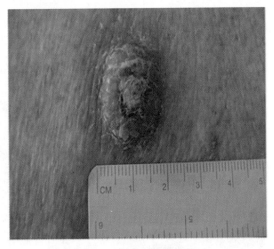

图 5-16　角化棘皮瘤 [113]

　　对任何可疑病变，皮肤科医生应进行详细影像学检查和活检取样，进行进一步检查。皮肤镜可以照亮和放大局部皮肤，专业人员可以用它来评估皮肤表皮和皮下的结构。使用皮肤镜可以更好地对病变进行分类，从而提高风险评估和靶向治疗指征。

　　活检可评估组织学亚型，辅助确诊[117]。 NMSC 的转移和复发受多种因素影响。斯旺森（Swanson）将 "H 区" 定义为面部高风险区域，包括头皮、前额、眼周、耳廓、面颊、鼻和上唇[118]。直径大于 2cm 的病变复发和转移的风险增加[119]。其他因素包括肿瘤厚度、分化程度、组织学亚型、淋巴管、周围神经侵犯以及患者免疫系统的完整性，Akcam 等的研究对此进行了详细阐述[120]。

Batra 和 Kelley[121]研究了 NMSCs 的广泛侵袭，他们根据对既往病例的研究总结了这些肿瘤的风险因素。预测的亚临床扩散用于指导手术切除方法。一般来说，侵袭性NMSC 往往遵循以下模式[122]：

- 术前尺寸小于 10mm
- 男性患者：复发性 BCC 或病变位于颈部
- 基底鳞状、结节状、变形或位于鼻部的复发性亚型
- 位于面颊的硬皮样亚型 BCC
- 病变位于眼睑、耳廓或太阳穴

在本节中，表5-3 列出了这些技术及其相对适应证和重建时机[120]。

表 5-3　皮肤癌切除技术 [120]

技术	适应证	重建时机
标准手术切除	边缘清晰、低风险肿瘤	同时进行，仅限于不复杂的重建
手术切除术中行冰冻切片	边缘不清晰、病灶复发、切除组织后美观受损较大的位置、浸润性生长	同时进行，可进行复杂的重建
延迟修复的手术切除	出于对外观或功能的考虑，保持最大限度的健康组织	在组织学检查确认边缘无肿瘤细胞后，使用皮瓣、移植物进行重建，适合复杂的重建手术
莫氏显微技术	高风险 NMSC、免疫抑制患者	同时进行，最适合复杂重建

5　外科技术的应用

5.1　手术计划

如果只是单纯的骨折或较深的伤口，颅颌面重建可能相对简单，但也有一些复杂的病例。术前行CT检查协助制定手术方案，尤其是游离骨组织转移、植入物或钢板的设计以及术前模型的制作。当患者出现眼眶或眶周骨折时，使用术中 CT 确认结构的完整性，避免严重并发症的发生[123, 124]。

由于面颈部血管丰富，小血管游离组织移植的存活率非常高，在修复软组织畸形或缺失方面应用良好。由于这种高成功率，面部软组织重建可以跨重建阶梯选择手术方

法。面部损伤严重的患者可能需要多次游离组织移植，可以一次手术完成，也可以分多次进行[125]。

完善影像学检查，包括血管造影（怀疑有血管损伤）和核磁共振成像（检测眼部损伤或异物）后，手术应率先解决最危急的情况。如第 3.1 所述，任何有生命危险的患者都必须先稳定生命体征，再进行颅面重建。

5.2　软组织重建

手术重建方法因损伤的面部亚单位而异。我们将针对每个面部结构进一步讨论各种修复策略。

头皮或前额软组织损伤的修复主要看组织损伤深度和组织缺失量。直径小于2～3cm的全层皮肤缺损可以选用颞筋膜瓣、皮下、皮肤分层缝合。必要时，可钝性剥离耳前皮肤，推进覆盖伤口（参见"上面部和面颊美容手术"一章，第2节）。

对于头皮或前额组织缺损面积<25cm²的患者，可以使用风筝皮瓣进行修复，即制作2～4个全厚轴向旋转皮瓣，并重新固定覆盖缺损部位。在某些情况下，前额区域的组织缺损最好选用从枕部移植的岛状皮瓣或内侧转位的双侧推进皮瓣进行修复，以便在重建后保持眉毛的连续性。头皮大面积组织缺损（＞25cm²）也可以使用全厚轴向旋转皮瓣或含毛发组织的推进皮瓣进行修复。此外，还可以使用组织扩张技术，使用充满空气的皮下扩张器扩张附近的皮肤组织[126-128]。

面中部裂伤因为常累及眼睑或鼻等结构，因此更为复杂。这些结构外观的改变会对整体面部美观产生很大影响。这些裂伤的修复方法是针对这些部位设计的，各种修复策略详见表5-4（图5-17）。

下面部裂伤经常累及嘴唇和下面部及下颌等口周区域，给这些缺损的美学重建带来了一定的困难。伤口延伸到唇红边缘，应尽可能地对照未受伤的一侧进行修复。在手术和局部麻醉前进行术前设计，以提高手术准确性。对于较深的伤口需四层缝合（黏膜、肌肉、皮下，然后是皮肤），根据术前画线进行美学修复。唇红可以采用水平褥式缝合。这种精确的修复方法适用于组织缺损小于嘴唇总宽度33%的情况，这些相对较小的伤口一般需要在闭合前进行深层分离重建，从而获得最佳的外形重建效果[127, 129]。

其他修复技术因损伤程度而异。组织缺失严重或损伤超过嘴唇总宽度的1/3的伤口，老年患者或皮肤松弛程度较高的患者可以通过初期分层闭合进行修复。年轻患者的此类裂伤重建一般需要更多的组织替代，可使用Abbe瓣或唇转换瓣、含唇动脉的Karapandzic肌皮瓣或唇交叉瓣进行修复。唇转换瓣利用唇部现有的组织覆盖口周，一般只在损伤小于口周组织总量的一半时应用。在口腔黏膜（即上下唇组织的外侧交界处）受损的情况下，可使用 Abbe–Estlander 皮瓣转移，保留局部口周组织[127, 129]（图5–18）。

表 5–4　面中部裂伤的伤口闭合技术 [128, 130–132]

眼睑	全层缺损 < 横向距离的33%	首先对结膜、睑板进行初期分层缝合；伤口边缘外翻缝合
	全层缺损	局部或复合皮瓣修复，用采集的耳廓软骨移植物重建眼睑，用黏膜移植物重建结膜
	横向距离的33%～66%	用休斯皮瓣或卡特勒–贝尔德皮瓣，从未受损伤的眼睑上取的皮瓣进行分次修复
	全层缺损	卡特勒–贝尔德皮瓣：修复上中央眼睑
	>横向距离的66%	复合移植或颊旋转皮瓣：修复下眼睑
		额瓣或游离组织转移修复双眼睑
	睑缘全厚缺损	使用垂直褥式缝合线分层缝合使伤口边缘外翻

内眦：在皮瓣闭合前评估泪道损伤，有泪道修复指征时，放置硅胶管后软组织覆盖

面颊	小缺损	一期修复，二期治愈
	大面积缺损	用转位瓣、推进瓣或旋转瓣进行局部修复
		颈面或颈胸旋转皮瓣
		游离组织移植
	面神经损伤	解剖损伤近端和远端神经，然后使用 8-0 非吸收缝线或嵌入式神经移植（大耳神经）在显微镜下进行一期修复
	腮腺导管损伤	如果近端完好无损，用不可吸收线缝合腮腺导管进行修复
		使用保护性加压敷料和辅助疗法（如注射神经调节剂）完全切除有广泛近端损伤的导管，以减少唾液分泌
鼻	鼻中隔血肿	切开引流，辅以抗生素治疗，放置引流管，简单包扎
	全层损伤	黏膜、下外侧软骨（LLCS）和皮肤的一期分层闭合，伤口边缘外翻闭合
		荷包缝合闭合撕脱伤或覆盖皮肤间隙
	鼻翼边缘损伤	垂直褥式分层缝合前伤口边缘外翻
	严重损伤	损伤延伸到亚单位边缘，以唇颊瓣（鼻翼损伤）或旁正中前额瓣（多个亚单位）覆盖
	>50%鼻亚单位	
	鼻内损伤	从鼻中隔或下鼻甲横切鼻内皮瓣以重建鼻腔内黏膜
		用鼻中隔软骨或耳廓软骨重建鼻支架
		进行鼻小柱移植，进一步改善美学效果

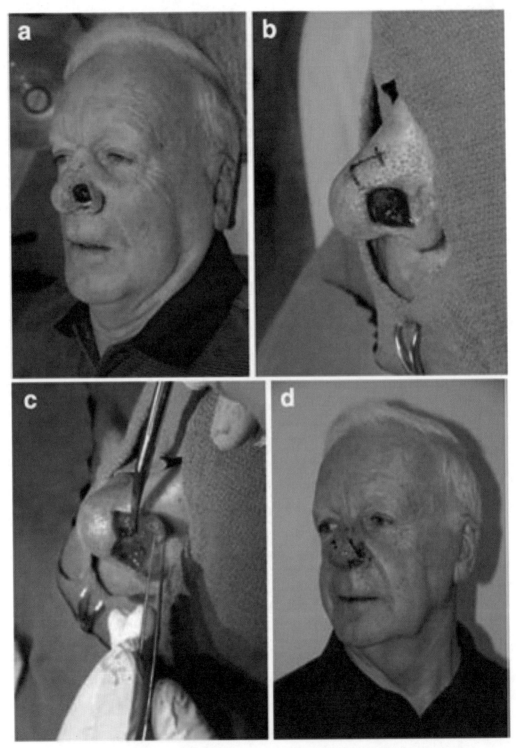

图 5-17　一名鼻部皮肤缺损较大的男性患者，局部旋转皮瓣可充分覆盖缺损 [162]

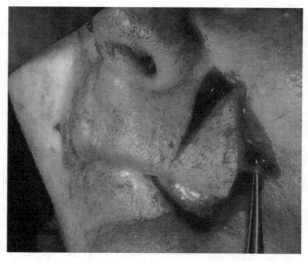

图 5-18　使用同侧血管蒂上的改良 Abbe-Estlander 皮瓣重建唇部大面积缺损的术中视图 [163]

5.3　面部骨折的重建与稳定

如前所述，眼眶骨折通常需要配合影像学检查来评估损伤程度，从而确定重建方法。眶壁底部和内侧壁较薄，因此经常会因外伤而受损。如果眼眶骨折伴有肌肉损伤同时出现复视，则必须立即进行治疗[127, 133]。

进行 CT 扫描测量眼眶容积并预测预后。如果积液导致眼眶容积变化超过 8%，通常提示预后不良。严重时会出现眼球突出（眼球整体突出），当测量到的突出超过 2mm 时，应立即进行修复。对于不太严重的病例，可在伤后2周内进行重建[134]。

经皮肤、结膜切开或用内窥镜经上颌窦接近骨折处。由于眶壁骨非常脆弱，因此使用植入物优于单纯的复位术。使用的材料包括自体软骨、骨（劈开的腓骨、髂骨、肋骨）、钛网等 [134-136]。感兴趣的读者可以在引用文献[164]（图5-19）中详细了解针对不同损伤表现的各种眶内骨折修复技术。

由于组织水肿的影响，一开始可能无法察觉到额骨骨折。损伤可能发生在后鼻窦、前鼻窦，也可能涉及两层。当患者出现眶周淤血、前额撕裂伤和面部上1/3失去知觉时，外科医生应考虑额骨骨折[137, 138]。小于 4～5mm 的骨折一般不进行修复，除非患者有鼻额管损伤或脑脊液漏[139]。

外科医生首先通过冠状切口、双侧睫状体上切口（开天窗技术）或上颌窦内窥镜暴露骨折断端。前路骨折可以用钛板和螺钉修复，但可能需要二期手术修复术后畸形。钛网可以很好地固定较小的骨折[140, 141]。

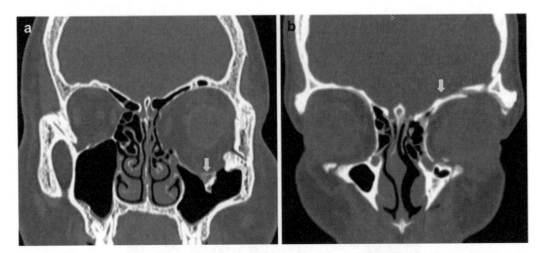

图 5-19　CT 扫描显示：（a）内侧眶壁和眶底爆裂骨折；（b）眶顶爆裂骨折，黄色箭头强调了这两处骨折[164]

　　如果存在上颌窦后壁骨折，应使用刮匙彻底清创窦壁黏膜，并切除整个窦后壁。必要时，在骨折复位后缝合任何硬脑膜撕裂。窦后壁骨折经常合并鼻额管损伤，可通过松质骨片、羟基磷灰石、颅骨或脂肪自体移植来修复鼻额管[140, 141]。

　　在解剖学上，颧上颌复合体（ZMC）是一个骨性突起，是上颌骨、额骨、蝶骨和颞骨的衔接处。通常，整形外科医生会首先修复骨缺损，而后进行脂肪同种异体移植、Medpore 钛植入物或骨移植联合切开复位内固定术（ORIF）。需要注意的是，约1/4的病例会发生未移位的 ZMC 骨折，此时不适合进行ORIF。青枝骨折可通过龈颊沟进行修复，完全骨性关节分离可通过下睑切口进行修复[142]。

　　受伤原因和患者情况不同，鼻骨骨折的严重程度各异。轻微损伤可出现单纯的鼻骨骨折，而严重创伤则可破坏内侧眶壁、鼻骨和泪骨[143]。内侧眶韧带撕脱、NOE 复合畸形和远端畸形是Ⅲ型粉碎性骨折的标志，需要进行手术治疗。

　　对于大多数单纯的鼻骨骨折，闭合复位是最佳选择，它可以在全身或局部麻醉下进行。鼻眶筛骨（NOE）骨折需要进行开放手术，便于对上颌骨–额骨凸和内侧眶壁进行复位和固定。在骨复位后，通过缝线或钢丝修复韧带撕脱[144, 145]。

　　下面部的骨骼包括下颌骨，下颌骨较为坚固，在较厚的颌骨体和颌骨嵴之间存在较薄的下颌角。Ⅰ类骨折通常发生在牙齿之间，尽管很简单，但最好还是采用切开复位内固定技术。粉碎性骨折涉及到的受损结构较多，可能需要使用4块或更多的内固定钢板。一般来说，在这类病例中，水平或垂直口内入路可很好地用于下颌骨重建[146, 147]。

　　当2～3个面部区域出现骨损伤时，这种损伤归类为泛面部骨折。理想的情况是受伤后数小时内进行修复。如果重建手术延迟，则应先缝合关闭软组织并使用颌间固定装置。面部骨骼重建的时间和顺序一般从最稳定的点向外延伸，然而，有些医生认为在上颌骨对齐后再固定下颌骨更容易[53]。

6　心理因素

许多经历过严重创伤的病人都会因此患上创伤后应激障碍和重度抑郁症（MDD）。严重烧伤会对个人造成社会心理影响。从烧伤后导致的严重抑郁的发病率和死亡率可以看出，为什么说烧伤被认为是最严重的创伤事件之一。与其他身体创伤一样，患者会出现负面的审美、功能丧失和社交困难[148-150]。

建议在护理受创伤的患者和确诊患有危及生命疾病的患者时，采用应对机制。应对技巧可以侧重于积极讨论过去的创伤（以直面问题为导向），也可以采用创伤脱敏的方式，让患者逐渐接受现实（以回避为导向）。有创伤后应激障碍的患者可以采用以面对问题为导向的应对技巧，此时回避疗法不太适用。可根据每位患者的具体情况采取精神干预措施，以达到最佳康复效果，从而减少社会心理后果、实现创伤后修复[151-156]。

虽然从创伤或癌症中恢复过来的经历很艰难，但仍有一些幸存者描述了他们之前的创伤给他们带来了积极影响。最早由卡尔霍恩（Calhoun）和特德斯奇（Tedeschi）提出了一个影响深远的模型，他们将创伤后成长（PTG）归因于患者在与具有高度挑战性的境遇抗争之后，发展出了比原来更高的适应水平、心理功能和生命意识。各种创伤（如危及生命的疾病、自然灾害、烧伤和强奸）的幸存者经常会经历 PTG[157-161]。我们希望提高护理团队对创伤后患者情绪影响的认识，向患者传授健康的应对技巧并提供术后心理支持，可能会改善这些患者的整体疗效，以及他们在整个治疗过程中和治疗后的心理健康。

（李德胜　李　艳）

参考文献

1. Hussain, K., Wijetunge, D. B., Grubnic, S., & Jackson, I. T. (1994). A comprehensive analysis of craniofacial trauma. *The Journal of Trauma, 36*, 34–47.
2. Chang, L. T., & Tsai, M. C. (2007). Craniofacial injuries from slip, trip, and fall accidents of children. *The Journal of Trauma, 63*, 70–74.
3. Eggensperger Wymann, N. M., Hölzle, A., Zachariou, Z., & Iizuka, T. (2008). Pediatric craniofacial trauma. *Journal of Oral and Maxillofacial Surgery, 66*, 58–64.
4. Ong, T. K., & Dudley, M. (1999). Craniofacial trauma presenting at an adult accident and emergency department with an emphasis on soft tissue injuries. *Injury, 30*, 357–363.
5. Le, B. T., Dierks, E. J., Ueeck, B. A., Homer, L. D., & Potter, B. F. (2001). Maxillofacial injuries associated with domestic violence. *Journal of Oral and Maxillofacial Surgery, 59*, 1277–1283. discussion 1283 1284.
6. Hogg, N. J., Stewart, T. C., Armstrong, J. E., & Girotti, M. J. (2000). Epidemiology of maxillofacial injuries at trauma hospitals in Ontario, Canada, between 1992 and 1997. *The Journal of Trauma, 49*, 425–432.

7. Zatriqi, V., Arifi, H., Zatriqi, S., Duci, S., Rrecaj, S., & Martinaj, M. (2013). Facial burns – Our experience. *Materia Socio-Medica, 25*(1), 26–27.

8. Forjuoh, S. N. (2006 Aug). Burns in low- and middle-income countries: A review of available literature on descriptive epidemiology, risk factors, treatment, and prevention. *Burns, 32*(5), 529–537.

9. Miller, S. F., Bessey, P. Q., Schurr, M. J., Browning, S. M., Jeng, J. C., Caruso, D. M., Gomez, M., Latenser, B. A., Lentz, C. W., Saffle, J. R., Kagan, R. J., Purdue, G. F., & Krichbaum, J. A. (2006). National Burn Repository 2005: A ten-year review. *Journal of Burn Care & Research, 27*(4), 411–436.

10. Mabrouk, A., Maher, A., & Nasser, S. (2003). An epidemiologic study of elderly burn patients in Ain Shams University Burn Unit, Cairo, Egypt. *Burns, 29*(7), 687–690.

11. Hombs, B. D., Bresnick, M. G., & Magyar-Russell, G. (2007). Who attempts suicide by burning? An analysis of age patterns of mortality by self-inflicted burning in the United States. *General Hospital Psychiatry, 29*(3), 244–250.

12. Clark, C., Ledrick, D., & Moore, A. (2022). Facial burns. In *StatPearls [Internet]*. StatPearls Publishing.

13. Moore, J. X., McGwin, G., & Griffin, R. L. (2014). The epidemiology of firework-related injuries in the United States: 2000–2010. *Injury, 45*(11), 1704–1709.

14. Umstattd, L. A., & Chang, C. W. (2016). Pediatric oral electrical burns: Incidence of emergency department visits in the United States, 1997–2012. *Otolaryngology and Head and Neck Surgery, 155*(1), 94–98.

15. Cowan, D., Ho, B., Sykes, K. J., & Wei, J. L. (2013). Pediatric oral burns: A ten-year review of patient characteristics, etiologies and treatment outcomes. *International Journal of Pediatric Otorhinolaryngology, 77*(8), 1325–1328.

16. Smolle, C., Cambiaso-Daniel, J., Forbes, A. A., Wurzer, P., Hundeshagen, G., Branski, L. K., Huss, F., & Kamolz, L. P. (2017). Recent trends in burn epidemiology worldwide: A systematic review. *Burns, 43*(2), 249–257.

17. Pressel, D. M. (2000). Evaluation of physical abuse in children. *American Family Physician, 61*(10), 3057–3064.

18. Badash, I., Shauly, O., Lui, C. G., Gould, D. J., & Patel, K. M. (2019). Nonmelanoma facial skin cancer: A review of diagnostic strategies, surgical treatment, and reconstructive techniques. *Clinical Medicine Insights: Ear, Nose and Throat, 12*, 1179550619865278.

19. Ho, T., & Byrne, P. J. (2009). Evaluation and initial management of the patient with facial skin cancer. *Facial Plastic Surgery Clinics of North America, 17*, 301–307.

20. Fahradyan, A., Howell, A. C., Wolfswinkel, E. M., Tsuha, M., Sheth, P., & Wong, A. K. Updates on the management of non-melanoma skin cancer (NMSC) [published online ahead of print November 1, 2017]. *Healthcare (Basel)*. https://doi.org/10.3390/healthcare5040082

21. Stang, A., et al. (2007). Malignant melanoma and nonmelanoma skin cancers in Northrhine-Westphalia, Germany: A patient- vs. diagnosis-based incidence approach. *International Journal of Dermatology, 46*(6), 564–570.

22. Rubio-Casadevall, J., et al. (2016). Trends in incidence and survival analysis in non-melanoma skin cancer from 1994 to 2012 in Girona, Spain: A population-based study. *Cancer Epidemiology, 45*, 6–10.

23. Marcil, I., & Stern, R. S. (2000). Risk of developing a subsequent nonmelanoma skin cancer in patients with a history of nonmelanoma skin cancer: A critical review of the literature and meta-analysis. *Archives of Dermatology, 136*(12), 1524–1530.

24. Gallagher, R. P., Hill, G. B., Bajdik, C. D., et al. (1995). Sunlight exposure, pigmentary factors, and risk of nonmelanocytic skin cancer, I: Basal cell carcinoma. *Archives of Dermatology, 131*, 157–163.

25. Didona, D., Paolino, G., Bottoni, U., & Cantisani, C. (2018). Non melanoma skin cancer pathogenesis overview. *Biomedicine, 6*(1), 6.

26. de Gruijl, F. R., van Kranen, H. J., & Mullenders, L. H. (2001). UV-induced DNA damage, repair, mutations and oncogenic pathways in skin cancer. *Journal of Photochemistry and Photobiology. B, 63*, 19–12.

27. Vedder, N. B., Wei, F. C., & Mardini, S. (2017). Problem analysis in reconstructive surgery: Reconstructive ladders, elevators, and surgical judgment. In *Flaps and reconstructive surgery* (2nd ed., pp. 1–5). Elsevier.

28. Mohapatra, D. P., & Thiruvoth, F. M. (2021). Reconstruction 2.0: Restructuring the reconstructive ladder. *Plastic and Reconstructive Surgery, 147*(3), 572e–573e.

29. Hanasono, M. M., Corbitt, C. A., Yu, P., & Skoracki, R. J. (2014). Success of sequential free flaps in head and neck reconstruction. *Journal of Plastic, Reconstructive & Aesthetic Surgery, 67*, 1186–1193.

30. Hill, S. T., Delost, R. L., Wee, C. E., Long, T. C., Bordeaux, J. S., & Scott, J. F. (2022). Surgical techniques following free cartilage grafting. *Dermatologic Surgery, 10*, 1097.

31. Adams, D. C., & Ramsey, M. L. (2005 Aug). Grafts in dermatologic surgery: Review and update on full- and split-thickness skin grafts, free cartilage grafts, and composite grafts. *Dermatologic Surgery, 31*(8 Pt 2), 1055–1067.

32. Hazani, R., Whitney, R., & Wilhelmi, B. J. (2012). Optimizing aesthetic results in skin grafting. *The American Surgeon, 78*(2), 151–154.

33. Oravcová, D., & Koller, J. (2014). Currently available skin substitutes. *Casopís Lékařů Českých, 153*(1), 7–12.

34. Sheridan, R. (2009). Closure of the excised burn wound: Autografts, semipermanent skin substitutes, and permanent skin substitutes. *Clinics in Plastic Surgery, 36*(4), 643–651.

35. Leon-Villapalos, J., Eldardiri, M., & Dziewulski, P. (2010). The use of human deceased donor skin allograft in burn care. *Cell and Tissue Banking, 11*(1), 99–104.

36. Sood, R., Roggy, D., Zieger, M., Balledux, J., Chaudhari, S., Koumanis, D. J., Mir, H. S., Cohen, A., Knipe, C., Gabehart, K., & Coleman, J. J. (2010). Cultured epithelial autografts for coverage of large burn wounds in eighty-eight patients: The Indiana University experience. *Journal of Burn Care & Research, 31*(4), 559–568.

37. Haddad, A. G., Giatsidis, G., Orgill, D. P., & Halvorson, E. G. (2017). Skin substitutes and bioscaffolds: Temporary and permanent coverage. *Clinics in Plastic Surgery, 44*(3), 627–634.

38. Heimbach, D. M., Warden, G. D., Luterman, A., Jordan, M. H., Ozobia, N., Ryan, C. M., Voigt, D. W., Hickerson, W. L., Saffle, J. R., DeClement, F. A., Sheridan, R. L., & Dimick, A. R. (2003). Multicenter postapproval clinical trial of Integra dermal regeneration template for burn treatment. *The Journal of Burn Care & Rehabilitation, 24*(1), 42–48.

39. Koljonen, V. (2011). Techniques of skin grafting. *Duodecim, 127*(20), 2139–2147.

40. Schultz, T. A., Cunningham, K., & Bailey, J. S. (2014). Basic flap design. *Oral and Maxillofacial Surgery Clinics of North America, 26*(3), 277–303.

41. Mikami, T., Kagimoto, S., Yabuki, Y., Yasumura, K., Iwai, T., Maegawa, J., Suganuma, N., Hirakawa, S., & Masudo, K. (2017). Deltopectoral flap revisited for reconstruction surgery in patients with advanced thyroid cancer: A case report. *BMC Surgery, 17*(1), 101.

42. Etzkorn, J. R., Zito, P. M., & Council, M. (2021). *StatPearls [Internet]*. StatPearls Publishing. Advancement Flaps.

43. Haumer, A., Ismail, T., Lunger, A., Osinga, R., Scherberich, A., Schaefer, D. J., & Martin, I. (2017). From autologous flaps to engineered vascularized grafts for bone regeneration. *Vascularization for Tissue Engineering and Regenerative Medicine*, 1–34.

44. Pozzo, V., Romano, G., Goutard, M., Lupon, E., Tawa, P., Acun, A., Andrews, A. R., Taveau, C. B., Uygun, B. E., Randolph, M. A., Cetrulo, C. L., & Lellouch, A. G. (2022). A reliable porcine fasciocutaneous flap model for vascularized composite allografts bioengineering studies. *Journal of Visualized Experiments, 181*.

45. Wolff, K. D. (2017). New aspects in free flap surgery: Mini-perforator flaps and extracorporeal flap perfusion. *Journal of Stomatology, Oral and Maxillofacial Surgery, 118*(4), 238–241.

46. Saber, A. Y., & Dreyer, M. A. (2021). Basic flap design. In *StatPearls [Internet]*. StatPearls Publishing.

47. Hong, J. P., & Kwon, J. G. (2022). Flaps in plastic surgery. In M. Maruccia & G. Giudice (Eds.), *Textbook of plastic and reconstructive surgery*. Springer.

48. Winegar, B. A., Murillo, H., & Tantiwongkosi, B. (2013). Spectrum of critical imaging findings in complex facial skeletal trauma. *Radiographics, 33*(1), 3–19.

49. Gómez Roselló, E., Quiles Granado, A. M., Artajona Garcia, M., Juanpere Martí, S., Laguillo Sala, G., Beltrán Mármol, B., & Pedraza Gutiérrez, S. (2020). Facial fractures: Classification and highlights for a useful report. *Insights Into Imaging, 11*(1), 1–15.

50. Anderson, T., & Alpert, B. (1992). Experience with rigid fixation of mandibular fractures and immediate function. *Journal of Oral and Maxillofacial Surgery, 50*, 555–560.

51. Jones, R. H. B. (2010). Repair of the trigeminal nerve: A review. *Australian Dental Journal, 55*, 112–119.

52. Sheen, J. R., & Garla, V. V. (2021). Fracture healing overview. In *StatPearls [Internet]*. StatPearls Publishing.

53. Zeiderman, M. R., & Pu, L. L. (2020). Contemporary reconstruction after complex facial trauma. *Burns & Trauma, 8.*

54. Marsell, R., & Einhorn, T. A. (2011). The biology of fracture healing. *Injury, 42*(6), 551–555.

55. Al-Rashid, M., Khan, W., & Vemulapalli, K. (2010). Principles of fracture fixation in orthopaedic trauma surgery. *Journal of Perioperative Practice, 20*(3), 113–117.

56. Fragomen, A. T., & Rozbruch, S. R. (2007). The mechanics of external fixation. *HSS Journal, 3*(1), 13–29.

57. Gadre, K. S., Kumar, B., & Gadre, D. P. (2021). Panfacial fractures. In *Oral and maxillofacial surgery for the clinician* (pp. 1283–1302). Springer.

58. Acocella, A., Bertolai, R., Ellis, E., 3rd, et al. (2012). Maxillary alveolar ridge reconstruction with monocortical fresh-frozen bone blocks: A clinical, histological and histomorphometric study. *Journal of Cranio-Maxillo-Facial Surgery, 40*(6), 525–533.

59. Moussa, N. T., & Dym, H. (2020). Maxillofacial bone grafting materials. *Dental Clinics, 64*(2), 473–490.

60. Oppenheimer, A. J., Tong, L., & Buchman, S. R. (2008). Craniofacial bone grafting: Wolff's law revisited. *Craniomaxillofacial Trauma & Reconstruction, 1*(1), 49–61.

61. Stevenson, S., Emery, S. E., & Goldberg, V. M. (1996). Factors affecting bone graft incorporation. *Clinical Orthopaedics and Related Research, 324*, 66–74.

62. Pinholt, E. M., Solheim, E., et al. (1994). Revascularization of calvarial, mandibular, tibial, and iliac bone grafts in rats. *Annals of Plastic Surgery, 33*(2), 193–197.

63. Burchardt, H. (1983). The biology of bone graft repair. *Clinical Orthopaedics and Related Research, 178*, 28–42.

64. Manson, P. N., & Weinzweig, J. (Eds.). (2010). *Assessment and management of facial injuries; Plastic surgery secrets plus* (2nd ed., pp. 275–281). Mosby Elsevier.

65. Holmgren, E. P., Bagheri, S., Bell, R. B., Bobek, S., & Dierks, E. J. (2007). Utilization of tracheostomy in craniomaxillofacial trauma at a level-1 trauma center. *Journal of Oral and Maxillofacial Surgery, 65*, 2005–2010.

66. Merritt, R. M., & Williams, M. F. (1997). Cervical spine injury complicating facial trauma: Incidence and management. *American Journal of Otolaryngology, 18*(4), 235–238.

67. Marik, P. E., Varon, J., & Trask, T. (2002). Management of head trauma. *Chest, 122*(2), 699–711.

68. Martin, R. C. I. I., Spain, D. A., & Richardson, J. D. (2002). Do facial fractures protect the brain or are they a marker for severe head injury? *The American Surgeon, 68*(5), 477–481.

69. Truong, T. A. (2017). Initial assessment and evaluation of traumatic facial injuries. In *Seminars in plastic surgery* (Vol. 31, No. 02, pp. 069–072). Thieme Medical Publishers.

70. Ono, K., Wada, K., Takahara, T., & Shirotani, T. (2007). Indications for computed tomography in patients with mild head injury. *Neurologia Medico-Chirurgica (Tokyo), 47*, 291–297. Discussion 297–298.

71. Simon, B., Letourneau, P., Vitorino, E., & McCall, J. (2001). Pediatric minor head trauma: indications for computed tomographic scanning revisited. *The Journal of Trauma, 51*,

231–237. Discussion 237–238.

72. Hollier, L. H., Kelley, P. K., & Thorne, C. H. (Eds.). (2007). *Soft tissue and skeletal injuries of the face; Grabb and Smith's plastic surgery* (6th ed., pp. 315–332). Lippincott Williams & Wilkins.

73. Benzil, D. L., Robotti, E., Dagi, T. F., Sullivan, P., Bevivino, J. R., & Knuckey, N. W. (1992). Early single-stage repair of complex craniofacial trauma. *Neurosurgery, 302*, 166–171. Discussion 171–172.

74. Aveta, A., & Casati, P. (2008). Soft tissue injuries of the face: Early aesthetic reconstruction in polytrauma patients. *Annali Italiani di Chirurgia, 79*, 415–417.

75. Berthe, J. V., Pelc, P., Jortay, A., & Coessens, B. C. (2002). Do multiple consecutive head and neck reconstructions improve the patients functional outcome? *Acta Oto-Rhino-Laryngologica Belgica, 56*, 391–397.

76. Motamedi, M. H. (2003). Primary management of maxillofacial hard and soft tissue gunshot and shrapnel injuries. *Journal of Oral and Maxillofacial Surgery, 61*, 1390–1398.

77. Hollier, L., Grantcharova, E. P., & Kattash, M. (2001). Facial gunshot wounds: A 4-year experience. *Journal of Oral and Maxillofacial Surgery, 59*, 277–282.

78. Orloff, G., Thaller, S. R., Bradley, J. P., & Garri, J. I. (Eds.). (2008). *Management of facial fractures; Craniofacial surgery* (pp. 289–314). Informa.

79. Rehberg, S., Maybauer, M. O., Enkhbaatar, P., Maybauer, D. M., Yamamoto, Y., & Traber, D. L. (2009). Pathophysiology, management and treatment of smoke inhalation injury. *Expert Review of Respiratory Medicine, 3*(3), 283–297.

80. Badulak, J. H., Schurr, M., Sauaia, A., Ivashchenko, A., & Peltz, E. (2018). Defining the criteria for intubation of the patient with thermal burns. *Burns, 44*(3), 531–538.

81. Ching, J. A., Shah, J. L., Doran, C. J., Chen, H., Payne, W. G., & Smith, D. J. (2015). The evaluation of physical exam findings in patients assessed for suspected burn inhalation injury. *Journal of Burn Care & Research, 36*(1), 197–202.

82. Moshrefi, S., Sheckter, C. C., Shepard, K., Pereira, C., Davis, D. J., Karanas, Y., & Rochlin, D. H. (2019). Preventing unnecessary intubations: A 5-year regional burn center experience using flexible fiberoptic laryngoscopy for airway evaluation in patients with suspected inhalation or airway injury. *Journal of Burn Care & Research, 40*(3), 341–346.

83. Woodson, L. C. (2009). Diagnosis and grading of inhalation injury. *Journal of Burn Care & Research, 30*(1), 143–145.

84. Chong, H. P., Quinn, L., Jeeves, A., Cooksey, R., Lodge, M., Carney, B., & Molony, D. (2020). A comparison study of methods for estimation of a burn surface area: Lund and Browder, e burn and Mersey Burns. *Burns, 46*(2), 483–489.

85. https://link.springer.com/referenceworkentry/10.1007/978-3-642-00418-6_380

86. Monafo, W. W. (1996). Initial management of burns. *The New England Journal of Medicine, 335*(21), 1581–1586.

87. Celiköz, B., Işik, S., Türegün, M., & Selmanpakoğlu, N. (1996). An unusual case of lightning strike: Full-thickness burns of the cranial bones. *Burns, 22*(5), 417–419.

88. Friedstat, J., Brown, D. A., & Levi, B. (2017). Chemical, electrical, and radiation injuries. *Clinics in Plastic Surgery, 44*(3), 657–669.

89. https://link.springer.com/article/10.1007/s12262-012-0476-x/figures/2

90. https://surgicalcasereports.springeropen.com/articles/10.1186/s40792-021-013028/figures/1

91. Gnaneswaran, N., Perera, E., Perera, M., & Sawhney, R. (2015). Cutaneous chemical burns: Assessment and early management. *Australian Family Physician, 44*(3), 135–139.

92. Kuckelkorn, R., Schrage, N., Keller, G., & Redbrake, C. (2002). Emergency treatment of chemical and thermal eye burns. *Acta Ophthalmologica Scandinavica, 80*, 4–10.

93. Leonard, L. G., Scheulen, J. J., & Munster, A. M. (1982). Chemical burns: Effect of prompt first aid. *The Journal of Trauma, 22*, 420–423.

94. Palao, R., Monge, I., Ruiz, M., & Barret, J. P. (2010). Chemical burns: Pathophysiology and treatment. *Burns, 36*, 295–304.

95. Braue, E. H., Jr., Graham, J. S., Doxzon, B. F., et al. (2007). Noninvasive methods for deter-

mining lesion depth from vesicant exposure. *Journal of Burn Care & Research, 28*, 275–285.

96. Sawhney, C. P., & Kaushish, R. (1989). Acid and alkali burns: Considerations in management. *Burns, 15*, 132–134.

97. Dinah, F., & Adhikari, A. (2006). Gauze packing of open surgical wounds: Empirical or evidence based practice? *Annals of the Royal College of Surgeons of England, 88*, 33–36.

98. Morgan, E. D., Bledsoe, S. C., & Baker, J. (2000). Ambulatory management of burns. *American Family Physician, 62*, 2015–2026.

99. Fonder, M. A., Mamelak, A. J., Lazarus, G. S., & Chanmugam, A. (2007). Occlusive wound dressings in emergency medicine and acute care. *Emergency Medicine Clinics of North America, 25*, 235–242.

100. Cleland, H. (2012). Thermal burns–assessment and acute management in the general practice setting. *Australian Family Physician, 41*, 372–375.

101. Martinez, S. (1992). Ambulatory management of burns in children. *Journal of Pediatric Health Care, 6*, 32–37.

102. Galveston Shriners Burn Hospital and The University of Texas Medical Branch Blocker Burn Unit, Abston, S., Blakeney, P., Desai, M., Edgar, P., Heggers, J. P., Herndon, D. N., et al. Total burn care: resident orientation manual. Available from: http://www.totalburncare.com/orientation_postburn_infection.htm. Accessed 31 Mar 2016.

103. Riviére, J. R., Huc, M., Trouvilliez, A., Palanque, A. R., & Bernaras, F. (1992). Management of the dressing of a severely burned patient by the nursing team. *Annals of Burns and Fire Disasters, 5*, 152. Available in English at: http://www.medbc.com/annals/review/vol_5/num_3/text/vol5n3p152.htm. Accessed 26 Apr 2016

104. Wilson, C. E., Kimball, K. F., & Swenson, S. A., Jr. (1955). The exposure method of burn treatment: Observations with particular reference to the use of hydrocortisone. *AMA Archives of Surgery, 71*, 424–430.

105. Ahuja, R. B., Gibran, N., Greenhalgh, D., Jeng, J., Mackie, D., Moghazy, A., et al. . (2016). ISBI practice guidelines for burn care. *Burns, 42*(5), 953–1021.ISBI Practice Guidelines Committee

106. Alam, M., Armstrong, A., Baum, C., Bordeaux, J. S., Brown, M., Busam, K. J., et al. (2018). Guidelines of care for the management of cutaneous squamous cell carcinoma. *Journal of the American Academy of Dermatology, 78*(3), 560–578.

107. McDaniel, B., Badri, T., & Steele, R. B. (2018). *Basal cell carcinoma.*

108. https://link.springer.com/article/10.1007/s13206-019-3108-8/figures/1

109. National Institute for Health and Care Excellence. (2011). *Improving outcomes for people with skin tumours including melanoma: Evidence update October 2011.* NICE.

110. Mcclain, S. E., Mayo, K. B., Shada, A. L., Smolkin, M. E., Patterson, J. W., & Slingluff, C. L. (2012). Amelanotic melanomas presenting as red skin lesions: A diagnostic challenge with potentially lethal consequences. *International Journal of Dermatology, 51*(4), 420–426.

111. Maloney, M. E., Jones, D. B., & Mack, S. F. (1992). Pigmented basal cell carcinoma: Investigation of 70 cases. *Journal of the American Academy of Dermatology, 27*(1), 74–78.

112. Salasche, S. J., & Amonette, R. A. (1981). Morpheaform basal-cell epitheliomas. *The Journal of Dermatologic Surgery and Oncology, 7*(5), 387–394.

113. Jones, O. T., Ranmuthu, C. K., Hall, P. N., Funston, G., & Walter, F. M. (2020). Recognising skin cancer in primary care. *Advances in Therapy, 37*(1), 603–616.

114. New Zealand Guidelines Group. (2009). *Suspected cancer in primary care.* Ministry of Health.

115. Kwiek, B., & Schwartz, R. A. (2016). Keratoacanthoma (KA): An update and review. *Journal of the American Academy of Dermatology, 74*(6), 1220–1233.

116. Kallini, J. R., Hamed, N., & Khachemoune, A. (2015). Squamous cell carcinoma of the skin: Epidemiology, classification, management, and novel trends. *International Journal of Dermatology, 54*(2), 130–140.

117. Rosendahl, C., Cameron, A., McColl, I., & Wilkinson, D. (2012). Dermatoscopy in routine practice "chaos and clues". *Australian Family Physician, 41*(7), 482–487. a.

118. Swanson, N. A. (1983). Mohs surgery. Technique, indications, applications, and the future. *Archives of Dermatology, 119*, 761–773.

119. Cherpelis, B. S., Marcusen, C., & Lang, P. G. (2002). Prognostic factors for metastasis in squamous cell carcinoma of the skin. *Dermatologic Surgery, 28*, 268–273.

120. Akcam, T. M., Gubisch, W., & Unlu, H. (2012). Nonmelanoma skin cancer of the head and neck: Surgical treatment. *Facial Plastic Surgery Clinics, 20*(4), 455–471.

121. Batra, R. S., & Kelley, L. C. (2002). A risk scale for predicting extensive subclinical spread of nonmelanoma skin cancer. *Dermatologic Surgery, 28*, 107–112.

122. Cassarino, D. S., Derienzo, D. P., & Barr, R. J. (2006). Cutaneous squamous cell carcinoma: A comprehensive clinicopathologic classification. Part One. *Journal of Cutaneous Pathology, 33*, 191–206.

123. Collyer, J. (2010). Stereotactic navigation in oral and maxillofacial surgery. *The British Journal of Oral & Maxillofacial Surgery, 48*, 79–83.

124. Azarmehr, I., Stokbro, K., Bell, R. B., & Thygesen, T. (2017). Surgical navigation: A systematic review of indications, treatments, and outcomes in oral and maxillofacial surgery. *Journal of Oral and Maxillofacial Surgery, 75*, 1987–2005.

125. Eskander, A., Kang, S. Y., Teknos, T. N., & Old, M. O. (2017). Advances in mid-face reconstruction: Beyond the reconstructive ladder. *Current Opinion in Otolaryngology & Head and Neck Surgery, 25*, 422–430.

126. Wells, M. D., & Skytta, C. (2013). Craniofacial, head and neck surgery; pediatric plastic surgery. In R. V. Mueller (Ed.), *Plastic surgery* (3rd ed., pp. 24–28). Elsevier Saunders. 31–2, 34, 37, 39, 47, 109, 126.

127. Baker, S. R. (2014). Flap classification and design. In I. Baker & R. Shan (Eds.), *Baker local flaps in facial reconstruction* (3rd ed., pp. 75–76). Elsevier Saunders.

128. Murchison, A., & Bilyk, J. (2010). Management of eyelid injuries. *Facial Plastic Surgery, 26*(06), 464–481.

129. Morales, M., Ghaiy, R., & Itani, K. (2010). Eyelid reconstruction. *Selected Readings in Plastic Surgery, 11*(R2), 18–41.

130. Lewis, G., & Knottenbelt, J. D. (1991). Parotid duct injury: Is immediate surgical repair necessary? *Injury, 22*(5), 407–409.

131. Von Lindern, J. J., Niederhagen, B., Appel, T., et al. (2002). New prospects in the treatment of traumatic and postoperative parotid fistulas with type A botulinum toxin. *Plastic and Reconstructive Surgery, 109*(7), 2443–2445.

132. Janis, J. E. (2014). *Essentials of plastic surgery* (2nd ed., pp. 316–321). Quality Medical. 382–5, 390, 480.

133. Burnstine, M. A. (2002). Clinical recommendations for repair of isolated orbital floor fractures. An evidence-based analysis. *Ophthalmology, 109*, 1207–1210.

134. Gart, M. S., & Gosain, A. K. (2014). Evidence-based medicine: Orbital floor fractures. *Plastic and Reconstructive Surgery, 134*, 1345–1355.

135. Chen, C. T., & Chen, Y. R. (2001). Endoscopically assisted repair of orbital floor fractures. *Plastic and Reconstructive Surgery, 108*, 2011–2018.

136. Cheung, K., Voineskos, S. H., Avram, R., & Sommer, D. D. (2013). A systematic review of the endoscopic management of orbital floor fractures. *JAMA Facial Plastic Surgery, 15*, 126–130.

137. Dalla Torre, D., Burtscher, D., Kloss-Brandstatter, A., Rasse, M., & Kloss, F. (2014). Management of frontal sinus fractures – Treatment decision based on metric dislocation extent. *Journal of Cranio-Maxillofacial Surgery, 42*, 1515–1519.

138. Dalla Torre, D., Burtscher, D., Kloss-Brandstatter, A., Rasse, M., & Kloss, F. (2014). Management of frontal sinus fractures – Treatment decision based on metric dislocation extent. *Journal of Cranio-Maxillofacial Surgery, 43*, 1515–1519.

139. Kim, D. W., Yoon, E. S., Lee, B. I., Dhong, E. S., & Park, S. H. (2012). Fracture depth and delayed contour deformity in frontal sinus anterior wall fracture. *The Journal of Craniofacial Surgery, 23*(45), 991–994.

140. Guy, W. M., & Brissett, A. E. (2013). Cotemporary management of traumatic fractures of the frontal sinus. *Otolaryngologic Clinics of North America, 46*(42), 733–748.

141. Murphy, J., & Jones, N. S. (2004). How I do it frontal sinus obliteration. *The Journal of Laryngology and Otology, 118*, 637–639.

142. Kelley, P., Hopper, R., & Gruss, J. (2007). Evaluation and treatment of zygomatic fractures. *Plastic and Reconstructive Surgery, 120*, 5S–15S.

143. Mast, G., Ehrenfeld, M., Cornelius, C. P., Tasman, A. J., & Litschel, R. (2015). Maxillofacial fractures: Midface and internal orbit – Part II: Principles and surgical treatment. *Facial Plastic Surgery, 31*, 357–367.

144. Staffel, J. G. (2002). Optimizing treatment of nasal fractures. *The Laryngoscope, 112*, 1709–1719.

145. Al-Moraissi, E. A., & Ellis, E. (2015). Local versus general anesthesia for the management of nasal bone fractures: A systematic review and meta-analysis. *Journal of Oral and Maxillofacial Surgery, 73*, 606–615.

146. Lee, J., & Dodson, T. (2000). The effect of mandibular third molar risk and position on the risk of an angle fracture. *Journal of Oral and Maxillofacial Surgery, 58*, 394–398.

147. Chuong, R., Donoff, R. B., & Guralnick, W. C. (1983). A retrospective analysis of 327 mandibular fractures. *Journal of Oral and Maxillofacial Surgery, 41*, 305–309.

148. Jeschke, M. G., van Baar, M. E., Choudhry, M. A., Chung, K. K., Gibran, N. S., & Logsetty, S. (2020). Burn injury. *Nature Reviews. Disease Primers, 6*, 1.

149. McAleavey, A. A., Wyka, K., Peskin, M., & Difede, J. (2018). Physical, functional, and psychosocial recovery from burn injury are related and their relationship changes over time: A burn model system study. *Burns, 44*, 793–799.

150. Attoe, C., & Pounds-Cornish, E. (2015). Psychosocial adjustment following burns: An integrative literature review. *Burns, 41*, 1375–1384.

151. Roth, S., & Cohen, L. J. (1986). Approach, avoidance, and coping with stress. *The American Psychologist, 41*, 813–819.

152. Foa, E. B., & Kozak, M. J. (1986). Emotional processing of fear: Exposure to corrective information. *Psychological Bulletin, 99*, 20–35.

153. Foa, E. B., & Rothbaum, B. O. (1998). *Treating the trauma of rape: Cognitive-behavioral therapy for PTSD*. Guilford.

154. Ehlers, A., & Clark, D. M. (2000). A cognitive model of posttraumatic stress disorder. *Behaviour Research and Therapy, 38*, 319–345.

155. Littleton, H., Horsley, S., John, S., & Nelson, D. V. (2007). Trauma coping strategies and psychological distress: A meta-analysis. *Journal of Traumatic Stress, 20*, 977–988.

156. Prati, G., & Pietrantoni, L. (2009). Optimism, social support, and coping strategies as factors contributing to posttraumatic growth: A meta-analysis. *Journal of Loss and Trauma, 14*, 364–388.

157. Tedeschi, R. G., & Calhoun, L. G. (1996). The posttraumatic growth inventory: Measuring the positive legacy of trauma. *Journal of Traumatic Stress, 9*, 455–471.

158. Tedeschi, R. G., & Calhoun, L. G. (1995). *Trauma and transformation*. Sage.

159. Tedeschi, R. G., & Calhoun, L. G. (2004). Posttraumatic growth: Conceptual foundations and empirical evidence. *Psychological Inquiry, 15*, 1–18.

160. Tedeschi, R. G., Shakespeare-Finch, J., Taku, K., & Calhoun, L. G. (2018). *Posttraumatic growth: Theory, research, and applications*. Routledge.

161. Wu, X., Kaminga, A. C., Dai, W., Deng, J., Wang, Z., Pan, X., et al. (2019). The prevalence of moderateto-high posttraumatic growth: A systematic review and meta-analysis. *Journal of Affective Disorders, 243*, 408–415.

162. Kalaskar, D., Butler, P. E., & Ghali, S. (2016). *Textbook of plastic and reconstructive surgery*. UCL Press.

163. Genc, S., Ugur, S. S., Arslan, I. B., et al. (2012). Lower lip reconstruction with Abbe–Estlander flap modification: Preserving the same side vascular pedicle. *European Archives of Oto-Rhino-Laryngology, 269*, 2593–2594. https://doi.org/10.1007/s00405-012-2052-1

164. Parameswaran, A., Marimuthu, M., Panwar, S., & Hammer, B. (2021). Orbital fractures. In K. Bonanthaya, E. Panneerselvam, S. Manuel, V. V. Kumar, & A. Rai (Eds.), *Oral and maxillofacial surgery for the clinician*. Springer. https://doi.org/10.1007/978981-15-1346-6_57

165. Tokgöz, E., & Marina, A. C. (2023). *Cosmetic and reconstructive facial plastic surgery: A review of medical and biomedical engineering and science concepts*. Springer. ISBN #: 978-3031311673.

166. Sosa, D., Carola, N., Levitt, S., Patel, V., & Tokgöz, E. (2023). Surgical approaches used for total knee arthroplasty. In *Total knee arthroplasty: Medical and biomedical engineering and science concepts*. Springer. ISBN #: 978-3-031-31099-7.

167. Tokgöz, E. (2023). Surgical approaches used for total hip arthroplasty. In *Total hip arthroplasty: Medical and biomedical engineering and science concepts*. Springer. ISBN #: 9783031089268.

168. Tokgöz, E. (2023). Preexisting conditions leading to total hip arthroplasty. In *Total hip arthroplasty: Medical and biomedical engineering and science concepts*. Springer. ISBN #: 9783031089268.

169. Tokgöz, E. (2023). Perioperative patient care for total hip arthroplasty. In *Total hip arthroplasty: Medical and biomedical engineering and science concepts*. Springer. ISBN #: 9783031089268.

170. Tokgöz, E. (2023). Surgical approach comparisons in total hip arthroplasty. In *Total hip arthroplasty: Medical and biomedical engineering and science concepts*. Springer. ISBN #: 9783031089268.

171. Tokgöz, E. (2023). Complications of total hip arthroplasty. In *Total hip arthroplasty: Medical and biomedical engineering and science concepts*. Springer. ISBN #: 9783031089268.

172. Tokgöz, E. (2023). Medical improvement suggestions for total hip arthroplasty. In *Total hip arthroplasty: Medical and biomedical engineering and science concepts*. Springer. ISBN #: 9783031089268.

173. Tokgöz, E. (2023). Biomechanics of total hip arthroplasty. In *Total hip arthroplasty: Medical and biomedical engineering and science concepts*. Springer. ISBN #: 9783031089268.

174. Tokgöz, E. (2023). All-inclusive impact of robotics applications on THA: Overall impact of robotics on total hip arthroplasty patients from manufacturing of implants to recovery after surgery. In *Total hip arthroplasty: Medical and biomedical engineering and science concepts*. Springer. ISBN #: 9783031089268.

175. Tokgöz, E. (2023). Biomechanical success of traditional versus robotic-assisted total hip arthroplasty. In *Total hip arthroplasty: Medical and biomedical engineering and science concepts*. Springer. ISBN #: 9783031089268.

176. Tokgöz, E. (2023). Optimization for total hip arthroplasty applications. In *Total hip arthroplasty: Medical and biomedical engineering and science concepts*. Springer. ISBN #: 9783031089268.

177. Tokgöz, E. (2023). Artificial intelligence, deep learning, and machine learning applications in total hip arthroplasty. In *Total hip arthroplasty: Medical and biomedical engineering and science concepts*. Springer. ISBN #: 9783031089268.

178. Tokgöz, E. (2023). Advancing engineering of total hip arthroplasty. In *Total hip arthroplasty: Medical and biomedical engineering and science concepts*. Springer. ISBN #: 9783031089268.

179. Tokgöz, E., Levitt, S., Patel, V., Carola, N., & Sosa, D. (2023). Biomechanics of total knee arthroplasty. In *Total knee arthroplasty: Medical and biomedical engineering and science concepts*. Springer. ISBN #: 978-3-031-31099-7.

180. Tokgöz, E., Carola, N., Levitt, S., Patel, V., & Sosa, D. (2023). Robotics applications in total knee arthroplasty. In *Total knee arthroplasty: Medical and biomedical engineering and science concepts*. Springer. ISBN #: 978-3-031-31099-7.

181. Tokgöz, E., Sosa, D., Carola, N., Levitt, S., & Patel, V. (2023). Impact of manufacturing on total knee arthroplasty. In *Total knee arthroplasty: Medical and biomedical engineering and science concepts*. Springer. ISBN #: 978-3-031-31099-7.

182. Tokgöz, E., Patel, V., Carola, N., Sosa, D., & Levitt, S. (2023). Optimization investigations on total knee arthroplasty. In *Total knee arthroplasty: Medical and biomedical engineering and science concepts*. Springer. ISBN #: 978-3-031-31099-7.

183. Tokgöz, E., Patel, V., Sosa, D., Levitt, S., & Carola, N. (2023). Artificial intelligence, deep learning, and machine learning applications in total knee arthroplasty. In *Total knee arthroplasty: Medical and biomedical engineering and science concepts*. Springer. ISBN #: 978-3-031-31099-7.

184. Tokgöz, E. (2023). Advancing engineering of total knee arthroplasty. In *Total knee arthroplasty: Medical and biomedical engineering and science concepts*. Springer. ISBN #: 978-3-031-31099-7.

185. Tokgöz, E., & Marina, A. C. (2023). Biomechanics of facial plastic surgery applications. In *Cosmetic and reconstructive facial plastic surgery: A review of medical and biomedical engineering and science concepts*. Springer. ISBN #: 978-3031311673.

186. Tokgöz, E., & Marina, A. C. (2023). Applications of artificial intelligence, machine learning, and deep learning on facial plastic surgeries. In *Cosmetic and reconstructive facial plastic surgery: A review of medical and biomedical engineering and science concepts*. Springer. ISBN #: 978-3031311673.

187. Tokgöz, E., & Marina, A. C. (2023). Robotics applications in facial plastic surgeries. In *Cosmetic and reconstructive facial plastic surgery: A review of medical and biomedical engineering and science concepts*. Springer. ISBN #: 978-3031311673.

188. Tokgöz, E., & Marina, A. C. (2023). Engineering psychology of facial plastic surgery patients. In *Cosmetic and reconstructive facial plastic surgery: A review of medical and biomedical engineering and science concepts*. Springer. ISBN #: 978-3031311673.

189. Tokgöz, E. (2023). Technological improvements on facial plastic, head and neck procedures. In *Cosmetic and reconstructive facial plastic surgery: A review of medical and biomedical engineering and science concepts*. Springer. ISBN #: 978-3031311673.

190. Levitt, S., Patel, V., Sosa, D., Carola, N., & Tokgöz, E. (2023). Preexisting conditions leading to total knee arthroplasty. In *Total knee arthroplasty: Medical and biomedical engineering and science concepts*. Springer. ISBN #: 978-3-031-31099-7.

191. Sosa, D., Carola, N., Patel, V., Levitt, S., & Tokgöz, E. (2023). Surgical approach comparison in total knee arthroplasty. In *Total knee arthroplasty: Medical and biomedical engineering and science concepts*. Springer. ISBN #: 978-3-031-31099-7.

192. Sosa, D., Carola, N., Patel, V., Levitt, S., & Tokgöz, E. (2023). Perioperative patient care for total knee arthroplasty. In *Total knee arthroplasty: Medical and biomedical engineering and science concepts*. Springer. ISBN #: 978-3-031-31099-7.

193. Levitt, S., Patel, V., Carola, N., Sosa, D., & Tokgöz, E. (2023). Complications of total knee arthroplasty. In *Total knee arthroplasty: Medical and biomedical engineering and science concepts*. Springer. ISBN #: 978-3-031-31099-7.

194. Carola, N., Patel, V., Levitt, S., Sosa, D., & Tokgöz, E. (2023). Ergonomics of total knee arthroplasty. In *Total knee arthroplasty: Medical and biomedical engineering and science concepts*. Springer. ISBN #: 978-3-031-31099-7.

195. Marina, A. C., & Tokgöz, E. (2023). Non-surgical facial aesthetic procedures. In *Cosmetic and reconstructive facial plastic surgery: A review of medical and biomedical engineering and science concepts*. Springer. ISBN #: 978-3031311673.

196. Marina, A. C., & Tokgöz, E. (2023). Aesthetic surgery of the upper face and cheeks. In *Cosmetic and reconstructive facial plastic surgery: A review of medical and biomedical engineering and science concepts*. Springer. ISBN #: 978-3031311673.

197. Marina, A. C., & Tokgöz, E. (2023). Aesthetic surgery of the nose and lower face. In *Cosmetic and reconstructive facial plastic surgery: A review of medical and biomedical engineering and science concepts*. Springer. ISBN #: 978-3031311673.

198. Marina, A. C., Donofrio, G., & Tokgöz, E. (2023). Surgical reconstruction of craniofacial malformations. In *Cosmetic and reconstructive facial plastic surgery: A review of medical*

and biomedical engineering and science concepts. Springer. ISBN #: 978-3031311673.

199. Marina, A. C., & Tokgöz, E. (2023). Cosmetic and reconstructive facial plastic surgery related simulation and optimization efforts. In *Cosmetic and reconstructive facial plastic surgery: A review of medical and biomedical engineering and science concepts.* Springer. ISBN #: 978-3031311673.

200. Musafer, H., & Tokgöz, E. (2023). A facial wrinkle detection by using deep learning with an efficient optimizer. In *Cosmetic and reconstructive facial plastic surgery: A review of medical and biomedical engineering and science concepts.* Springer. ISBN #: 978-3031311673.

第 6 章
外科手术发展的未来方向

Marina A. Carro

1　概述

随着医学技术的不断发展，整形外科领域也随之发展迅速。使用三维CT 可以提高术前测量、建模、手术重建设计和预制植入物的准确性，从而优化手术重建[1-4]。人工智能（AI）和整形外科的最新进展开始为提高患者评估、三维手术规划和术中导航铺平道路[5]。人工智能应用的最初关注点集中在数据安全[6]、整容手术后各种种族特征的保留[7]以及复杂手术过程中机器人的自主能力[8]。

尽管存在一些顾虑，但研究表明，机器人手术系统在优化术中成像和决策，尤其是摄像头用于识别解剖结构和确定手术进程方面仍然前景大好[9]。此外，人工智能与分光光度分析相结合，可用于烧伤评估，为重建外科医生提供更多参考信息[10]。本文还将讨论一些其他进展，以及当前用户的一些反馈和对未来应用的预期。本章内容参考相关文献[29, 33, 43-77]中的观点。

2　当前的手术进展

新技术的发展可改善外科住院医师和主治医师的教育，提高手术重建的准确性和效果，并且可以通过微创手术和非手术方法实现可观的美学改变。其中一些新技术如今已投入使用，而另一些在与整形和重建手术的复杂性和个体化审美匹配度方面还需要走更长的路。

虚拟手术模拟器使用交互式计算机软件，在手术模拟模块中为医生提供精确的手术区域解剖和触觉反馈。这些模拟器用于培训时比教科书更有效[11, 12]，可用于颌面外科、

M. A. Carro（✉）

The Frank H. Netter M.D. School of Medicine, Quinnipiac University,

North Haven, CT, USA

e-mail: Marina.Carro@quinnipiac.edu

唇裂修复、皮瓣修复和眶底或眶骨重建[13-17]。虽然这些技术无法取代实战练习，但它们可以更好地培训外科医生对先进技术的使用[18]（图6-1）。

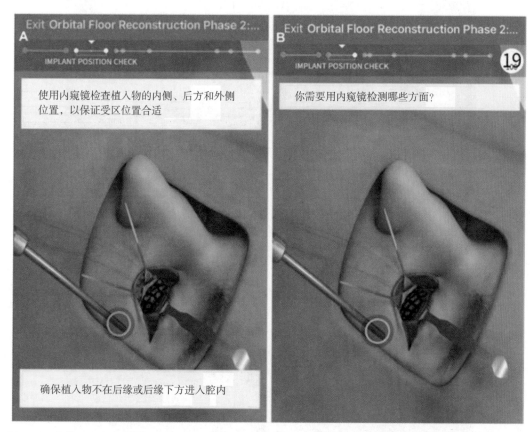

图 6-1　图片 A（左）是模拟手术"学习模式"的截图，在该模式下，外科学员通过触觉反馈进行练习。右边的图片 B 显示的是"测试模式"，学员可以在该模式下对之前学习的技能进行评估[15]

　　手术计划是另一个受益于虚拟软件开发的领域，现在被称为虚拟手术规划（VSP）技术。在实际操作之前，预测系统会审查和跟踪虚拟重建手术过程，外科医生可以通过这一过程预测其方法的有效性，并做出必要的改进。通过三维成像测量关键指标，确定患者的解剖结构。找到标记指标后，将其作为手术规划数据来创建虚拟环境（即患者的身体）。

　　Mimics 软件（Mimics 17.0，Materialize NV，比利时鲁汶）是 VSP 已应用的技术之一，它与钛板植入的术前设计相结合。对其在修复复杂的面中部骨折中的应用进行评估，结果表明该技术可缩短术中时间并减少并发症[24]（图6-2）。

　　下一章将详细讨论用最新开发的软件进行三维和四维图像处理的方法，以及可以选择购买的软件。利用最佳三维表面成像技术，可以数字形式精确模拟患者面部，并在手术前模拟术后效果。这种可视化技术可让外科医生为患者提供更详细的术前指导，并提高双方的术后满意度[29]。

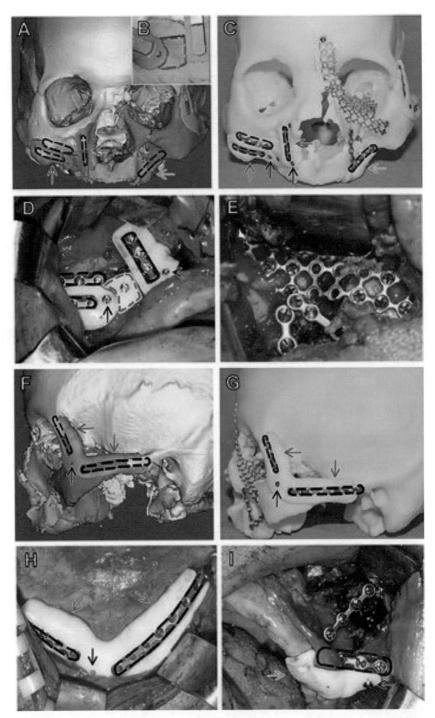

图 6-2 彩色图片显示了 VSP（a、b、f）顺序及其在使用 Rhino 6 软件技术（Robert McNeel & Assoc.；美国西雅图）（d、e、h、i）制作患者假体中的应用，该技术用于上颌创伤的个性化修复。黑色虚线标记了定制槽的创建，以引导假体植入（c，g）[25]

据文献报道，使用详细的患者影像（三维 CT、核磁共振成像、锥束 CT）进行术前假体定制的计算机辅助设计（CAD）系统，可以有效改善患者的治疗效果、准确性和手术效率。除了眼眶和颞下颌关节重建外，三维打印假体在创伤、骨坏死或肿瘤切除后的下颌骨重建中使用最为频繁 [19]。节段镜像是另一种技术，即对健侧结构进行数字化复制，并用于设计定制假体。其通过3D精准测量，在优化下颌骨骨折修复术的术后美学和功能重建方面颇具潜力[29, 30]。

过去只能使用钛或耐切割材料，而较新的打印技术，如三维生物打印（EnvisionTEC GmbH），可以使用有细胞活性的材料或水凝胶定制支架模型，重建骨骼或软组织[20, 21]。目前，移植后的快速血管化是组织植入物面临的主要挑战，Kolesky 等提出一种定制的生物打印机，可纳入多种类型细胞，并通过通道内的内皮细胞改善血管化[22]。组织工程重建技术发展迅速，肌肉、骨骼、脂肪、软骨和皮肤支架的再生也取得了新的进展。生物反应器（补充细胞血清）联合三维打印材料，可有效提高分化和增殖能力[23]。

随着机器人技术的发展，1985 年，第一台 "外科机器人"PUMA 200 诞生了。不久之后，在20世纪90年代提出了"主从式"机器人概念，可以从手术工作站远程操纵机器人[32]。如今，在整形外科领域，机器人技术已被用于毛囊单位提取（ARTAS 机器人系统）和桡侧前臂游离瓣颅面重建等手术中。在 "机器人技术在面部整形手术中的应用"[33]一章中将进一步讨论该领域的其他技术进展（图6-3）。

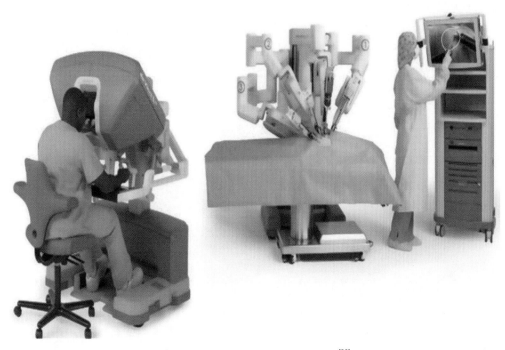

图 6-3　达芬奇手术系统及其组件 [38]

3 医疗资源均衡和机器人辅助手术

虽然用于提高诊断、美容和手术方面的技术越来越多，但它们尚未被视为医疗机构的"行为准则"。手术机器人的出现，为外科医生进行耳鼻喉内窥镜手术提供了可能，其在头颈部手术中发挥的作用众所周知[33]。尽管优势明确，但美国和发展中国家的许多医院仍无法使用这种技术，本节将讨论其原因以及在改善医疗资源均衡方面的一些解决方案。

与目前的腹腔镜手术相比，机器人手术的操作器械和配件费用要高得多。机器人配件使用一般不超过十次，也就意味着患者需要额外支付器械损耗费。截至2018年，尚无临床数据证实这些器械配件更换的必要性。机器人手术会产生其特有的额外费用，包括手术室时间增加、人员培训和必要的系统升级，这些费用很难估算[35-37]。

需要强调的是，在儿科，机器人辅助手术设备的潜在成本与利润无法平衡，因为应用较少。除了成本高昂外，由于工作空间较小，与达芬奇主从机器人系统的机械结构不匹配，也不适合儿科患者[39]。

Waran等探讨了在目前总财政支持较少的情况下，小规模、有重点的小型公私合作伙伴关系在可持续先进技术方面发挥的潜在作用。尽管存在COVID相关的挑战，但私人融资让他们得以创建并维持图像引导和微创治疗中心（CIGMIT）。其中的一些收益包括：留住了资深临床人员，运营3年后获得了190万美元的营业利润，以及创造了积极的创业工作环境。在制定这份合同时，优势主要在于硬件，同时也讨论了依赖软件的新技术所面临的更多困难，而这些技术需要经常进行昂贵的更新。他们指出，新的资源分配将取决于成功的实践，有兴趣的读者可以在文章[31]中进一步了解他们的方法。

4 现有技术的可用性

虽然前面提到的问题对临床医生能否使用这项新技术非常重要，但工程师在设计这些设备的功能和结构时，还应重点考虑其他方面的实用性。利用先进的成像能力进行精确和可预测的手术操作，以及该设备可以在非常狭窄的空间内进行这些先进手术的能力，对手术都极具价值。文献中有许多论述，比如，在口咽缺损重建手术中，机器人可以成功保留离面动脉很近的舌下神经；还可以使用前臂桡动脉穿支皮瓣进行头颈部的重建[26, 27]。

尽管有如此多的优势和临床成功应用，但许多外科医生在体验了新技术后，仍然倾向于传统技术。与机器人手术相比，传统方法往往涉及类似小尺度动作的操作细节，尤其是在颅面部手术当中。成熟的外科医生都熟悉以前成熟的操作方法，而要将这些动作转化为机器人手术，则需要大量的培训和专业技术知识[28]。

这一领域的发展相当迅速，技术进步可能超过我们的学习速度。目前正在开发使用机器人辅助设备的培训课程，这些课程可循序渐进地介绍基础知识。首先回顾使用机器人辅助设备的理论知识，再到实验室进行基础操作培训，从而掌握所需技能。除了资质要求外，独立和有监督的模块化培训对于保持整体安全性和手术效果也是不可或缺的[40, 41]。图6-4 和图6-5 显示了机器人辅助眼科手术认证和培训计划的拟议大纲。

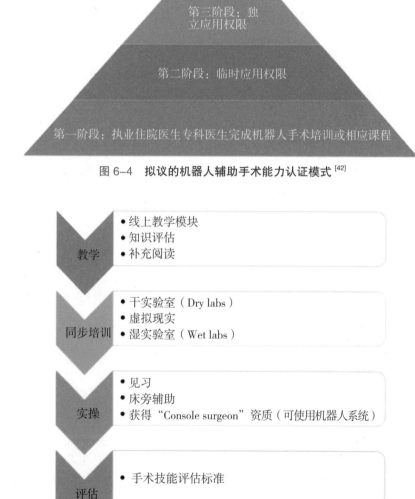

图 6-4　拟议的机器人辅助手术能力认证模式 [42]

图 6-5　旨在熟练操作和理解机器人辅助外科手术的课程模型 [42]

先进的显示技术对用户来说更容易操作，它的成像模式可以在世界各地医院使用。增强成像技术就是一个例子，它将数字图像叠加到实时图像上，用于诊断和指导手术。关于增强成像技术的大部分文献都集中在临床治疗改进方面，这一点说明该技术在实践中的应用已相对成熟。下一章将详细讨论这项技术以及其他技术。

5   未来研究方向和临床应用

文献显示，尽管在临床使用中面临挑战，但这些进步对患者的治疗可能有益。目前，影响医疗技术普及和可用性的主要障碍包括高昂的成本、曲折的学习曲线、临床医生的犹豫不决，以及缺乏兼容的机器和触觉输出。

截至 2020 年，我们对 183 项随机对照试验（RCT）进行了审查，来统计目前有关机器人手术有效性和安全性的文献。在这些试验中，35%侧重于泌尿外科手术，27%侧重于产科和妇科手术，近20%评估了结直肠手术和上消化道手术（普通外科）。现有数据主要评估了机器人在膀胱癌、盆腔器官脱垂和前列腺癌手术中的疗效和安全性。在撰写本综述时，研究人员未搜索到关于乳腺外科、整形外科、口腔或颌面外科的任何研究数据。与该综述作者的观点一致，我们也认为需要在这一领域开展更多研究，尤其是使用更合适的标准来评估临床治疗的逐步改善和患者安全[34]。

我们鼓励研究人员研究机器人手术的成本–效益，同时认识到这些设备的诸多益处。当这些设备变得可负担、可操作和可持续时，它们的推广才能让更多患者在术中和整个临床治疗过程中受益。要达到这一点，我们需要更多的临床数据来确定这些机器人结构中最有效、最经济的部分，以及手术附件的使用寿命。不久的将来，我们有望看到更小规模的设备，能适应更小的手术区域，以及术中触觉反馈技术的进步。后面章节将介绍医疗领域的最新技术及其未来发展潜力。

（黄纪逸）

参考文献

1. Edwards, S. P. (2010). Computer-assisted craniomaxillofacial surgery. *Oral and Maxillofacial Surgery Clinics of North America, 22*, 117–134.
2. Bell, R. B. (2010). Computer planning and intraoperative navigation in cranio-maxillofacial surgery. *Oral and Maxillofacial Surgery Clinics of North America, 22*, 135–156.
3. Jalbert, F., Boetto, S., Nadon, F., Lauwers, F., Schmidt, E., & Lopez, R. (2014). One-step primary reconstruction for complex craniofacial resection with PEEK custom-made implants. *Journal of Cranio-Maxillo-Facial Surgery, 42*, 141–148.
4. Alonso-Rodriguez, E., Cebrian, J. L., Nieto, M. J., Del Castillo, J. L., Hernandez-Godoy, J., & Burgueno, M. (2015). Polyetheretherketone custom-made implants for craniofacial defects: Report of 14 cases and review of the literature. *Journal of Cranio-Maxillo-Facial Surgery, 43*, 1232–1238.

5. Murphy, D. C., & Saleh, D. B. (2020). Artificial intelligence in plastic surgery: What is it? Where are we now? What is on the horizon? *The Annals of The Royal College of Surgeons of England, 102*(8), 577–580.

6. Harwich, E., & Laycock, K. (2018). *Thinking on its own: AI in the NHS*. Reform.

7. Hopewell, S., Loudon, K., Clarke, M. J., et al. (2009). Publication bias in clinical trials due to statistical significance or direction of trial results. *Cochrane Database of Systematic Reviews, 1*, MR000006.

8. Sayburn, A. (2017). Will the machines take over surgery? *Bulletin of the Royal College of Surgeons of England, 99*, 88–90.

9. Digital Surgery Deploys First Surgical Artificial Intelligence System for the Operating Room. Business Wired 2018; 16 July. https://www.businesswire.com/news/home/20180716005146/en/Digital-Surgery-Deploys-Surgical-Artificial-Int-elligence-System

10. Yeong, E. K., Hsiao, T. C., Chiang, H. K., & Lin, C. W. (2005). Prediction of burn healing time using artificial neural networks and reflectance spectrometer. *Burns, 31*, 415–420.

11. Plana, N. M., Rifkin, W. J., Kantar, R. S., et al. (2019). A prospective, randomized, blinded trial comparing digital simulation to textbook for cleft surgery education. *Plastic and Reconstructive Surgery, 143*(1), 202–209. https://doi.org/10.1097/prs.0000000000005093

12. Flores, R. L., Demoss, P., Klene, C., Havlik, R. J., & S. (2013). Tholpady digital animation versus textbook in teaching plastic surgery techniques to novice l earners. *Plastic and Reconstructive Surgery, 132*(1), 101e–109e. https://doi.org/10.1097/prs.0b013e3182910aa9

13. Dai, J., Tang, M., Xin, P., et al. (2014). Accurate movement of jaw segment in virtual 3D orthognathic surgery. *The Journal of Craniofacial Surgery, 25*(2), e140–e143. https://doi.org/10.1097/scs.0000000000000414

14. Wu, F., Chen, X., Lin, Y., et al. (2014). A virtual training system for maxillofacial surgery using advanced haptic feedback and immersive workbench. *International Journal of Medical Robotics, 10*(1), 78–87. https://doi.org/10.1002/rcs.1514

15. Khelemsky, R., Hill, B., & D. (2017). Buchbinder validation of a novel cognitive simulator for orbital floor reconstruction. *Journal of Oral and Maxillofacial Surgery, 75*(4), 775–785. https://doi.org/10.1016/j.joms.2016.11.027

16. Mitchell, N. M., Cutting, C. B., King, T. W., Oliker, A., & Sifakis, E. D. (2016). A real-time local flaps surgical simulator based on advances in computational algorithms for finite element models. *Plastic and Reconstructive Surgery, 137*(2), 445e–452e. https://doi.org/10.1097/01.prs.0000475793.38984.7e

17. Schendel, S., Montgomery, K., Sorokin, A., & Lionetti, G. (2005). A surgical simulator for planning and performing repair of cleft lips. *Journal of Cranio-Maxillo-Facial Surgery, 33*(4), 223–228. https://doi.org/10.1016/j.jcms.2005.05.002

18. Patel, A., Massand, S., & Ingraham, J. (2022). The state of remote learning in plastic surgery: A systematic review of modalities. *Surgery in Practice and Science, 100102*.

19. Murtezani, I., Sharma, N., & Thieringer, F. M. (2022). Medical 3D printing with a focus on Point-of-Care in Cranio-and Maxillofacial Surgery. A systematic review of literature. *Annals of 3D Printed Medicine, 100059*.

20. Do, A.-V., Khorsand, B., Geary, S. M., & Salem, A. K. (2015). 3D printing of scaffolds for tissue regeneration applications. *Advanced Healthcare Materials, 4*, 1742–1762.

21. Fedorovich, N. E., De Wijn, J. R., Verbout, A. J., et al. (2008). Three-dimensional fiber deposition of cell-laden, viable, patterned constructs for bone tissue printing. *Tissue Engineering. Part A, 14*, 127–133.

22. Kolesky, D. B., Truby, R. L., Gladman, A. S., et al. (2014). 3D bioprinting of vascularized, heterogeneous cell-laden tissue constructs. *Advanced Materials, 26*, 3124–3130.

23. Cerino, G., Gaudiello, E., Grussenmeyer, T., Melly, L., Massai, D., Banfi, A., et al. (2016). Three dimensional multi-cellular muscle-like tissue engineering in perfusion-based bioreactors. *Biotechnology and Bioengineering, 113*(1), 226–236.

24. Huang, Y., Xia, Z., Zhang, X., Liao, X., Guo, Z., Ji, S., et al. (2019). Combined use of specially designed digital surgical guides and pre-formed reconstruction plate to treat bilateral mandibu-

lar fracture. *The Journal of Craniofacial Surgery, 30*, 2253–2256.

25. Xu, G., Zhang, X., Wang, P., & Long, J. (2022). Application of optimized three-dimensional digital surgical guide plates for complex midfacial fractures. *Injury*.

26. Selber, J. C. (2010). Transoral robotic reconstruction of oropharyngeal defects: A case series. *Plastic and Reconstructive Surgery, 126*, 1978–1987. https://doi.org/10.1097/PRS.0b013e3181f448e3

27. Song, H. G., Yun, I. S., Lee, W. J., et al. (2013). Robot-assisted free flap in head and neck reconstruction. *Archives of Plastic Surgery, 40*, 353–358. https://doi.org/10.5999/aps.2013.40.4.353

28. Osman, N. I., Mangir, N., Mironska, E., & Chapple, C. R. (2019). Robotic surgery as applied to functional and reconstructive urology. *European Urology Focus, 5*, 322–328.

29. Marina, A. C., & Tokgöz, E. (2023). Cosmetic and reconstructive facial plastic surgery related simulation and optimization efforts. In *Cosmetic and reconstructive facial plastic surgery: A review of medical and biomedical engineering and science concepts*. Springer. ISBN #: 978-3031311673.

30. Davies, J. C., Chan, H. H. L., Jozaghi, Y., Goldstein, D. P., & Irish, J. C. (2019). Analysis of simulated mandibular reconstruction using a segmental mirroring technique. *Journal of Cranio-Maxillo-Facial Surgery, 47*, 468–472.

31. Waran, V., Thillainathan, R., Karuppiah, R., & Pickard, J. D. (2022). Equitable access to state-of-the-art medical technology—A Malaysian mini–public-private partnership case study. *World Neurosurgery, 157*, 135–142.

32. Leal Ghezzi, T., & Campos Corleta, O. (2016). 30 years of robotic surgery. *World Journal of Surgery, 40*, 2550–2557.

33. Tokgöz, E., & Marina, A. C. (2023). Robotics applications in facial plastic surgeries. In *Cosmetic and reconstructive facial plastic surgery: A review of medical and biomedical engineering and science concepts*. Springer. ISBN #: 978-3031311673.

34. Garfjeld Roberts, P., Glasbey, J. C., Abram, S., Osei-Bordom, D., Bach, S. P., & Beard, D. J. (2020, December). Research quality and transparency, outcome measurement and evidence for safety and effectiveness in robot-assisted surgery: Systematic review. *BJS Open, 4*(6), 1084–1099. https://doi.org/10.1002/bjs5.50352

35. Jayne, D., Pigazzi, A., Marshall, H., et al. (2017). Effect of robotic-assisted vs conventional laparoscopic surgery on risk of conversion to open laparotomy among patients undergoing resection for rectal cancer: The ROLARR randomized clinical trial. *Journal of the American Medical Association, 318*(16), 1569–1580. https://doi.org/10.1001/jama.2017.7219

36. Jeong, I. G., Khandwala, Y. S., Kim, J. H., et al. (2017). Association of robotic-assisted vs laparoscopic radical nephrectomy with perioperative outcomes and health care costs, 2003 to 2015. *Journal of the American Medical Association, 318*(16), 1561–1568. https://doi.org/10.1001/jama.2017.14586

37. Childers, C. P., & Maggard-Gibbons, M. (2018). Estimation of the acquisition and operating costs for robotic surgery. *JAMA, 320*(8), 835–836.

38. Douissard, J., Hagen, M. E., & Morel, P. (2019). The da Vinci surgical system. In *Bariatric robotic surgery* (pp. 13–27). Springer.

39. Cave, J., & Clarke, S. (2018). Paediatric robotic surgery. *Annals of the Royal College of Surgeons of England, 100*, 18–21.

40. Sridhar, A. N., Briggs, T. P., Kelly, J. D., & Nathan, S. (2017). Training in robotic surgery- an overview. *Current Urology Reports, 18*, 58.

41. Vásquez-Lastra, C., Decanini-Terán, C., Maffuz-Aziz, A., et al. (2021). Robotic surgery at ABC medical Center: First 500 procedures experience. *Gaceta Médica de México, 157*, 181–186.

42. He, B., de Smet, M. D., Sodhi, M., Etminan, M., & Maberley, D. (2021). A review of robotic surgical training: Establishing a curriculum and credentialing process in ophthalmology. *Eye, 35*(12), 3192–3201.

43. Tokgöz, E., & Marina, A. C. (2023). *Cosmetic and reconstructive facial plastic surgery: A review of medical and biomedical engineering and science concepts*. Springer. ISBN #: 978-3031311673.

44. Sosa, D., Carola, N., Levitt, S., Patel, V., & Tokgöz, E. (2023). Surgical approaches used for total knee arthroplasty. In *Total knee arthroplasty: Medical and biomedical engineering and science concepts*. Springer. ISBN #: 978-3-031-31099-7.

45. Tokgöz, E. (2023). Surgical approaches used for total hip arthroplasty. In *Total hip arthroplasty: Medical and biomedical engineering and science concepts*. Springer. ISBN #: 9783031089268.

46. Tokgöz, E. (2023). Preexisting conditions leading to total hip arthroplasty. In *Total hip arthroplasty: Medical and biomedical engineering and science concepts*. Springer. ISBN #: 9783031089268.

47. Tokgöz, E. (2023). Perioperative patient care for total hip arthroplasty. In *Total hip arthroplasty: Medical and biomedical engineering and science concepts*. Springer. ISBN #: 9783031089268.

48. Tokgöz, E. (2023). Surgical approach comparisons in total hip arthroplasty. In *Total hip arthroplasty: Medical and biomedical engineering and science concepts*. Springer. ISBN #: 9783031089268.

49. Tokgöz, E. (2023). Complications of total hip arthroplasty. In *Total hip arthroplasty: Medical and biomedical engineering and science concepts*. Springer. ISBN #: 9783031089268.

50. Tokgöz, E. (2023). Medical improvement suggestions for total hip arthroplasty. In *Total hip arthroplasty: Medical and biomedical engineering and science concepts*. Springer. ISBN #: 9783031089268.

51. Tokgöz, E. (2023). Biomechanics of total hip arthroplasty. In *Total hip arthroplasty: Medical and biomedical engineering and science concepts*. Springer. ISBN #: 9783031089268.

52. Tokgöz, E. (2023). All-inclusive impact of robotics applications on THA: Overall impact of robotics on total hip arthroplasty patients from manufacturing of implants to recovery after surgery. In *Total hip arthroplasty: Medical and biomedical engineering and science concepts*. Springer. ISBN #: 9783031089268.

53. Tokgöz, E. (2023). Biomechanical success of traditional versus robotic-assisted total hip arthroplasty. In *Total hip arthroplasty: Medical and biomedical engineering and science concepts*. Springer. ISBN #: 9783031089268.

54. Tokgöz, E. (2023). Optimization for total hip arthroplasty applications. In *Total hip arthroplasty: Medical and biomedical engineering and science concepts*. Springer. ISBN #: 9783031089268.

55. Tokgöz, E. (2023). Artificial intelligence, deep learning, and machine learning applications in total hip arthroplasty. In *Total hip arthroplasty: Medical and biomedical engineering and science concepts*. Springer. ISBN #: 9783031089268.

56. Tokgöz, E. (2023). Advancing engineering of total hip arthroplasty. In *Total hip arthroplasty: Medical and biomedical engineering and science concepts*. Springer. ISBN #: 9783031089268.

57. Tokgöz, E., Levitt, S., Patel, V., Carola, N., & Sosa, D. (2023). Biomechanics of total knee arthroplasty. In *Total knee arthroplasty: Medical and biomedical engineering and science concepts*. Springer. ISBN #: 978-3-031-31099-7.

58. Tokgöz, E., Carola, N., Levitt, S., Patel, V., & Sosa, D. (2023). Robotics applications in total knee arthroplasty. In *Total knee arthroplasty: Medical and biomedical engineering and science concepts*. Springer. ISBN #: 978-3-031-31099-7.

59. Tokgöz, E., Sosa, D., Carola, N., Levitt, S., & Patel, V. (2023). Impact of manufacturing on total knee arthroplasty. In *Total knee arthroplasty: Medical and biomedical engineering and science concepts*. Springer. ISBN #: 978-3-031-31099-7.

60. Tokgöz, E., Patel, V., Carola, N., Sosa, D., & Levitt, S. (2023). Optimization investigations on total knee arthroplasty. In *Total knee arthroplasty: Medical and biomedical engineering and science concepts*. Springer. ISBN #: 978-3-031-31099-7.

61. Tokgöz, E., Patel, V., Sosa, D., Levitt, S., & Carola, N. (2023). Artificial intelligence, deep learning, and machine learning applications in total knee arthroplasty. In *Total knee arthroplasty: Medical and biomedical engineering and science concepts*. Springer. ISBN #: 978-3-031-31099-7.

62. Tokgöz, E. (2023). Advancing engineering of total knee arthroplasty. In *Total knee arthroplasty: Medical and biomedical engineering and science concepts*. Springer. ISBN #: 978-3-031-31099-7.

63. Tokgöz, E., & Marina, A. C. (2023). Biomechanics of facial plastic surgery applications. In *Cosmetic and reconstructive facial plastic surgery: A review of medical and biomedical engineering and science concepts*. Springer. ISBN #: 978-3031311673.

64. Tokgöz, E., & Marina, A. C. (2023). Applications of artificial intelligence, machine learning, and deep learning on facial plastic surgeries. In *Cosmetic and reconstructive facial plastic surgery: A review of medical and biomedical engineering and science concepts*. Springer. ISBN #: 978-3031311673.

65. Tokgöz, E., & Marina, A. C. (2023). Engineering psychology of facial plastic surgery patients. In *Cosmetic and reconstructive facial plastic surgery: A review of medical and biomedical engineering and science concepts*. Springer. ISBN #: 978-3031311673.

66. Tokgöz, E. (2023). Technological improvements on facial plastic, head and neck procedures. In *Cosmetic and reconstructive facial plastic surgery: A review of medical and biomedical engineering and science concepts*. Springer. ISBN #: 978-3031311673.

67. Levitt, S., Patel, V., Sosa, D., Carola, N., & Tokgöz, E. (2023). Preexisting conditions leading to total knee arthroplasty. In *Total knee arthroplasty: Medical and biomedical engineering and science concepts*. Springer. ISBN #: 978-3-031-31099-7.

68. Sosa, D., Carola, N., Patel, V., Levitt, S., & Tokgöz, E. (2023). Surgical approach comparison in total knee arthroplasty. In *Total knee arthroplasty: Medical and biomedical engineering and science concepts*. Springer. ISBN #: 978-3-031-31099-7.

69. Sosa, D., Carola, N., Patel, V., Levitt, S., & Tokgöz, E. (2023). Perioperative patient care for total knee arthroplasty. In *Total knee arthroplasty: Medical and biomedical engineering and science concepts*. Springer. ISBN #: 978-3-031-31099-7.

70. Levitt, S., Patel, V., Carola, N., Sosa, D., & Tokgöz, E. (2023). Complications of total knee arthroplasty. In *Total knee arthroplasty: Medical and biomedical engineering and science concepts*. Springer. ISBN #: 978-3-031-31099-7.

71. Carola, N., Patel, V., Levitt, S., Sosa, D., & Tokgöz, E. (2023). Ergonomics of total knee arthroplasty. In *Total knee arthroplasty: Medical and biomedical engineering and science concepts*. Springer. ISBN #: 978-3-031-31099-7.

72. Marina, A. C., & Tokgöz, E. (2023). Non-surgical facial aesthetic procedures. In *Cosmetic and reconstructive facial plastic surgery: A review of medical and biomedical engineering and science concepts*. Springer. ISBN #: 978-3031311673.

73. Marina, A. C., & Tokgöz, E. (2023). Aesthetic surgery of the upper face and cheeks. In *Cosmetic and reconstructive facial plastic surgery: A review of medical and biomedical engineering and science concepts*. Springer. ISBN #: 978-3031311673.

74. Marina, A. C., & Tokgöz, E. (2023). Aesthetic surgery of the nose and lower face. In *Cosmetic and reconstructive facial plastic surgery: A review of medical and biomedical engineering and science concepts*. Springer. ISBN #: 978-3031311673.

75. Marina, A. C., Donofrio, G., & Tokgöz, E. (2023). Surgical reconstruction of craniofacial malformations. In *Cosmetic and reconstructive facial plastic surgery: A review of medical and biomedical engineering and science concepts*. Springer. ISBN #: 978-3031311673.

76. Marina, A. C., & Tokgöz, E. (2023). Surgical reconstruction of craniofacial trauma and burns. In *Cosmetic and reconstructive facial plastic surgery: A review of medical and biomedical engineering and science concepts*. Springer. ISBN #: 978-3031311673.

77. Musafer, H., & Tokgöz, E. (2023). A facial wrinkle detection by using deep learning with an efficient optimizer. In *Cosmetic and reconstructive facial plastic surgery: A review of medical and biomedical engineering and science concepts*. Springer. ISBN #: 978-3031311673.

第 7 章
面部整形美容相关模拟和优化工作

Emre Tokgöz (iD) , Marina A. Carro

1 概述

　　整形外科主要是治疗因发育异常、先天缺陷或外伤而影响美观或功能的身体部位，而美容外科则通过手术和非手术的方式来改善和重塑身体结构，从而改善外观，增强自信[120]。整形美容手术种类繁多，面部整形手术是其中的一部分。

　　在 1944 年三维成像技术问世之后，1979 年 Karlan 将三维成像技术用于面部不对称和轮廓观察，并将其作为整形外科手术的一部分，为目前这种技术在整形外科中的应用奠定了基础。使用这种技术的最终目的是协助和指导外科医生，让外科医生在技术的指导下制定出最佳的手术方式，同时尽可能提高手术效果，使患者受益。在这个过程中，通过对患者手术部位进行标准化测量，术前设计是优化术后效果的关键。从文献报道中可以看到其在美学、功能和心理影响方面的作用。使用成像模式可以收集的数据包括表面积、体积、间距和曲率等[11]。关于这些技术相关的费用，本著作中的几项研究报告将提到成本效益的问题。有两种用于面部重建手术的技术：计算机断层扫描（CT）和磁共振成像（MRI）。

　　整形外科临床实践中还引入了其他技术和方法，并以 CT 等成像技术作为这些技术和方法进一步发展的基准。例如利用先进的制造技术和增强现实（AR）技术进行植入物的开发，可为外科医生提供指导。

E. Tokgöz（✉）
Whiting School of Engineering, Johns Hopkins University, Baltimore, MD, USA

M. A. Carro
The Frank H. Netter M.D. School of Medicine, Quinnipiac University,
North Haven, CT, USA
e-mail: Marina.Carro@quinnipiac.edu

先进制造应用首先需要采集特定患者的 CT 数据。然后，这些 CT 数据将作为计算机辅助设计（CAD）的一部分，用于研发患者个人植入物的 3D 模型。利用 CAD 和先进制造技术进行设计、制造和植入是应用的关键。生产植入物需要使用钛等生物相容性材料；可以与制造商合作订购此类植入物。最近三维打印技术的发展、打印机价格的下降，使某些机构拥有了自己的三维打印机，用于打印此类植入物；高压热处理等技术（例如，见文献[121]）作为增量制造的一部分，有助于改善植入物的机械性能。

AR 在面部整形手术中的应用是基于使用 AR 技术可以设计植入物并在手术中模拟使用。

2　利用成像和模拟技术优化面部整形修复手术的效果

目前已有多种成像技术用于优化非开放性和开放性面部重建，包括隆鼻术[4,24-28]、面部皮肤恶性肿瘤[29]、正颌手术[30-32]、唇裂修复[19-22]和注射[23]。外科医生试图从患者的角度出发，与患者共同塑造一个双方满意的最佳外观。因此，成像模式、扫描设备和所使用技术的整合往往在工作中起着至关重要的作用。

二维成像模式（假设 x 坐标和 y 坐标）无法赋予图像高度和深度的第三维（z坐标）[2]。正如我们所想，这种成像模式不包括第三维度的精确度。使用二维摄影进行分析可能会导致缺乏标准化、放大倍率的变化以及头部位置的变化[25,27]。鉴于计算机技术在扫描、摄像和数据存储能力方面的突飞猛进，3D 和 4D 已成为整形外科模拟和设计的首选方法，它们可提供准确的体积和位置信息以及真实图像设计。三维图像通常是在光线适宜的环境中使用数码相机或扫描仪拍摄的。收集到的数据图像存储在计算机或网络中，然后使用软件进行处理。可以使用一台或多台照相机和扫描仪，照相机和扫描仪的精度对图像质量至关重要。软件将收集到的图像合并，通过拍摄的图像重新生成收集到的数据。随着当今技术的进步，模拟三维图像加上时间的概念，即动态的立体影像（称为 4D 成像技术）可以在几秒钟内模拟患者的三维身体构造。近年在整形外科使用的一些 2D、3D 和 4D 表面成像技术包括以下几种：

- Canfield Scientific（美国新泽西州）– 该公司的成像系统包括 VECTRA©、IntelliStudio©、VISIA©、Vectra© 和 Reveal©；产品用于三维成像和模拟、二维图像捕捉改进和面部皮肤分析。
- 3D SHAPE GMBH（德国恩拉尔根）：
  - CAM^{3D} – 光学 3D 传感器，用于物体形状扫描，使用 1 个投影仪和 1 个摄像头。
  - CAM^{3D} D – 用于物体形状扫描的光学 3D 传感器，利用 1 个投影仪和 2 个摄像头进行双视角扫描。

　　－ CAM^{3D} DF – 具有两种可切换测量区域尺寸的设备（3D SHAPE GMBH，德国 Enlargen）。

- SLIM^{3D} – 利用逆向工程软件将数据处理并显示为三角形混合体（3D SHAPE GMBH，德国 Enlargen）。
- Axis Three（北爱尔兰贝尔法斯特）– 为美容咨询提供三维手术模拟工具；产品包括患者面部的三维图像，用于模拟面部手术效果。
- Crisalix Virtual Aesthetics（瑞士洛桑）– 提供三维和四维虚拟美学模拟软件，用于显示整形手术后患者的面部视图。
- MirrorMe^{3D}（美国纽约）–提供一种工具，将手术设计与 MirrorMe 平台的远程患者监控相结合，为整形和重建手术创建虚拟手术计划。

　　整形外科的目标之一是让皮肤癌患者在接受整形手术后不遗留外观畸形，最终帮助他们回归社会，并最大限度地提高生活质量[12-17]。用于表面成像的一些三维扫描模式包括[19,20]：

- 立体摄影测量。
- 激光扫描。
- 结构光扫描（如手持式超声波扫描仪）。

　　在三维立体摄影测量中，通过计算多个摄像头与物体之间的距离，可以用逼真的色彩和纹理数据准确再现面部结构，从而获得栩栩如生的渲染效果。以如下技术优化三维表面成像，同样在文献中也有提到[35-42]：

- 性别差异测量。
- 年龄差异测量。
- 面部生长进度[40]。
- 对称性的建立[41,42]。
- 体积分析[33]。
- 软组织结构（通过网格图分析[35]）。
- 眶周皱纹。
- 通过组织顺应性恢复烧伤缺损。
- 疾病分类。

面部重建的优化取决于对连续尺度的个性化美学效果进行评分。近年来，包括卷积神经网络（CNN）在内的人工智能（AI）技术取得了很大进步，尤其适用于相关人群的图像分析。

外科医生使用的成像技术还包括：

- 磁共振成像（MRI）。
- 计算机断层扫描（CT）。

磁共振成像的优点和缺点包括[3]：

- 这种方法无痛、无创，但造影剂的使用可能对人体有害。
- 由于其在致密生物组织停留时间短，对共振刺激的反应强度低，尤其是在低磁场条件下，因此对致密生物组织进行磁共振成像具有挑战性[45]。
- 对软组织结构的显示质量高。
- 血管造影手术的术前准备。
- 患者体内有金属植入物时无法进行磁共振成像。
- 在做核磁扫描过程中植入式医疗设备可能会出现故障（如心脏起搏器）。

CT 扫描在应用中既有优点也有缺点：

- 它是无痛和无创的，但有一定的电离辐射，使用的造影剂对人体有害。
- 可显示软组织损伤。它从不同角度显示软组织的详细变化。
- 可显示致密组织损伤。不同角度的致密组织变化可用于重建分析。

总之，采用任何一种方法获得的虚拟三维模型都能让外科医生从不同角度观察解剖结构，并为外科医生提供思路，在手术过程中引导手术操作[43]。

图7-1 CT扫描的额面和中面部骨折术前和术后图像。该患者为额–鼻眶筛区骨折[44]。

最新的一项技术进步是通过三维打印和先进制造技术实现理想的结构重建。三维打印可以从下到上逐层制作，被视为一种增量制造[73]。虽然三维打印可以根据具体情况制定个性化方案，但也存在某些缺点，如三维打印所需的时间长、成本高以及缺乏高内应力可能会导致骨折[74]。

优化重建手术的方法：

- 增强现实（AR，又称混合现实）。
- 人工智能（AI）。
- 用于软组织重建的虚拟手术设计（VSP）。

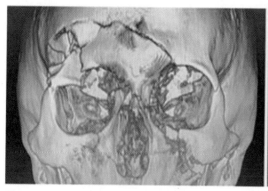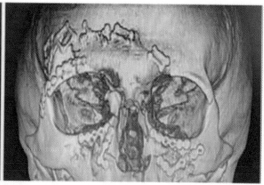

图 7-1　一名患者的术前 CT 扫描图像，以及相关的多发性骨折术后面部重建 [44]

- 生物打印。

有几篇文章也对 AR/VR 进行了分析，这些文章本书也将涉及[75]。AR/VR 的应用包括但不限于以下方面：

- 触觉设备手术规划：唇裂修复[126]、颅颌面重建[125]、骨折复位[127, 128]、面部轮廓整形[123, 124]，以及骨科骨折复位[129-131]和钻孔[133]。
- 触觉设备手术训练：骨科骨折复位[142-144]、正颌外科[140, 141]，以及骨科钻孔和磨削[34, 145, 146]。
- 3D 镜下手术规划：颅颌面重建[125]、骨折复位[127]以及矫形骨折复位[130]。
- 3D 镜下手术培训：骨科钻孔和磨削[146]
- AR 设备在手术导航中的应用：骨肿瘤切除[139]、面部轮廓整形[137]、颌面外科[138]和正颌外科[134-136]。
- AR 设备在手术设计中的应用：骨科骨折复位术[132]。

接下来将通过相关文献研究阐述本节所述技术在颅面、下颌、上颌、眼眶和颧骨整形手术中的应用。

3　颅面重建和成像模式

随着技术的发展和相应工业的进步，颅面重建的优化工作也在迅速推进。其中提高颅面畸形矫正能力方面的一项最新进展是使用虚拟手术规划（VSP）、计算机辅助设计（CAD）和计算机辅助建模（CAM）技术，通过立体光刻和实时手术导航设计模拟手术[47]。使用这些技术可缩短手术时间和移植物缺血时间，提高重建的准确性，从而提高患者的满意度[48,49]。

使用计算机断层扫描可以从不同角度和平面观察骨骼，通过计算机进行三维操作，将数字化信息传输到设计软件中。CAD/CAM假体可以提高重建和美学应用的精细程度[70]。CAD/CAM可根据患者的具体需求定制假体，并可模拟完成设计过程[71]。许多牙科诊所使用的锥形束CT（CBCT）扫描具有费用低、对患者辐射小的优点[72]。CBCT因视野有限且头部定位装置会扭曲软组织包膜，在CAD/CAM 种植过程中的作用有限。

据文献报道，CT 和磁共振成像等传统技术主要用于术前检查。以下是整形外科中的一些最新应用：

- CT 扫描、计算机辅助设计和计算机辅助制造用于颅颌面骨缺损人工假体的构建[62]。作者总结到，计算机辅助、单独制造的人工假体复合结构曾是一种很好的颅颌面外科技术，可改善美学结构和重建后的功能恢复。

- 该研究对比调查了多个机构的26名CT引导制造商对20名患者上、中、下面部的重建[63]。作者称，该手术在颅颌面外科手术中的安全性和有效性仍需进一步研究。

- 文献使用三维成像软件研究了双颌手术后硬组织和软组织变化对面部不对称的影响[64]。术前和术后的 CT 图像由三维成像软件输入。从三维视角对软硬组织线性和角度测量量化的成像分析，以优化手术设计。

- 使用3 种不同的导航系统输入颅颌面外科手术患者的 CT 扫描数据，这些系统采用红外线或电磁技术[65]。系统软件将 CT 扫描结果编译成多表面三维模型，作为外科医生导航的指导材料。使用导航系统的最大好处是可以识别难以发现的病变，并利用二维模型进行精确的骨对位。

- 文献[67]使用多层计算机断层扫描（MSCT）检查对面部外伤Le Fort 骨折的患者进行了研究，其中使用了二维和三维图像进行评估。使用机器软件在冠状面和矢状面生成多平面重新格式化图像。薄层轴向薄切片直接从 MSCT 扫描仪传输到工作站，用于重建三维图像。MSCT检查对Le For骨折最为敏感，而此类骨折确诊率的高低还是取决于分析MSCT的放射科医生。

- 文献[68]介绍了一种生成和使用切割导板的新方法，即在颅面外科手术中使用三维（3D）打印的切割导板，将计算机模型与手术程序相匹配。计算机辅助设计（CAD）用于术前计划。在将解剖学数据输入 CAD 模型后，手术程序将使用虚拟手术规划。通过使用手术顺序步骤形成术前模拟。然后使用 CT 扫描对术后准确性进行评估。据观察，由于作者使用了一体化手术导引系统，手术时间明显缩短。手术的实验设计有助于加强手术的每个步骤。

- 锥形束 CT（CBCT）是一种低辐射、低成本的人体三维重建技术。文献[69]使用颅颌面重建手术数据来确定使用 CBCT 数据为患者设计和生成定制假体的可行性。作者指出，尽管对于假体供应者来说，CBCT 数据比传统 CT 数据更难处理，但手术前设计更快、更有效，而且无需向放射科医生咨询。

增强现实技术（AR）可用于颧颌骨复合骨折的治疗[52]。术前收集颧骨–上颌骨复合骨折患者的三维 CT 骨折图像，并设计相关植入物。分为两个手术小组进行比较，一个使用传统光学系统，另一个使用 AR 导航系统。在颧颌面复合骨折的复位手术中，AR导航组取得了良好的辅助效果。而且，AR 导航组也获得了最优的手术时间和更好的准确性。使用CT扫描进行面部不对称的软组织分析，结果显示软组织与面部骨骼形状和面部不对称具有良好的相关性[60, 61]，因此基于软组织分析的方法适用于不对称的分析。三维软组织成像是分析面部对称性的非电离辐射方式[54, 57, 58]。即使是基于面部标志进行分析，也能观察到这种三维成像的可靠性和可重复性[54, 55]。此外，基于面部标志分析的可重复性也相对较高[59]。3dDMhead™ 系统就是这类 AR 系统的一个实例[56]。

文献[53]使用 CT 和 MRI 的三维成像测量模型来评估方颅畸形患者的外观满意度；收集了在幼儿期接受过手术的方颅畸形患者成年后的数据，将颅面和外貌特征与对照组进行比较。作者认为，在评估面部对称性时，慎用三维成像结果。

颅颌面手术中使用的三维打印假体技术最常见的是彩色喷射打印成型和立体光刻技术[51]。将三维打印植入物与传统植入物进行比较后发现，从提高手术效果来看，使用三维打印技术的预后明显更好，手术时间、住院时间和直接并发症都有所减少。

4　下颌骨重建及其成像模式

CT 扫描、核磁共振成像（MRI）和 CBCT 是下颌骨手术和颅颌面手术常用到的技术[72]。三维打印技术已应用于医疗领域，其中一种常用的技术包括使用液态树脂的立体光刻技术（SLA）和使用粉末材料的选择性激光熔融技术（SLM）[73]。钛是一种常用于三维打印颌骨重建板的金属[76]。此外，还出现了应用 CAM/CAD 的先进制造技术。以下是这些技术的部分用途：

- 文献[66]总结了一系列肿瘤患者在下颌骨切除–分离术后的CAD/CAM髁状突重建，并对临床结果和并发症进行了分析。所有患者均未出现钢板外露、钢板松动和关节疼痛。只有一名患者出现髁突移位。使用包括髁突在内的CAD/CAM钢板进行重建的方法令人雀跃，但还需要更多的样本分析。
- 下颌骨轮廓手术的高并发症率和返修难度促使研究人员开始研究VSP 和三维手术

板打印技术[77]。三维 CT 数据可用作 VSP 的输入。可以观察预期的对称性以及患者对外观效果的满意度。因VSP 和三维打印手术板的使用安全、准确，外科医生对手术模板的性能也很是满意。

- 文献[78]研究了利用 CAD/CAM 程序进行下颌骨重建的术前手术计划，以及利用该技术进行重建板定制。通过在 CAD/CAM 设计中放置虚拟钢板测量钢板在虚拟环境中安装的准确性。作者指出这种精确的下颌骨重建方法效果好且满意度高。

- 作为颅颌面重建的一部分，采用 CAD/CAM 方法的 VSP 可进行颞下颌关节（TJ）位置和功能的评估[79]。将传统下颌重建和 VSP 下颌重建分为两组。术前和术后 CT 数据分别用于 CAD-CAM 设计和定量比较两组的 TJ。总体结果表明，与传统方法相比，VSP 的重建精度高，可获得理想的解剖关系。

- 文献收集了 MRI 和 CT 数据，分别用于口腔鳞状细胞癌患者的肿瘤边界和三维骨骼虚拟结构[80]。将这两组数据合并，形成这些患者的三维骨骼和肿瘤成像。为了比较准确性，将术后评估与历史数据进行了比较。作者认为，基于MRI和 CT 的肿瘤可视化和三维切除计划是一种安全、准确的下颌骨肿瘤切除方法。

- 节段镜像是一种以数字化方式重新设计骨骼变形节段的方法，通过数字化方式将变形段替换为未受影响的对侧下颌骨，来调整重建板。文献[81]的作者通过三维一致性分析评估了节段镜像的精确度。除下颌骨髁状突和冠状突外，节段镜像技术度精确极高，对术后效果起着至关重要的作用。

- 文献[82]通过使用三维计算机断层扫描、三维模型原型制作和计算机断层扫描血管造影制定治疗计划，通过研究髂嵴皮瓣和下颌骨之间的精准匹配进行下颌骨缺损的功能重建。结果表明，从髂嵴皮瓣的高度、宽度、长度和骨愈合准确性以及手术 6 个月后髂嵴皮瓣和下颌骨之间的理想骨结合可以看出，所使用的数字技术有助于提高准确性和术前计划。

如上所述，可重复性和可预测性是计算机辅助手术的主要优点。这些技术在应用中也存在一些不足：
- 由于术前使用了该技术，其不灵活性导致在手术中难以随机应变。
- 在下颌骨恶性肿瘤手术中，手术边界的预先确定可能会使手术过程复杂，甚至影响疾病的局部根治和患者的存活率[83]。
- 由于组织的动态变化，对于生长速度快的肿瘤，术中无法估计手术设计之后的变化，反而会给实际手术带来挑战。
- 术中的意外变化可能会打破预先计划[84, 85]。

- 该技术的准确性和成功与否还取决于外科医生对患者的选择和术前患者评估。计算机辅助手术主要用于骨重建。

增强现实技术是近来用于颌骨重建手术的方法之一。增强现实技术的优势之一是能够通过患者的三维图像与术中过程的重叠提供视觉辅助，从而为外科医生提供一体化帮助；这对于缺乏经验的外科医生的培训尤其有帮助[86]。将机器人技术与 AR 技术相结合也是下颌骨整形手术的最新进展之一[87]。AR 技术可用于无薄骨片上颌骨复位[89]、无模板下颌角截骨术[88]、下颌肿瘤定位等[90]。AR 技术的可靠性是其用于重建手术的重要原因。

除成像技术外，另一项用于下颌骨重建的技术是生物打印技术。骨组织工程用于下颌骨缺损的重建，在钛网或可吸收膜中注入骨髓抽吸浓缩物、骨形态形成蛋白和微粒异体骨移植物的混合物[6]。

下一节将介绍如何利用成像技术优化上颌骨手术。

5　上颌骨手术及其成像模式

上颌外科医生通常将 CT 扫描、磁共振成像和 CBCT 技术作为上颌骨手术的一部分。此外，还利用先进的材料添加剂制造技术对植入物进行三维成像和打印，以获得最佳的颌面部植入物设计。在应用生物力学方法优化颌面外科植入物设计的文献[8]中，作者使用了通过 CT 扫描的几何数据获得患者的参考几何体［SYNBONE® 公司（瑞士齐泽斯）］提供的下颌骨模型就是一个商业化的例子。建模的第一步是在 CAD 系统中简化参考几何体［例如西门子 3D CAD 系统 NX™（美国普莱诺）］。然后将结果导入采用有限元法的系统［例如，有限元系统 ALTAIR HyperWorks®（美国特洛伊）］。在预处理过程中，CT 扫描可用于合并相应的患者特定数据和解剖参考几何模型。通过合并可以确定在连接 CT 扫描和 CAD 模型数据后，在有限元系统中生成与咀嚼有关的重要参数。

颌面外科图像分析的另一个最新进展是深度学习的应用[9]。在颌面外科应用领域，最常见的人工神经网络（ANN）方法是多层感知器，它由一个输入层、几个隐藏层和一个输出层组成。用于计算机辅助手术的人工神经网络开发包括传统的三个基础步骤：

1. 图像重建：使用衰减 X 射线，通过迭代重建或滤波后投影进行 CT 图像重建。

2. 图像分割：根据图像体素的物理特性对其进行分割，图像体素可以是骨骼结构、软组织或空气。

3. 手术规划：典型的应用包括计算机模拟骨重建和随后设计适合患者的植入物。

一些著名的人工神经网络应用包括卷积神经网络和基于网络的方法。

由于局部解剖几何结构简单，ANN 被用于颌面外科手术的自动设计，如重建颅骨板。颅骨植入物的自动设计采用单层多层感知器[5, 7]。作者根据颅骨缺损患者的 CT 图像重建颅骨。

ANN 还可用于参数化植入设计的优化。文献[10]设计了一种 CNN，用于颅骨缺失或部分断裂的颅骨重建。这种应用面临的挑战之一是计算能力不足，无法处理用于训练和验证的高分辨率图像。通过这种方法实现的自动化有望优化手术时间和结果。

生成对抗网络（GAN）是一种由两个人工智能网络共同工作的方法。由颌面外科手术图像组成训练集，GAN 通过学习生成与训练集具有相同统计特征的新数据。在这种情况下，GAN 可以生成一个肉眼看起来逼真的新图像。文献[91]以成釉细胞瘤或牙龈癌患者的 CT 图像为基础，开发了基于 CT 图像重建下颌骨形态的 GAN。

用于成像的一些较为传统的技术（如 CT、CAD 和 CAM）包括以下几种：

- 电影渲染（CR）是一种最新的三维可视化方法，它利用容积 CT 数据生成逼真的图像[93]。从正面和侧面视图来看，CR 通过逼真的阴影效果提供了深度感知，从而改善了颌面部结构的显示效果[92]。在相应的工作中，由于颧弓深处阴影的增加，观察牙弓的相对位置更加准确。此外，CR 图像还能更准确地显示眶上裂和勾勒出眼眶周边的骨性框架。

- 有研究[94]在计算机上完成了骨肿瘤患者的螺旋 CT 扫描和三维重建。作者将三维切割图像与实际手术的结果进行了比较，结果表明三维切割技术有助于术前规划和预测术中可能遇到的困难。特别是对骨肿瘤患者具有实用价值。

- 有研究[95]对颌面外科手术进行术中CT扫描所需的时间进行了统计，以评估随着技术经验的积累，总扫描时间是否有缩短的趋势。作者还根据术中 CT 扫描的结果分析了某些病例需要术中返修的原因。虽然在研究过程中没有发现缩短时间的情况，但使用 CT 软件经验最丰富的医生的总扫描时间最短。因此，在复杂的颌面重建病例中，建议使用术中 CT 成像。

- 有研究[96]使用 CAD/CAM 打印的钛网为游离皮瓣重建提供结构支撑，以便在重建上颌骨缺损时改善其功能、结构和美学效果。在模拟过程中，将术前 CT 数据叠加到术后 CT 扫描中；对实际规划位置与钛网术后位置之间的差异进行研究。

- CT 数据可用于上颌骨切除、腓骨切割和定位模板的设计，以及手术后准确性评估[97]。模板的制作采用了快速成型技术。结果表明，如果在手术前进行术前模拟和模板设计，可能会提高上颌骨重建的精确度。

- 对于多种类型颌面部创伤患者都可以缩短采集时间。有研究[98]用颌面部创伤患者的采集结果来比较第二代和第三代双源 CT 的图像质量和曝光参数。作者认为，第三代双源 CT 采用自动曝光控制，采集时间更快，剂量大幅降低。

虚拟现实（VR）技术也被用作颌面外科手术模拟的一部分。文献[122]利用患者的三维 CT 数据，开发了一种 VR 颌面外科手术模拟器；作者为颌面外科手术构建了一个具有触觉反馈和虚拟操作功能的虚拟训练系统。下一节将专门讨论眼眶和颧骨骨折相关模拟以及文献研究中的相关优化工作。

6　眶突和颧骨骨折及其成像模式

在眼眶重建手术中，CT 和 MRI 也得到了广泛应用。例如：

- 眼眶爆裂性骨折患者手术前和手术后的面部 CT 扫描[111]。
- 在手术操作过程中，CT 扫描数据在进行位置确定后还可以用于空间定位[112]。
- 有研究[113]使用术后眼眶锥形束 CT 数据评估使用不显影移植物后的眶壁重建情况。
- 有研究[114]利用多载体 CT 扫描仪对患者的颅面部骨骼进行了高分辨率 CT 扫描，用于眶底骨折的重建。
- 有研究[115]收集了用于颧骨骨折固定的术前切片以及术中三维锥形束 CT 数据。
- 有研究[116]将分段式 CT 扫描用于正常三维颧骨成像。
- 使用不同切片厚度的术后 CT 扫描数据重建颅面创伤患者和对照组的眶壁[117]。
- 有研究[118]将由切片图像组成的 CT 数据集作为眼眶骨折固定的一部分。在该研究中，包括眶壁在内的三维面部骨骼模型是根据分割图像重新构建的。

尽管使用 CT 和 MRI 等经典模拟和成像方法，在一些复杂病例中，由于局部可见度有限，眼眶的解剖结构仍然是个难题。利用实时手术导航进行复杂眶骨骨折重建和复杂面中部骨折复位手术效果显著[101]。

与前几节类似，研究人员使用计算机辅助技术进行手术模拟、手术导航和植入物定制等最新技术来设计和实施手术。在一次返修手术中，通过使用计算机辅助手术模拟、手术导航和植入物定制，手术导航的 技术精度小于 1mm，体积恢复效果明显优于传统方法[99]。

在一项病例研究中，作者[100]调查了使用预先定制的三维钛网植入物对手术效果的影响，这种植入体是用聚乳酸材料制成的，适用于颧骨、上颌骨、鼻骨、眶下缘和下颌骨有一处或多处明显缺损的患者。种植体的最终设计是通过计算机断层扫描（CT）图像的三维建模形成的。这种使用聚乳酸制备钛网的三维打印技术在恢复骨结构和保持功能方面具有更好的效果。

术中使用三维 C 型臂计算机断层扫描，并结合文献[100]中的手术导航。收集内侧过渡基托前、中、后角的体积测量差值，用于眼眶重建。使用手术导航系统确定植入物的位置，同时利用术中三维 C 型臂 CT 检查颧骨缩小的充分性以及移植后的眼眶重建情况。作者报告称，使用导航系统和术中三维 C 型臂减少了植入物调整时间，并提高了颧骨–眶骨骨折重建的准确性。虽然认为这种方法具有积极的效果，但其他几位研究人员却认为术中单独使用三维 C 型臂系统的效果恰恰相反。有文献[105]观察到颧骨–眶骨复合骨折移位或修复不足，需要在术中使用三维 C 型臂系统进行调整。有文献[103]认为，术中使用 CT 需要在二次或延迟眼眶重建手术中进行调整。其他弊端包括术后成像的辐射暴露、手术失败率和返修率[106, 107]。据观察，在手术过程中使用术中导航系统（NS）是有益的。它有助于术前模拟骨折设计与实际骨折的准确匹配[108]。在手术中使用 NS，可以通过确认眼眶植入物的位置，从而减少颧骨骨折移位，最终使眼眶骨折修复手术获得最佳外观和功能[104, 109, 119]。术中使用 NS 对颧颌骨复合骨折患者的术后对称性尤其有益。

有文献[110]认为AR是提高美容重建手术规划的一个新的潜在领域。该文献作者研究了 AR 辅助对包括面部骨骼和颅底在内的骨骼缺损重建的益处。CT 扫描数据作为患者的真实数据和三维重建扫描数据一起传输到研究使用的 AR 设备（Magic Leap 1，佛罗里达州 Plantation 市 Magic Leap 公司）中。该模型包括涉及前额和眶缘的缺陷。然后将 AR 设备与 Brainlab® 混合现实浏览器（Brainlab AG，德国慕尼黑）相结合，由作者手动将原始颅骨模型（真实数据）的全息投影定位在插入缺陷的真实模型上。作者指出，在辅助颅面缺损手术中使用 AR 作为单步重建方法，在体积和美学方面都取得了良好的效果。研究结果表明，AR 辅助手术的质量很好，同时，定制的 CAD/CAM 植入物可作为美学方面的金标准。

除了上述更好地完成手术外，使用导航引导、术中可视化功能以及大面积眼眶骨折术中谨慎操作避免造成重要的结构损伤，在美学、功能和精确性方面的优势也可圈可点[102, 104]。

7　结论和未来工作

这项研究的结果与相关文献[147-180]所报道的类似。然而，最重要的还是要以预防为主，健康生活，除非必要，才选择手术。这里我们所说的"必要"是指，医生在想尽其他办法后，不得已才选择手术。通常，进行心理干预来避免药物和手术干预也非常重要。在可能的情况下，通过对患者的心理支持来预防药物和手术的使用，是保护患者健康生活的重要组成部分。如果患者对心理支持感到满意，并愿意接受建议的手术和用药方案，那么采取这种方法，可以尽量地减少手术次数，同时最大限度地提高患者满意度。我们可以从人们如何在一些最棘手的疾病中生存下来的例子中看到，人体的力量是以适应人类所面临挑战的方式来设计的。

如果需要手术，那么优化手术过程有助于提高患者满意度和具体效果。4D 打印技术是这个时代的最新进展之一；该技术是一种打印方法，可以利用 3D 打印技术创建一个载体，该载体的形状或属性可以改变，当暴露在水、空气、热或电流中时，它对不同条件的反应可以随着时间的推移而预测[46]。鉴于 4D 打印的出现，利用 4D 打印技术进行人工培育，模拟软骨、肌腱和肌肉的技术在不久的将来也将成为可能。

（李伯群）

参考文献

1. Nguyen, C., et al. (2022). 3D surface imaging technology for objective automated assessment of facial interventions: A systematic review. *Journal of Plastic, Reconstructive & Aesthetic Surgery*.
2. Jomah, J. (2018). Three-dimensional surface imaging in plastic surgery. *Biomedical Journal of Scientific & Technical Research, 4*(3).
3. Tarassoli, S. P., et al. (2020). Facial reconstruction: A systematic review of current image acquisition and processing techniques. *Frontiers in Surgery, 7*, 537616.
4. Tzou, C.-H. J., & Frey, M. (2011). Evolution of 3D surface imaging systems in facial plastic surgery. *Facial Plastic Surgery Clinics, 19*(4), 591–602.
5. Hsu, J.-H., & Tseng, C.-S. (2000). Application of orthogonal neural network to craniomaxillary reconstruction. *Journal of Medical Engineering & Technology, 24*, 262–266.
6. Melville, J. C., Tran, H. Q., Bhatti, A. K., Manon, V., Young, S., & Wong, M. E. (2020). Is Reconstruction of Large Mandibular Defects Using Bioengineering Materials Effective? *Journal of Oral and Maxillofacial Surgery, 78*, 661.e1–661.e29.
7. Hsu, J.-H., & Tseng, C.-S. (2001). Application of three-dimensional orthogonal neural network to craniomaxillary reconstruction. *Computerized Medical Imaging and Graphics, 25*, 477–482.
8. Wieja, F., et al. (2022). Development and validation of a parametric human mandible model to determine internal stresses for the future design optimization of maxillofacial implants. *Journal of the Mechanical Behavior of Biomedical Materials, 125*, 104893.
9. Minnema, J., Ernst, A., et al. (2022). A review on the application of deep learning for CT reconstruction, bone segmentation and surgical planning in oral and maxillofacial surgery. *Dento Maxillo Facial Radiology, 51*, 20210437.
10. Morais, A., Egger, J., & Alves, V. (2019). Automated computer-aided design of cranial implants using a deep volumetric convolutional denoising autoencoder. In Á. Rocha, H. Adeli, L. P. Reis, & S. Costanzo (Eds.), *New knowledge in information systems and technologies* (pp. 151–160). Springer.
11. Chang, J. B., et al. (2015). Three-dimensional surface imaging in plastic surgery. *Plastic and Reconstructive Surgery, 135*(5), 1295–1304.
12. Benson, P. L., Karabenick, S. A., & Lerner, R. M. (1976). Pretty pleases: The effects of physical attractiveness, race, and sex on receiving help. *Journal of Experimental Social Psychology, 12*, 409–415.
13. Moolenburgh, S. E., et al. (2009). The impact of nasal reconstruction following tumour

resection on psychosocial functioning, a clinical-empirical exploration. *Psychooncology, 18*, 747–752.

14. Lee, E. H., Klassen, A. F., Lawson, J. L., et al. (2016). Patient experiences and outcomes following facial skin cancer surgery: A qualitative study. *The Australasian Journal of Dermatology, 57*, e100–e104.

15. Datta Gupta, N., Etcoff, N. L., & Jaeger, M. M. (2016). Beauty in mind: The effects of physical attractiveness on psychological well-being and distress. *Journal of Happiness Studies, 17*, 1313–1325.

16. Dion, K., Berscheid, E., & Walster, E. (1972). What is beautiful is good. *Journal of Personality and Social Psychology, 24*, 285–290.

17. Langlois, J. H., Kalakanis, L., Rubenstein, A. J., et al. (2000). Maxims or myths of beauty? A meta-analytic and theoretical review. *Psychological Bulletin, 126*, 390–423.

18. Heike, C. L., Upson, K., Stuhaug, E., & Weinberg, S. M. (2010). 3D digital stereophotogrammetry: A practical guide to facial image acquisition. *Head & Face Medicine, 6*, 18.

19. Honrado, C. P., & Larrabee, W. F., Jr. (2004). Update in three-dimensional imaging in facial plastic surgery. *Current Opinion in Otolaryngology & Head and Neck Surgery, 12*, 327–331.

20. Abdel-Alim, T., Iping, R., Wolvius, E. B., Mathijssen, I. M. J., Dirven, C. M. F., Niessen, W. J., van Veelen, M. L. C., & Roshchupkin, G. V. (2021). Three-dimensional stereophotogrammetry in the evaluation of craniosynostosis: Current and potential use cases. *The Journal of Craniofacial Surgery, 32*(3), 956–963.

21. Oh, T. S., Choi, J. W., & Koh, K. S. (2011). Upper lip asymmetry perception using three-dimensional anthropometry in patients with unilateral cleft lip deformity. *The Journal of Craniofacial Surgery, 22*, 2080–2083.

22. Mercan, E., Morrison, C. S., Stuhaug, E., Shapiro, L. G., & Tse, R. W. (2018). Novel computer vision analysis of nasal shape in children with unilateral cleft lip. *Journal of Cranio-Maxillofacial Surgery, 46*, 35–43.

23. Vachiramon, V., et al. (2020). Different injection patterns of incobotulinumtoxinA for crow's feet: A split-face comparative tudy. *Journal of the European Academy of Dermatology and Venereology, 35*, 256.

24. Sun, A. H., & Steinbacher, D. M. (2018). Orthognathic surgery and rhinoplasty: Simultaneous or staged? *Plastic and Reconstructive Surgery, 141*, 322–329.

25. Bared, A., Rashan, A., Caughlin, B. P., & Toriumi, D. M. (2014). Lower lateral cartilage repositioning: Objective analysis using 3-dimensional imaging. *JAMA Facial Plastic Surgery, 16*, 261–267.

26. Wang, D., Hou, K., & Zeng, N. (2021). M-shaped auricular cartilage as modified septal extension graft: A study by three-dimensional anthropometric analysis in Asian rhinoplasty. *Aesthetic Plastic Surgery, 45*, 2287.

27. Choi, J. W., Suh, Y. C., Song, S. Y., & Jeong, W. S. (2017). 3D photogrammetric analysis of the nasal tip projection and derotation based on the nasal tip quadripod concept. *Aesthetic Plastic Surgery, 41*, 608–617.

28. Kim, M. J., Jeon, D. N., Choi, J. W., & Chan, K. S. (2020). 3D photogrammetric analysis in hump nose correction based on nasal tip projection without dorsal augmentation in Asian rhinoplasty. *Journal of Cranio-Maxillofacial Surgery, 48*, 792–799.

29. Kansy, K., Hoffmann, J., Alhalabi, O., et al. (2018). Subjective and objective appearance of head and neck cancer patients following microsurgical reconstruction and associated quality of life – A crosssectional study. *Journal of Cranio-Maxillofacial Surgery, 46*, 1275–1284.

30. Davidson, E., & Kumar, A. R. (2015). A preliminary three-dimensional analysis of nasal aesthetics following Le Fort I advancement in patients with cleft lip and palate. *The Journal of Craniofacial Surgery, 26*, e629–ee33.

31. Yamada, T., Mishima, K., Moritani, N., et al. (2010). Nasolabial morphologic changes after a Le Fort I osteotomy: A three-dimensional anthropometric study. *The Journal of Craniofacial Surgery, 21*, 1089–1095.

32. Verzé, L., Bianchi, F. A., & Ramieri, G. (2014). Three-dimensional laser scanner evaluation

of facial soft tissue changes after LeFort I advancement and rhinoplasty surgery: Patients with cleft lip and palate vs patients with noncleft maxillary retrognathic dysplasia (control group). *Oral Surgery, Oral Medicine, Oral Pathology, Oral Radiology, 117*, 416–423.

33. Kim, M. J., & Oh, T. S. (2020). A nasolabial fold reset technique for enhancing midface lifts in facial reanimation: Three-dimensional volumetric analysis. *Journal of Cranio-Maxillofacial Surgery, 48*, 162–169.

34. Qiong, W., Hui, C., Wen, W., et al. (2012). Impulse-based rendering methods for haptic simulation of bone-burring. *IEEE Transactions on Haptics, 5*, 344–355.

35. Ferrario, V. F., Sforza, C., Serrao, G., Ciusa, V., & Dellavia, C. (2003). Growth and aging of facial soft tissues: A computerized three-dimensional mesh diagram analysis. *Clinical Anatomy, 16*, 420–433.

36. Kau, C. H., & Richmond, S. (2008). Three-dimensional analysis of facial morphology surface changes in untreated children from 12 to 14 years of age. *American Journal of Orthodontics and Dentofacial Orthopedics, 134*, 751–760.

37. Kau, C. H., Kamel, S. G., Wilson, J., & Wong, M. E. (2011). New method for analysis of facial growth in a pediatric reconstructed mandible. *American Journal of Orthodontics and Dentofacial Orthopedics, 139*, e285–ee90.

38. Hammond, P., Hutton, T. J., Allanson, J. E., et al. (2004). 3D analysis of facial morphology. *American Journal of Medical Genetics. Part A, 126A*, 339–348.

39. Wilamowska, K., Wu, J., Heike, C., & Shapiro, L. (2012). Shape-based classification of 3D facial data to support 22q11.2DS craniofacial research. *Journal of Digital Imaging, 25*, 400–408.

40. Ji, Y., Zhang, F., Schwartz, J., Stile, F., & Lineaweaver, W. C. (2002). Assessment of facial tissue expansion with three-dimensional digitizer scanning. *The Journal of Craniofacial Surgery, 13*, 687–692.

41. Berssenbrugge, P., Berlin, N. F., Kebeck, G., et al. (2014). 2D and 3D analysis methods of facial asymmetry in comparison. *Journal of Cranio-Maxillo-Facial Surgery, 42*, e327–e334.

42. Desmedt, D. J., Maal, T. J., Kuijpers, M. A., et al. (2015). Nasolabial symmetry and esthetics in cleft lip and palate: Analysis of 3D facial images. *Clinical Oral Investigations, 19*, 1833–1842.

43. Pratt, R., Deprest, J., Vercauteren, T., Ourselin, S., & David, A. L. (2015). Computer assisted surgical planning and intraoperative guidance in fetal surgery: A systematic review. *Prenatal Diagnosis, 35*, 1159–1166. https://doi.org/10.1002/pd.4660

44. Giudice, G., & Clemente, E. T. (2022). *Maxillofacial surgery, textbook of plastic and reconstructive surgery – Basic principles and new techniques* (M. Maruccia & G. Giudice, Eds.). Springer.

45. Algarín, J. M., Díaz-Caballero, E., Borreguero, J., et al. (2020). Simultaneous imaging of hard and soft biological tissues in a low-field dental MRI scanner. *Scientific Reports, 10*, 21470.

46. Tokgöz, E. (2022). All-inclusive impact of robotics applications on THA: Overall impact of robotics on total hip arthroplasty patients from manufacturing of implants to recovery after surgery. In *Total hip arthroplasty: Medical and biomedical engineering and science concepts*. Springer. ISBN #: 9783031089268.

47. Kumari, T., & Ramanathan, A. (2022). Digital technology in craniofacial surgery – Historical perspectives to current applications. *Dentistry Review, 2*(1).

48. Antony, A. K., et al. (2011). Use of virtual surgery and stereolithography-guided osteotomy for mandibular reconstruction with the free fibula. *Plastic and Reconstructive Surgery, 128*(5), 1080–1084.

49. Hanasono, M. M., & Skoracki, R. J. (2010). 117B: Improving the speed and accuracy of mandibular reconstruction using preoperative virtual planning and rapid prototype modeling. *Plastic and Reconstructive Surgery, 125*(6), 80.

50. Sousa, P. L., Sculco, P. K., Mayman, D. J., Jerabek, S. A., Ast, M. P., & Chalmers, B. P. (2020). Robots in the operating room during hip and knee arthroplasty. *Curr Rev Musculoskelet Med, 13*(3), 309–317. https://doi.org/10.1007/s12178-020-09625-z. PMID: 32367430; PMCID:

PMC7251009.

51. Ahmed, K. S., Ibad, H., Suchal, Z. A., & Gosain, A. K. (2022 Feb). Implementation of 3D printing and computer-aided design and manufacturing (CAD/CAM) in craniofacial reconstruction. *The Journal of Craniofacial Surgery, 14*, 1714.

52. Lin, L., Liu, X., Gao, Y., Aung, Z. M., Xu, H., Wang, B., Xie, L., Yang, X., & Chai, G. (2022). The application of augmented reality in craniofacial bone fracture reduction: Study protocol for a randomized controlled trial. *Trials, 23*(1), 241.

53. Svalina, A., Vuollo, V., Serlo, W., et al. (2022). Craniofacial characteristics and cosmetic satisfaction of patients with sagittal and metopic synostosis: A case–control study using 3D photogrammetric imaging. *Child's Nervous System, 38*, 781–788.

54. Aldridge, K., et al. (2005). Precision and error of three-dimensional phenotypic measures acquired from 3dMD photogrammetric images. *American Journal of Medical Genetics Part A, 138*(3), 247–253.

55. Alqattan, M., et al. (2015). Comparison between landmark and surface-based three-dimensional analyses of facial asymmetry in adults. *European Journal of Orthodontics, 37*(1), 1–12.

56. Vuollo, V., et al. (2015). Comparing facial 3D analysis with DNA testing to determine zygosities of twins. *Twin Research and Human Genetics, 18*(3), 306–313.

57. White, J. E., et al. (2004). Three-dimensional facial characteristics of Caucasian infants without cleft and correlation with body measurements. *The Cleft Palate-Craniofacial Journal, 41*(6), 593–602.

58. Tolleson, S. R., et al. (2010). 3-D analysis of facial asymmetry in children with hip dysplasia. *The Angle Orthodontist, 80*(4), 707–712.

59. Gwilliam, J. R., Cunningham, S. J., & Hutton, T. (2006). Reproducibility of soft tissue landmarks on three-dimensional facial scans. *The European Journal of Orthodontics, 28*(5), 408–415.

60. Young, N. M., et al. (2016). Facial surface morphology predicts variation in internal skeletal shape. *American Journal of Orthodontics and Dentofacial Orthopedics, 149*(4), 501–508.

61. de Lima, L. S., et al. (2019). Evaluation of facial soft tissue thickness in symmetric and asymmetric subjects with the use of cone-beam computed tomography. *American Journal of Orthodontics and Dentofacial Orthopedics, 155*(2), 216–223.

62. Zhang, L., Shen, S., Yu, H., Shen, S. G., & Wang, X. (2015). Computer-aided design and computer-aided manufacturing hydroxyapatite/epoxide acrylate maleic compound construction for craniomaxillofacial bone defects. *The Journal of Craniofacial Surgery, 26*, 1477–1481.

63. Andrews, B. T., Thurston, T. E., Tanna, N., Broer, P. N., Levine, J. P., Kumar, A., et al. (2015). A multicenter experience with image-guided surgical navigation: Broadening clinical indications in complex craniomaxillofacial surgery. *The Journal of Craniofacial Surgery, 26*, 1136–1139.

64. Suzuki-Okamura, E., Higashihori, N., Kawamoto, T., & Moriyama, K. (2015). Three-dimensional analysis of hard and soft tissue changes in patients with facial asymmetry undergoing 2-jaw surgery. *Oral Surgery, Oral Medicine, Oral Pathology, Oral Radiology, 120*, 299–306.

65. Liu, T. J., Ko, A. T., Tang, Y. B., Lai, H. S., Chien, H. F., & Hsieh, T. M. (2016). Clinical application of different surgical navigation systems in complex craniomaxillofacial surgery: The use of multisurface 3-dimensional images and a 2-plane reference system. *Annals of Plastic Surgery, 76*, 411–419.

66. Tarsitano, A., Battaglia, S., Ramieri, V., Cascone, P., Ciocca, L., Scotti, R., et al. (2017). Short term outcomes of mandibular reconstruction in oncological patients using a CAD/CAM prosthesis including a condyle supporting a fibular free flap. *Journal of Cranio-Maxillo-Facial Surgery, 45*, 330–337.

67. El-Fiky, I., El Sammak, D. A. E. A., El Sammak, A., & Abdelhady, M. (2017). Diagnostic performance of multi-slice computed tomography using 2D and 3D images in the assessment

of Le fort fractures. *Egyptian Journal of Radiology and Nuclear Medicine, 48*, 415–424.

68. Tel, A., Costa, F., Sembronio, S., Lazzarotto, A., & Robiony, M. (2018). All-in-one surgical guide: A new method for cranial vault resection and reconstruction. *Journal of Cranio-Maxillofacial Surgery, 46*, 967–973.

69. Thiele, O. C., Nolte, I. M., Mischkowski, R. A., Safi, A. F., Perrin, J., Zinser, M., et al. (2018). Craniomaxillofacial patient-specific CAD/CAM implants based on cone beam tomography data - A feasibility study. *Journal of Cranio-Maxillofacial Surgery, 46*, 1461–1464.

70. Lee, J. H., Kaban, L. B., & Yaremchuk, M. J. (2018). Refining post–orthognathic surgery facial contour with computer-designed/computer-manufactured alloplastic implants. *Plastic and Reconstructive Surgery, 142*(3), 747–755.

71. Straughan, D. M., & Yaremchuk, M. J. (2022). Improving male chin and mandible eesthetics. *Clinics in Plastic Surgery, 49*(2), 275–283.

72. Venkatesh, E., & Elluru, S. V. (2017). Cone beam computed tomography: Basics and applications in dentistry. *Journal of Istanbul University Faculty of Dentistry, 51*(3 Suppl 1), S102–S121.

73. Yang, W. F., Choi, W. S., Leung, Y. Y., Curtin, J. P., Du, R., Zhang, C. Y., Chen, X. S., & Su, Y. X. (2018). Three-dimensional printing of patientspecific surgical plates in head and neck reconstruction: A prospective pilot study. *Oral Oncology, 78*, 31–36.

74. Oh, J. H. (2018). Recent advances in the reconstruction of cranio-maxillofacial defects using computer-aided design/computer-aided manufacturing. *Maxillofacial Plastic and Reconstructive Surgery, 40*, 2.

75. Pu, J. J., et al. (2022). Current trends in the reconstruction and rehabilitation of jaw following ablative surgery. *Cancers, 14*(14), 3308.

76. Yang, W. F., et al. (2021). Three-dimensionally printed patient-specific surgical plates increase accuracy of oncologic head and neck reconstruction versus conventional surgical plates: A comparative study. *Annals of Surgical Oncology, 28*, 363–375.

77. Fu, X., et al. (2017). Standardized protocol for virtual surgical plan and 3-dimensional surgical template–assisted single-stage mandible contour surgery. *Annals of Plastic Surgery, 79*(3), 236–242.

78. Mascha, F., et al. (2017). Accuracy of computer-assisted mandibular reconstructions using patient specific implants in combination with CAD/CAM fabricated transfer keys. *Journal of Cranio-Maxillo-Facial Surgery, 45*, 1884–1897.

79. Sawh-Martinez, R., Parsaei, Y., Wu, R., Lin, A., Metzler, P., DeSesa, C., et al. (2017). Improved temporomandibular joint position after 3-dimensional planned mandibular reconstruction. *Journal of Oral and Maxillofacial Surgery, 75*, 197–206.

80. Kraeima, J., Dorgelo, B., Gulbitti, H. A., Steenbakkers, R., Schepman, K. P., Roodenburg, J. L. N., et al. (2018). Multi-modality 3D mandibular resection planning in head and neck cancer using CT and MRI data fusion: A clinical series. *Oral Oncology, 81*, 22–28.

81. Davies, J. C., Chan, H. H. L., Jozaghi, Y., Goldstein, D. P., & Irish, J. C. (2019). Analysis of simulated mandibular reconstruction using a segmental mirroring technique. *Journal of Cranio-Maxillo-Facial Surgery, 47*, 468–472.

82. Zhang, M., Rao, P., Xia, D., Sun, L., Cai, X., & Xiao, J. (2019). Functional reconstruction of mandibular segment defects with individual preformed reconstruction plate and computed tomographic angiography-aided iliac crest flap. *Journal of Oral and Maxillofacial Surgery, 77*, 1293–1304.

83. Pu, J. J., et al. (2020). Do predetermined surgical margins compromise oncological safety in computer-assisted head and neck reconstruction? *Oral Oncology, 111*, 104914.

84. Wilde, F., Hanken, H., Probst, F., Schramm, A., Heiland, M., & Cornelius, C. P. (2015). Multicenter study on the use of patient-specific CAD/CAM reconstruction plates for mandibular reconstruction. *International Journal of Computer Assisted Radiology and Surgery, 10*, 2035–2051.

85. Ma, H., Shujaat, S., Van Dessel, J., Sun, Y., Bila, M., Vranckx, J., Politis, C., & Jacobs, R. (2021). Adherence to computer-assisted surgical planning in 136 maxillofacial reconstruc-

tions. *Frontiers in Oncology, 11*, 713606.

86. Pietruski, P., Majak, M., Swiatek-Najwer, E., Zuk, M., Popek, M., Mazurek, M., Swiecka, M., & Jaworowski, J. (2019). Supporting mandibular resection with intraoperative navigation utilizing augmented reality technology—A proof of concept study. *Journal of Cranio-Maxillofacial Surgery, 47*, 854–859.

87. Shi, Y., Lin, L., Zhou, C., Zhu, M., Xie, L., & Chai, G. (2017). A study of an assisting robot for mandible plastic surgery based on augmented reality. *Minimally Invasive Therapy & Allied Technologies, 26*, 23–30.

88. Zhu, M., Liu, F., Chai, G., Pan, J. J., Jiang, T., Lin, L., Xin, Y., Zhang, Y., & Li, Q. (2017). A novel augmented reality system for displaying inferior alveo-lar nerve bundles in maxillofacial surgery. *Scientific Reports, 7*, 42365.

89. Badiali, G., Ferrari, V., Cutolo, F., Freschi, C., Caramella, D., Bianchi, A., & Marchetti, C. (2014). Augmented reality as an aid in maxillofacial surgery: Validation of a wearable system allowing maxillary repositioning. *Journal of Cranio-Maxillofacial Surgery, 42*, 1970–1976.

90. Benmahdjoub, M., van Walsum, T., van Twisk, P., & Wolvius, E. B. (2021). Augmented reality in craniomaxillofacial surgery: Added value and proposed recommendations through a systematic review of the literature. *International Journal of Oral and Maxillofacial Surgery, 50*, 969–978.

91. Liang, Y., Huan, J., Li, J.-D., Jiang, C., Fang, C., & Liu, Y. (2020). Use of artificial intelligence to recover mandibular morphology after disease. *Scientific Reports, 10*, 16431.

92. Rowe, S. P., Zinreich, S. J., & Fishman, E. K. (2018). 3D cinematic rendering of the calvarium, maxillofacial structures, and skull base: preliminary observations. *The British Journal of Radiology, 91*(1086), 20170826. https://doi.org/10.1259/bjr.20170826. Epub 2018 Mar 7. PMID: 29365292; PMCID: PMC6223288.

93. Eid, M., et al. (2017). Cinematic rendering in CT: A novel, lifelike 3D visualization technique. *American Journal of Roentgenology, 209*, 370–379.

94. Tao, X., Yin, X., Zhu, F., & Chen, W. (1999). The clinical application of computerized three-dimensional mimic operation for maxillofacial bone tumor. *Journal of Tongji Medical University, 19*, 328–330. https://doi.org/10.1007/BF0288697560

95. Shaye, D. A., Tollefson, T. T., & Strong, E. B. (2015). Use of intraoperative computed tomography for maxillofacial reconstructive surgery. *JAMA Facial Plastic Surgery, 17*(2), 113–119. https://doi.org/10.1001/jamafacial.2014.1343. Erratum in: *JAMA Facial Plastic Surgery*. 2015 May–June;17(3):227.

96. Tarsitano, A., et al. (2016). Surgical reconstruction of maxillary defects using a computer-assisted design/computer-assisted manufacturing-produced titanium mesh supporting a free flap. *Journal of Cranio-Maxillo-Facial Surgery, 44*(9), 1320–1326. https://doi.org/10.1016/j.jcms.2016.07.013. Epub 2016 Jul 21.

97. Zheng, G. S., et al. (2016). Maxillary reconstruction assisted by preoperative planning and accurate surgical templates. *Oral Surgery, Oral Medicine, Oral Pathology, Oral Radiology, 121*, 233–238.

98. Frellesen, C., et al. (2018, August). High-pitch dual-source paranasal sinus CT in agitated patients with maxillofacial trauma: Analysis of image quality, motion artifacts, and dose aspects. *Acta Radiologica, 59*(8), 909–916. https://doi.org/10.1177/0284185117740931. Epub 2017 Nov 6.

99. Azarmehr, I., et al. (2020). Contemporary techniques in orbital reconstruction: A review of the literature and report of a case combining surgical navigation, computer-aided surgical simulation, and a patient-specific implant. *Journal of Oral and Maxillofacial Surgery, 78*(4), 594–609.

100. Chu, Y. Y., Yang, J. R., Lai, B. R., et al. (2022). Preliminary outcomes of the surgical navigation system combined with intraoperative three-dimensional C-arm computed tomography for zygomatico-orbital fracture reconstruction. *Scientific Reports, 12*, 7893.

101. Sukegawa, S., Kanno, T., & Furuki, Y. (2018). Application of computer-assisted navigation

systems in oral and maxillofacial surgery. *The Japanese Dental Science Review, 54*, 139–149.

102. Tarsitano, A., Badiali, G., Pizzigallo, A., & Marchetti, C. (1822–1825). Orbital reconstruction: Patient-specific orbital floor reconstruction using a mirroring technique and a customized titanium mesh. *The Journal of Craniofacial Surgery, 27*, 1822.

103. Chen, C. T., et al. (2018). Clinical outcomes for minimally invasive primary and secondary orbital reconstruction using an advanced synergistic combination of navigation and endoscopy. *Journal of Plastic, Reconstructive and Aesthetic Surgery, 71*, 90–100.

104. Yang, J. R., & Liao, H. T. (2019). Functional and aesthetic outcome of extensive orbital floor and medial wall fracture via navigation and endoscope-assisted reconstruction. *Annals of Plastic Surgery, 82*, S77–S85.

105. Wilde, F., et al. (2005). Intraoperative imaging with a 3D C-arm system after zygomatico-orbital complex fracture reduction. *Journal of Oral and Maxillofacial Surgery, 71*, 894–910.

106. Shyu, V. B., et al. (2021). Clinical outcome following intraoperative computed tomography-assisted secondary orbital reconstruction. *Journal of Plastic, Reconstructive & Aesthetic Surgery, 74*, 341–349.

107. Sharma, P., Rattan, V., Rai, S., & Chhabbra, R. (2020). Does intraoperative computed tomography improve the outcome in zygomatico-orbital complex fracture reduction? *Journal of Oral and Maxillofacial Surgery, 20*, 189–200.

108. Westendorff, C., Gülicher, D., Dammann, F., Reinert, S., & Hoffmann, J. (2006). Computer-assisted surgical treatment of orbitozygomatic fractures. *Journal of Craniofacial Surgery, 17*, 837–842.

109. Shin, H. S., Kim, S. Y., Cha, H. G., Han, B. L., & Nam, S. M. (2016). Real time navigation-assisted orbital wall reconstruction in blowout fractures. *Journal of Craniofacial Surgery, 27*, 370–373.

110. Steiert, C., Behringer, S., Kraus, L., et al. (2022). Augmented reality–assisted craniofacial reconstruction in skull base lesions — An innovative technique for single-step resection and cranioplasty in neurosurgery. *Neurosurgical Review, 45*, 2745.

111. Kwon, J., Barrera, J. E., Jung, T. Y., & Most, S. P. (2009). Measurements of orbital volume change using computed tomography in isolated orbital blowout fractures. *Archives of Facial Plastic Surgery, 11*, 395–398. https://doi.org/10.1001/archfacial.2009.77

112. Novelli, G., Tonellini, G., Mazzoleni, F., Bozzetti, A., & Sozzi, D. (2014). Virtual surgery simulation in orbital wall reconstruction: Integration of surgical navigation and stereolithographic models. *Journal of Cranio-Maxillo-Facial Surgery, 42*, 2025–2034. https://doi.org/10.1016/j.jcms.2014.09.009

113. Tsao, K., Cheng, A., Goss, A., & Donovan, D. (2014). The use of cone beam computed tomography in the postoperative assessment of orbital wall fracture reconstruction. *The Journal of Craniofacial Surgery, 25*, 1150–1154. https://doi.org/10.1097/SCS.0000000000000747

114. Tarsitano, A., Badiali, G., Pizzigallo, A., & Marchetti, C. (2016). Orbital reconstruction: Patient-specific orbital floor reconstruction using a mirroring technique and a customized titanium mesh. *The Journal of Craniofacial Surgery, 27*, 1822–1825. https://doi.org/10.1097/SCS.0000000000002907

115. Gander, T., Blumer, M., Rostetter, C., Wagner, M., Zweifel, D., Schumann, P., et al. (2018). Intraoperative 3-dimensional cone beam computed tomographic imaging during reconstruction of the zygoma and orbit. *Oral Surgery, Oral Medicine, Oral Pathology, Oral Radiology, 126*, 192–197. https://doi.org/10.1016/j.oooo.2018.04.008

116. Gibelli, D., Cellina, M., Gibelli, S., Oliva, A. G., Termine, G., Pucciarelli, V., et al. (2018). Assessing symmetry of zygomatic bone through three-dimensional segmentation on computed tomography scan and "mirroring" procedure: A contribution for reconstructive maxillofacial surgery. *Journal of Cranio-Maxillo-Facial Surgery, 46*, 600–604. https://doi.org/10.1016/j.jcms.2018.02.012

117. Sozzi, D., Gibelli, D., Canzi, G., Tagliaferri, A., Monticelli, L., Cappella, A., et al. (2018). Assessing the precision of posttraumatic orbital reconstruction through "mirror" orbital superimposition: A novel approach for testing the anatomical accuracy. *Journal of Cranio-*

Maxillo-Facial Surgery, 46, 1258–1262. https://doi.org/10.1016/j.jcms.2018.05.040

118. Kim, H., Son, T.-G., Lee, J., Kim, H. A., Cho, H., Jeong, W. S., et al. (2019). Three-dimensional orbital wall modeling using paranasal sinus segmentation. *Journal of Cranio-Maxillo-Facial Surgery, 47*, 959–967. https://doi.org/10.1016/j.jcms.2019.03.028

119. Dong, Q. N., Karino, M., Koike, T., Ide, T., Okuma, S., Kaneko, I., et al. (2020). Navigation assisted isolated medial orbital wall fracture reconstruction using an UHA/ PLLA sheet via a transcaruncular approach. *Journal of Investigative Surgery, 33*, 644–652. https://doi.org/1 0.1080/08941939.2018.1546353

120. American Society of Plastic Surgeons. https://www.plasticsurgery.org/cosmetic-procedures, information accessed on Aug 2022.

121. Quintus Technologies. https://quintustechnologies.com/hot-isostatic-pressing/applications/additive-manufacturing/?gclid=CjwKCAjw3K2XBhAzEiwAmmgrAhFZemKhP8UOE53T mZeLnj4EzyADp0VJIon3GkxAWa2w9HslDo50RhoCzQEQAvD_BwE

122. Wu, F., Chen, X., Lin, Y., et al. (2014). A virtual training system for maxillofacial surgery using advanced haptic feedback and immersive workbench. *International Journal of Medical Robotics, 10*(1), 78–87.

123. Tsai, M. D., Liu, C. S., Liu, H.Y., et al. Virtual reality facial contouring surgery simulator based on CT transversal slices. Proceedings of the 5th international conference on bioinformatics and biomedical engineering; 2011 May 10–12; Wuhan, China. 2011. p.1–4.

124. Wang, Q., Chen, H., Wu, W., et al. (2012). Real-time mandibular angle reduction surgical simulation with haptic rendering. *IEEE Transactions on Information Technology in Biomedicine, 16*, 1105–1114.

125. Olsson, P., Nysjo, F., Rodriguez-Lorenzo, A., et al. (2015). Haptics-assisted virtual planning of bone, soft tissue, and vessels in fibula osteocutaneous free flaps. *Plastic and Reconstructive Surgery. Global Open, 3*, e479.

126. Schendel, S., Montgomery, K., Sorokin, A., et al. (2005). A surgical simulator for planning and performing repair of cleft lips. *Journal of Cranio-Maxillo-Facial Surgery, 33*, 223–228.

127. Olsson, P., Nysjo, F., Hirsch, J. M., et al. (2013). A haptics-assisted cranio-maxillofacial surgery planning system for restoring skeletal anatomy in complex trauma cases. *International Journal of Computer Assisted Radiology and Surgery, 8*, 887–894.

128. Zhang, J., Li, D., Liu, Q., et al. (2015). Virtual surgical system in reduction of maxillary fracture. In *Proceedings of the 2015 IEEE International Conference on Digital Signal Processing (DSP); 2015 Jul 21–24; Singapore* (pp. 1102–1105).

129. Kovler, I., Joskowicz, L., Weil, Y. A., et al. (2015). Haptic computer-assisted patient-specific preoperative planning for orthopedic fractures surgery. *International Journal of Computer Assisted Radiology and Surgery, 10*, 1535–1546.

130. Cecil, J., Ramanathan, P., Pirela-Cruz, M., et al. (2014). A virtual reality based simulation environment for orthopedic surgery. In R. Meersman, H. Panetto, A Mishra, et al. (Eds.), *On the Move to Meaningful Internet Systems: OTM 2014 Workshops: Confederated International Workshops: OTM Academy, OTM Industry Case Studies Program, C&TC, EI2N, INBAST, ISDE, META4eS, MSC and On To Content; 2014 Oct 27–31; Amantea, Italy*. Springer, pp. 275–285.

131. Cecil, J., Ramanathan, P., Rahneshin, V., et al. (2013). Collaborative virtual environments for orthopedic surgery. In *Proceedings of the 2013 IEEE international conference on automation science and engineering (CASE); 2013 Aug 17–20; Madison* (pp. 133–137).

132. Shen, F., Chen, B., Guo, Q., et al. (2013). Augmented reality patientspecific reconstruction plate design for pelvic and acetabular fracture surgery. *International Journal of Computer Assisted Radiology and Surgery, 8*, 169–179.

133. Chan, S., Li, P., Locketz, G., et al. (2016). High-fidelity haptic and visual rendering for patient-specific simulation of temporal bone surgery. *Computer-Assisted Surgery (Abingdon), 21*, 85–101.

134. Badiali, G., Ferrari, V., Cutolo, F., et al. (2014). Augmented reality as an aid in maxillofacial surgery: Validation of a wearable system allowing maxillary repositioning. *Journal of*

Cranio-Maxillo-Facial Surgery, 42, 1970–1976.

135. Zinser, M. J., Mischkowski, R. A., Dreiseidler, T., et al. (2013). Computer assisted orthognathic surgery: Waferless maxillary positioning, versatility, and accuracy of an image-guided visualisation display. *The British Journal of Oral & Maxillofacial Surgery, 51*, 827–833.

136. Mischkowski, R. A., Zinser, M. J., Kubler, A. C., et al. (2006). Application of an augmented reality tool for maxillary positioning in orthognathic surgery: A feasibility study. *Journal of Cranio-Maxillo-Facial Surgery, 34*, 478–483.

137. Lin, L., Shi, Y., Tan, A., et al. (2016). Mandibular angle split osteotomy based on a novel augmented reality navigation using specialized robot-assisted arms: A feasibility study. *Journal of Cranio-Maxillo-Facial Surgery, 44*, 215–223.

138. Wang, J., Suenaga, H., Yang, L., et al. (2016). Video see-through augmented reality for oral and maxillofacial surgery. *International Journal of Medical Robotics*; 2016 Jun 9 [Epub]. https://doi.org/10.1002/rcs.1754

139. Choi, H., Park, Y., Cho, H., et al. (2015). An augmented reality based simple navigation system for pelvic tumor resection. In *Proceedings of the 11th Asian Conference on Computer Aided Surgery (ACCAS 2015); 2015 July 9–11; Singapore.*

140. Wu, F., Chen, X., Lin, Y., et al. (2014). A virtual training system for max- Vol. 44 / No. 3 / May 2017 187 illofacial surgery using advanced haptic feedback and immersive workbench. *International Journal of Medical Robotics, 10*, 78–87.

141. Lin, Y., Wang, X., Wu, F., et al. (2014). Development and validation of a surgical training simulator with haptic feedback for learning bone-sawing skill. *Journal of Biomedical Informatics, 48*, 122–129.

142. Seah, T. E., Barrow, A., Baskaradas, A., et al. (2014). A virtual reality system to train image guided placement of kirschner-wires for distal radius fractures. In F. Bello & S. Cotin (Eds.), *Biomedical simulation: 6th international symposium, ISBMS 2014, 2014 Oct 16–17; Strasbourg, FR Cham* (pp. 20–29). Springer.

143. Thomas, G. W., Johns, B. D., Kho, J. Y., et al. (2015). The validity and reliability of a hybrid reality simulator for wire navigation in orthopedic surgery. *IEEE Transactions on Human-Machine Systems, 45*, 119–125.

144. Swemac. TraumaVision-medical orthopedic simulator [Internet]. Linkoping, SE: Swemac; c2017 [cited 2017 Jan 12]. Available from: http://www.swemac.com/simulators/traumavision

145. Vankipuram, M., Kahol, K., McLaren, A., et al. (2010). A virtual reality simulator for orthopedic basic skills: A design and validation study. *Journal of Biomedical Informatics, 43*, 661–668.

146. Wong, D., Unger, B., Kraut, J., et al. (2014). Comparison of cadaveric and isomorphic virtual haptic simulation in temporal bone training. *Journal of Otolaryngology – Head & Neck Surgery, 43*, 31.

147. Sosa, D., Carola, N., Levitt, S., Patel, V., & Tokgöz, E. (2023). Surgical approaches used for total knee arthroplasty. In *Total knee arthroplasty: Medical and biomedical engineering and science concepts*. Springer. ISBN #: 978-3-031-31099-7.

148. Tokgöz, E. (2023). Surgical approaches used for total hip arthroplasty. In *Total hip arthroplasty: Medical and biomedical engineering and science concepts*. Springer. ISBN #: 9783031089268.

149. Tokgöz, E. (2023). Preexisting conditions leading to total hip arthroplasty. In *Total hip arthroplasty: Medical and biomedical engineering and science concepts*. Springer. ISBN #: 9783031089268.

150. Tokgöz, E. (2023). Perioperative patient care for total hip arthroplasty. In *Total hip arthroplasty: Medical and biomedical engineering and science concepts*. Springer. ISBN #: 9783031089268.

151. Tokgöz, E. (2023). Surgical approach comparisons in total hip arthroplasty. In *Total hip arthroplasty: Medical and biomedical engineering and science concepts*. Springer. ISBN #: 9783031089268.

152. Tokgöz, E. (2023). Complications of total hip arthroplasty. In *Total hip arthroplasty: Medical*

and biomedical engineering and science concepts. Springer. ISBN #: 9783031089268.

153. Tokgöz, E. (2023). Medical improvement suggestions for total hip arthroplasty. In *Total hip arthroplasty: Medical and biomedical engineering and science concepts*. Springer. ISBN #: 9783031089268.

154. Tokgöz, E. (2023). Biomechanics of total hip arthroplasty. In *Total hip arthroplasty: Medical and biomedical engineering and science concepts*. Springer. ISBN #: 9783031089268.

155. Tokgöz, E. (2023). Biomechanical success of traditional versus robotic-assisted total hip arthroplasty. In *Total hip arthroplasty: Medical and biomedical engineering and science concepts*. Springer. ISBN #: 9783031089268.

156. Tokgöz, E. (2023). Optimization for total hip arthroplasty applications. In *Total hip arthroplasty: Medical and biomedical engineering and science concepts*. Springer. ISBN #: 9783031089268.

157. Tokgöz, E. (2023). Artificial intelligence, deep learning, and machine learning applications in total hip arthroplasty. In *Total hip arthroplasty: Medical and biomedical engineering and science concepts*. Springer. ISBN #: 9783031089268.

158. Tokgöz, E. (2023). Advancing engineering of total hip arthroplasty. In *Total hip arthroplasty: Medical and biomedical engineering and science concepts*. Springer. ISBN #: 9783031089268.

159. Tokgöz, E., Levitt, S., Patel, V., Carola, N., & Sosa, D. (2023). Biomechanics of total knee arthroplasty. In *Total knee arthroplasty: Medical and biomedical engineering and science concepts*. Springer. ISBN #: 978-3-031-31099-7.

160. Tokgöz, E., Carola, N., Levitt, S., Patel, V., & Sosa, D. (2023). Robotics applications in total knee arthroplasty. In *Total knee arthroplasty: Medical and biomedical engineering and science concepts*. Springer. ISBN #: 978-3-031-31099-7.

161. Tokgöz, E., Sosa, D., Carola, N., Levitt, S., & Patel, V. (2023). Impact of manufacturing on total knee arthroplasty. In *Total knee arthroplasty: Medical and biomedical engineering and science concepts*. Springer. ISBN #: 978-3-031-31099-7.

162. Tokgöz, E., Patel, V., Carola, N., Sosa, D., & Levitt, S. (2023). Optimization investigations on total knee arthroplasty. In *Total knee arthroplasty: Medical and biomedical engineering and science concepts*. Springer. ISBN #: 978-3-031-31099-7.

163. Tokgöz, E., Patel, V., Sosa, D., Levitt, S., & Carola, N. (2023). Artificial intelligence, deep learning, and machine learning applications in total knee arthroplasty. In *Total knee arthroplasty: Medical and biomedical engineering and science concepts*. Springer. ISBN #: 978-3-031-31099-7.

164. Tokgöz, E. (2023). Advancing engineering of total knee arthroplasty. In *Total knee arthroplasty: Medical and biomedical engineering and science concepts*. Springer. ISBN #: 978-3-031-31099-7.

165. Tokgöz, E., & Marina, A. C. (2023). Biomechanics of facial plastic surgery applications. In *Cosmetic and reconstructive facial plastic surgery: A review of medical and biomedical engineering and science concepts*. Springer. ISBN #: 978-3031311673.

166. Tokgöz, E., & Marina, A. C. (2023). Applications of artificial intelligence, machine learning, and deep learning on facial plastic surgeries. In *Cosmetic and reconstructive facial plastic surgery: A review of medical and biomedical engineering and science concepts*. Springer. ISBN #: 978-3031311673.

167. Tokgöz, E., & Marina, A. C. (2023). Robotics applications in facial plastic surgeries. In *Cosmetic and reconstructive facial plastic surgery: A review of medical and biomedical engineering and science concepts*. Springer. ISBN #: 978-3031311673.

168. Tokgöz, E., & Marina, A. C. (2023). Engineering psychology of facial plastic surgery patients. In *Cosmetic and reconstructive facial plastic surgery: A review of medical and biomedical engineering and science concepts*. Springer. ISBN #: 978-3031311673.

169. Tokgöz, E. (2023). Technological improvements on facial plastic, head and neck procedures. In *Cosmetic and reconstructive facial plastic surgery: A review of medical and biomedical engineering and science concepts*. Springer. ISBN #: 978-3031311673.

170. Levitt, S., Patel, V., Sosa, D., Carola, N., & Tokgöz, E. (2023). Preexisting conditions leading to total knee arthroplasty. In *Total knee arthroplasty: Medical and biomedical engineering and science concepts*. Springer. ISBN #: 978-3-031-31099-7.

171. Sosa, D., Carola, N., Patel, V., Levitt, S., & Tokgöz, E. (2023). Surgical approach comparison in total knee arthroplasty. In *Total knee arthroplasty: Medical and biomedical engineering and science concepts*. Springer. ISBN #: 978-3-031-31099-7.

172. Sosa, D., Carola, N., Patel, V., Levitt, S., & Tokgöz, E. (2023). Perioperative patient care for total knee arthroplasty. In *Total knee arthroplasty: Medical and biomedical engineering and science concepts*. Springer. ISBN #: 978-3-031-31099-7.

173. Levitt, S., Patel, V., Carola, N., Sosa, D., & Tokgöz, E. (2023). Complications of total knee arthroplasty. In *Total knee arthroplasty: Medical and biomedical engineering and science concepts*. Springer. ISBN #: 978-3-031-31099-7.

174. Carola, N., Patel, V., Levitt, S., Sosa, D., & Tokgöz, E. (2023). Ergonomics of total knee arthroplasty. In *Total knee arthroplasty: Medical and biomedical engineering and science concepts*. Springer. ISBN #: 978-3-031-31099-7.

175. Marina, A. C., & Tokgöz, E. (2023). Non-surgical facial aesthetic procedures. In *Cosmetic and reconstructive facial plastic surgery: A review of medical and biomedical engineering and science concepts*. Springer. ISBN #: 978-3031311673.

176. Marina, A. C., & Tokgöz, E. (2023). Aesthetic surgery of the upper face and cheeks. In *Cosmetic and reconstructive facial plastic surgery: A review of medical and biomedical engineering and science concepts*. Springer. ISBN #: 978-3031311673.

177. Marina, A. C., & Tokgöz, E. (2023). Aesthetic surgery of the nose and lower face. In *Cosmetic and reconstructive facial plastic surgery: A review of medical and biomedical engineering and science concepts*. Springer. ISBN #: 978-3031311673.

178. Marina, A. C., Donofrio, G., & Tokgöz, E. (2023). Surgical reconstruction of craniofacial malformations. In *Cosmetic and reconstructive facial plastic surgery: A review of medical and biomedical engineering and science concepts*. Springer. ISBN #: 978-3031311673.

179. Marina, A. C., & Tokgöz, E. (2023). Surgical reconstruction of craniofacial trauma and burns. In *Cosmetic and reconstructive facial plastic surgery: A review of medical and biomedical engineering and science concepts*. Springer. ISBN #: 978-3031311673.

180. Musafer, H., & Tokgöz, E. (2023). A facial wrinkle detection by using deep learning with an efficient optimizer. In *Cosmetic and reconstructive facial plastic surgery: A review of medical and biomedical engineering and science concepts*. Springer. ISBN #: 978-3031311673.

第 8 章
生物力学在面部整形中的应用

Emre Tokgöz (iD) , Marina A. Carro

1 概述

理解面部的生物力学需要全面了解骨组织和软组织的性质以及相关的力学现象。可以将面部骨骼划分为以下三个区域[59]：

- 下三分之一由骨性结构组成（下颌骨及其颅底髁突）。
- 上三分之一由颅顶和额骨组成。
- 中间三分之一由中面部骨骼（上颌骨、鼻骨和中面部外侧骨骼——颧骨）组成。

对面部骨骼的作用力可以来自前方、上部、下部和侧面。损伤模式取决于受伤点和受力程度。例如，颅骨骨折很少延伸到面部。相反，起源于面部骨骼的骨折可能会延伸到颅骨。

力的传导也是衡量受伤程度的重要指标[60]。作用在面部骨骼上的力可传导至颅底，其影响范围可以从短暂的意识丧失到严重的脑损伤[61]：

- 鼻骨骨折的最小耐受值范围：25～75 磅
- 上颌骨（前壁）骨折耐受值范围：140～445 磅
- 颧弓耐受值范围： 208～475 磅
- 颧骨体耐受值范围：200～450 磅

E. Tokgöz
Whiting School of Engineering, Johns Hopkins University, Baltimore, MD, USA

M. A. Carro（✉）
The Frank H. Netter M.D. School of Medicine, Quinnipiac University,
North Haven, CT, USA
e-mail: Marina.Carro@quinnipiac.edu

- 额骨耐受值范围：800～1600 磅

图8-1 显示了这些区域和相应的耐受值（磅）。面部骨骼的生物力学特性取决于多种因素，包括解剖结构、肌肉附着、骨骼受力和其他机械因素。愈合、修复和手术应用在很大程度上取决于颌面部骨骼的生物力学特性[23]。不同水平的成骨细胞、破骨细胞和骨细胞在面骨的生物力学特性中发挥作用；这些因素和其他生理因素也会影响面骨的生物力学特性。这些因素和其他生理因素在计算中被假定为"正常人"。

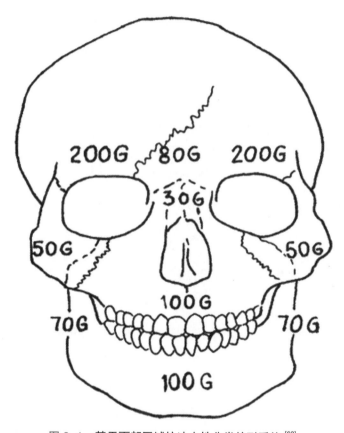

图 8-1　基于面部区域抗冲击性分类的耐受值 [62]

从技术上讲，骨的材料特性可视为一种增强的纤维聚合物（复合材料）。拉伸强度主要来自 1 型胶原纤维、抗压强度由矿物质基质提供。纤维束的长度和方向与特定的加载条件有关；正因如此，不同结构的骨有各自的机械性[38]。

面部骨骼主要由重量轻、密度低的松质骨和结构紧凑、密度高的板层骨组成。从面部天然构成可以看出松质组织和板层组织根据功能和需求在整个面部骨骼中的完美分布。面部骨骼为层状发生。顶骨的中层是松质骨，外层和内层则较为致密，可保护大脑免受外力影响。下颌骨主要由皮质骨组成，骨体、骨角和髁状突区域为松质骨。面中部骨骼有一层薄薄的致密骨和松质骨，具有缓冲作用[24]。因人的面部骨骼的代谢和动态重塑能力各不相同，因此，衰老速度也成为生物力学变量[23]。

　　骨骼的结构主要由有机基质构成，其中还含有以小晶体形式存在于基质中的无机结构。骨骼中含有钙、氯、镁、铁、钾和碳酸盐。骨的有机成分中含有胶原蛋白和非胶原蛋白以及脂质。有机成分中约 90% 为胶原蛋白，其中以 1 型胶原蛋白为主，其余为非胶原蛋白和脂质。据报道，头骨的不同区域具有不同的生物化学特性。例如，有研究[13]发现内、外皮质板的最小和最大弹性耐受明显不同。

　　面部整形生物力学可评估的性能指标很多，它们之间的相互作用致使设计更为复杂。面部皮肤、神经、骨骼、软组织、自然力（如血液产生的力量）、皮下压力以及所有这些因素的相互关系对面部生物力学的整体内部作用起着重要作用。这些指标及其相关性监测难度高，而且随时间、年龄、疾病状态和矿物质密度的变化而变化，给面部整形手术的实施带来了挑战。同样，全身的生理问题和疾病也会影响头部区域，进而影响面部整形手术的实施[13, 23]。头颈部恶性肿瘤的体外治疗，如放射治疗，也会显著改变骨骼的物理、生物和生物力学特性。放射治疗可将极限拉伸应力降低4倍，同时将弹性模量降低5倍，即使在脱矿物质骨中也是如此[91]。放射治疗后，骨骼愈合和血管再生的能力也会大大降低[92, 93]。

2　颅骨和面部骨骼的生物力学基础知识

　　头骨的骨骼结构在面部整形手术的生物力学中起着重要作用。鉴于手术过程主要集中在某些部位，如下颌骨、鼻骨、上颌骨和顶骨，我们主要介绍这些部位的骨骼。

　　骨骼会因负载和卸载而发生变形，变形的情况不同也会影响骨骼的构成特性。用张力测量单位长度上的变形[11]，可以计算出骨骼变形的百分比。骨组织发生变形自然会产生张力，这种张力通过施加在骨上的力来量化。单位面积内的张力定义为骨骼的应力。骨骼的其他生物力学特征包括但不限于压缩、拉伸、切变、强度、刚度、扭转、弹性模量和弯曲。在本节中，我们将介绍头骨中几种不同骨骼结构的基本生物力学特性。

　　骨骼的脆性使其在断裂前无法承受太长时间的伸长。因为骨骼可承受的拉伸强度远小于压缩强度[13]，因此，当受到弯曲力时，骨骼首先在拉力一侧断裂，而压缩力不会对骨骼造成太大影响。

　　面部骨骼有结构框架，可为局部结构提供支撑，这些位置可根据其方向进行分类。例如，垂直支撑由下颌翼、颧骨、鼻颌和下颌骨垂直突形成[39]，如图8-2所示[23]。

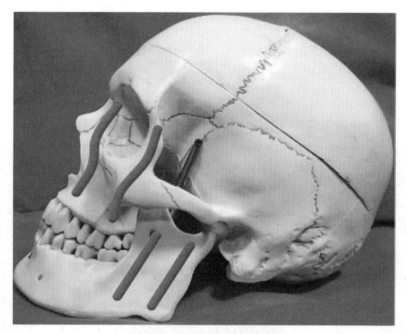

图 8-2　头骨上标识的垂直支撑 [39]

　　下、中、上是图8-3 左图中显示的三个水平支撑。下水平支撑由上颌骨弓和下颌骨干骺区组成。额带构成上水平支撑，而右侧显示的中水平支撑由下眶缘和颧骨构成[39]。图8-3 右图显示的横向支撑由下颌骨体、颧弓、眼眶内侧壁和外侧壁以及上颌骨和下颌骨的齿槽突后部组成[39]。

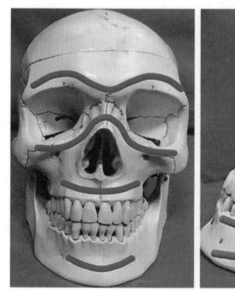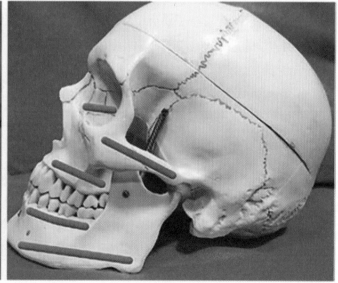

图 8-3　水平（左）和横向（右）支撑的区域标记 [39]

3 下颌骨生物力学基础

下颌骨的受力结构可以简单概括为：剪切力、拉力和压应力是作用在下颌骨区域的线性力，而角负荷则是扭力和弯曲力[38]。图8-4 展示了下颌骨及其长轴上不同的力[39]。

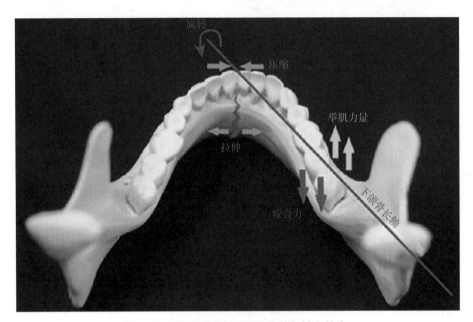

图 8-4   显示作用在下颌骨及其长轴上的力

最初，通过简化现有力的影响来概述下颌骨生物力学，可以简单概述为上缘拉应力和下缘压应力。其中忽略了肌肉组织的影响、咀嚼时产生的力以及功能应力下的弯曲。随着生物力学的进步，应变计、自由体图、有限元分析（FEA）和光弹性树脂被应用于下颌骨的机械研究[40-42]。

有限元分析常用于下颌骨生物力学的研究分析；研究表明，如果在骨折部位的前方施加咬合力，则会形成简单的横向支撑，而如果在骨折部位的后方施加咬合力，则对侧肌肉的力量会发挥作用[43-48]。

强力咬合时下颌骨侧弯会导致舌皮层产生拉应力，颊面产生压应力[50]。下颌骨干骺端、骺旁区域的扭转力会导致干骺端上缘产生压应力，下缘产生拉应力[49]。

文献中使用超声波[6, 7, 9-12]和材料测试[4, 5]技术在尸体模型上进行下颌骨材料特性研究。下颌骨皮质骨生物力学通常从纵向、径向和切向三个正交方向进行识别。由于该区域的皮质较薄，因此无法在径向识别[1]。

下颌骨的皮质骨是非均质骨[1]。骨的纵向硬度大于径向和切向硬度。切向和径向的平均弹性模量约为纵向的 40%～70%。

　　下颌骨纵向的硬度和强度可能与胶原纤维、骨质和磷灰石晶体的分布有关，据报道，胶原纤维、骨质和磷灰石晶体主要分布在这个部位[8]。由于下颌骨的纵向硬度和强度较大，因此下颌骨对矢状弯曲的抵抗力最强。

　　在由径向和切向轴构成的平面内，下颌骨的抗剪切能力最小，而文献中的剪切模量计算表明，在由纵向和切向轴构成的平面内，下颌骨的抗剪切能力最强[4, 5, 10]。图8-5 展示了男性和女性下颌区域在纵向（L）、切向（T）和径向（R）方向的不同受力区域[3]。图8-6 展示了下颌骨上的扭力方向以及下颌骨上的受力情况。

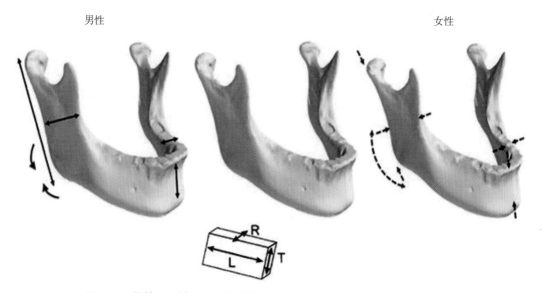

图 8-5　男性和女性下颌区域的纵向（L）、切向（T）和径向（R）方向

　　不难看出，根据弹性模量和屈曲强度测得的数据存在地区差异。例如，在对收集到的数据进行分析后发现，在没有系统性差异的情况下，最小和最大区域值之间的差异高达 150%[4, 5]。相反，尖牙下缘是下颌体中最坚硬的部位[9]；这一区域的抗扭转能力最强，扭转应力疑似在进化过程中发生了变化。

　　在咬合和咀嚼[1]的作用下，会逐渐出现矢状弯曲、牙冠旋转和横向弯曲，从而在下颌骨中形成复杂的应力和应变模式。下颌骨的几何特性和材料特性在抵抗力、弯曲力矩和扭转力矩中起着至关重要的作用。惯性力矩和骨组织分布是关键变量。总体而言，下颌骨纵向比横向更坚硬。此外，下颌骨的纵向横截面尺寸大于其横向尺寸。综上可见，下颌骨有能力抵抗矢状面上相对较大的垂直剪力和弯曲[1]。

　　值得注意的是，对作用在下颌上的力的大小和方向以及力的作用点所做的假定结果是可变的。静态情况是一个影响因素，信息的局限性是另一个影响因素；所获数据仅涉及颌骨表层的应变，研究文献中的不确定性、假设和简化会导致结果的不同，而这些结果也很难用不同的结论进行评估。

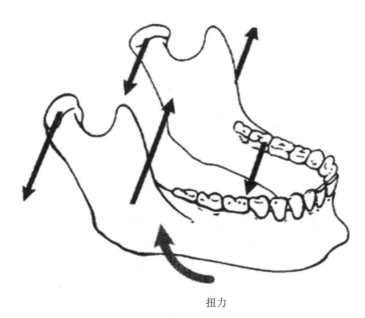

扭力

图 8-6　下颌骨截面上的扭力，箭头所示区域受力情况

文献中还使用了下颌骨的数学模型。

骨小梁组成物质的复杂性使其具有明显的异质性；因此，有骨小梁的解剖区域，骨的弹性和强度存在较高变异性也就不足为奇。骨组织的老化、疾病和矿物质成分（如钙）等其他因素也会影响生物力学特性；因此，很难确定这类下颌骨的生物力学特性[2]。在生物力学检测中，研究者根据经验观察到了一些复杂的机械原理，如多轴加载、随时间变化的破坏和损伤累积。研究此类行为的独特工具是微结构类有限元模型。相关的生物力学发现对骨折、骨重塑和骨植入系统的设计、分析起到很大作用。特别是在使用供体骨重建下颌骨的手术中，供体骨和受区下颌骨的生物力学特性应具有良好的匹配性。

4　鼻骨生物力学基础知识

鼻孔宽大；鼻孔内形态特异性高，骨膜活性高，"坚固性"系数高[14]。鼻重建通常使用鼻中隔软骨，而鼻中隔软骨是软骨细胞的常见来源[15]。鼻中隔软骨的生物力学特性与种族有关；因此，种族是影响鼻骨生物力学特性的因素之一。例如，与白种人的鼻子相比，亚洲人的鼻子多见鼻孔外扩、鼻尖凸出、鼻小柱短、鼻翼基底宽、鼻唇角锐利、鼻部皮肤厚和鼻背低[16]。

鼻矫正手术常用到鼻中隔延长移植物[17]。在亚洲，鼻中隔延长移植物一直应用广泛；然而，由于美学效果确切，其他材料的移植物也有文献记录[16]。有文献[16]根据鼻中隔软骨的独特结构和方向，研究了鼻中隔软骨在受压后的特异性改变。

无论性别、年龄或轴向拉力如何，鼻中隔软骨的抗拉性能都比关节软骨弱[18]。植入物需要再三考虑其拉伸特性和压缩模式[19]。矫正短鼻畸形时，如果由于之前取用过、外伤或遗传等原因，鼻中隔软骨不可用，可以使用耳软骨作为鼻中隔延长移植物[20]。在矫正轻度短鼻时，可以使用鼻中隔软骨和耳甲腔软骨延长鼻中隔尾部，但对于更严重的畸形或已无其他移植物可用的鼻修复手术来讲，肋软骨的选择必不可少[21]。

矫正方法看具体情况。鼻中隔尾–头平面和背–颌平面的单纯（或合并）畸形可能是发育或外伤原因造成的。在采用鼻内入路进行此类矫正时，软骨的生物力学具有重要意义。对矫正后的鼻子进行局部和整体临床评估至关重要。一个鼻外科手术的美容和功能效果主要受鼻骨、垂直板、四边板、侧软骨和鼻甲的影响[22]。

5　颌面重建生物力学

颅颌面骨骼对大脑和咀嚼系统起着保护和支撑作用。颅颌面区域的大块骨缺损及其对假体设计过程的影响有待研究。

相关力产生的能量水平是识别面部结构生物力学的一种方法。力产生的机械复杂性难以解释。例如，在事故中观察到的撞击能量被面部软组织和骨骼吸收，而部分能量则传递到颅内[63]。这是一个简单指标，说明撞击力是确定面部骨折和头部损伤严重程度的重要因素。反作用力是另一个在颌面部损伤中起重要作用的因素。当发生鼻骨、泪骨、咽鼓管骨、上颌骨、乙状骨和额骨等颅面部中央骨折时，上颌骨在功能、生理和美学方面起着非常重要的作用。上颌骨的重要性还在于它与中面部其他骨骼的关联，使其具有吸收大量冲击能量的能力，可以保护大脑免受直接撞击[59]。

牙齿的咬合力沿着颌面部骨骼结构的加厚形成了骨传导轨迹，由以下结构组成[64]：

- 双侧前额、颧骨和上颌水平支托
- 双侧鼻颌托、颧颌托、翼颌托和正中矢状托的垂直支撑

根据光弹性技术[65]可以看出，面部的主要应力轨迹是鼻颌、颧颌和翼颌轨迹。面部肌肉、骨骼和牙齿的机械作用使功能系统能够达到力学平衡。上颌骨的移位可能是由于

上颌骨支托缺损造成的，可能会导致上颌不稳定[67]。单侧完全唇腭裂会破坏颌面骨结构的完整性，从而中断咬合应力的生理性传递；失去力学平衡，颌面结构的稳定性也会受到影响，从而对颌面部的生长发育产生负面影响。通过使用有限元方法，可以看到健侧和患侧之间的应力分布不对称且不均匀[68-70]。

其他相关颌面部结构方面的因素，如螺钉测试和其他文献中进行的局部生物力学分析，这里就不一一赘述了[71-76]。

6　下颌骨重建生物力学

下颌骨骨折有典型的移位模式。带状肌的作用，如近端颏舌骨肌的作用，致使远端或前部向下旋转，而颞肌则会使髁状突向上旋转。压缩应变发生在下颌骨骨折的下缘，而拉伸应变通常发生在上缘。由于翼外突插入下颌中央凹的前伸作用，下颌髁下骨折在张口时会向骨折一侧偏移[94]。

传统的人工弯曲重建板是用于下颌骨重建的常规方法。随着增材制造技术的进步，可以打印出个性化的下颌骨钢板，能够精确地勾勒出下颌骨外表面轮廓，与下颌骨下缘和后缘齐平，避免损伤下牙槽神经[84, 85]。这种通过增材制造实现的个性化方法还能减少金属板在手术过程中反复弯曲产生的残余应力，以及在疲劳负荷下产生微裂纹影响平均应力，降低金属板断裂的可能性[86]。此外，通过确定可承载机械结构的最佳设计来进行结构优化，还能通过拓扑优化形状和尺寸来推进下颌骨重建[87]。传统手动弯曲钢板的术后效果包括术后数年钢板在下颌角区域出现裂缝[88]。使用增材制造的个性化下颌骨修复板可提高生物力学性能。定制下颌骨重建钢板也发展成为下颌骨重建和口腔及腋窝–面部外科跨学科研究的一部分[88, 89]。

生物力学的主要应用之一是肿瘤切除后下颌区域的重建。通过使用重建板，可以为无法进行下颌骨重建手术或术后肿瘤复发需要手术切除的患者重建下颌骨的缺损[79-81]。下颌骨重建板设计失败也是研究人员投入时间进行此项设计的原因之一。解剖结构的不同迫使研究人员设计出针对特定患者的下颌骨重建钢板。其中一个研究领域是查明原始下颌骨板设计与结构优化板设计之间的差异。在肿瘤切除术后，为了改善肿瘤切除术后下颌骨重建中桥接节段性骨缺损的生物力学性能，针对个体化治疗进行结构优化的下颌骨重建板应运而生[77]。该区域的肌肉和固定螺钉对下颌骨重建的生物力学也有重要影响。根据患者的具体情况优化下颌骨重建板的结构和机械稳定性，并将所有相关工具（如螺钉）与生理条件结合起来，会在应用中产生更好的效果。研究人员注意到在检测生物力学结果时需要考虑大量因素，因此尝试用特定方法简化分析。有限元分析（FEA）是最常用到的方法（如前所述），同时还使用了不同的计算方法，其中包括冯米塞斯应力（vMs）计算。有限元法（FEM）是一种常用的微分方程数值解法，有限元分析就是利用这种方法进行分析。Von Mises 应力值用于从屈曲、断裂角度了解材料的性质。相关计算对金属等韧性材料特别有用。材料在负荷作用下的 Von Mises 应力等于或大于同一材料在简单拉伸作用下的屈曲极限时，材料就会断裂[78]。

生物力学性能的主要分析方法是下颌骨个性化重建的有限元分析[81-83]。鉴于特定的生理限制和负荷，有限元分析在对应力、应变和位移分布进行数值模拟方面更有优势。

在增材制造的下颌骨重建组件的外表面附有感应片，这些感应片可以测量施加于下颌骨表面的负荷力的应变方向和大小，来验证计算的准确性。有限元分析联合感应片可以验证计算的准确性，获得更可靠的结果[87]。

测试个性化下颌板设计的一种方法是模拟左侧磨牙和切牙的咬合瞬间[77]。将固定螺钉放置在应用区域[77]，并在4块主要肌肉上施加三维负荷：咀嚼肌、颞肌、翼外侧肌和翼内侧肌。通过对下颌髁状突的再训练，限制左侧臼齿或门齿区域的垂直移动。作者比较了原始设计、使用通用轮廓定制（D1）构建的设计和使用下颌角上缘弧线模拟设计（D2）的生物力学性能。经结构优化的下颌固定钢板的最大 vMs 值远低于对两组患者设计的初始钢板的最大 vMs 值。作者得出结论，在个性化设计中，结构优化的下颌骨固定板与原始设计相比具有生物力学优势。据观察，与 D2 相比，D1 的生物力学性能更好，因为它具有更好的安全性、弯曲性和稳定性。与 D1 相比，D2 在生物力学方面的优势在于减少了下颌角区域通过切弧上缘的最大张力，这表现在最大主应力峰值较低[77]。

有文献[90]介绍了通过反馈法优化数学模型参数的方法，以确定合适的下颌重建种植体。作者使用中心复合设计获取样本数据，并使用最小二乘法计算拟合方程的系数，应用理想函数法优化多个反馈。数学优化模型的目标是通过 V 型钛板的角度、钛板建立的厚度和 V 型设计的厚度来确定设计个性化颅颌面重建假体的最大应力值。作者总结了一套适合下颌骨假体配置的优化参数，可供临床下颌骨假体设计参考。图8-7 是下颌部分 V 型假体的示例，设计中使用了 von Mises 应力计算，来测量整个下颌种植体设计的应力负荷分布[90]。

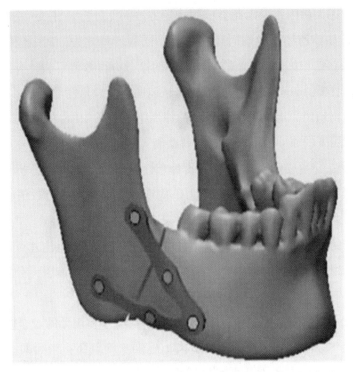

图 8-7　利用 von Mises 计算优化设计的 V 型下颌假体[90]

7　颅颌面外科生物力学

颅颌面骨折需要稳固的固定以恢复组织的解剖结构，保持骨片可以持久稳定对位，促进骨裂闭合[95]。研究文献中关于颅颌面手术的生物力学包括以下几种不同的考虑和观察[90]：

- 对区域内的力、负荷、应力、应变、压缩、拉伸、剪切、杨氏模量值、疲劳损伤和剪切负荷进行机械分析。
- 观察正常和病理条件下骨骼和颅面骨骼构成成分的生理特性。
- 用于固定（如钢丝、螺钉和钢板）的植骨材料特性，以及螺钉和钢板、锁定钢板、滞后螺钉和外固定器等综合机制对生理和功能结果的影响。
- 影响颅颌面手术生物力学的第三因素，如骨生成和辐射的影响。
- 计算机械分析工具，如用于分析的有限元法。
- 模拟手术规划、切割指南和术中导航。

文献中所述的结构与这些生物力学因素密不可分。使用不锈钢丝可以进行正确的上颌–下颌固定，不锈钢丝由镍铬钢制造而成，因抗拉强度高而著称。由于不锈钢丝的抗拉强度很高，但抗压强度却很低，因此只能拉而不能抗压。节段间布线是在适应板之前进行骨节段初始控制的绝佳方法[96]。

传统的钢板通过螺钉与骨骼连接，在骨折处形成一个单一的刚性实体。结合使用钢板和螺钉的固定方式可同时提供抗拉和抗压强度，是颅颌面骨折的标准固定方式[90]。在此类应用中可使用多种螺钉和钢板结构，包括但不限于以下几种：

- 自攻螺钉
- 非自攻锁紧螺钉
- 自钻式锁紧螺钉
- 锁定板
- 带锁定功能的常规板

螺钉通过锁定钢板与骨啮合，可以将骨拧紧（锁定）。大多数用于刚性内固定的钢板在与锁紧螺钉结合时都具有锁定能力。无需压迫骨表面即可获得稳定性[97]。

总而言之，颅面部骨骼和包膜软组织是粘弹性复合材料，其变化与时间有关，并随负荷变化而变化。各种生物力学因素在颅面外科医生采用的治疗方法中起着至关重要的作用，颅面生物力学研究方面也取得了进展；然而，该区软组织对生理因素的影响也不应被忽视。

8　鼻整形的生物力学

鼻部软组织的厚度差异会影响鼻整形手术的生物力学。软组织的这种差异性使得鼻整形成为面部整形手术中最具挑战性的手术之一。值得一提的是，本书所能涵盖的信息量有限，而关于鼻整形术的著作不胜枚举。

使用CT 扫描可以制定不同解剖部位鼻软组织包膜厚度的标准数据，鼻手术专家仅凭照片就能可靠地预测软组织厚度[58]。除了前面概述的影响面部力学的因素，还有一些影响鼻整形的因素。鼻由鼻浅层肌腱膜系统（SMAS）覆盖，是面部 SMAS 的一部分[51]。其力学结构主要由连接在鼻浅层肌肉组织的腱膜来维持[58]。

鼻腔呼吸会受到来自上颌骨鼻瓣的不同跨鼻压力的影响 [52]。鼻腔肌肉组织有多种描述；我们采用的是尸体宏观观察法[57]。在功能上，将肌肉分为四组：提肌、降肌、收缩肌和舒张肌[53]。

另一个机械因素与软骨的横向凸度有关，这种凸度只有在鼻翼软骨与下层黏膜完全分离后才会消失。黏膜会对鼻翼软骨进行约束来达到塑形[57]。

了解鼻孔缘的软组织特性非常重要，它几乎没有真正的软骨成分。这种认识和分析对于判断畸形和鼻底手术的设计至关重要。

对基底视图上看到的鼻孔基底的7个区域和侧视图的角度进行分析至关重要[57]。从不同角度进行相关性分析很重要。通过对鼻子7个区域进行手术干预，可以产生非同一般的效果。

从一期病例到二期病例再到完全重建，这对于充分理解结构重建和鼻中隔延伸移植的整个概念至关重要。

所使用的材料和技术也是影响力学结构的潜在因素。首先，通过鼻小柱移植物来维持鼻翼结构的平衡和稳定。接下来，进行尾部延伸移植，来改变鼻小柱与鼻孔边缘的相对位置。然后，通过鼻中隔延伸移植物来稳定鼻尖的位置和突出度。上旋或前缩短的鼻子较难处理，因为很少是原发性病例。在原发性病例中使用的单纯五角形移植物在抗瘢痕挛缩方面具有一定的结构局限性。结构重建的概念在文献[54]中率先提出，在文献[55]中得到完善，并在文献[56]中扩展到鼻损毁。外科医生必须搭建一个极具张力和稳定的刚性支架来对抗挛缩[57]。

鼻整形手术中的一些病例需要谨慎处理。考虑到皮肤肥厚、挛缩的力学原理，采用微创的闭合式隆鼻手术的效果微乎其微。必须通过皮肤的完全剥离和搭建一个刚性支架来对抗挛缩力。

9　结论和未来工作

生理学和移植相关因素在头面部区域的结合致使该区域的生物力学特性不断变化。正如本研究中所概述的，软组织是在面部区域发挥重要作用的元素之一。迄今为止，有限元分析是生物力学观察中最常用的技术。根据我们在这项工作中的回顾，文献中的植入设计和生物力学考虑因素包括但不限于以下方面：

- 对区域内的力、负荷、应力、应变、压缩、拉伸、剪切、杨氏模量值、疲劳损伤和剪切荷载进行机械分析。
- 观察正常和病理条件下骨骼和颅面骨骼构成成分的生理特性。
- 用于固定（如钢丝、螺钉和钢板）的植骨材料特性，以及螺钉和钢板、锁定钢板、滞后螺钉和外固定器等综合机制对生理和功能结果的影响。
- 影响颅面手术生物力学的第三类因素，如骨质生成和辐射影响。
- 计算机械分析工具，如用于分析的有限元法。
- 模拟手术设计、剪切引导和术中导航。
- 实现钢板固定最佳设计和性能的数学公式计算。

经研究发现，虚拟手术规划存在许多不足之处。例如，有文献[98] 对 10 名有复杂缺陷的患者进行了颅面部虚拟手术规划（VSP）的应用。在这一应用中， VSP 对规划产生了影响，因此也影响了一些生物力学因素，如重新定位骨段和设计固定板，使螺钉能避开关键的神经血管结构。但VSP 不包括软组织限制，因此无法将软组织反应纳入手术规划。考虑到这一事实，手术计划可能会因不可预见的生理现象导致实际情况与计划任务不匹配而不得不改变。该领域的一个进步是可以在手术规划中确定软组织和骨组织元素。

这项工作与相关文献 [25-37、66、99-119] 的性质类似。正如有文献[31]指出的，在全髋关节置换术的应用中，需要确定钢板、螺钉和其他元件的优化组合；然而，鉴于每个人的手术情况都很复杂，对于头颈部的整形手术来说，这种机制的优化并不容易。与相关文献 [25-36]中指出的心理因素类似，我们建议测量心理因素的影响。事实上，对于无需进行整形手术的患者，可在手术前评估心理治疗的影响，来帮助他们不进行此类手术，保证自身健康。如前所述，治疗头颈部恶性肿瘤的外部因素（如放射治疗）会显著改变骨骼的物理、生物和生物力学特性。放射治疗可将极限拉伸应力降低4倍，同时将拉伸弹性模量降低5倍，即使在脱矿物质骨中也是如此[91]。放射治疗后，骨骼的骨折愈合能力和血管功能也会下降[92, 93]。

（李伯群）

参考文献

1. van Eijden, T. (2000). Biomechanics of the mandible. *Critical Reviews in Oral Biology and Medicine, 11*(1), 123–136.
2. Keaveny, T. M., Morgan, E. F., Niebur, G. L., & Yeh, O. C. (2001). Biomechanics of trabecular bone. *Annual Review of Biomedical Engineering, 3*, 307–333. https://doi.org/10.1146/annurev.bioeng.3.1.307
3. Vallabh, R., Zhang, J., Fernandez, J., et al. (2020). The morphology of the human mandible: A computational modelling study. *Biomechanics and Modeling in Mechanobiology, 19*, 1187–1202. https://doi.org/10.1007/s10237-019-01133-5
4. Arendts, F. J., & Sigolotto, C. (1989). Standardabmessungen, Elastizitatskennwerte und Festigkeitsverhalten des Human-Unterkiefers, ein Beitrag zur Darstellung der Biomechanik der Unterkiefer-Teil 1. *Biomedizinische Technik, 34*, 248–255.
5. Arendts, F. J., & Sigolotto, C. (1990). Mechanische Kennwerte des Human-Unterkiefers und Untersuchung zum "in vivo"-Verhalten des kompakten Knochengewebes, ein Beitrag zur Darstellung der Biomechanik des Unterkiefers-Teil 11. *Biomedizinische Technik, 35*, 123–130.
6. Ashman, R. B., & Van Buskirk, W. C. (1987). The elastic properties of a human mandible. *Advances in Dental Research, 1*, 64–67.
7. Ashman, R. B., Rosinia, G., Cowin, S. C., Fontenot, M. G., & Rice, J. C. (1985). The bone tissue of the canine mandible is elastically isotropic. *Journal of Biomechanics, 18*, 717–712.
8. Bacon, G. E., Bacon, P. J., & Griffiths, R. K. (1980). Orientation of apatite crystals in relation to muscle attachment in the mandible. *Journal of Biomechanics, 13*, 725–729.
9. Dechow, P. C., Schwartz-Dabney, C. L., & Asman, R. B. (1992). Elastic properties of the

human mandibular corpus. In S. A. Goldstein & D. S. Carlson (Eds.), *Bone biodynamics in orthodontic and orthopedic treatment. Vol. 27. Craniofacial growth series* (pp. 299–314). University of Michigan.

10. Dechow, P. C., Nail, G. A., Schwartz-Dabney, C. L., & Asman, R. B. (1993). Elastic properties of human supraorbital and mandibular bone. *American Journal of Physical Anthropology, 90*, 291–306.

11. Nail, G. A., Dechow, P. C., & Ashman, R. B. (1989). *Elastic properties of mandibular bone in rhesus monkeys (abstract).* I Dent Res 68(Spec Iss):294.

12. Schwartz-Dabney, C. L., & Dechow, P. C. (1997). *Variations in cortical material properties from throughout the human mandible (abstract).* I Dent Res 76(Spec Iss):249.

13. Zapata, U., & Wang, Q. (2020). Material properties of the skull layers of the primate parietal bone: A single-subject study. *PLoS One, 15*(3), e0229244. https://doi.org/10.1371/journal.pone.0229244. PMID: 32126093; PMCID: PMC7053767.

14. Sassouni, V. (1969). A classification of skeletal facial types. *American Journal of Orthodontics, 55*(2), 109–123.

15. Richmon, J. D., Sage, A., Wong, V. W., Chen, A. C., Sah, R. L., & Watson, D. (2006). Compressive biomechanical properties of human nasal septal cartilage. *American Journal of Rhinology, 20*(5), 496–501.

16. Zhang, Z., Yu, Z., & Song, B. (2022). Septal extension graft for correcting short nose in East Asians: Review of autologous cartilage grafts and postoperative stability. *The British Journal of Oral & Maxillofacial Surgery, 60*, 1159.

17. Byrd, H. S., Andochick, S., Copit, S., & Walton, K. G. (1997). Septal extension grafts: A method of controlling tip projection shape. *Plastic and Reconstructive Surgery, 100*(4), 999–1010.

18. Richmon, J. D., Sage, A. B., Wong, V. W., et al. (2005). Tensile biomechanical properties of human nasal septal cartilage. *American Journal of Rhinology, 19*(6), 617–622.

19. Mow, V. C., & Hayes, W. C. (1997). *Basic Orthopaedic biomechanics* (2nd ed., p. 514). Raven Press.

20. Ho, T. V. T., Cochran, T., Sykes, K. J., Humphrey, C. D., & Kriet, J. D. (2017). Costal and auricular cartilage grafts for nasal reconstruction: An anatomic analysis. *The Annals of Otology, Rhinology, and Laryngology, 126*(10), 706–711.

21. Alkan, Z., Acioglu, E., Yigit, O., Bekem, A., Azizli, E., Unal, A., & Sahin, F. (2012). Determining the most suitable costal cartilage level for rhinoplasty: An experimental study. *Otolaryngology – Head and Neck Surgery, 146*(3), 377–381.

22. Lawson, W., & Kinberg, E. C. (2022). Treatment of the middle third and septal deformity: A Trizonal approach. *Facial Plastic Surgery, 38*(01), 007–012.

23. Vishwakarma, K., & Shukla, B. (2021). *Biomechanics of the maxillofacial skeleton* (In Maxillofacial trauma (pp. 21–29)). Springer.

24. Harle, F., Champy, M., & Terry, B. C. (1999). Bone repair and fracture healing. In *Atlas of craniomaxillofacial osteosynthesis* (1st ed., pp. 8–14). Thieme Stuttgart.

25. Truden, A., & Tokgöz, E. (2022). Surgical approaches used for Total hip arthroplasty. In *Total hip arthroplasty: Medical and biomedical engineering and science concepts.* ISBN #: 9783031089268. Springer.

26. Truden, A., & Tokgöz, E. (2022). Preexisting conditions leading to Total hip arthroplasty. In *Total hip arthroplasty: Medical and biomedical engineering and science concepts.*, ISBN #: 9783031089268. Springer.

27. Truden, A., & Tokgöz, E. (2022). Surgical approach comparisons in Total hip arthroplasty. In *Total hip arthroplasty: Medical and biomedical engineering and science concepts.*, ISBN #: 9783031089268. Springer.

28. Truden, A., & Tokgöz, E. (2022). Perioperative patient Care for Total hip Arthroplasty. In *Total hip arthroplasty: Medical and biomedical engineering and science concepts.* ISBN #: 9783031089268. Springer.

29. Truden, A., & Tokgöz, E. (2022). Complications of total hip arthroplasty. In *Total hip arthro-*

plasty: Medical and biomedical engineering and science concepts., ISBN #: 9783031089268. Springer.

30. Truden, A., & Tokgöz, E. (2022). Medical improvement suggestions for Total hip arthroplasty. In *Total hip arthroplasty: Medical and biomedical engineering and science concepts.*, ISBN #: 9783031089268. Springer.

31. Tokgöz, E., & Truden, A. (2022). Biomechanics of total hip arthroplasty. In *Total hip arthroplasty: Medical and biomedical engineering and science concepts.*, ISBN #: 9783031089268. Springer.

32. Tokgöz, E., & Truden, A. (2022). All-inclusive impact of robotics applications on THA: Overall impact of robotics on total hip arthroplasty patients from manufacturing of implants to recovery after surgery. In *Total hip arthroplasty: Medical and biomedical engineering and science concepts.*, ISBN #: 9783031089268. Springer.

33. Tokgöz, E., & Truden, A. (2022). *Biomechanical success of traditional versus robotic-assisted total hip arthroplasty, total hip arthroplasty: Medical and biomedical engineering and science concepts.*, ISBN #: 9783031089268. Springer.

34. Tokgöz, E., & Truden, A. (2022). *Optimization for total hip arthroplasty applications, total hip arthroplasty: Medical and biomedical engineering and science concepts.*, ISBN #: 9783031089268. Springer.

35. Tokgöz, E., & Truden, A. (2022). *Artificial intelligence, deep learning, and machine learning applications in total hip arthroplasty, total hip arthroplasty: Medical and biomedical engineering and science concepts.*, ISBN #: 9783031089268. Springer.

36. Tokgöz, E. (2022). *Advancing engineering of total hip arthroplasty, total hip arthroplasty: Medical and biomedical engineering and science concepts.*, ISBN #: 9783031089268. Springer.

37. Sosa, D., Carola, N., Levitt, S., Patel, V., & Tokgöz, E. (2023). Surgical approaches used for total knee arthroplasty. In *Total knee arthroplasty: Medical and biomedical engineering and science concepts.* Springer. ISBN #: 978-3-031-31099-7.

38. Draper, E. R. C. (1998). Sciences basic to orthopaedics. In H. SPF & I. D. McCarthy (Eds.), *Basic biomechanics* (pp. 201–212). WB Saunders.

39. Maclennan, W. D. (1977). Fractures of malar (zygomatic) bone. *Journal of the Royal College of Surgeons, 22*, 187.

40. Daegling, D. J., & Hylander, W. L. (2000). Experimental observation, theoretical models and biomechanical inference in the study of mandibular form. *American Journal of Physical Anthropology, 112*, 541–551.

41. Dechow, P. C., & Hylander, W. L. (2000). Elastic properties and masticatory bone stress in the macaque mandible. *American Journal of Physical Anthropology, 112*, 553–574.

42. Dechow, P. C., Nail, G. A., Schwartz-Dabney, C. L., & Ashman, R. B. (1993). Elastic properties of human supraorbital and mandibular bone. *American Journal of Physical Anthropology, 90*, 291–306.

43. Niederdellmann, H., Uhlig, G., & Joos, U. (1981). Das elastischeormverhalten der mandibular unterfunktionellerbelastung. *Die Quintessenz, 32*, 113.

44. Champy, M., et al. (1976). Osteosynthesis mandibulariesselon la technique de Michelet. *Bases Biomechanics, 77*, 569.

45. Castanˇo, M. C., Zapata, U., Pedroza, A., Jaramillo, J. D., & Rolda'n, S. (2002). Creation of a three dimensional model of the mandible and the TMJ in vivo by means of the finite element method (abstract). *International Journal of Computerized Dentistry, 5*, 87–99.

46. Choi, A. H., Ben-Nissan, B., & Conway, R. C. (2005). Three-dimensional modeling and finite element analysis of the human mandible during clenching. *Australian Dental Journal, 5*, 42–48.

47. Meyer, U., Vollmer, D., Homann, C., Schuon, R., Benthaus, S., Vegh, A., Felszegi, E., Joos, U., & Piffko, J. (2000). Experimental and finite-element models for the assessment of mandibular deformation under mechanical loading. *Mund-, Kiefer- und Gesichtschirurgie, 4*, 14–20.

48. Vollmer, D., Meyer, U., Joos, U., Vegh, A., & Piffko, J. (2000). Experimental and finite element study of a human mandible. *Journal of Cranio-Maxillo-Facial Surgery, 28*, 91–96.

49. Korioth, T. W., Romilly, D. P., & Hannam, A. G. (1992). Three-dimensional finite element stress analysis of the human dentate mandible. *American Journal of Physical Anthropology, 88*, 69–96.

50. Hylander, W. L. (1984). Stress and strain in the mandibular symphysis of primates: A test of competing hypotheses. *American Journal of Physical Anthropology, 64*, 1–46.

51. Dey, J. K., Recker, C. A., Olson, M. D., Bowen, A. J., Panda, A., Kostandy, P. M., et al. (2019). Assessing nasal soft-tissue envelope thickness for rhinoplasty: Normative data and a predictive algorithm. *JAMA Facial Plastic Surgery, 21*(6), 511–517.

52. Saban, Y., Andretto Amodeo, C., Hammou, J. C., & Polselli, R. (2008). An anatomical study of the nasal superficial musculoaponeurotic system: Surgical applications in rhinoplasty. *Archives of Facial Plastic Surgery, 10*, 109–115.

53. Griesman, B. L. (1944). Muscles and cartilages of the nose from the standpoint of a typical rhinoplasty. *Archives of Otolaryngology, 39*, 334–341.

54. Gunter, J. P. (1993). Secondary rhinoplasty: The open approach. In R. K. Daniel (Ed.), *Aesthetic plastic surgery: Rhinoplasty*. Little Brown.

55. Toriumi, D. M. (1995). Caudal septal extension graft for correction of the retracted columella. *Oper Tech Otolaryngol – Head Neck Surgery, 6*, 311–318.

56. Calvert, J. W., Patel, A. C., & Daniel, R. K. (2014). Reconstructive rhinoplasty: Operative revision of patients with previous autologous costal cartilage grafts. *Plastic and Reconstructive Surgery, 133*, 1087–1096.

57. Daniel, R. K., & Pálházi, P. (2018). *Rhinoplasty: An anatomical and clinical atlas*. Springer.

58. Daniel, R. K., & Letourneau, A. (1988). Rhinoplasty: nasal anatomy. *Annals of Plastic Surgery, 20*, 5–13.

59. Pappachan, B., & Alexander, M. (2012). Biomechanics of cranio-maxillofacial trauma. *Journal of Maxillofacial and Oral Surgery, 11*(2), 224–230.

60. Rowe, N. L. (1994). Aetiology of injury chap. 2. In N. L. Rowe & J. L. I. William (Eds.), *Maxillofacial injuries* (Vol. 1, 2nd ed., pp. 39–50). Churchill Living Stone.

61. Reilly, P. L., & Simpson, D. A. (1995). Craniocerebral injuries, chap. 13. In D. J. David & D. A. Simpson (Eds.), *Craniomaxillofacial trauma* (pp. 367–396). Churchill Livingstone.

62. Luce, E. A., Tubb, T. D., & Moore, A. M. (1979). Review of 1000 major facial fractures and associated injury. *Plastic and Reconstructive Surgery, 63*(1), 26.

63. Chang, C. J., Chen, Y. R., Noordhoff, M. S., et al. (1994). Maxillary involvement in central craniofacial fractures with associated head injuries. *The Journal of Trauma, 37*(5), 807.

64. Janovic, A., Saveljic, I., Vukicevic, A., & Djuric, M. (2015). Occlusal load distribution through the cortical and trabecular bone of the human mid-facial skeleton in natural dentition: A three-dimensional fnite element study. *Annals of Anatomy, 197*, 16–23.

65. Alexandridis, C., Caputo, A. A., & Thanos, C. E. (1985). Distribution of stresses in the human skull. *Journal of Oral Rehabilitation, 12*(6), 499–507.

66. Tokgöz, E., Levitt, S., Patel, V., Carola, N., & Sosa, D. (2023). Biomechanics of total knee arthroplasty. In *Total knee arthroplasty: Medical and biomedical engineering and science concepts*. Springer. ISBN #: 978-3-031-31099-7.

67. Luo, X., Huang, H., Yin, X., Shi, B., & Li, J. (2019). Functional stability analyses of maxillofacial skeleton bearing cleft deformities. *Scientific Reports, 9*(1), 4261–4270.

68. Harikrishnan, P., & Balakumaran, V. (2017). Analysis of stress trajectories in human adult cleft skull. *The Journal of Craniofacial Surgery, 28*(6), 1552–1553.

69. Zhao, L., Patel, P. K., & Harris, G. F. (2004). Stress analysis of unilateral cleft palate using a three dimensional fnite element model of pediatric subject-specifc maxilla. *Conference Proceedings: Annual International Conference of the IEEE Engineering in Medicine and Biology Society, 2004*, 5077–5079.

70. Tian, T., Huang, H. Y., Wang, W., et al. (2022). Three-dimensional finite element analysis

of the effect of alveolar cleft bone graft on the maxillofacial biomechanical stabilities of unilateral complete cleft lip and palate. *Biomedical Engineering Online, 21*, 31. https://doi. org/10.1186/s12938-022-01000-y

71. Einafshar, M. (2022). Biomechanical stability of two different maxillofacial screws in a rabbit model. *Journal of Regeneration, Reconstruction & Restoration (Triple R)*.

72. de Ulloa, J. L., González, J. E., Beltrán, A. M., Avés, E. P., Rodríguez-Guerra, J., & Torres, Y. (2022). Biomechanical behavior of customized scaffolds: A three-dimensional finite element analysis. *Materials & Design, 223*, 111173.

73. Erdem, N. F., Abdioğlu, G., Ekinci, S. A., & Şişman, A. Ç. (2022). Radiological evaluation and biomechanical stability of implants simultaneously placed at the sites with sole advanced platelet-rich fibrin (A-PRF) grafted sinus floor. *Journal of Maxillofacial and Oral Surgery, 8*, 1–8.

74. Ma, H., Teng, H., Li, A., Zhang, Z., Zheng, T., Chong, D. Y., et al. (2022). The pressure in the temporomandibular joint in the patients with maxillofacial deformities. *Journal of Stomatology, Oral and Maxillofacial Surgery*.

75. Feng, Y., Teng, H., Shu, J., Shao, B., Chong, D. Y., & Liu, Z. (2022). Biomechanical comparison of the effect of bilateral sagittal split ramus osteotomy with or without Le Fort I osteotomy on the temporomandibular joints of the patients with maxillofacial deformities under centric occlusion. *Computer Methods in Biomechanics and Biomedical Engineering, 10*, 1–10.

76. Tribst, J. P. M., Dal Piva, A. M. D. O., & Kalman, L. (2022). Stress concentration of hybrid occlusal splint-mouthguard during a simulated maxillofacial traumatic impact: 3D-FEA. *Dentistry Journal, 10*(4), 65.

77. Zhong, S., Shi, Q., Van Dessel, J., Gu, Y., Sun, Y., Yang, S., & Politis, C. (2022). Biomechanical validation of structural optimized patient-specific mandibular reconstruction plate orienting additive manufacturing. *Computer Methods and Programs in Biomedicine, 224*, 107023.

78. Armenàkas, A. E. (2016). *Advanced mechanics of materials and applied elasticity.* CRC Press.

79. Zeller, A. N., Neuhaus, M. T., Weissbach, L. V. M., Rana, M., Dhawan, A., Eckstein, F. M., Gellrich, N. C., & Zimmerer, R. M. (2020). Patient-specific mandibular reconstruc-tion plates increase accuracy and long-term stability in immediate alloplas-tic reconstruction of segmental mandibular defects. *Journal of Oral and Maxillofacial Surgery, 19*, 609–615.

80. Wilde, F., Hanken, H., Probst, F., Schramm, A., Heiland, M., & Cornelius, C. P. (2015). Mul-ticenter study on the use of patient-specific CAD/CAM reconstruction plates for mandibular reconstruction. *International Journal of Computer Assisted Radiology and Surgery, 10*, 2035–2051.

81. Narra, N., Valasek, J., Hannula, M., Marcian, P., Sandor, G. K., Hyttinen, J., & Wolff, J. (2014). Finite element analysis of customized reconstruction plates for mandibular continuity defect therapy. *Journal of Biomechanics, 47*, 264–268.

82. Al-Ahmari, A., Nasr, E. A., Moiduddin, K., Anwar, S., Kindi, M. A., & Kamrani, A. (2015). A comparative study on the customized design of mandibular reconstruction plates using finite element method. *Advances in Mechanical Engineering, 7*, 2015.

83. Pinheiro, M., & Alves, J. L. (2015). The feasibility of a custom-made endoprosthesis in mandibular reconstruction: Implant design and finite element analysis. *Journal of Cranio-Maxillofacial Surgery, 43*, 2116–2128.

84. Gutwald, R., Jaeger, R., & Lambers, F. M. (2017). Customized mandibular reconstruction plates improve mechanical performance in a mandibular reconstruction model. *Computer Methods in Biomechanics and Biomedical Engineering, 20*, 426–435.

85. Wu, C. H., Lin, Y. S., Liu, Y. S., & Lin, C. L. (2017). Biomechanical evaluation of a novel hybrid reconstruction plate for mandible segmental defects: A finite element analysis and fatigue testing. *Journal of Cranio-Maxillo-Facial Surgery, 45*, 1671–1680.

86. Martola, M., Lindqvist, C., Hanninen, H., & Al-Sukhun, J. (2007). Fracture of titanium plates used for mandibular reconstruction following ablative tumor surgery. *Journal of Biomedical Materials Research. Part B, Applied Biomaterials, 80*, 345–352.

87. Wong, R. C., Tideman, H., Kin, L., & Merkx, M. A. (2010). Biomechanics of mandibu-lar recon-struction: A review. *International Journal of Oral and Maxillofacial Surgery, 39*, 313–319.

88. Memon, A. R., Wang, E., Hu, J., Egger, J., & Chen, X. (2020). A review on computer-aided design and manufacturing of patient-specific maxillofacial implants. *Expert Re-view of Medical Devices, 17*, 345–356.

89. Huang, M. F., Alfi, D., Alfi, J., & Huang, A. T. (2019). The use of patient-specific implants in oral and maxillofacial surgery. *Oral and Maxillofacial Surgery Clinics of North America, 31*, 593–600.

90. Yu, J. C., Buchman, S. R., Gosain, A. K., et al. (2021). Basic biomechanics for craniofa-cial surgeons: The responses of alloplastic materials and living tissues to mechanical forces. *FACE, 2*(4), 446–461. https://doi.org/10.1177/27325016211060232

91. Bartlow, C. M., Mann, K. A., Damron, T. A., & Oest, M. E. (2021). Altered mechanical behavior of demineralized bone following therapeutic radiation. *Journal of Orthopaedic Research, 39*(4), 750–760.

92. Deshpande, S. S., Gallagher, K. K., Donneys, A., et al. (2015). Stem cells rejuvenate radiation-impaired vasculogenesis in murine distraction osteogenesis. *Plastic and Reconstructive Surgery, 135*(3), 799–806.

93. Urlaub, K. M., Lynn, J. V., Carey, E. G., et al. (2018). Histologic improvements in irradiated bone through pharmaceutical intervention in mandibular distraction osteogenesis. *Journal of Oral and Maxillofacial Surgery, 76*(12), 2660–2668.

94. Brandt, M. T., & Haug, R. H. (2003). Open versus closed reduction of adult mandibular condyle fractures: A review of the literature regarding the evolution of current thoughts on management. *Journal of Oral and Maxillofacial Surgery, 61*(11), 1324–1332.

95. Perez, D., & Ellis, E., 3rd. (2020). Complications of mandibular fracture repair and second-ary reconstruction. *Seminars in Plastic Surgery, 34*(4), 225–231.

96. Lee, Y., Choi, H. G., Shin, D. H., et al. (2014). Subbrow approach as a minimally invasive reduction technique in the management of frontal sinus fractures. *Archives of Plastic Surgery, 41*(6), 679–685.

97. Elsayed, S. A., Elsayed, E. H., & Altaweel, A. A. (2021). Stabilization of anterior man-dibular fracture using different osteosynthesis devices: Perioperative clinical notes. *Oral and Maxillofacial Surgery, 25*(3), 303–311.

98. Saad, A., Winters, R., Wise, M. W., Dupin, C. L., & St Hilaire, H. (2013). Virtual surgi-cal planning in complex composite maxillofacial reconstruction. *Plastic and Reconstructive Surgery, 132*(3), 626–633.

99. Tokgöz, E., Carola, N., Levitt, S., Patel, V., & Sosa, D. (2023). Robotics applications in total knee arthroplasty. In *Total knee arthroplasty: Medical and biomedical engineering and sci-ence concepts*. Springer. ISBN #: 978-3-031-31099-7.

100. Tokgöz, E., Sosa, D., Carola, N., Levitt, S., & Patel, V. (2023). Impact of manufacturing on total knee arthroplasty. In *Total knee arthroplasty: Medical and biomedical engineering and science concepts*. Springer. ISBN #: 978-3-031-31099-7.

101. Tokgöz, E., Patel, V., Carola, N., Sosa, D., & Levitt, S. (2023). Optimization investigations on total knee arthroplasty. In *Total knee arthroplasty: Medical and biomedical engineering and science concepts*. Springer. ISBN #: 978-3-031-31099-7.

102. Tokgöz, E., Patel, V., Sosa, D., Levitt, S., & Carola, N. (2023). Artificial intelligence, deep learning, and machine learning applications in total knee arthroplasty. In *Total knee arthroplasty: Medical and biomedical engineering and science concepts*. Springer. ISBN #: 978-3-031-31099-7.

103. Tokgöz, E. (2023). Advancing engineering of total knee arthroplasty. In *Total knee arthro-plasty: Medical and biomedical engineering and science concepts*. Springer. ISBN #:

978-3-031-31099-7.
104. Tokgöz, E., & Marina, A. C. (2023). Applications of artificial intelligence, machine learning, and deep learning on facial plastic surgeries. In *Cosmetic and reconstructive facial plastic surgery: A review of medical and biomedical engineering and science concepts*. Springer. ISBN #: 978-3031311673.
105. Tokgöz, E., & Marina, A. C. (2023). Robotics applications in facial plastic surgeries. In *Cosmetic and reconstructive facial plastic surgery: A review of medical and biomedical engineering and science concepts*. Springer. ISBN #: 978-3031311673.
106. Tokgöz, E., & Marina, A. C. (2023). Engineering psychology of facial plastic surgery patients. In *Cosmetic and reconstructive facial plastic surgery: A review of medical and biomedical engineering and science concepts*. Springer. ISBN #: 978-3031311673.
107. Tokgöz, E. (2023). Technological improvements on facial plastic, head and neck procedures. In *Cosmetic and reconstructive facial plastic surgery: A review of medical and biomedical engineering and science concepts*. Springer. ISBN #: 978-3031311673.
108. Levitt, S., Patel, V., Sosa, D., Carola, N., & Tokgöz, E. (2023). Preexisting conditions leading to total knee arthroplasty. In *Total knee arthroplasty: Medical and biomedical engineering and science concepts*. Springer. ISBN #: 978-3-031-31099-7.
109. Sosa, D., Carola, N., Patel, V., Levitt, S., & Tokgöz, E. (2023). Surgical approach comparison in total knee arthroplasty. In *Total knee arthroplasty: Medical and biomedical engineering and science concepts*. Springer. ISBN #: 978-3-031-31099-7.
110. Sosa, D., Carola, N., Patel, V., Levitt, S., & Tokgöz, E. (2023). Perioperative patient care for total knee arthroplasty. In *Total knee arthroplasty: Medical and biomedical engineering and science concepts*. Springer. ISBN #: 978-3-031-31099-7.
111. Levitt, S., Patel, V., Carola, N., Sosa, D., & Tokgöz, E. (2023). Complications of total knee arthroplasty. In *Total knee arthroplasty: Medical and biomedical engineering and science concepts*. Springer. ISBN #: 978-3-031-31099-7.
112. Carola, N., Patel, V., Levitt, S., Sosa, D., & Tokgöz, E. (2023). Ergonomics of total knee arthroplasty. In *Total knee arthroplasty: Medical and biomedical engineering and science concepts*. Springer. ISBN #: 978-3-031-31099-7.
113. Marina, A. C., & Tokgöz, E. (2023). Non-surgical facial aesthetic procedures. In *Cosmetic and reconstructive facial plastic surgery: A review of medical and biomedical engineering and science concepts*. Springer. ISBN #: 978-3031311673.
114. Marina, A. C., & Tokgöz, E. (2023). Aesthetic surgery of the upper face and cheeks. In *Cosmetic and reconstructive facial plastic surgery: A review of medical and biomedical engineering and science concepts*. Springer. ISBN #: 978-3031311673.
115. Marina, A. C., & Tokgöz, E. (2023). Aesthetic surgery of the nose and lower face. In *Cosmetic and reconstructive facial plastic surgery: A review of medical and biomedical engineering and science concepts*. Springer. ISBN #: 978-3031311673.
116. Marina, A. C., Donofrio, G., & Tokgöz, E. (2023). Surgical reconstruction of craniofacial malformations. In *Cosmetic and reconstructive facial plastic surgery: A review of medical and biomedical engineering and science concepts*. Springer. ISBN #: 978-3031311673.
117. Marina, A. C., & Tokgöz, E. (2023). Surgical reconstruction of craniofacial trauma and burns. In *Cosmetic and reconstructive facial plastic surgery: A review of medical and biomedical engineering and science concepts*. Springer. ISBN #: 978-3031311673.
118. Marina, A. C., & Tokgöz, E. (2023). Cosmetic and reconstructive facial plastic surgery related simulation and optimization efforts. In *Cosmetic and reconstructive facial plastic surgery: A review of medical and biomedical engineering and science concepts*. Springer. ISBN #: 978-3031311673.
119. Musafer, H., & Tokgöz, E. (2023). A facial wrinkle detection by using deep learning with an efficient optimizer. In *Cosmetic and reconstructive facial plastic surgery: A review of medical and biomedical engineering and science concepts*. Springer. ISBN #: 978-3031311673.

第9章

人工智能、机器学习和深度学习在面部整形手术中的应用

Emre Tokgöz (iD) , Marina A. Carro

1 概述

  算法的发展使人们可以根据数据做出明智决策，利用技术模仿人类行为，一直是研究人员在现实生活中应用的目标之一[70]。机器学习（ML）算法是一种计算机方法，可以通过训练找到数据中的特征和模式。人工神经网络（ANN）的开发思路与生理神经网络如出一辙。多层感知器是一种人工神经网络，由一个输入层、一个输出层以及输入层和输出层之间的几个隐匿层组成。神经元是这些层之间的模块，相当于网络的计算构建模块。神经元在层次当中相互连接，每个神经元的输出是其输入与学习到的权重集，而后进行叠加。激活函数用于决定神经元是否应被激活。训练、测试和验证是 ANN 模型开发的三个步骤。训练阶段允许模型从训练数据中确定/学习 ANN 的权重和偏置。在训练过程中，ANN 需要传播大量输入数据，以正确预测输出层的值。数据量的大小会对结果产生影响。ANN 的预测值与所需输出值之间的差异将通过网络权重和偏差的迭代更新来最小化。在训练测试中确定一个最佳模型，以便在测试集上使用。为保证模型的准确性，训练集和测试集是独立选择的。验证阶段通过在其他数据集上获得良好的结果来确保所开发的人工智能没有忽略训练数据的特征，从而验证其在多种环境下的应用效果。在优化可训练参数后，ANN 可用于自动执行特定任务，如预测结果。

E. Tokgöz
Whiting School of Engineering, Johns Hopkins University, Baltimore, MD, USA

M. A. Carro（✉）
The Frank H. Netter M.D. School of Medicine, Quinnipiac University,
North Haven, CT, USA
e-mail: Marina.Carro@quinnipiac.edu

急诊科中常见的面部创伤包括交通事故、袭击和摔伤[72-74]。整容手术原因多种多样，人工智能应用通常与这些原因相关，包括但不限于：

- 骨折修复
- 神经麻痹/康复
- 修复和重建
- 鼻中隔偏离和重建
- 堵塞、瘢痕修复和变异
- 癌症重建

未确诊或未治疗的面部骨折在个人健康中占有重要地位；此类骨折如果治疗不当，可能会导致鼻道破裂和眼球后缩等并发症和后遗症。用于此类检测的人工方法效果不错，人工智能解决方案可以通过先进的分析技术改进此类检测。

人脸识别技术的开发采用了多种技术，包括深度学习中的人工神经网络（ANN）方法以及线性二进制模式直方图、局部特征分析、局部二进制模式、加速稳健特征、几何特征、主成分分析、特征脸和费舍尔向量分析[75]。使用的一些优化方法包括进化遗传算法（GA）、粒子群优化（PSO）和结构相似性图像图（SSIM），目的是提高识别精确度。

深度学习被应用于各种面部整形手术，包括但不限于美容外科医生，用来评估面部女性化后的性别特征分型，以及鼻整形术和拉皮术后的外观年龄变化[81-84]。早在 1991 年，就有研究[80] 利用 ANN 来区分男性和女性面部。深度卷积神经网络（CNN）是人脸检测和性别分类的强大工具。最近，一种名为 DeepGestalt（FDNA 公司，波士顿，马萨诸塞州）的人脸识别软件在根据面部特征识别已知遗传综合征方面具有优于临床专家的能力[81]。一些研究通过使用各种深度学习（DL）技术对手术后的人脸识别和人脸特征读取进行了广泛的研究[84-89]。

下一节将重点讨论人工智能/ML/DL 在面部特征识别方面的应用，是目前的研究热点之一。

2　在面部整形手术中应用机器学习识别面部特征

面部整形手术结果的分析采用了最新、最先进的技术。无论重建手术还是美容手术，分析面部结构的病理或畸形问题都是整形外科手术的一个典型部分。计算机断层扫描（CT）头颅成像技术借助计算机编程和图像质量的提高，可进行三维重建[20-24]；然而，这一技术因难度较高而价格昂贵。智能手机应用技术的快速发展主要应用在整形手术后的面部识别相关分析方面。这类应用在实践中很少见，而且这些应用的进一步发展只能局限于开发人员对应用的更新[28]。机器学习算法被用于颅面畸形分析，重点是诊断和测量分析[25-27]。将机器学习和细胞技术联合应用是推进整形外科结果分析的一种方法。关于面部标识识别，谷歌的 ML Kit 是一个开源应用编程接口（API），能够实时识别面部标志，并提供大量面部识别点[19]。如果不使用这种自动化方法，人工测量就会面临人为因素的挑战，包括误差和相关的人工计算，以及结果的主观差异。我们开发了一款名为 Facekit 的安卓智能手机应用程序，使用头部跟踪设备和多语言套件并在临床环境中进行测试[1]。通过收集眼眶、眶鼻、鼻-口和鼻-面比率数据，对 15 名患者进行了手机应用测试，来比较数字和直接测量方法。结果显示，Facekit 在两种方法中的最高内相关准确度为 0.32，与标准值 0.75 相比非常低，而标准值 0.75 是数字方法和人工方法一致得出的。尽管所取得的结果有限，但 Facekit 的第一个版本是未来向更高级版本迈进的第一步。

卷积神经网络（CNN）作为深度学习被应用于整形外科的皱纹检测。面部特征识别预测由额头、眼角和眼下区域以及脸颊的皱纹组成，而额头皱纹经常用于估计年龄[29]。这主要由于皮肤纹理、脸部结构和肤色等脸部特征会随着人的年龄而变化。脸颊区域出现的皱纹与脸部曲线有关，它是鼻子延伸到左右两侧的嘴部区域鼻唇纹，被用于年龄分析[30, 31]。图9-1 利用计算机算法展示了儿童的面部特征随年龄的进展。

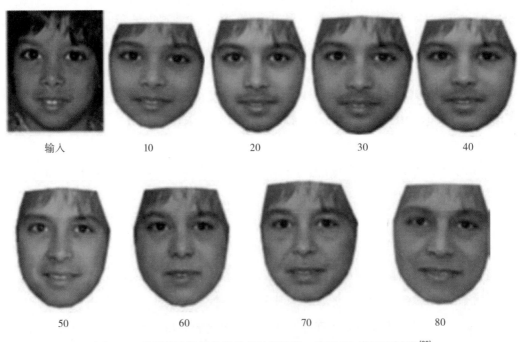

图 9-1　使用算法计算儿童的老龄化进程，直至 80 岁正面视图[30]

有文献[2]中的CNN使用了完整的人脸检测方法，人脸某些部位的皱纹算法无法识别，它也能轻松识别。作者开发并使用了一种分类器，来减少结果优化的薄弱环节。有效识别皮肤瑕疵是皱纹预测分析的关键；通过分析皱纹出现的阶段，消除面部相关区域中无关的皮肤瑕疵。锁定的瑕疵会从相关区域中移除。作者使用了 Kaggle 数据源的数据集 [32]，其中包含 754 张有皱纹和无皱纹的面部图像，并开发了相关的 CNN 训练集和测试集。Hough 变换法通过数学检测形状处理图像。设计的 CNN 包含两个隐匿层。使用 Python IDE 进行测试后，皱纹检测准确率达到 95.85%[2]。

人体面部测量数据和对这些数据的分析已被用于整形外科和面部防护设备的设计。面部形态学需要大量基于三维面部规格的相关形态数据，并通过测量的面部参数完成数据库分类。面部标识三维点选择的经典方法是通过人工观察和与患者互动时的相关人工计算得来。通过使用深度学习算法自动选点、标记和测量面部特征，实现了对这一经典方法的改进。模糊聚类法是对数据点进行分类的一种方法，其中允许每个数据成为不同聚类的成员；模糊聚类算法——微观分析可用于分类和计数，并可根据面部形态关键点完成与面部数据相关的计算，以及长度计算，包括鼻宽、脸宽和眼宽。通过不同的统计分析，如带有误差项的回归或相关分析，比较两种方法的结果，从而确定算法方法与传统方法相比的有效性。有文献[3]设计了一个具有这种分类功能的 CNN 模型，该模型包含一个卷积层、一个池化层和一个全连接层，用于获取面部特征点。作者在全连接层中使用了整流线性单元激活函数，并使用 L2 损失函数对整个模型进行优化，来获得面部点的坐标位置。将 CNN 应用于数据集，利用旋转和平移对包含人工标记了 10 个关键点的5000 张面部图像进行了图像增强：其中 4 个点与鼻尖、鼻翼和眼角相关；4 个点来自左右眼角；2 个点来自嘴角。作者使用 DL 进行自动面部测量，并将面部图像模糊聚类分为 65 组。作者认为，与其他现有算法相比，所开发的CNN 在特征点定位方面的平均错误率低于 0.8%，平均失败率低于 4.5%[3]。

CNN开发了整形手术数据集用于训练、测试和验证，通过相关的前馈（输入到输出渐进）模型对正常图像和手术后图像进行分类，从而提取整形手术后的面部识别特征[14]。考虑到与相关网络结构有关的计算复杂性，降低训练过程对 GPU 和计算的要求，同时尽量减少使用 CPU 训练网络的时间至关重要。损失函数可用于描述当前模型与精确模型的接近程度，并有助于调整模型参数，在下一次迭代中进一步减少损失。作者使用的损失函数有助于减少每次迭代的误报数量，从而提高模型的准确性，这样的准确模型降低了系统的计算要求和复杂性，同时又不影响与准确性相关的精度值。图9-2 显示了CNN多层环结构及其对应的图像。

作者指出，在整形外科图像上，训练准确率为 100%，验证准确率为 82%。作者从理论框架的角度得出结论，基于 CNN 的面部识别模型可以通过使用单个中央处理器来满足小型 GPU 要求，从而使计算方法更加高效。需要建立一个实时稳健的识别系统。

机器学习已被应用于眼科和眼睑轮廓评估[34-38]。有文献报道[39]，一种基于深度学习的图像分析方法可自动比较眼睑下垂手术前后的眼睑形态修复情况。生成对抗网络（GAN）被用作整形外科手术的一部分[4]。

在机器学习理论中，两个神经网络在生成对抗网络（GAN）中生成并相互竞争，来提高预测的准确性。深度学习开发中关于 GAN 的生成、训练和测试，是基于 2016 年至 2021 年期间在一家眼部整形诊所收集的眼睑下垂手术前后相关的面部图像数据。所设计的术后外观预测系统中使用的 GAN 模型有四个模块：数据处理模块、眼部检测模块、分析模块和预测模块。作者的目标是设计一个自动深度学习模型，该模型可以准确预测眼睑下垂手术患者的术后外观。这种方法有望向患者展示他们术后的外观，减少他们的疑虑。使用预测和实际边缘反射距离计算绝对误差，确定模型的准确性。750 对专家和患者的反馈意见显示满意度高达 56%，满意率为 35.7%。

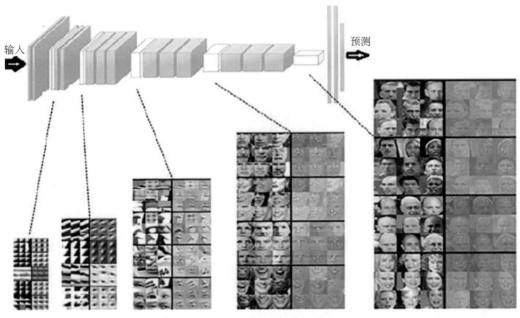

图 9-2　多层 CNN，用于图像处理和识别[14]

有文献[6]针对面部麻痹从粗到细的面部标识检测，开发了一种具有两级级联全卷积网络（FCN）的深度神经网络（DNN）。在 FCN 中，只使用局部连接层（如卷积和池化）；由于减少了参数数量，避免使用密集层可使网络的训练速度更快。文献[6]的作者开发了一个包含面瘫面部标识注释的数据库，用于测试所开发的 DNN。

有文献 [11] 利用深度前馈神经网络 （DFFNN） 对经历过整形手术的人脸进行了识别。这种方法的主要特点是通过神经网络的反向传播来更新模型的权重，从而优化模型的训练能力，降低解决方案的计算复杂度。

整形外科面部数据库应用了置信区间为95%的自举抽样。作者使用识别率、均方误差、F 分数和回归系数等指标与现有模型进行比较。结果表明，开发的 DFFNN 与现有的基于 CNN 的模型相当，如 Deepface （Alexnet）、FaceNet （GoogleNet）、VGGface （VGGNet-16）、Light CNN （Light CNN）、SphereFace（ResNet-64）、Cosface （ResNet-64）、Ring loss （ResNet-64） 和 Arcface （ResNet-100）。与上述商用 CNN 方法相比，局部手术识别率达到 98.2%，全局手术识别率达到 97.9%，均为最佳结果。数据库中 88 个子对象的每张面部图像都有 68 个面部标记和 16 类不对称面部表情，包括右眉、左眉、右微笑、左微笑、右咆哮、左咆哮、右眨眼、左眨眼、轻闭眼、紧闭眼、扬眉、微笑、皱眉、滑稽、微笑和咆哮。文献[11]中使用了一些传统方法，如 Emotrics [39]（一种利用机器学习为面瘫患者自动检测面部标志的开源软件）和监督下降法（SDM）[40]（一种广泛用于面部标志检测的算法）。根据作者开发的数据集，作者提出的 DNN 性能优于 Emotrics 和 SDM[11]；因此，正常面孔和面瘫面孔的标识比较表明，为进一步提高性能，开发专门用于面瘫的面部标识数据库非常重要。

从技术角度看，目前市面上已有人工智能驱动的面部识别和分析软件工具，包括以下几种：

- 亚马逊 Rekognition[41]
- 讯连科技的 FaceMe AI 面部识别引擎 [42]
- 谷歌，视觉人工智能 [44]
- Luxand 人脸识别应用程序接口 [46]
- Kairos 人脸识别 [43]
- 微软 Azure 人脸识别应用程序接口 [45]

参考文献[8]使用了 Haystack.ai 提供的商业人工智能软件，对 65 名正颌外科手术患者的年龄和吸引力预测进行评估。作者测试了 Haystack 的人工智能解决方案将正颌外科术后患者的 "吸引力" 与开发软件所使用的吸引力定义相匹配的能力。根据统计计算，人工智能应用明显优于人类手术前和手术后的评分。同样，人工智能解决方案的吸引力评分也与人工评分不同，但仍反映出总体趋势基本一致。

文献[17]使用深度学习来模拟颌骨畸形矫正手术患者的术后面部外观。作者介绍了一种面部形状变化预测网络，用于将面部骨性形状变化映射到面部形态变化。该网络使用了术前和术后数据，并利用了弱监督。这一领域的传统方法主要是利用有限元法（FEM）进行相关模拟的生物力学建模，这种劳动密集度在计算上具有一定挑战性。作者将在文献[17]中获得的结果与文献[47]中介绍的一种利用有限元法的传统方法进行了比较，后者被称为逼真滑唇效果（FEM-RLSE）。对 24 名女性和 16 名男性颌骨畸形患者的术前和术后计算机断层扫描（CT）图像进行定性和定量分析和比较，比较的目的是评估拟议方法和传统方法。

对拟议网络的定性评估表明，与 FEM-RLSE 相比，其预测结果较好的有 9 个，预测结果相当的有 18 个，预测结果较差的有 13 个。Wilcoxon 符号秩检验用于统计两种方法的显著性，拟议方法的网络预测结果较好得 3 分，预测结果相当得 2 分，预测结果较差得 1 分，表明拟议的方法与传统方法在精度 $P>0.3$ 的范围内具有可比性。提出的网络模型比基于有限元的传统方法快 15 倍。

文献[18]开发了两种用于面部变形检测和测量的机器学习模型。其中一个模型是利用卷积自动编码器在 20 万张正常面孔的数据集上进行校验。卷积自动编码器是 CNN 的一种变体，它利用卷积滤波器的无监督学习，这种自动编码器通过学习最优滤波器来重建数据库图像，从而使重建误差最小化；在文献[18] 中，自动编码器获得的重建误差被用作面部异常的指标。另一个模型是在同样的 20 万张正常面孔和其他完全不正常的图像上进行校验，面孔检测器的置信度得分可作为结果的衡量指标。两个 ML 结果都与人类受试者的 7 分评估结果进行了比较。80 人对 60 幅图像的评价结果表明，他们的平均得分与 ML 结果之间存在很高的相关性。作者认为，可以将这两种 ML 模型当作面部缺陷检测的掌上工具。

审美是机器学习的应用领域之一[53]。我们使用监督学习设计了一个自动匹配的分类器，并使用从 165 个有吸引力的女性面部图像中提取的面部特征完成了模型的校验，这些图像也由人类裁判独立评分。收集了与术后目标变量（如面部比例）相关的各种描述性属性，作为决策中使用的属性。结果在很大程度上取决于人类对面部美感的分类。自动分类器因其准确性较高，在未来可能成为一种预测工具，用于评估患者在美容手术后的感知美，通过设定期望值，提供一种定量测量方法，劝退那些手术改善微小的患者。

3　通过机器学习应用进行裂隙检测

目前，能够诊断面部骨折的专家和整形外科医生短缺，这促使研究人员准备开发能够完成此类任务的智能语言应用程序[9]。由于多种限制和困难，目前关于面部骨折裂隙检测方面相关的研究数量非常有限。机器学习应用面临的第一个困难是如何读取面部骨折并对其进行分类，因为骨折会以不同的形式出现在许多不同的地方。第二个障碍是机器学习应用设计师在读取面部结构和设计能够满足训练和测试准确性方案时所面临的挑战。例如，在将 ML 应用于颈椎骨骼的病例中，由于颈椎骨骼结构一致，因此使用 ML 对颈椎骨骼的不均匀性进行分类和预测相当容易。针对面部骨折开发的 ML 解决方案数量有限，我们将在本节中介绍相关文献。

鼻骨骨折的诊断包含一些人为因素方面的挑战，可能导致读数和结果以及确定骨折所需时间的变化；这对于从面部 CT 角度分析诊断创伤性鼻骨骨折以进行早期重建尤为重要。基于这一原因，文献[5] 研究了利用深度学习自动检测鼻骨骨折的能力。作者采用 3D-CNN 结构，通过结合面部 CT 扫描和 3D 计算机辅助诊断系统来实现这一目标。在其设计中，计算机辅助诊断系统作为自动诊断系统，因为它能够检测文献中的各种类型骨折，如髋部和脊椎骨折[48-50]。实验设置基于 2535 张患者鼻骨 CT 图像组成的数据集，其中正常骨占 53.25%，骨折骨占 46.75%，利用 3D-CNN 进行二元鼻骨分类，以区分正常骨和骨折骨。使用 3D-ResNet-34 和 3D-ResNet-50 作为深度学习模型，对正常鼻骨和骨折鼻骨数据进行训练、测试和验证的目的是检测学习能力和评估深度学习模型。3D-CNN 的学习在结果中起着重要作用，3D-CNN 模型在模型训练过程中通过空间维度自动提取和选择特征来优化性能。利用众所周知的DL模型评估计算方法，包括受试者操作特征曲线下的面积、灵敏度、特异性和准确性，三次拓扑三维体素数据方法在基于面部CT的鼻骨二元三维分类中获得了最高的性能。在这一结果中，平均发生了 150 次错误，两个模型都出现了关于轻微骨折的报告错误，但没有凹陷性骨折或鼻骨偏斜。文献[5]中采用的方法表明，在面部三维 CT 图像体素数据集中使用三维神经网络，可以有效地利用人工智能进行鼻骨骨折的自动诊断。

另一个关于 CT 图像骨折检测的深度学习应用是在文献[9]中提出的。作者使用了一种名为 YOLOX-S 的物体检测模型，该模型通过使用 "交集大于联合" （IoU）损失值进行训练；该值在 0 和 1 之间变化，指定了算法预测的图像边界框与实况边界框之间的重叠百分比。在 IoU = 1 的情况下，算法用的边界框与实况边界框之间有 100% 的重叠，而值为 0 则表示边界框之间没有重叠。此外，作者还修改了YOLOX数据增强方法并引入了一种新的数据增强方法[52]，来最大限度地提高数据增强的效果。测试数据集由 40 名患者的 CT 扫描图像组成，其中 47.5% 的图像为正常患者的无骨折图像，5% 的图像既有鼻骨骨折又有其他面部骨折，2.5% 的图像仅包含其他面部骨折而无鼻骨骨折，其余扫描图像仅包含鼻骨骨折。训练 CT 扫描数据仅选自鼻骨骨折。测量的实例包括平均精确度、灵敏度、特异性和 F1 分数。在使用 7 种不同损失函数生成的 14 个模型中，观察到其中一个系统能很好地对人是否骨折进行分类，但平均精确度仅为 69.8%。关于开发的模型和生成的最佳模型的更多详情，请参阅文献[9]。

4 利用深度学习进行术前面部模拟

文献[10]利用深度学习设计了术后面部模拟、诊断和患者风险分层。作者最初使用了一种自适应中值滤波器，根据通过统计计算确定的像素性质，将滤波窗口中的像素区分为已损坏和未损坏像素，并对窗口中已损坏的像素采用后续滤波技术。滤波窗口中像素的中值用于替换噪声像素。此外，计算机图像处理技术 "直方图均衡化"通过整合拉普拉斯偏微分方程的方法来改善图像的对比度。在转换为三维图像时，使用了一种名为智能复原截锥体模型的模型。

作者利用从不同临床中心获得的约 31 万张 CT 扫描图像和相关临床记录，将深度空间多波段 VGG NET CNN 用于术后人脸预测。对算法进行了两批临床验证。作者使用MATLAB 观察到 Jaccard 和骰子分数是理想的衡量标准，与其他传统方法相比，它们获得的结果更为准确。通过使用建议的分类器，准确率、特异性和灵敏度值分别达到了93.7%、99.8% 和 99.9%，这些值均高于其他已知方法的相同值。因此，作者得出结论，术后面部预测效果优于其他现有模型。

计算机视觉和深度学习已被整合到几项研究中，目的是开发眼睑成形术形态、颅缝早闭、正颌畸形和可能需要手术的面部烧伤的预测模型[13]。

烧伤研究利用机器学习对烧伤深度进行分类，并通过使用不同的成像模式确定伤口是否适合手术[13]。在机器学习中，使用照相、红外和光谱成像对烧伤深度进行分类，进一步将伤口分类为手术创口或非手术创口。ML应用程序对烧伤深度的预测是手术治疗的分类指南[55-60]。例如，深度为浅表和部分浅表的伤口被标记为非手术伤口，而部分深层至全厚的伤口被标记为手术伤口。

文献[54]开发了一个使用ResNet50架构的移动应用程序"DL4Burn"，通过使用多因素和在ImageNet数据集[61]上完成的模型训练来预测烧伤后需要手术的患者。ResNet50 架构是 ResNet 架构的一种变体，包含 50 层，由一个最大池、一个平均池和 48 个卷积层组成。文献[54]中使用专业输入的应用程序提供可视烧伤图像，作为 DL 应用程序的输入，对烧伤后需要手术的患者做出评估决策，并与外科医生的评估以及基于 ResNet50 的单模态模型进行了比较。与外科医生的主观评估相比，DL 方法的烧伤创面手术患者预测准确度很高：DL 方法的平均和最佳准确度值分别为 0.86 和 0.94，而外科医生评估的准确度范围为 0.65~0.73，基于 ResNet50 的单模态模型的平均和最佳准确度值分别为 0.78 和0.81。DL 模型的受试者操作特征曲线下面积较高，平均值为 0.91，最佳值为 0.98，而基于 ResNet50 的单模态模型的平均值和最佳值分别为 0.83 和 0.85。在涉及烧伤创面护理的复杂决策过程中，DL 方法和移动应用程序 DL4Burn 显示了其有效性。

文献[62]建立了一个 DL 模型，目的是根据眼睑切除术前后的手术信息，利用相关图像分析眼睑形态特性，如眼睑位置和轮廓异常。收集的是人工和自动距离测量的混合数据。作者利用基于 U-Net 的注意力递归残差卷积神经网络（Attention R2U-Net）来实现 DL 解决方案。作者认为，DL 方法的自动距离测量结果与外科医生对手术眼睛边缘反射距离 MRD 1 和 MRD 2 的人工评估结果非常吻合。结果表明，自动测量的重复性很高。术前和术后眼睑形态的 MRD 1、上睑长度和角膜面积都有很大改善。总之，根据统计结果，DL 方法有望自动评估眼睑特征，以简化耗时的人工测量，例如人工和自动测量的手术眼边缘反射距离的组内相关系数为 0.934～0.971（$P > 0.001$）。

可将深度学习应用于鼻整形手术，预测鼻整形状况[7]。研究中开发了一种名为"RhinoNET"的 CNN，来评估模型的准确性，并将其与外科医生在整形手术中的类似应用能力进行比较。该研究的目标之一是通过训练预测模型来区分鼻整形手术前后的真实人脸照片。开发的该模型通过主治医生和住院医生的预测进行了测试，并用于开发手机和平板电脑上的移动应用程序。该网络的输入具有与手术状态相关的术前和术后图像的像素结构。共收集了约 2.26 万张公开的隆鼻手术前后图像。一组由住院医生和主治医生组成的医护人员对大约 2270 张测试集图像进行了评估，以便与 CNN 分类进行比较。在测试图像上，RhinoNet 预测状态的正确率为 85%。特异性为 0.826，灵敏度为 0.840。经比较，RhinoNET 和医护人员在预测鼻整形状态方面的准确性几乎相当[7]。

额缝过早融合被称为额缝早闭（MC），由于额缝在1岁前就已正常闭合，给诊断带来了挑战，尤其是中度病例[63]。由于畸形中一些细微差别，外科医生对畸形程度的主观评价可能会导致测量结果和决定的差异。额间角的金标准是通过一个含有 82 张CT 图像的模型制定的，该模型中有 20.3% 的病例为额骨结构异常，其余为未受累的对照组。作者使用了一款名为 ShapeWorks 的软件来分析头骨形状。作者认为该模型比使用额间角的模型更能准确预测额缝早闭的严重程度，并能识别头骨畸形的严重程度（$P < 0.1$）。

CNN 已被用于各种牙科领域，也与整形手术有关。

这些应用包括：

- 正颌外科手术围手术期失血量的预测 [67]
- 通过侧向头颅测量可实现骨骼自动分类[68]
- 牙周骨质流失的射线检测 [64]
- 利用全景图像和锥形束计算机断层扫描图像诊断囊性病变 [65]
- 还可以预测口腔癌患者的生存期 [66]

文献[69]尝试使用开发的 CNN 诊断颌面畸形和错颌畸形。该研究的主要目的是评估

CNN 的有效性，使用面部照片判断需要正颌手术的软组织轮廓。研究对象包括 822 例颌面畸形和错颌畸形患者的正面和右侧图像，其中正好有一半需要进行正颌手术，另一半不需要。众所周知，深度学习应用中使用的可测量值，如准确度、精确度、召回率和 F1 分数，分别为 0.893、0.912、0.867 和 0.889。作者指出，CNN仅凭照片就能相对准确地判断需要进行正颌手术的软组织轮廓[69]。

5 利用深度学习进行性别分类

人们已尝试使用深度学习和机器学习算法对人的性别进行分类[91-103]。可以通过虹膜纹理对人的性别进行分类；文献[15]利用 CNN 对生物识别图像进行了这种分类。此类研究的最终目标之一是选择算法特征，以优化利用外观对男性和女性进行准确分类。作者使用了 ND-Gender-From-Iris- 数据集[90]，这是一个包含受试者性别信息和虹膜特征的数据库，包含 3000 张图像，750 名男性和 750 名女性的图像每侧各一张，并使用 UND_V 数据集得出结果。在文献[15]的报道之前，在这些数据集上使用了局部二元模式（LBP）和支持向量机（SVM）进行性别分类。作者采用了典型的二进制输出方法。作者从开发的密集卷积网络中提取特征，获得了高达 96.52% 的准确率。此外，眼睛的形态测量是深度学习网络的一个良好输入指标，可以为性别的分类带来良好结果。

文献[79]中收集了面部女性化手术数据，并利用 ANN 进行性别分类。亚马逊、IBM、Face++ 和微软的 CNN 被用于性别识别。使用 IBM 和 Amazon 进行置信度分析，置信度最低的为零，置信度最高的为 1。共使用了 20 张男变女患者的术前和术后面部图像，以及 120 张对照组的面部图像，其中包括未接受手术的顺性别男性和女性。数据分为四组，分别是面部女性化手术后组、面部女性化手术前组、男性对照组和女性对照组。研究分析的重点是从手术前到手术后的性别识别改善情况、各组的女性化自信度以及四组中每一组的正确定位准确度。作者得出结论，男性对照组正面图像分类的正确率为 100%，女性对照组正面图像分类的正确率为 98%。面部女性化手术后的性别分类正确率为 98%。作者认为，使用 CNN 进行性别分类可以进行面部识别，同时可以看出，从面部女性化手术前到面部女性化手术后，变性女性的性别分型得到了改善[79]。

6 深度学习的其他应用：机器学习和人工智能

心理和社会因素是整形手术效果的重要方面。整形手术后，除了要满足患者对身体的期望外，恢复个人情感表达的能力也至关重要。面部表情在社交中通常用来表达情绪和对事件的反应。文献[71]使用一套名为 "阿姆斯特丹动态面部表情集"[104]的标准化图像对面部修复手术患者的术前和术后面部表情进行了分析，该图像集包含7种不同的情绪表情。这7种情绪状态分别是快乐、悲伤、愤怒、惊讶、恐惧、厌恶和平静；这些情绪是公认的主要面部运动模式，这些情绪如果不能清晰、恰当地表达，就意味着严重的社会残疾[105-108]。作者在文献[71]中使用 Noldus FaceReader 软件应用程序[110]，根据每段视频中检测到的7种主要面部表情的相对比例，分析了 15 名面瘫患者和 8 名未进行手术的对照组患者的视频数据。作者观察到，与术前 13% 的比率相比，术后的快乐检测率 42% 更高，而对照组的微笑检测率为 53%。悲伤和中性表情的检出率分别从术前的 15% 和 57% 降至术后的 9% 和 37%。因此，文献[71] 中呈现了面部表情的客观量化与术前和术后的恢复情况。

文献[111]为头颈部癌症术后接受游离皮瓣重建的患者建立了一个有效的手术部位感染预测模型，并开发了一个具有前馈神经网络性质的ANN，此外还开发了一个多变量逻辑回归（LR），用于比较两种技术。研究中使用了从2008 年开始的 9 年中收集的约 1800个游离皮瓣重建数据，其中 23.6% 的数据用于术后分析。训练集占 70.17%，测试集占 29.83%。使用Brier 评分、受试者操作特征曲线（ROC）的曲线下面积（AUC）、Somers' Dxy 等级相关系数、c 指数、校准曲线和 Brier 评分来衡量所测量的两种不同模型的性能。作者得出结论：LR 的术前 AUC 值为 0.81，弱于 ANN 的术后 AUC 值 0.892；因此，使用综合性能最高的 ANN 预测头颈部癌症患者接受游离皮瓣重建手术后的手术部位感染要更为有效[111]。

ML 应用作为颅面外科手术的一部分，可用于自动匹配诊断非综合征性颅缝早闭[112]。文献[22]使用调整线性判别分析算法诊断颅缝早闭，检测 141 人的 CT 扫描图像，其中约 35.71%患有矢状缝、额缝或冠状缝早闭；其目标是使用颅缝闭合指数以及5块颅骨和6个缝区域的变形和曲率差异平均值来区分不同畸形类型。根据计算机断层扫描结果自动分类区分颅骨缝早闭类型的特异性和灵敏度值分别达到 98.9% 和2.3%。如前所述，通过自动分析降低结果可能存在的变异性对未来的应用有所帮助。

据文献报道，优化和机器学习方法共同用于人脸识别方法，以实现各种应用的最佳结果，包括但不限于对医务人员提供安全保障和支持。

从遗传算法的角度来看，人脸图像的颗粒化是在一定层次上勾勒出图像的精细细节，供算法结构读取并进行进一步处理。文献[132]介绍了一种多目标进化颗粒算法，用于匹配整形手术前后的人脸图像。该算法旨在同时优化每个人脸颗粒的特定特征和各个颗粒的重量。作者使用整形手术人脸数据库测试了所提算法的有效性，并与现有算法和商业人脸识别系统相比，该算法具有较高的识别准确率。文献[128]采用了另一种多目标差分算法，首先对输入图像进行预处理，然后应用人脸检测、人脸颗粒化、特征提取和匹配。研究人员的目标是区分整形手术前后拍摄的图像。结果在有限的图像上进行了测试，并取得了成功；因此，需要对初步结果进行进一步研究，来获得更出色的结果。

有研究对主成分分析法、费舍尔判别分析法、局部特征分析法、环形局部二进制模式、加速稳健特征法和神经网络架构等六种人脸识别算法基于二维对数极性变换在整形外科数据库中的表现进行了实验[129]，作者得出结论：2010 年测试的人脸识别算法难以确定图像上因手术过程而产生的非线性手术变化。多年来，人们发现算法在应对挑战方面正在不断改进，但仍有进一步提高的空间[130, 131]。关于过去产生并用于整形手术的其他一些技术，请参阅相关文献[133-135]。

7　结论和未来工作

本研究所涉及成果的结构与相关文献[12, 16, 33, 51, 70, 136-166]相似。基于人工智能的研究以及在面部整形手术中的相关应用非常有限。某些领域可以使用机器学习和深度学习，包括手术规划、CT 图像重建和骨骼分割，但这些领域存在潜在的错误源，可能导致误差并削弱治疗效果。将人工智能整合到应用中会影响成像噪声、金属结构和患者的移动，这些都会严重影响重建后的 CT 图像质量。图像分割技术会对生成模型的准确性产生重大影响。应注意到手术前和手术后的数据对比，人工智能/ML/DL 技术经过验证的可重复性可以指导外科医生进行手术规划。而手术规划在很大程度上依赖于外科医生的专业知识和手动软件输入。

文献[76]研究了半面瘫整形手术中的心理和社会因素。该研究采用主题分析法对可能与患者满意度相关的社会心理因素进行了分析；分析包含了通过定性方法从 106 名成人术后评估中获得的数据，其中包括所有参与者的访谈记录。同一外科医生使用带血管游离肌肉移植进行了两阶段重建手术。研究采用医院焦虑抑郁量表、人口统计学问卷和面瘫评估量表对患者进行评估。我们建议采用的研究方法之一是应用 ML/DL 技术广泛评估相似或相同的数据，以便与人工收集的数据进行比较。据我们所知，使用文本识别和分析的 ML/DL 技术尚未在面部整形外科应用的文献中广泛开展。

文献[113]使用ANN 进行烧伤深度分析，指出早期切除的重要性，而植皮是治疗深度真皮烧伤的首选方法。研究人员的目的是开发一种预测烧伤愈合时间的非创伤性的客观方法，该方法对2周内愈合的烧伤预测准确率为 96%，2周以上为 75%。ANN 对烧伤愈合的总体预测准确率为 86%。值得注意的是，这只是一个一般性结果，对有类似经历的面部整形手术患者进行同样的测试，结果可能会有所改进。

递归神经网络（RNN）可以识别数据集的序列特征，这种序列特征分析可以确定预测序列中下一步的路径。RNN 在 DL 中的一个应用领域是开发模拟人脑神经元的活动模型。研究人员使用 RNN 和 Shepp-Logan Phantom 作为标准测试图像，对人类头部进行数字重建。图像重建算法在文献[115—126]中利用了Shepp—Logan幻影，使用了不同的成像方式，如扇束和平行束CT扫描。我们建议研究人员沿着 RNN 在面部整形手术中的应用这一方向进行研究，并将完成此类任务的方法留给读者去想象。同样，生成对抗网络（GAN）也可用于面部整形手术，在文献[127]中也建议将其用作全髋关节置换术的一部分。

面神经分级系统方法在文献[77, 78] 中有所概述。美国耳鼻喉科学会面神经疾病委员会认可的 House— Brackmann 分级表（HBGS ）成功地提供了一种报告面神经功能的标准方法。HBCS 无法更精细地区分面神经功能障碍等级，该量表的主观性导致了观察者之间的高变异性，而且在处理面神经功能的继发性缺陷方面也存在模糊性[77, 78]。其中一个尚未探索的研究领域是使用 ML 技术，尤其是 DL 方法来减少变异性并识别面神经的继发性功能缺陷。

智能手机应用程序是为我们在这项工作中提到的某些目的而开发的，还有其他一些智能手机应用程序是为整形外科开发的，但均未在面部美容和整形手术中进行测试。

文献[109]介绍了一种用于术后监测游离皮瓣组织灌注的手机智能应用，并在人体手指上进行了测试。这种应用的目的是降低监测成本，简化术后监测设备的复杂性。这种智能手机应用和类似的开发可以在面部整形手术中进行测试，作为对这一领域的改进。

此外，还有一个尚未探索的研究领域，即使用人工智能/ML/DL方法进行面部美容整形手术前专业心理治疗是否会促使患者改变手术决定。这些方法可以帮助确定患者的手术动机，同时通过心理治疗来降低手术率。此外，还可以使用人工智能/ML/DL 方法研究宗教信仰对患者整形手术动机的影响，从而研究进行整形手术的影响因素。

（刘高峰　何颖君）

参考文献

1. Nachmani, O., et al. (2022). *"Facekit"—Toward an automated facial analysis app using a machine learning–derived facial recognition algorithm.* Plastic Surgery. 22925503211073843.
2. Deepa, H., Gowrishankar, S., & Veena, A. (2022). A deep learning-based detection of wrinkles on skin. In *Computational Vision and Bio-Inspired Computing* (pp. 25–37). Springer.
3. Yang, D., et al. (2022). A facial size automatic measurement and analysis technology. In *International conference of pioneering computer scientists, engineers and educators.* Springer.
4. Sun, Y., et al. (2022). *A fully automatic postoperative appearance prediction system for Blepharoptosis surgery with image-based deep learning* (p. 100169). Ophthalmology Science.
5. Seol, Y. J., et al. (2022). A study on 3D deep learning-based automatic diagnosis of nasal fractures. *Sensors, 22*(2), 506.
6. Xia, Y., et al. (2022). *AFLFP: A database with annotated facial landmarks for facial palsy.* IEEE Transactions on Computational Social Systems.
7. Borsting, E., et al. (2020). Applied deep learning in plastic surgery: Classifying rhinoplasty

with a mobile app. *The Journal of Craniofacial Surgery, 31*(1), 102–106.

8. Peck, C. J., et al. (2022). Commercial artificial intelligence software as a tool for assessing facial attractiveness: A proof-of-concept study in an orthognathic surgery cohort. *Aesthetic Plastic Surgery, 46*(2), 1013–1016.

9. Moon, G. S., et al. (2022). *Computer aided facial bone fracture diagnosis (CA-FBFD) system based on object detection model.* IEEE Access.

10. Ali, R., et al. (2022). Cranio-maxillofacial post-operative face prediction by deep spatial multiband VGG-NET CNN. *American Journal of Translational Research, 14*(4), 2527.

11. Sabharwal, T., & Gupta, R. (2022). Deep facial recognition after medical alterations. *Multimedia Tools and Applications. Springer*, 1–32.

12. Tokgöz, E. (2023). Surgical approaches used for total hip arthroplasty. In *Total hip arthroplasty: Medical and biomedical engineering and science concepts.* Springer. ISBN #: 9783031089268.

13. Morris, M. X., et al. (2022). *Deep learning applications in surgery: Current uses and future directions* (p. 00031348221101490). The American Surgeon.

14. Sabharwal, T., & Gupta, R. (2022). A deep learning approach to recognize faces after plastic surgery. In *Advances in energy technology* (pp. 195–203). Springer.

15. Sri, T. A., & Gupta, S. (2022). Gender prediction based on morphometry of eyes using deep learning models. *ECS Transactions, 107*(1), 6665.

16. Tokgöz, E. (2023). Biomechanics of total hip arthroplasty. In *Total hip arthroplasty: Medical and biomedical engineering and science concepts.* Springer. ISBN #: 9783031089268.

17. Ma, L., et al. (2022). *Simulation of postoperative facial appearances via geometric deep learning for efficient orthognathic surgical planning.* IEEE Transactions on Medical Imaging.

18. Takiddin, A., et al. (2022). Toward a universal measure of facial difference using two novel machine learning models. *Plastic and Reconstructive Surgery. Global Open, 10*(1), 10.

19. Machine Learning for Mobile Developers. https://developers.google.com/ml-kit, Google, accessed 6 Sept 2022.

20. Farkas, L. G., Bryson, W., & Klotz, J. (1980). Is photogrammetry of the face reliable? *Plastic and Reconstructive Surgery, 66*(3), 346–355. https://doi.org/10.1097/00006534-198066030-00004

21. Grauer, D., Cevidanes, L. S. H., Styner, M. A., et al. (2010). Accuracy and landmark error calculation using cone-beam computed tomography generated cephalograms. *The Angle Orthodontist, 80*(2), 286–294. https://doi.org/10.2319/030909-135.1

22. Mendoza, C. S., Safdar, N., Okada, K., Myers, E., Rogers, G. F., & Linguraru, M. G. (2014). Personalized assessment of craniosynostosis via statistical shape modeling. *Medical Image Analysis, 18*(4), 635–646. https://doi.org/10.1016/j.media.2014.02.008

23. Plooij, J. M., Swennen, G. R. J., Rangel, F. A., et al. (2009). Evaluation of reproducibility and reliability of 3D soft tissue analysis using 3D stereophotogrammetry. *International Journal of Oral and Maxillofacial Surgery, 38*(3), 267–273. https://doi.org/10.1016/j.ijom.2008.12.009

24. Lee, S. (2004). Three-dimensional photography and its application to facial plastic surgery. *Archives of Facial Plastic Surgery, 6*(6), 410–414. https://doi.org/10.1001/archfaci.6.6.410

25. Zuo, K. J., Saun, T. J., & Forrest, C. R. (2019). Facial recognition technology: A primer for plastic surgeons. *Plastic and Reconstructive Surgery, 143*(6), 1298e–1306e. https://doi.org/10.1097/PRS.0000000000005673

26. Jarvis, T., Thornburg, D., Rebecca, A. M., & Teven, C. M. (2020). Artificial intelligence in plastic surgery: Current applications, future directions, and ethical implications. *Plastic and Reconstructive Surgery. Global Open, 8*(10), e3200. https://doi.org/10.1097/GOX.0000000000003200

27. Bouguila, J., & Khochtali, H. (2020). Facial plastic surgery and face recognition algorithms: Interaction and challenges. A scoping review and future directions. *Journal Stomatol Oral Maxillofac Surgery, 121*(6), 696–703. https://doi.org/10.1016/J.JORMAS.2020.06.007

28. Mateen, B. A., Liley, J., Denniston, A. K., Holmes, C. C., & Vollmer, S. J. (2020). Improving the quality of machine learning in health applications and clinical research. *Nature Machine*

Intelligence, 2(10), 554–556. https://doi.org/10.1038/s42256-020-00239-1

29. Jana, R., Datta, D., & Saha, R. (2015). Age estimation from face image using wrinkle features. *Procedia Computer Science, 46*, 1754–1761.

30. Elmahmudi, A., & Ugail, H. (2020). *A framework for facial age progression and regression using exemplar face templates.* Springer Aritical. https://doi.org/10.1007/s00371-020-01960-z

31. Satheesha, T., Satyanarayana, D., Prasad, M. G., & Dhruve, K. D. (2017). Melanoma is skin deep: A 3d reconstruction technique for computerized dermoscopic skin lesion classification. *IEEE Journal of Translational Engineering in Health and Medicine, 5*, 1–17.

32. Rokaha, R. (n.d.). *Skin Wrinkles vs. Non-wrinkles data set,* https://www.kaggle.com/rishantrokaha/skin-wrinkles-vs-nonwrinkles

33. Tokgöz, E. (2023). Optimization for total hip arthroplasty applications. In *Total hip arthroplasty: Medical and biomedical engineering and science concepts.* Springer. ISBN #: 9783031089268.

34. Ting, D. S. W., Lin, H., Ruamviboonsuk, P., et al. (2020). Artificial intelligence, the internet of things, and virtual clinics: Ophthalmology at the digital translation forefront. Lancet digit. *Health, 2*, e8ee9.

35. Danesh, J., Ugradar, S., Goldberg, R., & Rootman, D. B. (2018). A novel technique for the measurement of eyelid contour to compare outcomes following Muller's muscle-conjunctival resection and external levator resection surgery. *Eye, 32*, 1493e1497.

36. Chun, Y. S., Park, H. H., Park, I. K., et al. (2017). Topographic analysis of eyelid position using digital image processing software. *Acta Ophthalmologica, 95*, E625eE632.

37. Mocan, M. C., Ilhan, H., Gurcay, H., et al. (2014). The expression and comparison of healthy and ptotic upper eyelid contours using a polynomial mathematical function. *Current Eye Research, 39*, 553e560.

38. Milbratz, G. H., Garcia, D. M., Guimaraes, F. C., & Cruz, A. A. (2012). Multiple radial mid-pupil lid distances: A simple method for lid contour analysis. *Ophthalmology, 119*, 625e628.

39. Guarin, D. L., Dusseldorp, J., Hadlock, T. A., & Jowett, N. (2018). A machine learning approach for automated facial measurements in facial palsy. *JAMA Facial Plastic Surg., 20*(4), 335–337.

40. Xiong, X., & De la Torre, F. (2013). Supervised descent method and its applications to face alignment. In *Proc. IEEE Conf. Comput* (pp. 532–539). Vis. Pattern Recognit.

41. Amazon Rekognition. (n.d.). https://docs.aws.amazon.com/rekognition, Amazon Corporation, Seattle, WA.

42. FaceMe by CyberLink company. https://www.cyberlink.com/faceme

43. Kairos Face Recognition. https://www.kairos.com/

44. Google – Vision AI Software. https://cloud.google.com/vision, Google Inc., Mountain View, CA

45. Microsoft Azure Face Recognition API Software. https://azure.microsoft.com/en-us/services/cognitive-services/face/, Microsoft Corporation, Redmond, WA

46. Luxand Face Recognition API. https://luxand.cloud/get-face-recognition-api/

47. Kim, D., Kuang, T., Rodrigues, Y. L., Gateno, J., Shen, S. G., Wang, X., Deng, H., Yuan, P., Alfi, D. M., Liebschner, M. A., et al. (2019). A new approach of predicting facial changes following orthognathic surgery using realistic lip sliding effect. In *International conference on medical image computing and computer-assisted intervention* (pp. 336–344). Springer.

48. Badgeley, M. A., Zech, J. R., Oakden-Rayner, L., Glicksberg, B. S., Liu, M., Gale, W., & Dudley, J. T. (2019). Deep learning predicts hip fracture using confounding patient and healthcare variables. *NPJ Digital Medicine, 2*, 31.

49. Lindsey, R., Daluiski, A., Chopra, S., Lachapelle, A., Mozer, M., Sicular, S., & Potter, H. (2018). Deep neural network improves fracture detection by clinicians. *Proceedings of the National Academy of Sciences of USA, 115*, 11591–11596.

50. Kolanu, N., Silverstone, E. J., Ho, B. H., Pham, H., Hansen, A., Pauley, E., & Pocock, N. A. (2020). Clinical utility of computer-aided diagnosis of vertebral fractures from computed tomography images. *Journal of Bone and Mineral Research, 35*, 2307–2312.

51. Tokgöz, E. (2023). Advancing engineering of total hip arthroplasty. In *Total hip arthroplasty: Medical and biomedical engineering and science concepts*. Springer. ISBN #: 9783031089268.

52. Zhang, H., Cisse, M., Yann Dauphin, N., & Lopez-Paz, D. (2018). *Mixup: Beyond empirical risk minimization* (pp. 1–13). Proc. ICLR Conf.

53. Gunes, H., & Piccardi, M. (2006). Assessing facial beauty through proportion analysis by image processing and supervised learning. *International Journal of Human-Computer Studies, 64*, 1184–1199.

54. Rambhatla, S., Huang, S., Trinh, L., et al. (2021). DL4Burn: Burn surgical candidacy prediction using multimodal deep learning. *American Medical Informatics Association Annual Symposium Proceedings, 2021*, 1039–1048.

55. Acha, B., Serrano, C., Fondón, I., & Gómez-Cía, T. (2013). Burn depth analysis using multidimensional scaling applied to psychophysical experiment data. *IEEE Transactions on Medical Imaging, 32*(6), 1111–1120.

56. Martínez-Jiménez, M. A., Luna, J. L. R.-G., Kolosovas-Machuca, E. S., Drager, J., & González, F. J. (2018). Development and validation of an algorithm to predict the treatment modality of burn wounds using thermographic scans: Prospective cohort study. *PLoS One, 13*(11), e0206477.

57. Serrano, C., Boloix-Tortosa, R., Gómez-Cía, T., & Acha, B. (2015). Features identification for automatic burn classification. *Burns, 41*(8), 1883–1890.

58. Yadav, D. P., Sharma, A., Singh, M., & Goyal, A. (2019). Feature extraction based machine learning for human burn diagnosis from burn images. *IEEE Journal of Translational Engineering in Health and Medicine, 7*, 1–7.

59. Wang, Y., et al. (2020). Real-time burn depth assessment using artificial networks: A large-scale, multicentre study. *Burns, 46*(8), 1829–1838.

60. Rowland, R. A., Ponticorvo, A., Baldado, M. L., Kennedy, G. T., Burmeister, D. M., Christy, R. J. J., Bernal, N. P., & Durkin, A. J. (2019). Burn wound classification model using spatial frequency-domain imaging and machine learning. *Journal of Biomedical Optics, 24*(5), 056007.

61. ImageNet dataset. https://paperswithcode.com/dataset/imagenet, accessed 16 Sept 2022.

62. Lou, L., Cao, J., Wang, Y., Gao, Z., Jin, K., Xu, Z., Zhang, Q., Huang, X., & Ye, J. (2021). Deep learning-based image analysis for automated measurement of eyelid morphology before and after blepharoptosis surgery. *Annals of Medicine, 53*(1), 2278–2285.

63. Bhalodia, R., Dvoracek, L. A., Ayyash, A. M., Kavan, L., Whitaker, R., & Goldstein, J. A. (2020). Quantifying the severity of metopic Craniosynostosis: A pilot study application of machine learning in craniofacial surgery. *The Journal of Craniofacial Surgery, 31*(3), 697–701.

64. Krois, J., et al. (2019). Deep learning for the radiographic detection of periodontal bone loss. *Scientific Reports, 9*, 8495.

65. Lee, J. H., Kim, D. H., & Jeong, S. N. (2020). Diagnosis of cystic lesions using panoramic and cone beam computed tomographic images based on deep learning neural network. *Oral Diseases, 26*, 152–158.

66. Kim, D. W., et al. (2019). Deep learning-based survival prediction of oral cancer patients. *Scientific Reports, 9*, 6994.

67. Stehrer, R., et al. (2019). Machine learning based prediction of perioperative blood loss in orthognathic surgery. *Journal of Cranio-Maxillofacial Surgery*.

68. Yu, H. J., et al. (2019). Automated skeletal classification with lateral cephalometry based on artificial intelligence. *Journal of Dental Research, 99*, 245–256.

69. Jeong, S. H., Yun, J. P., Yeom, H. G., Lim, H. J., Lee, J., & Kim, B. C. (2020). Deep learning-based discrimination of soft tissue profiles requiring orthognathic surgery by facial photographs. *Scientific Reports, 10*(1), 16235.

70. Tokgoz, E. (2022). *Total hip arthroplasty: Medical and biomedical engineering and science concepts*. Springer.

71. Boonipat, T. M. D., Asaad, M. M. D., Lin, J. B. S., Glass, G. E. M. D., Mardini, S. M. D., & Stotland, M. M. D. (2020). Using artificial intelligence to measure facial expression following facial reanimation surgery. *Plastic and Reconstructive Surgery, 146*(5), 1147–1150.

72. Ludi, E. K., Rohatgi, S., Zygmont, M. E., Khosa, F., & Hanna, T. N. (2016). Do radiologists and surgeons speak the same language? A retrospective review of facial trauma. *Amer. J. Roentgenol., 207*(5), 1070–1076.

73. Lee, K. H. (2009). Interpersonal violence and facial fractures. *Journal of Oral and Maxillofacial Surgery, 67*(9), 1878–1883.

74. Bakardjiev, A., & Pechalova, P. (2007). Maxillofacial fractures in southern bulgaria_A retrospective study of 1706 cases. *Journal of Cranio-Maxillofacial Surgery, 35*(3), 147–150.

75. Nappi, M., Ricciardi, S., & Tistarelli, M. (2016). Deceiving faces: When plastic surgery challenges face recognition. *Image and Vision Computing, 54*, 71–82.

76. Bradbury, E. T., Simons, W., & Sanders, R. (2006). Psychological and social factors in reconstructive surgery for hemi-facial palsy. *Journal of Plastic, Reconstructive & Aesthetic Surgery, 59*, 272–278.

77. Kang, T. S., Vrabec, J. T., Giddings, N., & Terris, D. J. (2002). Facial nerve grading systems (1985–2002): Beyond the House-Brackmann scale. *Otology & Neurotology, 23*, 767–771.

78. Fattah, A. Y., Gurusinghe, A. D., Gavilan, J., et al. (2015). Sir Charles Bell Society. Facial nerve grading instruments: Systematic review of the literature and suggestion for uniformity. *Plastic and Reconstructive Surgery, 135*, 569–579.

79. Chen, K., et al. (2020). Facial recognition neural networks confirm success of facial feminization surgery. *Plastic and Reconstructive Surgery, 145*(1), 203–209.

80. Gray, M. S., Lawrence, D. T., Golomb, B. A., & Sejnowski, T. J. (1995). A perceptron reveals the face of sex. *Neural Computation, 7*, 1160–1164. https://doi.org/10.1162/neco.1995.7.6.1160

81. Gurovich, Y., Hanani, Y., Bar, O., et al. (2019). Identifying facial phenotypes of genetic disorders using deep learning. *Nature Medicine, 25*, 60–64.

82. Dorfman, R., et al. (2020). Making the subjective objective: Machine learning and rhinoplasty. *Aesthetic Surgery Journal, 40*(5), 493–498.

83. Patcas, R., et al. (2019). Facial attractiveness of cleft patients: A direct comparison between artificial-intelligence-based scoring and conventional rater groups. *European Journal of Orthodontics, 41*(4), 428–433.

84. Liu, X., Shan, S., & Chen, X. (2012). *Face recognition after plastic surgery: A comprehensive study* (pp. 565–5762). Asian Conference on Computer Vision.

85. Sabharwal, T., Gupta, R., Son, L. H., et al. (2019). Recognition of surgically altered face images: An empirical analysis on recent advances. *Artificial Intelligence Review, 52*, 1009–1040.

86. Sabharwal, T., & Gupta, R. (2019). Human identification after plastic surgery using region based score level fusion of local facial features. *Journal of Information Security and Applications, 48*, 102373. ISSN 2214-2126. https://doi.org/10.1016/j.jisa.2019.102373

87. Mehta, H. (2009). On innovations in plastic surgery. *Journal of Plastic, Reconstructive & Aesthetic Surgery, 62*, 437–441.

88. Sabharwal, T., Garg, T., & Singh, S. V. (2019). A comparative analysis of various deep learning models for facial recognition. In *6th international conference on computing for sustainable global development* (pp. 966–970). (INDIACom) New Delhi.

89. Farfade, S. S., Saberian, M. J., & Li, L.-J. (2015). Multi-view face detection using deep convolutional neural networks. In *Proceedings of the 5th ACM on international conference on multimedia retrieval* (pp. 643–650). ACM.

90. Tapia, J. E., Perez, C. A., & Bowyer, K. W. (2016). Gender classification from the same iris code used for recognition. *IEEE Transactions on Information Forensics and Security, 11*(8), 1760–1770.

91. Huang, G., Liu, Z., & Weinberger, K. Q. (2017). *Densely connected convolutional networks* (pp. 2261–2269). IEEE Conference on Computer Vision and Pattern Recognition (CVPR).

92. Lian, H. C., & Lu, B. L. (2007). Multi-view gender classification using multi-resolution local binary patterns and support vector machines. *International Journal of Neural Systems, 17*(6), 479–487.

93. Perez, C., Tapia, J., Estévez, P., & Held, C. (2012). Gender classification from face images using mutual information and feature fusion. *International Journal of Optomechatronics, 6*(1), 92–119.

94. Vetrekar, N., Naik, A., & Gad, R. S. (2021). Cross-spectral gender classification using multi-spectral face imaging. *Journal of Physics Conference Series, 1921*(1).

95. Gupta, S., et al. (2019). Secret image digitization over public cloud through Cbtv based image fusion. *International Journal of Innovative Technology and Exploring Engineering, 8*(10).

96. Irhebhude, M. E., Kolawole, A. O., & Hauwa, K. (2021). Goma a gender recognition system using facial images with high dimensional data. Malaysian. *Journal of Applied Sciences, 6*(1), 27–45.

97. Iosr, J., Dharamraj, Y., Shashwat, S., & Bramah, H. Gender classification using face image and voice (2015).

98. Irhebhude, M. E., Kolawole, A. O., & Goma, H. K. (2021). A gender recognition system using facial images with high dimensional data. *Malaysian Journal of Applied Sciences, 6*(1), 27–45. https://doi.org/10.1049/iet-bmt.2018.5233

99. Gupta, S., Ramadevi, Y., Agarwal, K., & Yadav, C. S. (2021). COVID pandemic analysis using auto-regression-based moving average method. *Materials Today Proceedings*. https://doi.org/10.1016/j.matpr.2021.01.710. Advance online publication.

100. Alonso-Fernandez, F., Hernandez-Diaz, K., Ramis, S., Perales, F. J., & Bigun, J. (2021). Facial masks and soft-biometrics: Leveraging face recognition CNNs for age and gender prediction on mobile ocular images. *IET Biometrics*. https://doi.org/10.1049/bme2.12046. Epub Ahead of Print.

101. Fu, Y., Zhao, L., Zheng, H., Sun, Q., Yang, L., Li, H., Xie, J., Xue, X., Li, F., Li, Y., Wang, W., Pei, Y., Wang, J., Wu, X., Zheng, Y., Tian, H., & Gu, M. (2021). Rapid COVID-19 risk screening by eye-region manifestations. *ArXiv, abs/2106.06664*.

102. Uddin, J., et al. (2020). A convolutional neural network for real-time face detection and emotion & gender classification. *OSR Journal of Electronics and Communication Engineering (IOSR-JECE)*. e-ISSN: 2278-2834,p- ISSN: 2278-8735, *15*(3), 37–46. https://doi.org/10.9790/2834-1503013746

103. Bremberg, U., Cederin, L., Lindgren, G., & Pagliaro, F. (2021) Classifying age and gender on historical photographs using convolutional neural networks (dissertation). Retrieved from http://urn.kb.se/resolve?urn:nbn:se:uu:diva-445914

104. van der Schalk, J., Hawk, S. T., Fischer, A. H., & Doosje, B. (2011). Moving faces, looking places: Validation of the Amsterdam dynamic facial expression set (ADFES). *Emotion, 11*, 907–920.

105. Ekman, P., & Friesen, W. (1978). *Facial action coding system: A technique for the measurement of facial movement*. Consulting Psychologists Press.

106. Coulson, S. E., O'dwyer, N. J., Adams, R. D., & Croxson, G. R. (2004). Expression of emotion and quality of life after facial nerve paralysis. *Otology & Neurotology, 25*, 1014–1019.

107. Ekman, P. (1986). Psychosocial aspects of facial paralysis. In M. May (Ed.), *The facial nerve* (pp. 781–787). Thieme.

108. Twerski, A., & Twerski, B. (1986). The emotional impact of facial paralysis. In M. May (Ed.), *The facial nerve* (pp. 788–794). Thieme.

109. Kiranantawat, K., Sitpahul, N., Taeprasartsit, P., Constantinides, J., Kruavit, A., Srimuninnimit, V., et al. (2014). The first smartphone application for microsurgery monitoring: Silpa Ramanitor. *Plastic Reconstruction Surgery, 134*(1), 130–139.

110. Face Reader, Noldus. https://www.noldus.com/facereader. Accessed on 20 Sept 2022.

111. Kuo, P. J., et al. (2018). Artificial neural network approach to predict surgical site infection after free-flap reconstruction in patients receiving surgery for head and neck cancer. *Oncotarget, 9*(17), 13768.

112. Kanevsky, J., Corban, J., Gaster, R., Kanevsky, A., Lin, S., & Gilardino, M. (2016). Big data and machine learning in plastic surgery: A new frontier in surgical innovation. *Plastic Reconstruction Surgery, 137*(5), 890e–897e.

113. Yeong, E.-K., Hsiao, T.-C., Chiang, H. K., & Lin, C.-W. (2005). Prediction of burn healing time using artificial neural networks and reflectance spectrometer. *Burns, 31*(4), 415–420.

114. Shepp, L. A., & Logan, B. F. (1974). The Fourier reconstruction of a head section. *IEEE Transactions on Nuclear Science, 21*(3), 21–43.

115. Guo, P., Hu, M., & Jia, Y. (Eds.). (2006). *2006 International Conference on Computational Intelligence and Security* (pp. 1865–1868). IEEE. https://doi.org/10.1109/ICCIAS.2006.295389

116. Cierniak, R. (2008). A 2D approach to tomographic image reconstruction using a hopfield-type neural network. *Artificial Intelligence in Medicine, 43*, 113–125.

117. Cierniak, R. (2008). A new approach to image reconstruction from projections using a recurrent neural network. *International Journal of Applied Mathematics and Computer Science, 18*, 147–157.

118. Cierniak, R. (2009). New neural network algorithm for image reconstruction from fan-beam projections. *Neurocomputing, 72*, 3238–3244.

119. Cierniak, R., et al. (2010). A statistical tailored image reconstruction from projections method. In G. Phillips-Wren, L. C. Jain, K. Nakamatsu, et al. (Eds.), *Advances in intelligent decision technologies* (pp. 181–190). Springer.

120. Cierniak, R. (2010). A statistical approach to image reconstruction from projections problem using recurrent neural network. In K. Diamantaras, W. Duch, & L. S. Iliadis (Eds.), *ICANN 2010* (pp. 138–141). Springer.

121. Cierniak, R. (2011). Neural network algorithm for image reconstruction using the "grid-friendly" projections. *Australasian Physical & Engineering Sciences in Medicine, 34*, 375–389.

122. Cierniak, R., & Lorent, A. (2012). A neuronal approach to the statistical image reconstruction from projections problem. In N.-T. Nguyen, K. Hoang, & P. Jędrzejowicz (Eds.), *ICCCI 2012* (pp. 344–353). Springer.

123. Würfl, T., Ghesu, F. C., Christlein, V., Maier, A., et al. (2016). Deep learning computed tomography. In S. Ourselin, L. Joskowicz, M. R. Sabuncu, et al. (Eds.), *MICCAI 2016* (pp. 432–440). Springer.

124. Adler, J., & Öktem, O. (2017). Solving ill-posed inverse problems using iterative deep neural networks. *Inverse Problems, 33*, 124007.

125. Adler, J., & Oktem, O. (2018). Learned primal-dual reconstruction. *IEEE Transactions on Medical Imaging, 37*, 1322–1332.

126. Zhang, J., & Zuo, H. (2019). Iterative CT image reconstruction using neural network optimization algorithms. In H. Bosmans, G.-H. Chen, & T. Gilat Schmidt (Eds.), *Medical imaging 2019: Physics of medical imaging* (p. 1094863). SPIE.

127. Tokgöz, E., & Truden, A. (2022). *Artificial intelligence, deep learning, and machine learning applications in total hip arthroplasty, total hip arthroplasty: Medical and biomedical engineering and science concepts, optimization for total hip arthroplasty applications.*, ISBN #: 9783031089268. Springer.

128. Pandeeswari, R. M., Deepthyka, K., Abinaya, M., Deepa, V., Kabilan, R., & Glorintha, J. (2022). Fast evolutionary algorithm based identifying surgically distorted face for surveillance application. *International Conference on Sustainable Computing and Data Communication Systems (ICSCDS), 2022*, 516–521.

129. Singh, R., Vatsa, M., Bhatt, H. S., Bharadwaj, S., Noore, A., & Nooreyezdan, S. S. (2010). Plastic surgery: A new dimension to face recognition. *IEEE Transactions on Information Forensics and Security, 5*(3), 441–448.

130. De Marsico, M., Nappi, M., Riccio, D., & Wechsler, H. (2011). Robust face recognition after plastic surgery using local region analysis. *Proceedings of International Conference Image Analysis and Recognition, 6754*, 191–200.

131. Aggarwal, G., Biswas, S., Flynn, P. J., & Bowyer, K. W. (2012). A sparse representation approach to face matching across Plastic surgery. *Roc. Workshop on the Applications of Computer Vision*, 1–7.

132. Sumathi, E., & Rajeswari, M. P. R. (2013). Genetic algorithm based recognizing surgically altered face images for real time security application. *International Journal of Scientific and Research Publications, 3*(12), 1–6.

133. Bhatt, H. S., Bharadwaj, S., Singh, R., & Vatsa, M. (2010). *On matching sketches with digital face images* (pp. 1–7). 2010 Fourth IEEE International Conference on Biometrics: Theory, Applications and Systems (BTAS), Washington.

134. Weyrauch, B., Heisele, B., Huang, J., & Blanz, V. (2004). Component-based face recognition with 3D morphable models. *Conference on Computer Vision and Pattern Recognition Workshop, 2004*, 85–85.

135. Lee, T.-Y., Lin, C.-H., & Lin, H.-Y. (2001). Computer-aided prototype system for nose surgery. *IEEE Transactions on Information Technology in Biomedicine, 5*(4), 271–278.

136. Sosa, D., Carola, N., Levitt, S., Patel, V., & Tokgöz, E. (2023). Surgical approaches used for total knee arthroplasty. In *Total knee arthroplasty: Medical and biomedical engineering and science concepts*. Springer. ISBN #: 978-3-031-31099-7.

137. Tokgöz, E. (2023). Preexisting conditions leading to total hip arthroplasty. In *Total hip arthroplasty: Medical and biomedical engineering and science concepts*. Springer. ISBN #: 9783031089268.

138. Tokgöz, E. (2023). Perioperative patient care for total hip arthroplasty. In *Total hip arthroplasty: Medical and biomedical engineering and science concepts*. Springer. ISBN #: 9783031089268.

139. Tokgöz, E. (2023). Surgical approach comparisons in total hip arthroplasty. In *Total hip arthroplasty: Medical and biomedical engineering and science concepts*. Springer. ISBN #: 9783031089268.

140. Tokgöz, E. (2023). Complications of total hip arthroplasty. In *Total hip arthroplasty: Medical and biomedical engineering and science concepts*. Springer. ISBN #: 9783031089268.

141. Tokgöz, E. (2023). Medical improvement suggestions for total hip arthroplasty. In *Total hip arthroplasty: Medical and biomedical engineering and science concepts*. Springer. ISBN #: 9783031089268.

142. Tokgöz, E. (2023). All-inclusive impact of robotics applications on THA: Overall impact of robotics on total hip arthroplasty patients from manufacturing of implants to recovery after surgery. In *Total hip arthroplasty: Medical and biomedical engineering and science concepts*. Springer. ISBN #: 9783031089268.

143. Tokgöz, E. (2023). Biomechanical success of traditional versus robotic-assisted total hip arthroplasty. In *Total hip arthroplasty: Medical and biomedical engineering and science concepts*. Springer. ISBN #: 9783031089268.

144. Tokgöz, E., Levitt, S., Patel, V., Carola, N., & Sosa, D. (2023). Biomechanics of total knee arthroplasty. In *Total knee arthroplasty: Medical and biomedical engineering and science concepts*. Springer. ISBN #: 978-3-031-31099-7.

145. Tokgöz, E., Carola, N., Levitt, S., Patel, V., & Sosa, D. (2023). Robotics applications in total knee arthroplasty. In *Total knee arthroplasty: Medical and biomedical engineering and science concepts*. Springer. ISBN #: 978-3-031-31099-7.

146. Tokgöz, E., Sosa, D., Carola, N., Levitt, S., & Patel, V. (2023). Impact of manufacturing on total knee arthroplasty. In *Total knee arthroplasty: Medical and biomedical engineering and science concepts*. Springer. ISBN #: 978-3-031-31099-7.

147. Tokgöz, E., Patel, V., Carola, N., Sosa, D., & Levitt, S. (2023). Optimization investigations on total knee arthroplasty. In *Total knee arthroplasty: Medical and biomedical engineering and science concepts*. Springer. ISBN #: 978-3-031-31099-7.

148. Tokgöz, E., Patel, V., Sosa, D., Levitt, S., & Carola, N. (2023). Artificial intelligence, deep learning, and machine learning applications in total knee arthroplasty. In *Total knee arthroplasty: Medical and biomedical engineering and science concepts*. Springer. ISBN #:

978-3-031-31099-7.
149. Tokgöz, E. (2023). Advancing engineering of total knee arthroplasty. In *Total knee arthroplasty: Medical and biomedical engineering and science concepts*. Springer. ISBN #: 978-3-031-31099-7.
150. Tokgöz, E., & Marina, A. C. (2023). Biomechanics of facial plastic surgery applications. In *Cosmetic and reconstructive facial plastic surgery: A review of medical and biomedical engineering and science concepts*. Springer. ISBN #: 978-3031311673.
151. Tokgöz, E., & Marina, A. C. (2023). Applications of artificial intelligence, machine learning, and deep learning on facial plastic surgeries. In *Cosmetic and reconstructive facial plastic surgery: A review of medical and biomedical engineering and science concepts*. Springer. ISBN #: 978-3031311673.
152. Tokgöz, E., & Marina, A. C. (2023). Robotics applications in facial plastic surgeries. In *Cosmetic and reconstructive facial plastic surgery: A review of medical and biomedical engineering and science concepts*. Springer. ISBN #: 978-3031311673.
153. Tokgöz, E., & Marina, A. C. (2023). Engineering psychology of facial plastic surgery patients. In *Cosmetic and reconstructive facial plastic surgery: A review of medical and biomedical engineering and science concepts*. Springer. ISBN #: 978-3031311673.
154. Tokgöz, E. (2023). Technological improvements on facial plastic, head and neck procedures. In *Cosmetic and reconstructive facial plastic surgery: A review of medical and biomedical engineering and science concepts*. Springer. ISBN #: 978-3031311673.
155. Levitt, S., Patel, V., Sosa, D., Carola, N., & Tokgöz, E. (2023). Preexisting conditions leading to total knee arthroplasty. In *Total knee arthroplasty: Medical and biomedical engineering and science concepts*. Springer. ISBN #: 978-3-031-31099-7.
156. Sosa, D., Carola, N., Patel, V., Levitt, S., & Tokgöz, E. (2023). Surgical approach comparison in total knee arthroplasty. In *Total knee arthroplasty: Medical and biomedical engineering and science concepts*. Springer. ISBN #: 978-3-031-31099-7.
157. Sosa, D., Carola, N., Patel, V., Levitt, S., & Tokgöz, E. (2023). Perioperative patient care for total knee arthroplasty. In *Total knee arthroplasty: Medical and biomedical engineering and science concepts*. Springer. ISBN #: 978-3-031-31099-7.
158. Levitt, S., Patel, V., Carola, N., Sosa, D., & Tokgöz, E. (2023). Complications of total knee arthroplasty. In *Total knee arthroplasty: Medical and biomedical engineering and science concepts*. Springer. ISBN #: 978-3-031-31099-7.
159. Carola, N., Patel, V., Levitt, S., Sosa, D., & Tokgöz, E. (2023). Ergonomics of total knee arthroplasty. In *Total knee arthroplasty: Medical and biomedical engineering and science concepts*. Springer. ISBN #: 978-3-031-31099-7.
160. Marina, A. C., & Tokgöz, E. (2023). Non-surgical facial aesthetic procedures. In *Cosmetic and reconstructive facial plastic surgery: A review of medical and biomedical engineering and science concepts*. Springer. ISBN #: 978-3031311673.
161. Marina, A. C., & Tokgöz, E. (2023). Aesthetic surgery of the upper face and cheeks. In *Cosmetic and reconstructive facial plastic surgery: A review of medical and biomedical engineering and science concepts*. Springer. ISBN #: 978-3031311673.
162. Marina, A. C., & Tokgöz, E. (2023). Aesthetic surgery of the nose and lower face. In *Cosmetic and reconstructive facial plastic surgery: A review of medical and biomedical engineering and science concepts*. Springer. ISBN #: 978-3031311673.
163. Marina, A. C., Donofrio, G., & Tokgöz, E. (2023). Surgical reconstruction of craniofacial malformations. In *Cosmetic and reconstructive facial plastic surgery: A review of medical and biomedical engineering and science concepts*. Springer. ISBN #: 978-3031311673.
164. Marina, A. C., & Tokgöz, E. (2023). Surgical reconstruction of craniofacial trauma and burns. In *Cosmetic and reconstructive facial plastic surgery: A review of medical and biomedical engineering and science concepts*. Springer. ISBN #: 978-3031311673.
165. Marina, A. C., & Tokgöz, E. (2023). Cosmetic and reconstructive facial plastic surgery related simulation and optimization efforts. In *Cosmetic and reconstructive facial plastic*

surgery: A review of medical and biomedical engineering and science concepts. Springer. ISBN #: 978-3031311673.

166. Musafer, H., & Tokgöz, E. (2023). A facial wrinkle detection by using deep learning with an efficient optimizer. In *Cosmetic and reconstructive facial plastic surgery: A review of medical and biomedical engineering and science concepts.* Springer. ISBN #: 978-3031311673.

第 10 章

机器人技术在面部整形手术中的应用

Emre Tokgöz (iD) , Marina A. Carro

1 概述

　　受过解剖学培训的整形外科医生，均应熟练掌握皮瓣移植修复以及其他阶段的重建工作[176]。公元前 750–800年，印度外科学之父 Sushruta 详细记载了通过推进颊部皮瓣进行鼻缺损的重建手术，这是目前关于鼻整形手术的最早记载，它主要描述的是当时使用的技术。这部著作还介绍了通过颊部皮瓣修复口唇畸形以及耳裂或残耳的修复方法。几个世纪后，这种利用推进皮瓣的方法被后人称为法式方法[176]。使用蜡和土陶制作义眼、义耳和义鼻的面部修复术可追溯到公元前 500 年的埃及[177]。三维打印技术推动了面部修复技术的发展[27]。先进的制造技术可以在数小时内制作出极其精细、栩栩如生的面部特征模型，其成本较以往的传统假肢大大降低[178]。据了解，3D 打印应用于小尺寸定制植入物或假体（如用于颅面病损）的效果显著[179]。

　　机器人技术是另一个重要的进步，它也应用于 3D 打印以及其他面部整形手术，如头部、眼部及颈部整形手术。除了 3D 打印和机器人技术外，面部整形手术还可采用许多其他技术，如增强现实（AR）、虚拟现实（VR）、模拟软件、CT 扫描图像、机器学习、深度学习、人工智能、摄像头、传感器、激光技术以及高级数据分析软件。本章中我们将介绍与机器人相关的几项技术，重点是机器人在头颈部手术和面部整形手术中的应用。

E. Tokgöz（✉）
Whiting School of Engineering, Johns Hopkins University, Baltimore, MD, USA

M. A. Carro
The Frank H. Netter M.D. School of Medicine, Quinnipiac University,
North Haven, CT, USA
e–mail: Marina.Carro@quinnipiac.edu

为满足患者经济且个体化的治疗需求，个体化面部重建应运而生[27]。软骨样黏液纤维瘤（CMF）是一种呈分叶状生长的黏液样和软骨样分化的良性肿瘤，治疗时需要行病变刮除植骨。如果这种肿瘤发生在面部，在治疗过程中可能存在解剖学设计的挑战[120, 121]。自体骨移植有其局限性，如骨量有限和可能面临疼痛、感染和功能障碍等并发症[122]。三维打印植入物可提高解剖精度，实现个性化治疗。面部损伤修复需要多次手术，可能面临钢板系统安装不精确等问题，而借助单组分三维植入体可实现精确骨移植，这可以大大提高重建结构的完整性和美观度。通过生物相容性化学反应或光引发交联，将生物打印皮肤直接置于小鼠伤口或烧伤缺损处，测试了使用机器人技术进行细胞交联的有效性[123]。这种增材制造技术推动了手术的发展和应用性。3D打印喷射方法可高速重建皮肤缺损[124]，而机器人技术的精确性则推动了修复手术的发展[125]。

传统的手术往往需要一个较大的手术切口，充分暴露手术视野以及相关病灶。而计算机辅助手术（CAS）在整形外科手术中的应用，主要用到了成像扫描、计算机技术和机器人技术。CAS的特点包括：

- 与传统技术相比，手术切口更小
- 手术过程中创伤更小
- 快速定位病灶，缩短手术时间
- 识别并避免损伤邻近结构
- 规划和模拟最佳入路

例如，随着CAS技术的进步，使一些曾经无法完成的脑肿瘤手术成为可能。切除肿瘤时需要注意保护周围组织、神经和血管。

机器人手术在口腔颌面外科、头颈外科的应用包括但不限于以下方面[15]：

- 机器人辅助扁桃体根治术
- 舌根肿瘤切除
- 去除唾液腺病变（即良性肿瘤、恶性肿瘤和唾液腺结石）
- 切除良性或恶性咽旁间隙肿瘤

某些口腔颌面外科手术，如切开复位术、面部截骨术、骨折内固定术和面部植入物置入术等，都需要精细的切口设计，目的是通过选择较为隐蔽的手术切口，在完成手术的同时，尽可能地减少手术瘢痕。例如，在治疗口咽部肿瘤时，通过更多地使用三维（3D）成像技术，如锥束计算机断层扫描（CBCT）和口内扫描（IOS），牙科植入物的手术植入和修复已成为临床和学术研究中的常规做法，植入团队能够利用 CAS 以协作的方式执行修复驱动规划[15]。机器人技术的应用实例如下：

- RoboDent 用于计算机辅助牙科植入[116]
- 吸烟对机器人经口治疗人类乳头瘤病毒相关口咽癌患者生存结果的影响[117]
- 机器人经口进行扁桃体癌切除手术[118]

作为一项可行性研究，义献[1]中使用达芬奇 Xi 手术系统进行支架植入和二期皮瓣寄养。该研究的目的是在大网膜上进行骨骼培植，作为面部骨骼重建的一部分。

最初使用手术系统将支架植入大网膜，3个月后进行游离皮瓣切取，包括胃结肠血管蒂的切取。RAS的平均持续时间比开放手术的平均持续时间（约1小时）长约20%。两种手术方法均未发现并发症，支架的巧妙应用达到了预期的支撑效果。作者总结了Xi系统在再生手术中的微创优势。

在颅颌面骨外科中，也有研究将RAS和传统手术进行了比较[5]。研究观察了年龄在18～30岁、确诊下颌骨缺损、需要进行下颌骨成形手术的患者。对患者满意度量表、手术辅助测量指数、手术疼痛量表、围手术期以及术后 1周、4周和24周的并发症进行分析，比较两种方法的有效性。研究人员发现，在 RAS 与传统方法的比较中，两者在以下方面统计学上没有明显差异：

- 手术时间（RAS 平均延长约 15 分钟）
- 手术室时间（RAS 约延长 10%）
- 出血量
- 无不良事件、输血或意外入住重症监护室
- 住院时间
- 管道引流持续时间
- 引流量

术后的并发症随访表明，两组患者均未出现骨折或感染等严重并发症，局部血肿、口腔皮肤损伤和感觉异常等轻微并发症也很容易处理。总体而言，与传统手术方法相比，RAS 的截骨准确性和安全性更高，体现了 RAS 的优势[5]。

在文献[11]中，将机器人技术应用于颅骨整形手术。作者设计了测量指标，利用经软件计算的 CT 数据进行颅骨重建。结果显示，机器人手术组和传统手术组在截骨线的确定方面没有明显差异。

2 软体机器人技术在面部整形手术中的应用

不同的研究者对软体机器人有不同的定义[35-41]；不过，最简单的定义是，软体机器人是一种在设计、控制和制造过程中使用了低刚性柔性材料的机器人。软体机器人技术的关键在于其整体结构的灵活性，与带有刚性链接的传统机器人相比，它避免了使用刚性材料。与传统技术和传统机器人相比，软质材料可在造成损伤前发生变形，这为设计医疗设备提供了资源，对人体组织的损伤较小。软质材料包括：

- 薄层塑料，如聚乙烯（PE）、聚对苯二甲酸乙二酯（PET）或聚丙烯（PP）
- 人造橡胶，如聚二甲基硅氧烷（和聚氨酯）
- 镍钛（NiTi、Nitinol）等具有超强弹性、横截面积非常小的金属材料。

之所以需要改变典型机器人的设计，是因为自动化领域需要机器人与目标物体进行互动来减少应力，而传统机器人由于其几何结构或设计无法与这些目标物体进行交互。图10-1借助经鼻颅底手术举例说明了软体机器人的应用原因（左），而几何基元（右）可能需要设计为软体机器人的局部操作装置[42]，管道连续体机器人由一组预曲管插入到彼此之中，组装管的整体形状通过在其近端相对于彼此进行平移和旋转来控制。

此类机器人的设计空间极具挑战性，因为每个组件管道都可以根据其长度、分段曲率、直径和材料特性进行单独参数化。选择这些参数需要考虑工作空间的条件限制，对驱动管进行同心布置和设计，因此需要使用计算约束优化和启发式方法来确定软体机器人设计的结构和预期运动。目前，人们有意向将管道连续体机器人（TCR）用于外科手术，主要是经鼻手术[43]、心脏手术[44]和神经外科手术[45]。TCR 可作为组织内可转向的针头经皮应用，也可作为操纵器通过自然腔隙或小切口进行远程或半自动操作。

软体机器人技术用于可穿戴康复技术的开发，也与面部整形手术有关[22]。可穿戴康复技术与面部康复[53-58]以及机器护甲[47, 48]和手套[49-52]息息相关。面瘫是指面部肌肉无法运动，可发生在面部的单侧或双侧。面瘫可能是由于先天条件、外伤或疾病造成的神经损伤。面瘫可分为暂时性面瘫和永久性面瘫，也可分为完全性面瘫和部分性面瘫。面瘫的分类也是其治疗依据。鉴于人脸的几何特性以及神经系统的相关结构如果被坚硬物体触碰会导致损伤，软体机器人的开发应用意义非凡。图10-1 展示了软体机器人技术的应用。该图展示了如何将软体机器人技术简单地应用于经鼻手术。

软体机器人用于面部康复的技术理念之一是利用健侧获得的天然神经信号，恢复患侧肌肉的自然能力[22]。例如，将面部健侧在微笑时产生的神经信号作为控制机制提供输入信号；该机制通过在健侧面部使用具有颧骨和颞骨分支的执行器和传感器来发挥作用，而系统的输出则是通过制造的软体机器人刺激面部神经产生信号。由于需要用到液体和传感器，这种治疗设备的设计需要考虑较多因素，如材料的精心选择、几何设计、安全系数和生物力学计算。面部软组织的特性要求其需要使用柔软、质轻的材料来保障其安全性和有效性，同时，通过转换进入系统的能量和信号来安全产生运动[63-67]。

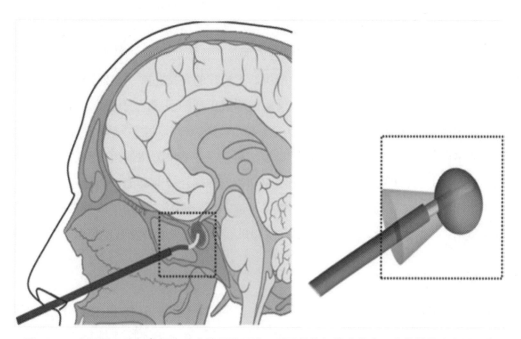

图 10-1　左侧显示了经鼻颅底手术的颅骨区域，利用软体机器人技术可将其转换为右侧图像

从生物力学角度讲，面部康复设计在面部施力时需小心谨慎[63-67]。使用的液体必须安全且具有适当的阻力，如甘油[61, 62]。在软体机器人开发制造的过程中，使用的是传统的模塑和层压方法，采用的是零敲碎打的方式，很少讨论制造过程中的粘结性问题。在文献[22]中首次提出三维打印是制造这种可穿戴技术的方法之一。三维打印的优势在于：可根据患者需求定制打印设计、成本效益高、生产速度快、易于测试、可通过快速迭代升级设计并在患者身上进行相关效果测试。在 3D 打印过程中使用的材料需要经过精心挑选，确保其安全性，并能与面部的复杂性质相匹配，选择的设计要让用户感到舒适、友好，如硅胶和聚酯。所选材料的成本效益和设计的可重复性在设计的开发、测试和生产过程中发挥着重要作用。

设计和制造这种可穿戴设计的一种方法是将传感器、致动器和流体集成到 3D 打印设计中。据介绍，文献[22]中开发的软体机器人解决方案的新颖之处在于原型本身，通过在设计中使用真空致动、低危害流体、装置所用织物、装置的三维打印和定制搭扣，可以在开发原型中采用各种传感器和致动器组合。

　　微型机器人由复杂的系统组成，通过智能信号和信息处理算法，使用了各种微型致动器和微型传感器。与典型的机器人一样，微型机器人也能移动、施力、操纵物体等。机器人技术和微型机器人技术的某些原理是一致的，都考虑到了可能的缩放效应。微型机器人具有独特的功能，例如可以治疗人体中不易触及的部位[74]。在手术和成像应用中，可以通过单独或集体操纵这些纳米级机器人来实现精确驱动[69]。在生物医学工程应用中，人们对使用微型机器人的兴趣日益浓厚，使用了磁驱动微型机器人，如微型抓取器、基于细菌的平台和软微粒。微型机器人的最大优点之一是通过联动和与环境的可控互动，在医疗应用中实现微创[68]。微型机器人治疗的预期是在一定时间内到达治疗区域，在不造成不良或有毒影响的情况下清除或降解出现的问题。在应用方面，最近开发了用于体内生物医学应用的磁驱动微型机器人，包括螺旋泳动器[70]、微型抓取器[71]、基于细菌的平台[72]和软微粒[73]。有文献[68]显示，通过在这些微型机器人的制造过程中选择适当的材料和方法，可以实现包括传感和驱动在内的额外智能功能。随着人工智能和三维打印技术的加入，微型机器人的应用取得了进一步的进展，推动了微型机器人在各个领域的应用[69]。据我们所知，目前还没有微型机器人应用于面部及其他整形手术。

3　头颈部和经口手术

　　在舌根和扁桃体等咽喉区域进行手术时，需要小心操作，在技术上是个挑战。传统的手术方法需要通过较大的颈切口切除癌组织甚至下颌骨，会在手术区域留下瘢痕。这种手术需要的住院时间长、康复需求多，甚至出现吞咽和语言困难。在机器人辅助手术中，使用先进的内窥镜可以获得三维高分辨率图像，从而进行肿瘤剥离。

　　2003年报道的达芬奇机器人（Intuitive Surgical, Inc., Sunnyvale, CA, USA）是第一个用于头颈部手术的机器人[15]。最初的机器人应用于猪身上，包括用于4种不同的头颈外科手术：腮腺部分切除术、胸腺切除术、颌下腺切除术和选择性颈部解剖[75]。传统的头颈部手术（即开放式手术）需要在术区皮肤和肌肉上做切口，暴露手术视野。与口腔颌面外科、头颈外科相关的机器人辅助手术包括但不限于机器人辅助扁桃体根治术、舌根肿瘤手术和唾液腺病理切除术，如良性肿瘤、恶性肿瘤、唾液腺结石、咽旁间隙良性或恶性肿瘤切除术[81]。目前，一些头颈部手术使用了微创机器人进行。在机器人辅助手术（RAS）中，只在手术区域做几个小切口，以便于进入身体。机器人在头颈部手术中的辅助作用尤其体现在经口机器人手术（TORS）和癌症手术中。经口机器人手术程序用于重建困难区域的软组织瓣嵌入、牙科骨内种植体植入、唇腭裂手术和阻塞性睡眠呼吸暂停手术[82-85]。随着口咽部和喉部的进入更加容易，在上消化道切除恶性肿瘤的手术中，RAS进入程度也得到了提高。手术操作水平的提高也改变了头颈部疾病的手术方式和技术用途[76]。达芬奇机器人系统与内窥镜手术相比具有以下优势[21]：

1. 使用双目立体内窥镜进行 3D 放大观察
2. 用于开发机械臂的 EndoWrist 技术

达芬奇的 SP 系统于 2014 年获得美国食品和药物管理局（FDA）批准，是专为泌尿外科手术设计和开发的单孔柔性机器人系统。达芬奇机器人SP 系统手臂的运动范围远小于达芬奇 Si/Xi 系统，因此，SP 系统更适用于头部和膀胱手术。达芬奇机器人系统通过经口入路和远程入路端口进行颈部手术，单臂插入三个机器人手臂，工作空间窄而深[21]。达芬奇机器人系统在头颈部肿瘤切除术中的应用包括经口、经腋窝、耳后和改良拉皮法入路[2, 20, 155, 156]。

例如，有文献报道通过经口或耳后入路使用达芬奇SP机器人进行颈部手术[21]。研究对 63 例患者的头颈部肿瘤切除手术进行了分析，发现使用达芬奇 SP 系统没有出现明显的并发症，因为该系统 "可轻易将三个机械臂插入狭长的工作空间，所有机械臂和内窥镜都是通过单臂插入的"。作为SP系统导航功能的一部分，"内窥镜臂可以做成'眼镜蛇'的形状，保障手术部位的精准可视化，有助于外科医生识别特定的解剖结构，例如颅神经或血管"。平均手术时间约为3.5 小时，平均住院时间为 7 天。未出现机器人手术转为开放手术的病例，同时指出达芬奇 SP 系统在执行机器人手术方面比以前的 Si/Xi系统具有更先进的技术优势[21]。另一个头颈部手术的例子是，应用达芬奇对4例头颈部鳞状细胞癌患者进行了手术，避免了颈部开放手术瘢痕[163]。在使用 TORS 的同时，还通过无充气耳后拉皮法进行了机器人选择性颈部解剖。作者认为，通过无充气耳后拉皮法进行机器人选择性颈部解剖的初步结果是可行和安全的，术后美容效果极佳。同时，研究人员指出该结果有待进一步研究考证。

机器人技术的另一个重要优势是减少/消除了外科手术中的辐射[88, 89]。在口腔颌面外科/头颈外科中使用 TORS 对口咽部恶性肿瘤进行治疗/管理的做法已有报道[15]。在过去二十年间，与人类乳头状瘤病毒相关的口咽鳞状细胞癌病例在全球范围内不断增加，尤其是在西方国家[86, 87]，因此预防/减少放射治疗对患者尤为有益[88]。此外，TORS的应用使放疗和化疗以及气管切开术和胃造瘘管的需求降低，人们的生活质量得到了提高[89]。

尸体模型在机器人手术的发展过程中发挥了重要作用，突出了其重要性以及与应用技术相关的局限性。例如，有研究在经口犬模型和尸体中使用了机器人技术[77, 78]。在这一应用中，犬模型经口进入颅底受限，而在尸体测试中使用的不同方法则更为成功。

通过其他方法，如进行开阔的上颌前造口术、后鼻中隔切除术和双侧唇下切口，可进入颅底。特别是，与经口入路相比，通过经口入路和颈部入路相结合的前和中线入路更为成功[77]。机器人手臂可通过鼻孔进入窦腔，逐步推进到颅底。通过这种技术，可以进入蝶窦、翼腭窝、鼻咽部、鞍上和鞍旁区域、蝶鞍、内侧眼眶和楔形板。机器人技术的主要优势是用于大量缺损修复和无震颤解剖[78]。

动物模型也对头颈外科机器人应用的发展产生了重大影响。2003年，斯坦福大学医学专家首次在猪模型上实施了颈内机器人手术[79]。手术进行了一次腮腺切除术、一次胸腺切除术和三次下颌下切除术，仅出现了一次皮下气肿并发症。通过这次应用，确定了机器人技术在颈部手术中的可行性。研究人员还将在动物和尸体上进行更多的研究，详情请读者继续关注更多相关内容[80]。

达芬奇模拟器在 TORS 中也有应用，并开发了多个应用模型，如羊腮腺手术和面神经解剖模型、小鼠腮腺肿瘤切除显微手术模型、微创吻合术模型和喉切除术模型[90–97]。在颅面外科手术中的模拟应用相当有限[98, 99]。高保真三维打印硅胶面部皮瓣模拟器的应用是一种有用、逼真和有效的培训方法；与二维面部缺损修复草图相比更为全面[99]。

文献[7]对传统头颈部整形手术和机器人辅助头颈部整形手术的差异进行了为期5年的综合研究。作者共分析了 53 例病例，其中 36 例患者的肿瘤≥4cm。在这项研究中，14 例患者为 3 期，28 例患者为 4 期 [TNM（肿瘤、淋巴结、转移）分期]。

作者指出，在常规耳鼻喉癌症手术切除后进行机器人辅助头颈部重建手术时，获得在手术后留下的深窄空间之外的机器人可操作的空间非常重要。研究人员在大部分手术中使用了前臂桡侧皮瓣。

应用机器人技术进行头颈部手术时需要考虑的因素较多。由于该手术区域变化较多，颅神经、延髓和血管等重要结构受损概率大，且会影响味觉、嗅觉、吞咽和发音等的正常生理功能[100]。例如，耳外科手术中的颞区面神经损伤就是此类损伤的一个例子[17]。此类手术损伤会导致患者依赖气管插管和胃造瘘管生活，影响生活质量[101, 102]。

有些情况下，传统手术技术更有优势，例如经口机器人手术中常见的出血[103]。显微镜和内窥镜技术的应用发展，使曾经难以切除的颅底肿瘤得以安全切除[104]。机器人手术系统在经口切除患者重建手术中的应用表明，口咽缺损无需进行下颌骨切开和微血管吻合，依靠机器人的精确性和卓越的可视性同样可以实现重建[126, 127]。经口切除术通常用于 T1 和 T2 期病变，手术创面可以二期愈合，无需额外的重建手术[3]。例如，文献[3]中将机器人技术作为经口手术的一部分，治疗了7例T1或T2期口腔、口咽和早期喉癌患者。

由于撰写本书时经口机器人方法用于晚期恶性肿瘤的切除还未获得美国食品与药物管理局（FDA）的批准，因此大多数低分化肿瘤（主要包括 T1 和 T2 期病变）都采用 TORS 手术进行切除，而 T3 和 T4期肿瘤通常通过开放手术或化疗进行治疗[135]。不过，有文献报道了使用TORS方法（32%）切除T3和T4期肿瘤，同时通过多种方式进行重建[23]。

机器人手术系统在这一领域的其他应用包括无需外部切口，通过口腔治疗头颈部癌症[128, 129]。由于手术微创，TORS 可降低功能性并发症和副损伤的发生率[131-133]。因此，在 TORS 术中，积极的治疗效果和较低的并发症发生率初露端倪；TORS 术后的重建和皮瓣选择应根据患者情况和特定的口咽缺损程度而定。这些患者的术后效果良好，并发症发生率较低。有文献观察到，对于较大TORS缺损，使用游离皮瓣重建术后辅以化疗的方案呈上升趋势，而使用局部皮瓣进行修复效果卓越，但数量有限[4]。文献[23]分析了采用 TORS方法进行的18种不同的重建手术方式，其中包括9种独特的游离皮瓣类型，结果发现采用最多的是桡侧前臂游离皮瓣（RFFF），占260例重建手术的46.5%。

文献[24]解释了如何有效使用机器人手术系统，使瘢痕隐蔽且美观准确。作者报告了如何通过耳后技术切除颈部中线肿块，病灶切除手术瘢痕隐蔽，取得了令人满意的美容效果。耳后入路是文献报道中最常用的方法，它可以在颈部各个层面进行适当的解剖[130]。该技术可通过放置自锁牵引器抬高皮瓣，为机器人颈部解剖创造工作空间。详情请参考相关文献[24]。

其他研究文献以及 TORS 应用和观察的相关领域包括（但不限于）以下内容：

- 舌肿瘤[137]
- 声门显微手术[138]
- 声门上喉部分切除术[139]
- 口咽癌的 TORS[136, 140, 141, 143-147]

4　机器人技术在面部整形手术中的应用

过去 10 年间，机器人技术在面部整形手术中的应用取得了长足进步。与医学的其他领域一样，只要谨慎使用，机器人技术同样可以提高口腔颌面外科医生治疗患者的准确性和速度[15]。用于外科手术的机器人技术包括（但不限于）CT 扫描技术、机器学习、深度学习、AR/VR、三维模拟、计算机分析和自然语言处理[105]。虽然这些技术可以有效预估面部整形手术的效果，为外科医生提供帮助，但其结果与实际结果有一定的差距，预测结果与实际结果之间的差异可能会导致患者不满[106, 107]。相比机器人预测，机器学习与围手术期照片相结合更具优势[16]。

在文献[8]中，机器人辅助颅颌面外科手术首次采用了增强现实技术，可以轻松地对手术结果进行三维模拟。作者介绍了一种快速雏型，用于定位标识和机器人辅助臂，用于手术当中。为了进行比较，对传统手术和机器人辅助手术进行了测试。使用AR 工具进行系统跟踪和显示操作计划，并进行误差测量。使用RAS 方法获得的定位和角度的精确度及稳定性更好，与传统方法相比，AR 和 RAS 的结合使用更为成功；因此，使用专用机器人辅助臂进行下颌角截骨术的 AR 导航取得了成功[8]。图10-2 展示了将光学跟踪系统集成到Kuka机器人手术系统中的一个实例，该系统还配备了与机器人一起开发并用于牙科应用的工具[119]。

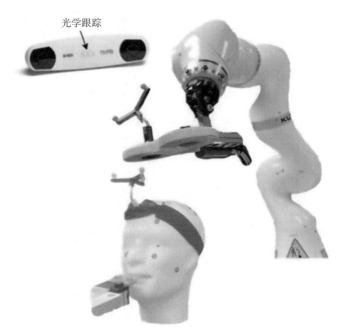

图 10-2   包含机器人和光学跟踪器的集成技术系统[119]

文献[9]报告了另一种旨在通过提高下颌骨整形手术的效果并减轻外科医生负担的AR应用，来比较机器人辅助手术和传统整形手术的差别。作为该应用的一部分，运动控制遵循模糊逻辑，而 AR 则协助外科医生进行定位。与 AR 检测和钻孔位置预估有关的问题通过使用力传感器来解决。在动物模型上进行实验，来检测机器人系统的有效性。与设计系统的定位和角度、传感器反馈和自动钻孔计算相关的误差，决定了定位和自动钻孔的准确性，通过减少这些误差，可以改进传统的整形外科手术的效果。

需要对外科医生如何应用机器人辅助手术进行培训和技能评估[31, 148]。

通过评估与解剖和吻合有关的客观指标，可以提高患者安全和手术效果[149]。对机器人手术过程中收集的视觉和运动学数据进行分析，来构建有效工具。然而，这项工作也极具挑战，因为手术运动数据性质复杂，手部运动会在运动检测中产生变化，而且数据具有非线性性质[150]。分析此类数据集需要先进的分析方法，如机器学习。

文献[16]利用混合现实技术实现了眼眶骨折的眶骨定位和可视化。作者指出眶骨的准确定位对实现眼眶骨折复位手术（OFRS）至关重要，因此设计并采用了一种特定的标记来执行注册步骤，并将结果显示在导航系统平台上。精确度是所开发系统的一个优势，通过标记检测和注册方法以及对接受度和可用性的主观反馈来评估精确度是否需要提高[16]。

深度学习（DL）是机器学习的一个子集，可用于简化对面部整形手术中可能出现的复杂数据集的分析[13]。深度学习在局部设置中的应用是基于区域的卷积神经网络，它通过选择性搜索帮助识别感兴趣区域，从而帮助定位感兴趣对象，解决识别难题[151]。这种方法的一个成功应用是从手术视频中检测手术工具和手的动作来提取更多数据[152]。另一种有用的方法是将深度学习与强化学习（称为深度强化学习）相结合，通过使用反馈机制来增强机器的知识，从而利用明确的奖惩机制和相应后果来改善机器的反应。计算机视觉与深度强化学习的结合实际上是增强机器人辅助手术的一种应用[153]。

在这一应用中，计算机视觉系统读取术中环境中的实体，如器官及其运动，同时通过深度强化方法分析自动运动识别和模式检测[154]。

由于手术需要，增强现实和虚拟现实应用需要在重建手术中采取几个步骤：最初，CT 扫描血管造影数据用于显示需要离断的骨骼和血管，切除骨骼，为受体部位的重建做准备。需要确定腓骨皮瓣的位置、方向和角度，并测试受体部位的血管蒂，标记出可能用到的皮肤。反复进行设计和测试，为腓骨、血管和皮瓣找到适合吻合口[108]。图10-3 [109]展示了使用触觉设备进行 VR 模拟的情况。

在不削弱相机信息或产生错误感知的情况下提供额外信息的能力是 AR 应用面临的挑战之一。随着机器学习的发展，这一局限性已被部分消除，通过使用物体减法在腹腔镜手术视频中检测器械方向有很强的性能，可让外科医生只查看相关信息[112]。图10-4 展示了基于曲率透明度的 AR 深度感知改进方法[111]。

就虚拟现实应用的规划而言，首先要完成位置的标记，如图10-5 左侧所示。接下来是对标记位置进行虚拟切割。在这两个步骤中使用机器人技术将是机器人技术与 VR 的完美结合。

如图10-6 左图所示，应用的下一步需要提起皮瓣并向前方掀起。在此图中，触觉设备触控笔充当动脉瘤夹的夹持器。右图显示的是三维图像下的夹持器和夹子[109]。

在上述环境中将机器人技术融入虚拟现实，可能是文献中尚未探讨过的新举措之一。

在文献[26]中，增强现实技术用于测试无标记机器人进行两个髂嵴移植手术。将增强现实技术与机器人技术相结合的目的是，确定这两项技术相结合对简化复杂血管移植重建是否有益，以及其在减少面部骨骼相关缺陷方面的有效性。图10-7 展示了一个带有

3D 摄像头的机器人，该机器人有一个微型投影仪，3D 摄像头连接到一个机械系统上，使机器人可以自由移动，对投影的髂嵴植入物进行操作[113]。

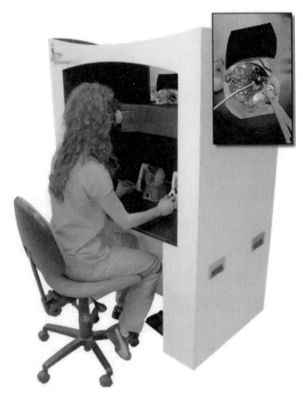

图 10-3   利用虚拟现实技术进行模拟 [110]

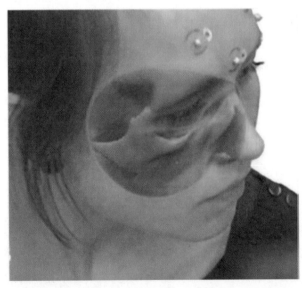

图 10-4   在人体上选择一点进行 AR 应用，以观察 AR 如何显示头骨区域 [111]

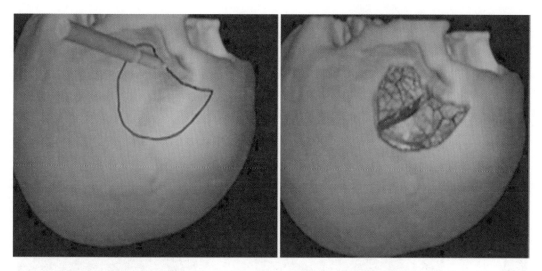

图 10-5　左侧图像显示的是文献 [109] 中开发的用于头骨标记的 VR 应用程序，右侧图像显示的是移除标记区域的下一步操作

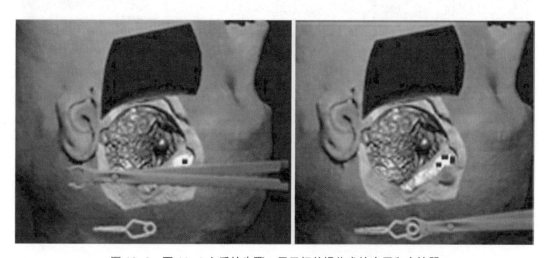

图 10-6　图 10-4 之后的步骤，显示相关操作术的夹子和夹持器

在文献[26]中，AR应用和确定其有效性的关键要素包括对两种常用髂骨移植模型配置的随机CT扫描，遵循手术方案的切割指南，以及计划和执行的截骨术之间的持续时间、距离、角度和体积的准确测量。作者认为，使用 AR 的优点是可以节省时间和准确执行术前设计，而缺点是如果解剖部位复杂和进行垂直截骨术将面临很大的挑战。该研究的结论是虽然使用 AR 有上述不足之处，但在应用中也有其优点。

有作者研究了利用机器学习为颌面外科手术规划进行术后骨骼变化预测，展示了其在减轻外科医生工作量方面的潜力[29]。基于这一成功预测，作者还指出了其与机器人手术硬件联合使用的潜在优势 [114, 115]。

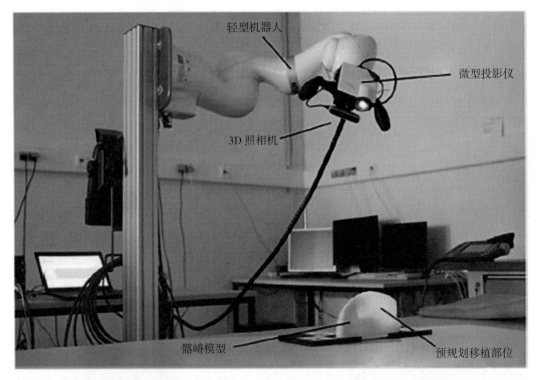

轻型机器人

微型投影仪

3D 照相机

髂嵴模型

预规划移植部位

图 10-7　带有投影仪和 3D 摄像头的机器人，与机械装置相连，便于机器人在髂嵴模型上移动操作

　　与机器人技术同时使用的其他技术包括计算机辅助设计和计算机辅助制造，通过健侧的镜像图，可以对称地重建单侧缺损[10, 160-162]；模拟技术用于演示手术过程，通过曲线或线的标记计算出腓骨段的长度和角度[157, 158]；也可以将机器人技术作为这些技术本身的一部分。

5　游离皮瓣重建

　　游离腓骨瓣的典型应用是用于治疗下颌骨缺损。机器人技术可用于术前规划和手术过程中。在本节中，我们将对包含此类应用的文献进行回顾。

　　游离腓骨瓣的术前规划方案学习成本高，执行难度大；这些方案并非机器人辅助手术切割腓骨截骨的最佳适应证。重新设计适用于机器人辅助的术前手术规划系统至关重要。本文提出了这样一种系统[10]，并结合从 CT 扫描图像中获取的信息对人工智能进行相关调整，图10-8 所示[10]。该图显示了从变形的下颌骨结构中读取的数据，以及用于人工智能应用的相关 CT 扫描图像。

　　预规划过程的一部分是切除有缺陷的下颌骨，同时对规划的下颌骨进行镜像和重新定位。如图10-9 所示，为下颌骨确定一个适当而准确的平面结构。

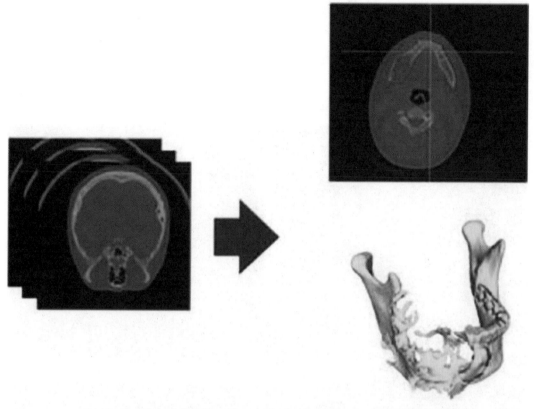

图 10-8　从 CT 扫描图像开始，在模拟和人工智能应用中演示下颌畸形

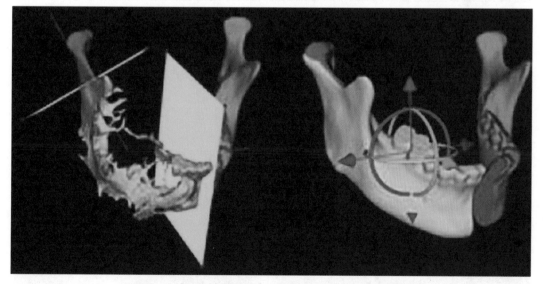

图 10-9　下颌骨重建形成的平面结构及相关的三维空间

而后将规划好的下颌骨结构纳入模拟，如图10-10 中展示了为下颌骨重建而选择的

相关骨骼切割计划[10]。然后利用确定的骨骼切割和设置标识，设计机器人执行的路径规划，作为操作规划的一部分。

如图10-11所示，完成预规划后，可以在三维视图中看到下颌骨节段内放置的相关彩色编码骨段。

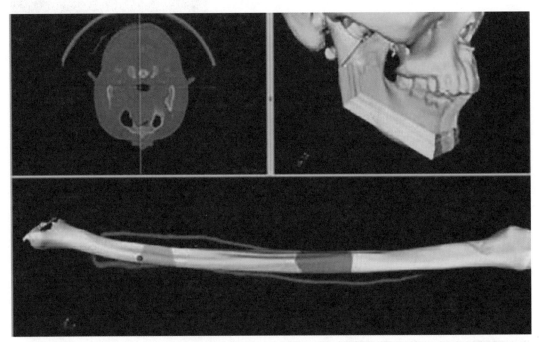

图 10-10　相关区域的彩色编码切片（下图），右上图为下颌骨区域，左上图为 CT 扫描图

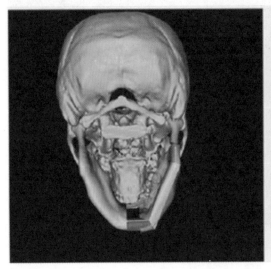
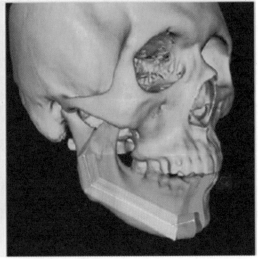

图 10-11　图 10-10 所示重建的三维视图

在这一应用中，文献[10]提出了一种腓骨截骨规划算法来规划腓骨。图10-9 所示的机械臂运动轨迹遵循规划的截骨平面，在光学导航下自动完成腓骨截骨。作者使用此方法对35名患者进行了手术规划，实现了精确、便捷的术前规划。目前可观察到的其他优点还有截骨轨迹的安全性和可靠性。用于机器人应用的相关系统如图10-12 所示[10]。

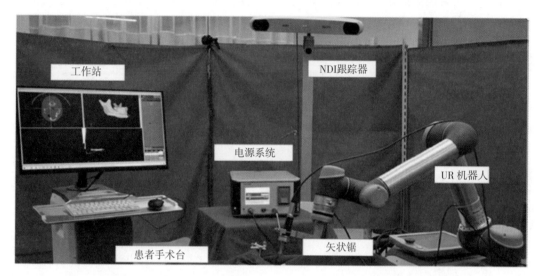

图 10-12　融合了机器人和北方数字公司（NDI）跟踪器的机器人技术集成系统

在头颈部游离皮瓣重建手术中也使用了机器人技术[32]。使用机器人技术可以安全地切除口咽肿瘤，无需唇裂切口或下颌骨切开术；因此，可以使用机器人技术进行口咽肿瘤切除后的重建。作者对接受消融手术和游离瓣重建的头颈部癌症患者使用机器人技术的效果进行了调查。收集并调查了由外科医生实施的5例患者的人口统计学特征、肿瘤位置、病理分期、重建方法、皮瓣大小、受瓣血管、必要的皮瓣蒂长度和手术时间。实施了4个桡侧前臂游离皮瓣和1个大腿前外侧游离皮瓣手术。结果证明了机器人技术在口咽重建中的临床适用性，尤其是使用游离皮瓣。研究的结论是，机器人可以协助操作者将皮瓣嵌入口咽深部，而无需进行传统的下颌骨切除术。未出现皮瓣坏死、血肿和伤口裂开等并发症[32]。

6　机器人技术与面部提升整形手术

面部提升术又称皱纹切除术，是一种面部年轻化手术。其目的是通过拉伸面部皮肤和肌肉，并在必要时去除或植入脂肪，来重塑面部外观，从而达到抗衰老的效果[19]。

有关拉皮机器人应用的研究和文献报道十分有限。关于应用的预期效果的一个重要方面是术后美容效果。可遵循恶性下颌骨病变（包括唇裂、下颌角截骨或面部皮瓣切取）的局部切除程序，将切口延伸至颈部进行颈部解剖。文献[12]收集了在印度接受机器人辅助拉皮手术的3例患者的数据。作者使用机器人辅助从改良的拉皮方法入路进行颈部解剖，完成了肿瘤的安全切除并获得了良好外观。皮肤切口设计可以避免出现明显的瘢痕。分析采用了原始数据、功能和美学效果数据以及骨缺损长度。对患者进行的为期 6 个月的随访表明，他们对美学效果和功能效果都很满意。作者得出结论，机器人辅助手术方法能在不影响肿瘤治疗效果的前提下，可以有效满足患者的美学要求。

目前已使用了多种手术方法为腮腺囊肿患者实施手术，包括经颈、经颈-腮、经颈-颌、视频辅助经胸锁乳突肌垂直入路、内窥镜手术和机器人辅助手术。腮腺囊肿患者可能需要进行面部整容手术。从美容角度来看，内窥镜手术或机器人辅助手术也有其优点。

但拉皮手术不需要任何特殊设备和装置辅助。与内窥镜或机器人辅助手术相比，传统拉皮手术不仅花费少，在技术上也有优势[19]。

还有一种经拉皮手术入路进行甲状腺切除的手术方法，我们在此就不一一介绍了，读者可以从相关文章中去查找[164-166]。

7　植发和机器人技术

毛囊单位提取术（FUE）和毛囊单位移植术（FUT）是两种毛发移植手术，其中FUE最为常用 [167, 168]。机器人技术的引入从精确度和速度的角度改善了 FUE 的手动操作[19]；本节将使用特定的机器人系统详细介绍机器人技术在毛发移植中的应用。ARTAS®（©Neidel）是广泛应用于毛发移植的机器人系统之一，如图10-13所示 [169]。

ARTAS 机器人系统有一个可调节的患者座椅、一个机械臂、一个控制屏和一个可移动的计算机工作站。机器人的功能依赖互联网连接。所有数据都由系统监控、收集和存储。机器人安装有高分辨率摄像头和传感器，用于扫描治疗区域。系统能够计算毛发群数量、分布模式和数量以及毛发长度数据，可以显示扫描区域的动态变化。在打孔过程中，一根锋利的针旋转穿过皮肤表面，在皮肤上打孔。然后将一个钝套管推到锋利的针头上，再将针头深入到毛球平面[169]。这一过程不会损伤发根或毛球。

使用电阻传感器确定锐针和钝针的穿刺深度。系统还可在穿刺过程中计算钻孔角度。自动化的优势之一是可自动实时重新调整参数。医生也可以手动调整机器人系统，但只有系统的高级用户才可以进行这种干预[169]。在设置过程中，机器人的固定至关重要。在机器人手术之前，医生要确定合适的针头尺寸；头发非常浓密且稳定的患者，如黑发患者，需要使用非常细的 20 号针头。使用最广泛的是收集套件 18 和 19。

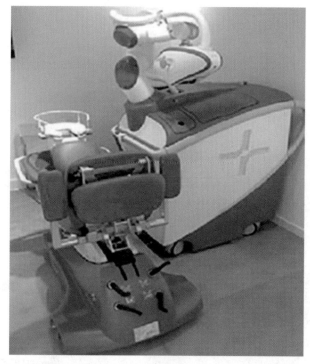

图 10-13　用于毛发移植的 ARTAS®（©Neidel）与患者座椅

治疗椅的设计可正好满足机器人的触及范围。

一个应用小技巧是可以在地板上标出椅子的位置。机器人系统的摄像头能捕捉到精细的目标点，如毛囊单位。为了收紧皮肤，手动引导机器人，将定位框（"框架"）插入目标区域。用（硅酮）绳索将框架固定在头皮上，从而固定头部的位置。医生完成自动对焦后，手术开始。

患者在机器人椅上时间过长，如超过 2 小时，可能会出现烦躁甚至出血。在这种情况下，可能需要再次注射局麻药。机器人可自动完成调整设置，包括锐冲和钝冲深度以及冲孔角度。随着组织设置的变化，系统也会进行设置调整，因此默认设置的效果良好。患者情绪烦躁会影响打孔过程并减慢机器人的工作速度。患者如果保持安静，可以缩短机器人系统的工作时间，但如果患者心跳加快，会延长工作时间。因此，手术的一个重要部分是安抚患者情绪。

有些机器人型号可以自动生成毛囊单位的接收通道。自动匹配系统的一个重要优势是能够自动分析手术。机器人系统会自动计算毛囊单位的分布面积和打孔单位的数量。理论上讲，可用的移植数量和打孔单位数量应该是相同的。通过联合打孔过程，可以获得具有大量周围组织的移植体，这对发根的存活具有重要作用。与其他方法相比，机器人进行的发根移植一致性相对较好。使用机器人的另一个优势是，机器人辅助植发很少出现严重并发症。在 2 周内进行适当治疗后，仅观察到一些操作副作用[169]。

图10-14是独立的 Artas 机器人系统。机器人毛发移植的其他系统如下：

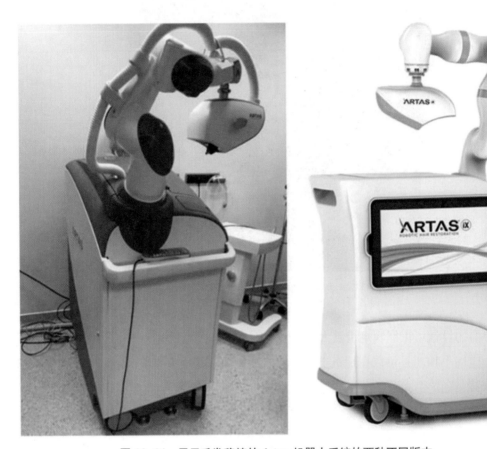

图 10-14   用于毛发移植的 Artas 机器人系统的两种不同版本

- Sunetics 临床激光系统
- Swartgrapt
- Rectoratlon robotlis
- Venus

文献[170]介绍了另一项研究，该研究调查了机器人手术在毛发移植中的有效性。与文献[169]中的改进点类似，作者肯定了机器人技术在毛发移植手术中的作用，它可以节省时间，并将创伤降到最低。文章还提到了工作人员经验丰富的重要性。相关文献[170-175]进行了更多类似的调查研究。

8　结论和未来工作

机器人技术和相关技术的发展在整形外科中的应用取得了长足进步，正如相关文献[14, 18, 28, 33, 46, 135, 143-148, 160, 193-202]中概述的技术和方法一样。除三维打印和机器人技术外，面部整形手术中采用的技术还包括增强现实、虚拟现实、模拟软件、CT 扫描图像、机器学习、深度学习、人工智能、摄像头、传感器、激光技术和用于高级数据分析的软件。随着这些技术的发展，除对机器人安装技术人员的需求量增加外，对外科医生和助手的培训也相应发生了改变。使用达芬奇等机器人需要对外科医生进行培训，而相关人员的经验对于手术取得成功至关重要，这一点贯穿工作始终。

其他与机器人相关的先进技术也在不断涌现，在不久的将来，它们成为面部整形手术的一部分也不足为奇，这些技术包括软体机器人和纳米级机器人。据我们所知，虽然软体机器人技术已用于多种头颈部手术，但尚未用于以美容为目的的整形手术。将这些技术融入患者的康复和手术过程，将是这一研究和应用领域的潜在进步。

在我们看来，机器人应用可以改进的另一个重要方面是手术前后的康复。正如相关文献[180-191]所述，只有健康的心理才能让整容手术患者拒绝接受不必要的手术治疗。机器人技术可用于整形手术患者的术前手术规则和术后效果预测，从而避免他们接受不必要的整形手术；我们认为研究人员有必要在这一领域进行深入研究，并确定机器人在此类应用中是否有效。

照相机技术的进步也可融入机器人技术来提高面部整形手术的效果。例如，文献[25]中提出了一种面部标识引导的表面匹配方法，借助 RGBD 摄像头进行从图像到患者的匹配。作者利用深度学习和多尺度局部二值模式的 Adaboost 对 RGB 图像进行处理，从术前 MR 图像中定位了五个面部标识。经测定，这种无创方法的准确性可与最先进的类似技术相媲美，还可以节省时间。

此外，显微外科的进步促进了超级显微外科的发展，从而推动了外科手术的进步。其中一个例子是世界上第一个用于（超级）显微外科手术的专用机器人平台，名为 MicroSure's MUSA（MicroSure，荷兰埃因霍温）[192]。该机器人旨在通过过滤震颤和缩减动作来提高显微外科医生动作的稳定性。该机器人易于操控，配备了可与传统手术显微镜兼容的手术器械臂。使用 MUSA 进行的临床前测试和临床病例系列证实，该机器人进行显微外科吻合术安全可行。

显微外科技术的改进可以融合到机器人技术中，使组织移植成功率提高到 96%~100%[19]。应用方面的其他改进可能包括开发智能手机应用程序，或许可以彻底改变游离皮瓣的监测[6]，以及使用专用软件指导术前规划和皮瓣设计[30]。

机器人技术在外科手术中出现的一些失败问题，需要通过精心规划、人员培训以及解决机器人可能出现的相关问题来改善，如增强网络连接和光学跟踪器的功能。智能手机的应用以及摄像头、传感器、人工智能等方面的进步可以进一步推动面部整形手术的发展。

鉴于纳米机器人技术的最新发展，将其应用于面部整形手术也不足为奇。这种技术的一个潜在应用是在术前即可告知患者进行整形手术后的样子。纳米机器人与人工智能的联合应用也是未来的发展方向。我们强烈建议将心理治疗与机器人技术相结合，确保求美者的心理健康，从而帮助他们规避不必要的整形手术。

（黄纪逸）

参考文献

1. Naujokat, H., Spille, J., Bergholz, R., Wieker, H., Weitkamp, J. T., & Wiltfang, J. (2022). Robot-assisted scaffold implantation and two-stage flap raising of the greater omentum for reconstruction of the facial skeleton: Description of a novel technique. *The International Journal of Medical Robotics and Computer Assisted Surgery, 18*(5), e2429.
2. Albergotti, W. G., Byrd, J. K., Nance, M., Choi, E. C., Koh, Y. W., Kim, S., et al. (2016). Robot-assisted neck dissection through a modified facelift incision. *The Annals of Otology, Rhinology, and Laryngology, 125*, 123–129.
3. Park, Y. M., Lee, W. J., Yun, I. S., et al. (2013). Free flap reconstruction after robot-assisted neck dissection via a modified face-lift or Retroauricular approach. *Annals of Surgical Oncology, 20*, 891–898.
4. Silverman, D. A., Birkeland, A. C., & Bewley, A. F. (2022). Oropharyngeal reconstruction after transoral robotic surgery. *Current Opinion in Otolaryngology & Head and Neck Surgery, 30*(5), 384–391.
5. Lin, L., Sun, M., Xu, C., Gao, Y., Xu, H., Yang, X., et al. (2022). Assessment of robot-assisted mandibular contouring surgery in comparison with traditional surgery: A prospective, single-center, randomized controlled trial. *Aesthetic Surgery Journal, 42*(6), 567–579.
6. Konczalik, W., Nikkhah, D., & Mosahebi, A. (2017). Applications of smartphone thermal camera imaging system in onitoring of the deep inferior epigastric perforator flap for breast reconstruction. *Microsurgery, 37*, 457–458. https://doi.org/10.1002/micr
7. Won, J., Hong, J. W., Kim, M. J., Yun, I. S., Baek, W. Y., Lee, W. J., et al. (2022). Methodology in conventional head and neck reconstruction following robotic cancer surgery: A bridgehead robotic head and neck reconstruction. *Yonsei Medical Journal, 63*(8), 759.
8. Lin, L., Shi, Y., Tan, A., Bogari, M., Zhu, M., Xin, Y., et al. (2016). Mandibular angle split osteotomy based on a novel augmented reality navigation using specialized robot-assisted arms—A feasibility study. *Journal of Cranio-Maxillofacial Surgery, 44*(2), 215–223.
9. Shi, Y., Lin, L., Zhou, C., Zhu, M., Xie, L., & Chai, G. (2017). A study of an assisting robot for mandible plastic surgery based on augmented reality. *Minimally Invasive Therapy & Allied Technologies, 26*(1), 23–30.
10. Guo, Y., Xu, W., Tu, P., Han, J., Zhang, C., Liu, J., & Chen, X. (2022). Design and implementation of a surgical planning system for robotic assisted mandible reconstruction with fibula free flap. *International Journal of Computer Assisted Radiology and Surgery, 1*, 1–13.
11. Sun, T., Lei, B., Zhong, Y., Chen, Z., & Yang, B. (2022). Accuracy and security analysis of a Cranio-maxillofacial plastic surgery robot equipped with Piezosurgery in Genioplasty. *The Journal of Craniofacial Surgery*.
12. Rao, V., Subash, A., Sinha, P., Prasad, R., Majumdar, K., & Puranik, P. (2020). Modified face-

lift approach for posterior segmental mandibulectomy: A blend of oncology and cosmesis. *European Archives of Oto-Rhino-Laryngology, 277*(4), 1205–1210.

13. Morris, M. X., Rajesh, A., Asaad, M., Hassan, A., Saadoun, R., & Butler, C. E. (2022). Deep learning applications in surgery: Current uses and future directions. *The American Surgeon.* 00031348221101490.

14. Sosa, D., Carola, N., Levitt, S., Patel, V., & Tokgöz, E. (2023). Surgical approaches used for total knee arthroplasty. In *Total knee arthroplasty: Medical and biomedical engineering and science concepts.* Springer. ISBN #: 978-3-031-31099-7.

15. Miloro, M. (2004). In G. E. Ghali, P. E. Larsen, & P. D. Waite (Eds.), *Peterson's principles of oral and maxillofacial surgery* (Vol. 1, p. 37). BC Decker.

16. Eldaly, A. S., Avila, F. R., Torres-Guzman, R. A., Maita, K., Garcia, J. P., Palmieri Serrano, L., & Forte, A. J. (2022). Simulation and artificial intelligence in rhinoplasty: A systematic review. *Aesthetic Plastic Surgery, 10*, 1–10.

17. Locatello, L. G., & Gallo, O. (2022). The many faces of head and neck surgery in 2022 and looking ahead! *Journal of Clinical Medicine, 11*(11), 3174.

18. Tokgöz, E., Levitt, S., Patel, V., Carola, N., & Sosa, D. (2023). Biomechanics of total knee arthroplasty. In *Total knee arthroplasty: Medical and biomedical engineering and science concepts.* Springer. ISBN #: 978-3-031-31099-7.

19. Butler, P. E., Ghali, S., & Kalaskar, D. K. (2016). *Textbook of plastic and reconstructive surgery* (p. 488). Ucl Press.

20. Koh, Y. W., & Choi, E. C. (2014). Robotic approaches to the neck. *Otolaryngologic Clinics of North America, 47*, 433–454.

21. Park, Y. M., Choi, E. C., Kim, S. H., & Koh, Y. W. (2022). Recent progress of robotic head and neck surgery using a flexible single port robotic system. *Journal of Robotic Surgery, 16*(2), 353–360.

22. Walker, S., Firouzeh, A., Robertson, M., Mengüç, Y., & Paik, J. (2022). 3D printed motor-sensory module prototype for facial rehabilitation. *Soft Robotics, 9*(2), 354–363.

23. Barrette, L. X., De Ravin, E., Carey, R. M., Mady, L. J., Cannady, S. B., & Brody, R. M. (2022). Reconstruction following transoral robotic surgery for head and neck cancer: Systematic review. *Head & Neck, 44*(5), 1246–1254.

24. Kim, C. H., Byeon, H. K., Shin, Y. S., Koh, Y. W., & Choi, E. C. (2014). Robot-assisted Sistrunk operation via a retroauricular approach for thyroglossal duct cyst. *Head & Neck, 36*(3), 456–458.

25. Su, Y., Sun, Y., Hosny, M., Gao, W., & Fu, Y. (2022). Facial landmark-guided surface matching for image-to-patient registration with an RGB-D camera. *The International Journal of Medical Robotics and Computer Assisted Surgery, 18*(3), e2373.

26. Winnand, P., Ayoub, N., Redick, T., Gesenhues, J., Heitzer, M., Peters, F., et al. (2022). Navigation of iliac crest graft harvest using markerless augmented reality and cutting guide technology: A pilot study. *The International Journal of Medical Robotics and Computer Assisted Surgery, 18*(1), e2318.

27. Bauermeister, A. J., Zuriarrain, A., & Newman, M. I. (2016). Three-dimensional printing in plastic and reconstructive surgery: A systematic review. *Annals of Plastic Surgery, 77*(5), 569–576.

28. Tokgöz, E., Carola, N., Levitt, S., Patel, V., & Sosa, D. (2023). Robotics applications in total knee arthroplasty. In *Total knee arthroplasty: Medical and biomedical engineering and science concepts.* Springer. ISBN #: 978-3-031-31099-7.

29. Ma, Q., Kobayashi, E., Fan, B., Hara, K., Nakagawa, K., Masamune, K., et al. (2022). Machine-learning-based approach for predicting postoperative skeletal changes for orthognathic surgical planning. *The International Journal of Medical Robotics and Computer Assisted Surgery, 18*(3), e2379.

30. Koumoullis, H., Burley, O., & Kyzas, P. (2020). Patient-specific soft tissue reconstruction: An IDEAL stage I report of hemiglossectomy reconstruction and introduction of the PANSOFOS flap. *The British Journal of Oral & Maxillofacial Surgery, 58*(6), 681–686.

31. Hung, A. J., Chen, J., & Gill, I. S. (2018). Automated performance metrics and machine learning algorithms to measure surgeon performance and anticipate clinical outcomes in robotic surgery. *JAMA Surgery, 153*, 770–771.

32. Song, H. G., Yun, I. S., Lee, W. J., Lew, D. H., & Rah, D. K. (2013). Robot-assisted free flap in head and neck reconstruction. *Archives of Plastic Surgery, 40*(4), 353–358. https://doi.org/10.5999/aps.2013.40.4.353. Epub 2013 Jul 17. PMID: 23898431; PMCID: PMC3723995.

33. Tokgöz, E., Sosa, D., Carola, N., Levitt, S., & Patel, V. (2023). Impact of manufacturing on total knee arthroplasty. In *Total knee arthroplasty: Medical and biomedical engineering and science concepts*. Springer. ISBN #: 978-3-031-31099-7.

34. Yang, D., Verma, M. S., So, J.-H., et al. (2016). Buckling pneumatic linear actuators inspired by muscle. *Advanced Materials Technologies, 1*, 1600055.

35. Chen, A., Yin, R., Cao, L., Yuan, C., Ding, H. K., & Zhang, W. J. (2017). Soft robotics: Definition and research issues. In *2017 24th international conference on mechatronics and machine vision in practice (M2VIP)* (pp. 366–370). IEEE.

36. Trivedi, D., Rahn, C. D., Kier, W. M., & Walker, I. D. (2008). Soft robotics: Biological inspiration, state of the art, and future research. *Applied Bionics and Biomechanics, 5*, 99–107.

37. Kim, S., Laschi, C., & Trimmer, B. (2013). Soft robotics: A bioinspired evolution in robotics. *Trends in Biotechnology, 31*(5), 287.

38. Rus, D., & Tolley, M. T. (2015). Design, fabrication and control of soft robots. *Nature, 521*(7553), 467–475.

39. Kastor, N., Vikas, V., Cohen, E., & White, R. D. (2017). A definition of soft materials for use in the design of robots. *Soft Robotics, 4*(3), 181–182.

40. Schultz, J., Mengüç, Y., Toley, M., & Vanderborght, B. (2016). What is the path ahead for soft robotics. *Soft Robotics, 3*(4), 159–160.

41. Wang, L., & Iida, F. (2015). Deformation in soft-matter robotics: A categorization and quantitative characterization. *Robotics & Automation Magazine, IEEE, 22*(3), 125–139.

42. Burgner-Kahrs, J. (2015). In A. Verl, A. Albu-Schäffer, O. Brock, & A. Raatz (Eds.), *Task-specific design of tubular continuum robots for surgical applications, soft robotics, transferring theory to application*. Springer.

43. Burgner, J., Rucker, D. C., Gilbert, H. B., Swaney, P. J., Russell, P. T., Weaver, K. D., & Webster, R. J., III. (2014). A telerobotic system for transnasal surgery. *IEEE/ASME Transactions on Mechatronics, 19*, 996–1006. https://doi.org/10.1109/TMECH.2013.2265804

44. Gosline, A. H., Vasilyev, N. V., Butler, E. J., Folk, C., Cohen, A., Chen, R., Lang, N., Del Nido, P. J., & Dupont, P. E. (2012). Percutaneous intracardiac beating-heart surgery using metal MEMS tissue approximation tools. *International Journal of Robotics Research, 31*, 1081–1093. https://doi.org/10.1177/0278364912443718

45. Burgner, J., Swaney, P. J., Lathrop, R. A., Weaver, K. D., & Webster, R. J. (2013). Debulking from within: A robotic steerable cannula for intracerebral hemorrhage evacuation. *IEEE Transactions on Biomedical Engineering, 60*, 2567–2575. https://doi.org/10.1109/TBME.2013.2260860

46. Tokgöz, E., Patel, V., Carola, N., Sosa, D., & Levitt, S. (2023). Optimization investigations on total knee arthroplasty. In *Total knee arthroplasty: Medical and biomedical engineering and science concepts*. Springer. ISBN #: 978-3-031-31099-7.

47. Wehner, M., Quinlivan, B., Aubin, P. M., et al. (2013). A lightweight soft exosuit for gait assistance. In *2013 IEEE International Conference on Robotics and Automation (ICRA)* (pp. 3362–3369). IEEE.

48. Menguc, Y., Park, Y.-L., Pei, H., et al. (2014). Wearable soft sensing suit for human gait measurement. *International Journal of Robotics Research, 33*, 1748–1764.

49. Polygerinos, P., Wang, Z., Galloway, K. C., et al. (2015). Soft robotic glove for combined assistance and at-home rehabilitation. *Robotics and Autonomous Systems, 73*, 135–143.

50. In, H., Kang, B. B., Sin, M., et al. (2015). Exo-glove: A wearable robot for the hand with a soft tendon routing system. *IEEE Robotics and Automation Magazine, 22*, 97–105.

51. Polygerinos, P., Galloway, K. C., Savage, E., et al. (2015). Soft robotic glove for hand reha-

bilitation and task specific training. In *2015 IEEE International Conference on Robotics and Automation (ICRA)* (pp. 2913–2919). IEEE.

52. Noritsugu, T., Takaiwa, M., & Sasaki, D. (2008). Power assist wear driven with pneumatic rubber artificial muscles. In *2008 15th International Conference on Mechatronics and Machine Vision in Practice* (pp. 539–544). Auckland.

53. Park, Y.-L., Chen, B., Majidi, C., et al. (2012). Active modular elastomer sleeve for soft wearable assistance robots. In *2012 IEEE/RSJ International Conference on Intelligent Robots and Systems (IROS)* (pp. 1595–1602). IEEE.

54. Bartlett, N. W., Lyau, V., Raiford, W. A., et al. (2015). A soft robotic orthosis for wrist rehabilitation. *Journal of Medical Devices, 9,* 030918.

55. Subramanyam, K., Rogers, E., Kulesza, M., et al. (2015). Soft wearable orthotic device for assisting kicking motion in developmentally delayed infants. *Journal of Medical Devices, 9,* 030913.

56. Park, Y.-L., Chen, B., Perez-Arancibia, N. O., et al. (2014). Design and control of a bioinspired soft wearable robotic device for ankle–foot rehabilitation. *Bioinspiration & Biomimetics, 9,* 016007.

57. O'Neill, C. T., Phipps, N. S., Cappello, L., et al. (2017). A soft wearable robot for the shoulder: Design, characterization, and preliminary testing. In *2017 International Conference on Rehabilitation Robotics (ICORR)* (pp. 1672–1678). IEEE.

58. Yang, D., Verma, M. S., Elton, L., et al. (2017). Negative-pressure soft linear actuator with a mechanical advantage. *Advanced Materials Technologies, 2,* 1600164.

59. Li, S., Vogt, D. M., Rus, D., et al. (2017). Fluid-driven origami-inspired artificial muscles. *Proceedings of the National Academy of Sciences, 114,* 13132–13137.

60. Robertson, M. A., & Paik, J. (2017). New soft robots really suck: vacuum-powered systems empower diverse capabilities. *Science robotics, 2,* eaan6357.

61. Frutiger, A., Muth, J. T., Vogt, D. M., et al. (2015). Capacitive soft strain sensors via multicore-shell fiber printing. *Advanced Materials, 27,* 2440–2446.

62. Arabagi, V., Felfoul, O., Gosline, A. H., et al. (2016). Biocompatible pressure sensing skins for minimally invasive surgical instruments. *IEEE Sensors Journal, 16,* 1294–1303.

63. Takema, Y., Yorimoto, Y., Kawai, M., et al. (1994). Age-related changes in the elastic properties and thickness of human facial skin. *The British Journal of Dermatology, 131,* 641–648.

64. Pawlaczyk, M., Lelonkiewicz, M., & Wieczorowski, M. (2013). Agedependent biomechanical properties of the skin. *Advances in Dermatology and Allergology, 30,* 302–306.

65. Yang, D., Mosadegh, B., Ainla, A., et al. (2015). Buckling of elastomeric beams enables actuation of soft machines. *Advanced Materials, 27,* 6323–6327.

66. Ainla, A., Verma, M. S., Yang, D., et al. (2017). Soft, rotating pneumatic actuator. *Soft Robotics, 4,* 297–304.

67. Verma, M. S., Ainla, A., Yang, D., et al. (2017). A soft tube-climbing robot. *Soft Robotics, 5,* 133–137.

68. Fusco, S., Sakar, M. S., Kennedy, S., Peters, C., Bottani, R., Starsich, F., Mao, A., Sotiriou, G. A., Pané, S., Pratsinis, S. E., Mooney, D., & Nelson, B. J. (2014). An integrated microrobotic platform for on demand, targeted therapeutic interventions. *Advanced Materials, 26,* 952–957.

69. Dabbagh, S. R., Sarabi, M. R., Birtek, M. T., Seyfi, S., Sitti, M., & Tasoglu, S. (2022). 3D-printed microrobots from design to translation. *Nature Communications, 13*(1), 1–24.

70. Zhang, L., Abbott, J. J., Dong, L., Kratochvil, B. E., Bell, D., & Nelson, B. J. (2009). Artificial bacterial flagella: Fabrication and magnetic control. *Applied Physics Letters, 94*(6), 064107.

71. Gultepe, E., Randhawa, J. S., Kadam, S., Yamanaka, S., Selaru, F. M., Shin, E. J., et al. (2013). Biopsy with thermally-responsive untethered microtools. *Advanced Materials, 25*(4), 514–519.

72. Martel, S., Tremblay, C. C., Ngakeng, S., & Langlois, G. (2006). Controlled manipulation and actuation of micro-objects with magnetotactic bacteria. *Applied Physics Letters, 89*(23), 233904.

73. Tabatabaei, S. N., Lapointe, J., & Martel, S. (2011). Shrinkable hydrogel-based magnetic microrobots for interventions in the vascular network. *Advanced Robotics, 25*(8), 1049–1067.

74. Fatikow, S., & Rembold, U. (1996). *An automated microrobot-based desktop station for micro assembly and handling of micro-objects* (Vol. 2, pp. 586–592). Proceedings 1996 IEEE Conference on Emerging Technologies and Factory Automation. ETFA '96. https://doi.org/10.1109/ETFA.1996.573951

75. Altobelli, D. E., Kikinis, R., Mulliken, J. B., Cline, H., Lorensen, W., & Jolesz, F. (1993). Computer-assisted three-dimensional planning in craniofacial surgery. *Plastic and Reconstructive Surgery, 92*, 576–585. discussion 586–577.

76. Bekeny, J. R., & Ozer, E. (2016). Transoral robotic surgery frontiers. *The World Journal of Otorhinolaryngology – Head & Neck Surgery, 2*(2), 130–135. https://doi.org/10.1016/j.wjorl.2016.05.001. PMID: 29204557; PMCID: PMC5698526.

77. O'Malley, B. W., Jr., & Weinstein, G. S. (2007). Robotic anterior and midline skull base surgery: Preclinical investigations. *International Journal of Radiation Oncology, Biology, Physics, 69*, S125–S128.

78. Hanna, E. Y., Holsinger, C., DeMonte, F., & Kupferman, M. (2007). Robotic endoscopic surgery of the skull base: A novel surgical approach. *Archives of Otolaryngology – Head & Neck Surgery, 133*, 1209–1214.

79. Haus, B. M., Kambham, N., Le, D., Moll, F. M., Gourin, C., & Terris, D. J. (2003). Surgical robotic applications in otolaryngology. *Laryngoscope, 113*, 1139–1144.

80. Parmar, A., Grant, D. G., & Loizou, P. (2010). Robotic surgery in ear nose and throat. *European Archives of Oto-Rhino-Laryngology, 267*, 625–633. https://doi.org/10.1007/s00405-009-1022-8

81. Schwenzer-Zimmerer, K., Boerner, B. I., Schwenzer, N. F., et al. (2009). Facial acquisition by dynamic optical tracked laser imaging: A new approach. *Journal of Plastic, Reconstructive & Aesthetic Surgery, 62*, 1181–1186.

82. Liu, H. H., Li, L. J., Shi, B., Xu, C. W., & Luo, E. (2017). Robotic surgical systems in maxillofacial surgery: A review. *International Journal of Oral Science, 9*, 63–73.

83. de Almeida, J. R., & Genden, E. M. (2012). Robotic assisted reconstruction of the oropharynx. *Current Opinion in Otolaryngology & Head and Neck Surgery, 20*, 237–245.

84. Al Omran, Y., Abdall-Razak, A., Ghassemi, N., Alomran, S., Yang, D., & Ghanem, A. M. (2019). Robotics in cleft surgery: Origins, current status and future directions. *Robotic Surgery, 6*, 41–46.

85. Ghali, G. E., & Meram, A. T. (2019). Transoral robotic surgery for the tongue base. *Atlas of the Oral and Maxillofacial Surgery Clinics of North America, 27*, 59–66.

86. Chaturvedi, A. K., Anderson, W. F., Lortet-Tieulent, J., et al. (2013). Worldwide trends in incidence rates for oral cavity and oropharyngeal cancers. *Journal of Clinical Oncology, 31*, 4550–4559.

87. Rahman, Q. B., Iocca, O., Kufta, K., & Shanti, R. M. (2020). Global burden of head and neck cancer. *Oral and Maxillofacial Surgery Clinics of North America, 32*, 367–375.

88. Grewal, A. S., Rajasekaran, K., Cannady, S. B., et al. (2020). Pharyngealsparing radiation for head and neck carcinoma of unknown primary following TORS assisted work-up. *The Laryngoscope, 130*, 691–697.

89. Sethia, R., Yumusakhuylu, A. C., Ozbay, I., et al. (2018). Quality of life outcomes of transoral robotic surgery with or without adjuvant therapy for oropharyngeal cancer. *The Laryngoscope, 128*, 403–411.

90. Lim, J. H., Boyle, G. M., & Panizza, B. (2016). Novel mouse model for simulating microsurgical tumor excision with facial nerve preservation. *The Laryngoscope, 126*(1), E1–E5. https://doi.org/10.1002/lary.25545

91. Nimmons, G. L., Chang, K. E., Funk, G. F., Shonka, D. C., & Pagedar, N. A. (2012). Validation of a task-specific scoring system for a microvascular surgery simulation model. *The Laryngoscope, 122*(10), 2164–2168. https://doi.org/10.1002/lary.23525

92. Milner, T. D., Okhovat, S., McGuigan, M., Clement, W. A., & Kunanandam, T. (2020).

Feasibility of ovine and porcine models for simulation training in parotid surgery and facial nerve dissection. *European Archives of Oto-Rhino-Laryngology, 277*(4), 1167–1175. https://doi.org/10.1007/s00405-020-05782-6

93. White, J., & Sharma, A. (2018). Development and assessment of a transoral robotic surgery curriculum to train otolaryngology residents. *Journal of Otorhinolaryngology, 80*(2), 69–76. https://doi.org/10.1159/000479744

94. Fastenberg, J. H., Gibber, M. J., & Smith, R. V. (2018). Introductory TORS training in an otolaryngology residency program. *Journal of Robotic Surgery, 12*(4), 617–623. https://doi.org/10.1007/s11701-018-0784-7

95. Soliman, A. M. S., Ianacone, D. C., & Isaacson, G. C. (2018). Ex vivo ovine model for teaching open laryngotracheal surgery. *World Journal of Otorhinolaryngol Head & Neck Surgery, 4*, 140–144. https://doi.org/10.1016/j.wjorl.2018.04.002

96. Bur, A. M., Gomez, E. D., Newman, J. G., et al. (2017). Evaluation of high-fidelity simulation as a training tool in transoral robotic surgery. *The Laryngoscope, 127*(12), 2790–2795.

97. Crosetti, E., Fantini, M., Lancini, D., Manca, A., & Succo, G. (2020). Learning modern laryngeal surgery in a dissection laboratory. *Journal of Visualized Experiments, 157*, e60407. https://doi.org/10.3791/60407

98. Oh, C. J., Tripathi, P. B., Gu, J. T., Borden, P., & Wong, B. J. F. (2019). Development and evaluation of rhinoplasty spreader graft suture simulator for novice surgeons. *The Laryngoscope, 129*, 344–350. https://doi.org/10.1002/lary.27326

99. Yang, S. F., Powell, A., Srinivasan, S., et al. (2021). Addressing the pandemic training deficiency: Filling the void with simulation in facial reconstruction. *The Laryngoscope, 131*(8), 131. https://doi.org/10.1002/lary.29490

100. Smith, J. D., Correll, J. A., Stucken, C. L., & Stucken, E. Z. (2021). Ear, nose, and throat surgery: Postoperative complications after selected head and neck operations. *Surgical Clinic, 101*, 831–844.

101. Patel, S. N., Cohen, M. A., Givi, B., Dixon, B. J., Gilbert, R. W., Gullane, P. J., & Goldstein, D. P. (2016). Salvage surgery for locally recurrent oropharyngeal cancer. *Head & Neck, 38*, E658–E664.

102. Morton, R. P., Crowder, V. L., Mawdsley, R., Ong, E., & Izzard, M. (2009). Elective gastrostomy, nutritional status and quality of life in advanced head and neck cancer patients receiving chemoradiotherapy. *ANZ Journal of Surgery, 79*, 713–718.

103. Stokes, W., Ramadan, J., Lawson, G., Ferris, F. R. L., Holsinger, F. C., & Turner, M. T. (2021). Bleeding complications after transoral robotic surgery: A meta-analysis and systematic review. *Laryngoscope, 131*, 95–105.

104. Wang, Z. Q., Xie, Y. L., Liu, Y. P., Zou, X., Chen, J. H., Hua, Y. J., Gu, Y. K., Ouyang, Y. F., Yu, Z. K., Sun, R., et al. (2022). Endoscopic nasopharyngectomy combined with internal carotid artery pretreatment for recurrent nasopharyngeal carcinoma. *Otolaryngology and Head and Neck Surgery, 166*, 490–497.

105. Jarvis, T., Thornburg, D., Rebecca, A. M., & Teven, C. M. (2020). Artificial intelligence in plastic surgery: Current applications, future directions, and ethical implications. *Plastic and Reconstructive Surgery. Global Open, 8*(10), e3200.

106. East, C., Kwame, I., & Hannan, S. A. (2016). Revision rhinoplasty: What can we learn from error patterns? An analysis of revision surgery. *Facial Plastic Surgery, 32*(4), 409–415.

107. Neaman, K. C., Boettcher, A. K., Do, V. H., et al. (2013). Cosmetic rhinoplasty: Revision rates revisited. *Aesthetic Surgery Journal, 33*(1), 31–37.

108. Olsson, P., Nysjo, F., Rodriguez-Lorenzo, A., et al. (2015). Haptics-assisted virtual planning of bone, soft tissue, and vessels in fibula osteocutaneous free flaps. *Plastic and Reconstructive Surgery. Global Open, 3*, e479.

109. Alaraj, A., Luciano, C. J., Bailey, D. P., et al. (2015). Virtual reality cerebral aneurysm clipping simulation with real-time haptic feedback. *Neurosurgery, 11*(Suppl 2), 52–58.

110. Kim, Y., Kim, H., & Kim, Y. O. (2017). Virtual reality and augmented reality in plastic surgery: A review. *Archives of Plastic Surgery, 44*(3), 179–187. https://doi.org/10.5999/

aps.2017.44.3.179. Epub 2017 May 22. PMID: 28573091; PMCID: PMC5447526.

111. Wendler, T., van Leeuwen, F. W. B., Navab, N., et al. (2021). How molecular imaging will enable robotic precision surgery. *European Journal of Nuclear Medicine and Molecular Imaging, 48*, 4201–4224. https://doi.org/10.1007/s00259-021-05445-6

112. Pakhomov, D., Shen, W., & Navab, N. (2020). Towards unsupervised learning for instrument segmentation in robotic surgery with cycle-consistent adversarial networks. In *IEEE/RSJ Int. Conf. on Intelligent Robots and Systems (IROS)* (pp. 8499–8504). IEEE.

113. Ubelhor, T., Gesenhues, J., Ayoub, N., Modabber, A., & Abel, D. (2020). 3D camera-based markerless navigation system for robotic osteotomies. *Automatisierungstechnik: AT, 68*(10), 863.

114. Xia, T., Baird, C., Jallo, G., et al. (2008). An integrated system for planning, navigation and robotic assistance for skull base surgery. *International Journal of Medical Robotics, 4*(4), 321–330.

115. Ma, Q., Kobayashi, E., Suenaga, H., et al. (2020). Autonomous surgical robot with camera-based markerless navigation for oral and maxillofacial surgery. *IEEE/ASME Transactions on Mechatronics, 25*(2), 1084–1094.

116. Lueth, T. C., Wenger, T., Rautenberg, A., & Deppe, H. (2011). *Robo Dent and the change of needs in computer aided dental implantology during the past ten years* (p. 2011). IEEE Int. Conf. Robot. Autom. 1–4, 2011.

117. Roden, D. F., Hobelmann, K., Vimawala, S., et al. (2020). Evaluating the impact of smoking on disease-specific survival outcomes in patients with human papillomavirus-associated oropharyngeal cancer treated with transoral robotic surgery. *Cancer, 126*, 1873.

118. Dziegielewski, P. T., Boyce, B. J., Old, M., et al. (2017). Transoral robotic surgery for tonsillar cancer: Addressing the contralateral tonsil. *Head & Neck, 39*, 2224–2231.

119. Liu, Y., Liu, S. J., Sefati, S., Jing, T., Kheradmand, A., & Armand, M. (2022, March). Inside-out tracking and projection mapping for robot-assisted transcranial magnetic stimulation. In *Optical architectures for displays and sensing in augmented, virtual, and mixed reality (AR, VR, MR) III* (Vol. 11931, pp. 57–70). SPIE.

120. Harris, C. M., & Laughlin, R. (2013). Reconstruction of hard and soft tissue maxillofacial defects. *Atlas of the Oral and Maxillofacial Surgery Clinics of North America, 21*, 127–138.

121. Gentile, M. A., Tellington, A. J., Burke, W. J., et al. (2013). Management of midface maxillofacial trauma. *Atlas of the Oral and Maxillofacial Surgery Clinics of North America, 21*, 69–95.

122. Brydone, A. S., Meek, D., & Maclaine, S. (2010). Bone grafting, orthopaedic biomaterials, and the clinical need for bone engineering. *Proceedings of the Institution of Mechanical Engineers. Part H, 224*, 1329–1343.

123. Keriquel, V., Guillemot, F., Arnault, I., et al. (2010). In vivo bioprinting for computer- and robotic-assisted medical intervention: Preliminary study in mice. *Biofabrication, 2*, 014101.

124. Skardal, A., Mack, D., Kapetanovic, E., et al. (2012). Bioprinted amniotic fluid-derived stem cells accelerate healing of large skin wounds. *Stem Cells Translational Medicine, 1*, 792–802.

125. Lipskas, J., Deep, K., & Yao, W. (2019). Robotic-assisted 3D bio-printing for repairing bone and cartilage defects through a minimally invasive approach. *Scientific Reports, 9*(1), 1–9.

126. Ghanem, T. A. (2011). Transoral robotic-assisted microvascular reconstruction of the oropharynx. *The Laryngoscope, 121*, 580–582.

127. Selber, J. C. (2010). Transoral robotic reconstruction of oropharyngeal defects: A case series. *Plastic and Reconstructive Surgery, 126*, 1978–1987.

128. Park, Y. M., Lee, W. J., Lee, J. G., et al. (2009). Transoral robotic surgery (TORS) in laryngeal and hypopharyngeal cancer. *Journal of Laparoendoscopic & Advanced Surgical Techniques. Part A, 19*, 361–368.

129. Park, Y. M., Lee, J. G., Lee, W. S., Choi, E. C., Chung, S. M., & Kim, S. H. (2009). Feasibility of transoral lateral oropharyngectomy using a robotic surgical system for tonsillar cancer. *Oral Oncology, 45*, e62–e66.

130. Kowalski, L. P., & Lira, R. B. (2021). Anatomy, technique, and results of robotic retroau-

ricular approach to neck dissection. *The Anatomical Record, 304*(6), 1235–1241. https://doi.org/10.1002/ar.24621. Epub 2021 Mar 26. PMID: 33773074.

131. Jefferson, G. D., & Frey, H. (2020). Open versus robotic surgery for oropharyngeal cancer. *Otolaryngologic Clinics of North America, 53*, 995–1003.

132. Nguyen, A. T., Luu, M., Mallen-St Clair, J., et al. (2020). Comparison of survival after transoral robotic surgery vs nonrobotic surgery in patients with early-stage oropharyngeal squamous cell carcinoma. *JAMA Oncology, 6*, 1555–1562.

133. Li, H., Torabi, S. J., Park, H. S., et al. (2019). Clinical value of transoral robotic surgery: Nationwide results from the first 5 years of adoption. *Laryngoscope, 129*, 1844–1855.

134. Hardman, J., Liu, Z., Brady, G., et al. (2020). Transoral robotic surgery for recurrent cancers of the upper aerodigestive tract-systematic review and meta-analysis. *Head & Neck, 42*, 1089–1104.

135. Tokgöz, E., Patel, V., Sosa, D., Levitt, S., & Carola, N. (2023). Artificial intelligence, deep learning, and machine learning applications in total knee arthroplasty. In *Total knee arthroplasty: Medical and biomedical engineering and science concepts*. Springer. ISBN #: 978-3-031-31099-7.

136. Asairinachan, A., O'Duffy, F., Li, M., et al. (2019). Facial artery musculomucosal flaps in oropharyngeal reconstruction following salvage transoral robotic surgery: A review of outcomes. *The Journal of Laryngology and Otology, 133*(10), 884–888.

137. O'Malley, B. W., Jr., Weinstein, G. S., Snyder, W., & Hockstein, N. G. (2006). Transoral robotic surgery (TORS) for base of tongue neoplasms. *The Laryngoscope, 116*(8), 1465–1472.

138. O'Malley, B. W., Jr., Weinstein, G. S., & Hockstein, N. G. (2006). Transoral robotic surgery (TORS): Glottic microsurgery in a canine model. *Journal of Voice, 20*(2), 263–268.

139. Weinstein, G. S., O'Malley, B. W., Jr., Snyder, W., & Hockstein, N. G. (2007). Transoral robotic surgery: Supraglottic partial laryngectomy. *The Annals of Otology, Rhinology, and Laryngology, 116*(1), 19–23.

140. Moore, E. J., Janus, J., & Kasperbauer, J. (2012). Transoral robotic surgery of the oropharynx: Clinical and anatomic considerations. *Clinical Anatomy, 25*(1), 135–141.

141. Park, D. A., Lee, M. J., Kim, S.-H., & Lee, S. H. (2020). Comparative safety and effectiveness of transoral robotic surgery versus open surgery for oropharyngeal cancer: A systematic review and meta-analysis. *European Journal of Surgical Oncology, 46*(4), 644–649.

142. Genden, E. M., Kotz, T., Tong, C. C., et al. (2011). Transoral robotic resection and reconstruction for head and neck cancer. *The Laryngoscope, 121*(8), 1668–1674.

143. Tokgöz, E. (2023). Advancing engineering of total knee arthroplasty. In *Total knee arthroplasty: Medical and biomedical engineering and science concepts*. Springer. ISBN #: 978-3-031-31099-7.

144. Tokgöz, E., & Marina, A. C. (2023). Biomechanics of facial plastic surgery applications. In *Cosmetic and reconstructive facial plastic surgery: A review of medical and biomedical engineering and science concepts*. Springer. ISBN #: 978-3031311673.

145. Tokgöz, E., & Marina, A. C. (2023). Applications of artificial intelligence, machine learning, and deep learning on facial plastic surgeries. In *Cosmetic and reconstructive facial plastic surgery: A review of medical and biomedical engineering and science concepts*. Springer. ISBN #: 978-3031311673.

146. Tokgöz, E., & Marina, A. C. (2023). Engineering psychology of facial plastic surgery patients. In *Cosmetic and reconstructive facial plastic surgery: A review of medical and biomedical engineering and science concepts*. Springer. ISBN #: 978-3031311673.

147. Tokgöz, E. (2023). Technological improvements on facial plastic, head and neck procedures. In *Cosmetic and reconstructive facial plastic surgery: A review of medical and biomedical engineering and science concepts*. Springer. ISBN #: 978-3031311673.

148. Levitt, S., Patel, V., Sosa, D., Carola, N., & Tokgöz, E. (2023). Preexisting conditions leading to total knee arthroplasty. In *Total knee arthroplasty: Medical and biomedical engineering and science concepts*. Springer. ISBN #: 978-3-031-31099-7.

149. Chadebecq, F., Vasconcelos, F., Mazomenos, E., & Stoyanov, D. (2020). Computer vision in

the surgical operating room. *Visceral Medicine., 36*(6), 456–462.

150. Zappella, L., Bejar, B., Hager, G., & Vidal, R. (2013). Surgical gesture classification from video and kinematic data. *Medical Image Analysis, 17*(7), 732–745.

151. Girshick, R., Donahue, J., Darrell, T., & Malik, J. (2014). Rich feature hierarchies for accurate object detection and semantic segmentation. *Proceedings CVPR IEEE, 2014*, 580–587.

152. Shimizu, T., Hachiuma, R., Kajita, H., Takatsume, Y., & Saito, H. (2021). Hand motion-aware surgical tool localization and classification from an egocentric camera. *Journal of Imaging, 7*(2), 15.

153. Kassahun, Y., Yu, B., Tibebu, A. T., et al. (2016). Surgical robotics beyond enhanced dexterity instrumentation: A survey of machine learning techniques and their role in intelligent and autonomous surgical actions. *International Journal of Computer Assisted Radiology and Surgery, 11*(4), 553–568.

154. Esteva, A., Robicquet, A., Ramsundar, B., et al. (2019). A guide to deep learning in healthcare. *Nature Medicine, 25*(1), 24–29.

155. Kim, W. S., Lee, H. S., Kang, S. M., Hong, H. J., Koh, Y. W., Lee, H. Y., et al. (2012). Feasibility of robot-assisted neck dissections via a transaxillary and retroauricular ("TARA") approach in head and neck cancer: Preliminary results. *Annals of Surgical Oncology, 19*, 1009–1017.

156. Byeon, H. K., & Koh, Y. W. (2015). The new era of robotic neck surgery: The universal application of the retroauricular approach. *Journal of Surgical Oncology, 112*, 707–716.

157. Lee, S. W., Kim, H. G., Ham, M. J., Hong, D. K., Kim, S. G., & Rotaru, H. (2017). Custom implant for reconstruction of mandibular continuity defect. *Journal of Oral Maxillofacial Surgery Off Journal American Association of Oral and Maxillofacial Surgeons*. https://doi.org/10.1016/j.joms.2017.12.003

158. Kim, J. W., Hwang, J. H., & Ahn, K. M. (2016). Fibular flap for mandible reconstruction in osteoradionecrosis of the jaw: Selection criteria of fibula flap. *Maxillofacial Plastic and Reconstructive Surgery, 38*(1), 46. https://doi.org/10.1186/s40902-016-0093-x

159. Qu, X., Zhen, W., Hui, S. O., Zhang, C., & Abdelrehem, A. (2020). Accuracy of computer-aided design/computer-aided manufacturing surgical template for guidance of dental implant distraction in mandibular reconstruction with free fibula flaps. *The Journal of Craniofacial Surgery, 31*(2), 355–359. https://doi.org/10.1097/SCS.0000000000006112

160. Sosa, D., Carola, N., Patel, V., Levitt, S., & Tokgöz, E. (2023). Surgical approach comparison in total knee arthroplasty. In *Total knee arthroplasty: Medical and biomedical engineering and science concepts*. Springer. ISBN #: 978-3-031-31099-7.

161. Brandt, S. A., Walter, U., Reimers, C. D., Schreiber, S. J., Thömke, F., & Urban, P. P. (2014). Computer-assisted mandibular reconstruction using a patient-specific reconstruction plate fabricated with computer aided design and manufacturing techniques. *Craniomaxillofacial Trauma & Reconstruction, 7*(2), 158–166. https://doi.org/10.1055/s-0034-1371356

162. Mascha, F., Winter, K., Pietzka, S., Heufelder, M., Schramm, A., & Wilde, F. (2017). Accuracy of computer-assisted mandibular reconstructions using patient-specific implants in combination with CAD/CAM fabricated transfer keys. *Journal of Cranio-Maxillofacial Surgery, 45*(11), 1884–1897. https://doi.org/10.1016/j.jcms.2017.08.028

163. Tae, K., Ji, Y. B., Song, C. M., Min, H. J., Kim, K. R., & Park, C. W. (2013). Robotic selective neck dissection using a gasless postauricular facelift approach for early head and neck cancer: Technical feasibility and safety. *Journal of Laparoendoscopic & Advanced Surgical Techniques, 23*(3), 240–245. https://www.liebertpub.com/doi/abs/10.1089/lap.2012.0277

164. Singer, M., Seybt, M. W., & Terris, D. J. (2011). Robotic facelift thyroidectomy: I. preclinical simulation and morphometric assessment. *The Laryngoscope*. https://doi.org/10.1002/lary.21831

165. Terris, D. J., Singer, M. C., & Seybt, M. W. (2011). Robotic facelift thyroidectomy: II. Clinical feasibility and safety. *The Laryngoscope, 121*(8), 1636–1641.

166. Tae, K., Ji, Y. B., Song, C. M., Min, H. J., Kim, K. R., & Park, C. W. (2013). Robotic selective neck dissection using a gasless postauricular facelift approach for early head and neck

cancer: Technical feasibility and safety. *Journal of Laparoendoscopic & Advanced Surgical Techniques. Part A, 23*, 240–245. https://doi.org/10.1089/lap.2012.0277

167. Gupta, A. K., Lyons, D. C., & Daigle, D. (2015). Progression of surgical hair restoration techniques. *Journal of Cutaneous Medicine and Surgery, 19*(1), 17–21.

168. Avram, M. R., Finney, R., & Rogers, N. (2017). Hair Transplantation controversies. *Dermatologic Surgery, 43*(Suppl. 2), S158–S162.

169. Neidel, F. (2022). Hair transplantation with the hair robot. In G. Kautz (Ed.), *Energy for the skin*. Springer. https://doi.org/10.1007/978-3-030-90680-1_29

170. Avram, M., & Watkins, S. (2014). Robotic follicular unit extraction in hair transplantation. *Dermatologic Surgery, 40*(S), 1319–1327.

171. Rassmann, W. R., et al. (2002). Follicular unit extraction: Minimally invasive surgery for hair transplantation. *Dermatologic Surgery, 28*, 720–728.

172. Shin, J. W., et al. (2015). Characteristics of robotically harvested hair follicles in Koreans. *JAAD., 72*(1), 146–150.

173. Rose, P. T., & Nusbaum, B. (2014). Robotic hair restoration. *Dermatologic Clinics, 32*, 97–107.

174. Harris, J. (2012). Robotic-assisted follicular unit extraction for hair restoration: Case reports. *Cosmetic Dermatology, 25*, 284–287.

175. Bernstein, R. M. (2012). Integrating robotic FUE into a hair transplant practice. *Hair Transplant Forum International, 22*, 228–229.

176. Davis, J. S. (1941). Address of the president: The story of plastic surgery. *Annals of Surgery, 113*(5), 641.

177. Reisberg, D. J., & Habakuk, S. W. (1990). A history of facial and ocular prosthetics. *Advances in Ophthalmic Plastic and Reconstructive Surgery, 8*, 11–24.

178. Schubert, C., van Langeveld, M. C., & Donoso, L. A. (2014). Innovations in 3D printing: A 3D overview from optics to organs. *The British Journal of Ophthalmology, 98*, 159–161.

179. Banks, J. (2013). Adding value in additive manufacturing: Researchers in the United Kingdom and Europe look to 3D printing for customization. *IEEE Pulse, 4*, 22–26. https://ieeexplore.ieee.org/abstract/document/6656987/

180. Truden, A., & Tokgöz, E. (2022). Surgical approaches used for total hip arthroplasty. In *Total hip arthroplasty: Medical and biomedical engineering and science concepts*. Springer. ISBN #: 9783031089268. https://link.springer.com/chapter/10.1007/978-3-031-08927-5_6

181. Truden, A., & Tokgöz, E. (2022). Preexisting conditions leading to total hip arthroplasty. In *Total hip arthroplasty: Medical and biomedical engineering and science concepts*. Springer. ISBN #: 9783031089268. https://link.springer.com/chapter/10.1007/978-3-031-08927-5_6

182. Truden, A., & Tokgöz, E. (2022). Surgical approach comparisons in total hip arthroplasty. In *Total hip arthroplasty: Medical and biomedical engineering and science concepts*. Springer. ISBN #: 9783031089268. https://link.springer.com/chapter/10.1007/978-3-031-08927-5_6

183. Truden, A., & Tokgöz, E. (2022). Perioperative patient care for total hip Arthroplasty. In *Total hip arthroplasty: Medical and biomedical engineering and science concepts*. Springer. ISBN #: 9783031089268. https://link.springer.com/chapter/10.1007/978-3-031-08927-5_6

184. Truden, A., & Tokgöz, E. (2022). Complications of total hip arthroplasty. In *Total hip arthroplasty: Medical and biomedical engineering and science concepts*. Springer. ISBN #: 9783031089268. https://link.springer.com/chapter/10.1007/978-3-031-08927-5_6

185. Truden, A., & Tokgöz, E. (2022). Medical improvement suggestions for total hip arthroplasty. In *Total hip arthroplasty: Medical and biomedical engineering and science concepts*. Springer. ISBN #: 9783031089268. https://link.springer.com/chapter/10.1007/978-3-031-08927-5_6

186. Tokgöz, E., & Truden, A. (2022). *Biomechanics of total hip arthroplasty, total hip arthroplasty: Medical and biomedical engineering and science concepts*. Springer. ISBN #: 9783031089268. https://link.springer.com/chapter/10.1007/978-3-031-08927-5_6

187. Tokgöz, E., & Truden, A. (2022). All-inclusive impact of robotics applications on THA: Overall impact of robotics on total hip arthroplasty patients from manufacturing of implants

to recovery after surgery. In *Total hip arthroplasty: Medical and biomedical engineering and science concepts*. Springer. ISBN #: 9783031089268. https://link.springer.com/chapter/10.1007/978-3-031-08927-5_6

188. Tokgöz, E., & Truden, A. (2022). *Biomechanical success of traditional versus robotic-assisted total hip arthroplasty, total hip arthroplasty: Medical and biomedical engineering and science concepts*. Springer. ISBN #: 9783031089268. https://link.springer.com/chapter/10.1007/978-3-031-08927-5_6

189. Tokgöz, E., & Truden, A. (2022). *Optimization for total hip arthroplasty applications, total hip arthroplasty: Medical and biomedical engineering and science concepts*. Springer. ISBN #: 9783031089268. https://link.springer.com/chapter/10.1007/978-3-031-08927-5_6

190. Tokgöz, E., & Truden, A. (2022). *Artificial intelligence, deep learning, and machine learning applications in total hip arthroplasty, total hip arthroplasty: Medical and biomedical engineering and science concepts*. Springer. ISBN #: 9783031089268. https://link.springer.com/chapter/10.1007/978-3-031-08927-5_6

191. Tokgöz, E. (2022). *Advancing engineering of total hip arthroplasty, total hip arthroplasty: Medical and biomedical engineering and science concepts*. Springer. ISBN #: 9783031089268. https://link.springer.com/chapter/10.1007/978-3-031-08927-5_6

192. Van Mulken, T. J. M., Schols, R. M., Scharmga, A. M. J., Winkens, B., Cau, R., Schoenmakers, F. B. F., et al. (2020). First-in-human robotic supermicrosurgery using a dedicated microsurgical robot for treating breast cancer-related lymphedema: A randomized pilot trial. *Nature, 11*, 757.

193. Sosa, D., Carola, N., Patel, V., Levitt, S., & Tokgöz, E. (2023). Perioperative patient care for total knee arthroplasty. In *Total knee arthroplasty: Medical and biomedical engineering and science concepts*. Springer. ISBN #: 978-3-031-31099-7.

194. Levitt, S., Patel, V., Carola, N., Sosa, D., & Tokgöz, E. (2023). Complications of total knee arthroplasty. In *Total knee arthroplasty: Medical and biomedical engineering and science concepts*. Springer. ISBN #: 978-3-031-31099-7.

195. Carola, N., Patel, V., Levitt, S., Sosa, D., & Tokgöz, E. (2023). Ergonomics of total knee arthroplasty. In *Total knee arthroplasty: Medical and biomedical engineering and science concepts*. Springer. ISBN #: 978-3-031-31099-7.

196. Marina, A. C., & Tokgöz, E. (2023). Non-surgical facial aesthetic procedures. In *Cosmetic and reconstructive facial plastic surgery: A review of medical and biomedical engineering and science concepts*. Springer. ISBN #: 978-3031311673.

197. Marina, A. C., & Tokgöz, E. (2023). Aesthetic surgery of the upper face and cheeks. In *Cosmetic and reconstructive facial plastic surgery: A review of medical and biomedical engineering and science concepts*. Springer. ISBN #: 978-3031311673.

198. Marina, A. C., & Tokgöz, E. (2023). Aesthetic surgery of the nose and lower face. In *Cosmetic and reconstructive facial plastic surgery: A review of medical and biomedical engineering and science concepts*. Springer. ISBN #: 978-3031311673.

199. Marina, A. C., Donofrio, G., & Tokgöz, E. (2023). Surgical reconstruction of craniofacial malformations. In *Cosmetic and reconstructive facial plastic surgery: A review of medical and biomedical engineering and science concepts*. Springer. ISBN #: 978-3031311673.

200. Marina, A. C., & Tokgöz, E. (2023). Surgical reconstruction of craniofacial trauma and burns. In *Cosmetic and reconstructive facial plastic surgery: A review of medical and biomedical engineering and science concepts*. Springer. ISBN #: 978-3031311673.

201. Marina, A. C., & Tokgöz, E. (2023). Cosmetic and reconstructive facial plastic surgery related simulation and optimization efforts. In *Cosmetic and reconstructive facial plastic surgery: A review of medical and biomedical engineering and science concepts*. Springer. ISBN #: 978-3031311673.

202. Musafer, H., & Tokgöz, E. (2023). A facial wrinkle detection by using deep learning with an efficient optimizer. In *Cosmetic and reconstructive facial plastic surgery: A review of medical and biomedical engineering and science concepts*. Springer. ISBN #: 978-3031311673.

第 11 章

面部整形手术患者的工程心理学

Emre Tokgöz (iD) , Marina A. Carro

1 概述

面部整形外科医生一般关心的是临床效果是否理想、患者满意度如何以及能否达到患者预期[11]。如果出现患者不满意的情况，医生需积极做出调整。面部整形手术相关并发症的临床表现多样，包括疼痛、焦虑和永久性伤害[10]。影响面部整形手术决策的心理因素有以下几点：

- 个人外观形象——基于情绪、自我观察、身体感觉和由他人评价映射而来的自我认知[13]。
- 自尊，是指对自身价值或能力的信心、自我尊重[14]。
- 身体畸形恐惧症（BDD）[12]。
- 在童年或青少年时期遭受过嘲笑[15]。
- 文化[12]。
- 个人教育[16]。
- 媒体的影响[17]。

以下是影响整容手术后心理变化和程度的一些测量因素，可以用于预测患者对整容手术的满意度[3]：

- 患者术前的精神状态。

E. Tokgöz（✉）
Whiting School of Engineering, Johns Hopkins University, Baltimore, MD, USA

M. A. Carro
The Frank H. Netter M.D. School of Medicine, Quinnipiac University,
North Haven, CT, USA
e-mail: Marina.Carro@quinnipiac.edu

- 教育水平。
- 美容手术类型。
- 术后愈合时间。
- 性别。
- 年龄。

许多研究人员在文献中记录了不同患者对面部整形手术效果的满意度。文献[22, 23]中对面部整形手术采用了多种心理量化方法。除了从正反两个角度对面部整形手术效果的文献报道和相关的数据进行分析外，我们还将在本研究中介绍在面部整形手术决策中起重要作用的心理因素。通过分析总结 10 年间面部整形手术的数量，进而发现心理活动规律。此外，本文还将简要讨论面部整形手术中的工程心理学。

2　面部整形手术数量

2013-2018 年期间，头面部整形手术量超过 2000 万例[68]。手术项目包括去除胎记、痣、瘢痕，拉皮，鼻部矫正，丰唇（注射填充物），眼睑手术，眉毛、面部提升手术，下颏整形（颏成形术）和耳部手术。本节中，我们将分析美国整形外科医师协会（ASPS）提供的面部整形数据。数据分析范围包括 2011-2020 年间的以下几种手术：

- 鼻整形（鼻成形术）。
- 眼睑手术（眼睑成形术）。
- 面部提升术（除皱术）。
- 前额提升。
- 耳部手术（耳成形术）。
- 毛发移植。
- 颈部提升。

在这7种手术中，鼻成形术、眼睑成形术和除皱术的数量最多。图11-1以立方图展示了ASPS中的这些手术类型的数据[1]。可以看出，从 2018 年到 2019 年，这三种手术的数量都在急剧增加，从 2013年到 2018年这5年间呈均匀分布趋势。

图11-2 显示了上述其他四种面部整形手术，即前额提升术、耳部整形术、毛发移植术和颈部提升术。不难看出，从 2018 年到 2019 年，前额提升术、耳部整形术和颈部提升术的手术量急剧增加，这三种手术在2013年至2018年的5年间呈均匀分布趋势。从2019 年到 2020 年，毛发移植手术的数量开始呈下降趋势。

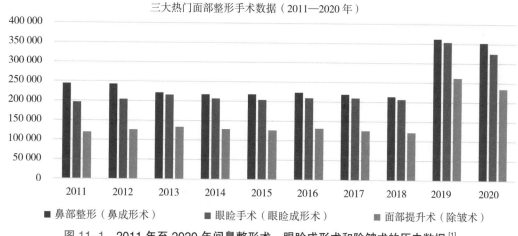

图 11-1　2011 年至 2020 年间鼻整形术、眼睑成形术和除皱术的历史数据 [1]

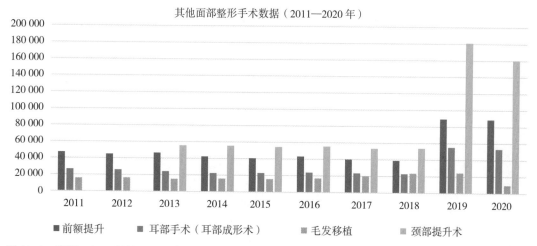

图 11-2　根据 ASPS 数据，2011 年至 2020 年前额提升、耳部成形术、毛发移植和颈部提升手术的情况 [1]

　　表11-1显示了 2011 年至 2020 年的手术数量。根据表中的数据，10年间，鼻整形、眼睑整形和除皱手术的数量平均约占7种面部整形外科手术总数的80%（2012年最高，为86.8%；2020年最低，为74.5%）。

　　表11-2 显示了7种手术中每种手术的变化率（即每年增加的百分比）。不难看出，从 2013 年到 2014 年，所有整形手术的百分比（除植发外）都有所下降。从 2015 年到 2016 年，7种手术数量都有所增加。从 2018 年到 2019 年，手术百分比出现了大幅增长（除毛发移植手术有小幅增长外）。从 2019 年到 2020 年，所有7项手术的百分比均有所下降，其中毛发移植手术的变化最大，下降了 60.28%。

　　图11-3 展示了所有7种外科手术总数随时间的变化。从图中不难看出，手术总数从 2018 年到 2019 年急剧增加，从 2019 年到 2020 年有所减少。

表 11-1　7 种面部整形手术的手术量

美国整形外科医师协会数据	2011	2012	2013	2014	2015	2016	2017	2018	2019	2020
鼻整形（鼻成形术）	243 772	212 684	221 053	217 124	217 979	223 018	218 924	213 780	362 299	352 555
眼睑手术（眼睑成形术）	196 286	204 015	215 641	206 509	203 934	209 020	209 571	206 529	354 105	325 112
面部提升手术（除皱术）	119 026	126 320	133 320	128 266	125 711	131 106	125 697	121 531	261 987	234 374
前额提升	46 931	44 722	46 323	42 119	40 450	43 038	39 886	38 795	89 246	88 675
耳部手术（耳成形术）	26 433	25 730	24 111	22 167	22 714	23 709	23 433	22 884	55 000	53 095
毛发移植	15 754	16 377	15 076	15 778	15 610	16 784	19 979	23 658	24 348	9670
颈部提升	-	-	55 346	55 173	54 281	55 227	53 028	53 571	181 024	160 235
面部整形手术总数	648 202	659 848	710 870	687 136	680 679	701 902	690 518	680 748	1 328 009	1 223 716

数据取自参考文献[1]。

表 11-2　根据连续年份计算的手术数量增长百分比

美国整形外科医师协会数据	2012	2013	2014	2015	2016	2017	2018	2019	2020
鼻整形（鼻成形术）	-0.45%	-8.91%	-1.78%	0.39%	2.31%	-1.84%	-2.35%	69.47%	-2.69%
眼睑手术（眼睑成形术）	3.94%	5.70%	-4.23%	-1.25%	2.49%	0.26%	-1.45%	71.46%	-8.19%
面部提升术（除皱术）	6.13%	5.54%	-3.79%	-1.99%	4.29%	-4.13%	-3.31%	115.57%	-10.54%
前额提升	-4.71%	3.58%	-9.08%	-3.96%	6.40%	-7.32%	-2.74%	130.05%	-0.64%
耳部手术（耳成形术）	-2.66%	-6.29%	-8.06%	2.47%	4.38%	-1.16%	-2.34%	140.34%	-3.46%
毛发移植	3.95%	-7.94%	4.66%	-1.06%	7.52%	19.04%	18.41%	2.92%	-60.28%
颈部提升			-0.31%	-1.62%	1.74%	-3.98%	1.02%	237.91%	-11.48%
面部整形手术总数	1.80%	7.73%	-3.34%	-0.94%	3.12%	-1.62%	-1.41%	95.08%	-7.85%

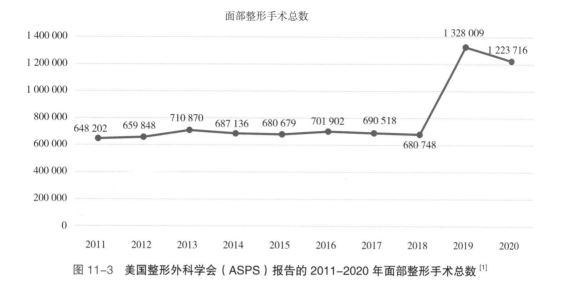

图 11-3　美国整形外科学会（ASPS）报告的 2011-2020 年面部整形手术总数 [1]

手术量的增加受手机和社交媒体趋势的影响。2019 年，72% 的美国面部整形与修复外科学会（AAFPRS）会员报告说，他们接诊的患者进行整容手术是为了让自己的自拍照看起来更漂亮，同比 2018 年增加了 15% 。此外，AAFPRS 会员在 2019 年遇到了更多因对自己的个人形象不满意而整容的患者；据统计比 2018 年增加了 11%。促使人们对面部整形手术感兴趣的因素还包括名人的影响以及新技术的微创性[18]。

3　影响面部整形手术的心理因素

如概述中所述，有几个因素，如身体畸形恐惧症（BDD）、媒体、自尊、身体形象和遭受过负面取笑，会影响面部整形手术的决策[12]。社交媒体对上述因素发挥了重要作用，比如一些著名的好莱坞明星的社会影响力。同时，教育和文化也扮演着重要角色。我们将在本节中介绍这些因素对面部整形手术决策的影响。

身体畸形恐惧症（BDD）是一种精神疾病，患者过度担心外表的缺陷，而且花大量的时间把注意力集中在脸部的皱纹、皮肤的斑点、畸形的鼻子等等，而这些缺陷往往是别人无法察觉的。BDD 常见于青少年和青壮年，当然，任何年龄段的人都有可能患病。求美者当中 BDD 非常多见[12]，BDD 患者可能会进行连续多次手术来改善外貌。皮肤、面部和鼻部是 BDD 患者进行面部整形手术的最常见部位[21]。

整形外科医生采用筛查程序来识别 BDD 患者[25]。文献中介绍的 BDD 问卷或更具体的诊断工具——BDD 自我检查报告，是识别此类患者的一种简单有效的方法。整容外科医生可通过该问卷发现这类患者，而在精神科，BDD 是一种可治疗的疾病。BDD 问卷-皮肤科版[18]是一份公开调查问卷，由 7 个临床医生专用管理问题和 9 个患者自填问题组成。在 597 名患者中，BDD 问卷阳性筛查率达 9.7%，高于眼部整形和面部整形外科医生报告的 4% 阳性率[19]。据报道，整容手术患者 BDD 的阳性率在7%～15% 之间。吸脂术和鼻整形术是BDD患者最常寻求的两种整形手术。对整形手术效果不满意会使 BDD 患者病情持续甚至恶化，甚至出现自杀或暴力伤医行为[24]。

本节接下来将介绍影响整形手术决策的因素。值得注意的是，这些调查结果出自所有整形手术，并不局限于面部整形手术。

3.1 外在形象的心理反应

在本节中，我们将身体自我形象定义为基于情绪、感觉、个人观察和周围人对我们身体外观的看法而形成的个人外貌概念[13]。多维身体-自我关系量表（Multidimensional Body-Self Relations Questionnaire，MBSRQ）采用1～5分制，1 分代表 "非常不满意"，5 分代表 "非常满意"。以下是用于外貌评价的问卷子集[60]：

1.我的身体充满性吸引力

2.我喜欢我现在的样子。

3.大多数人都认为我长得好看。

4.我喜欢自己不穿衣服的样子。

5.我喜欢自己穿着合适衣服时的样子。

6.我不喜欢自己的体型。

7.我的身体没有吸引力。

MBSRQ 使用的影响因素子量表包括以下内容[61]：

- 相貌评估：个人对于外貌是否具有吸引力的感觉，是否满意自己的长相。
- 相貌倾向：个人对于外貌的关注程度以及对外貌的投资程度的看法。
- 体能评估：个人对身体是否健康的情感体验。
- 体能倾向：努力成为一个身体健康或运动能力强的人所花的时间和精力。
- 健康评估：感觉自己身体健康和/或没有疾病。
- 健康倾向：对健康生活方式的投入程度。
- 疾病倾向：对患病或即将患病的反应程度。
- 身体部位满意度量表：涵盖外貌评价量表中未涵盖的个人外貌的不同方面。
- 超重预感量表：该量表评估对脂肪焦虑、体重警觉、节食和饮食克制的反应。
- 自我体重分类：自我感觉的体重分类，从体重很轻到超重不等。

接下来将介绍与面部整形手术有关的因素，包括自尊、被人取笑、教育水平、文化、媒体、社交媒体和技术。

3.2　自尊心测量

在有限的研究中，可以观察到通过整形后患者的自尊心得到了改善。测量自尊的常用量表之一是罗森伯格问卷分类法。罗森伯格[76]制定的问卷最初是用来测量高中生的自尊心的，现在被用于包括成人在内的各种群体，并成为他们的应用标准。用于分析的 4 分量表如下：

1 = 非常同意　2 = 同意　3 = 不同意　4 = 非常不同意。

以下是罗森伯格自尊量表（RSE）的调查问卷[62]：

1.总的来说，我对自己很满意。

2.有时我觉得自己一点也不好。

3.我觉得自己有很多优点。

4.我和大多数人一样能干。

5.我觉得自己没有什么值得骄傲的。

6.当然，有时我也会觉得自己一无是处。

7.我觉得我是一个有价值的人。

8.我希望我能更加尊重自己。

9.总而言之，我倾向于认为自己是个失败者。

10. 我对自己采取积极的态度。

多维自我概念量表（Multidimensional Self-Concept Scale）是文献[64]中介绍的另一种常用于衡量人自尊心的方法。正如量表的标题所示，这个多维量表由 150 个项目组成，每个项目都有4个备选答案，分别为绝对真实、真实、不真实和绝对不真实[14]。

有文献指出，个人外貌与自尊密切相关。研究人员得出结论，患者期望从手术中获得积极反馈，这反过来又会增加他们的自尊。正如第 2 节所述，面部整形手术的数量逐年增加，接受手术的患者年龄也越来越小。由于生理和心理发育早在儿童时期就已经开始，对青少年进行整容手术很可能会改变其生理、心理的天然结构[67]。父母、亲属和爱人将面部整形手术作为礼物赠送，也会影响患者的决定，他们原本可能并未考虑进行整形手术，但由于亲人将整容手术作为礼物馈赠，而接受了手术。

3.3 被人取笑

关于被人取笑对整容决定的影响，研究文献得出的结果不一；童年经历不一定影响一个人整容手术的决定。有的文献中没有看到两者之间的相关性[65]，而有的文献则观察到相反的情况[15]。

青少年寻求整容手术可能与被人取笑或试图获得他人的社会认可有关。对 86 名研究对象的术后反应进行研究，观察到青少年可以从整容手术中获益[66]。大多数研究对象整形后对自己的生活、身体形象和自尊表示满意，周围的人也给予了积极的评价。大多数人表示，他们的自信心和自尊心得到了增强，情绪得到了改善，对自己的外貌感觉更好了。手术对这些人的社会交往产生了影响，提高了他们的交友能力，人缘也变好了。从研究的角度来看，我们建议提出并回答以下问题：

外貌是否会给一个人的社交、交友和受欢迎程度造成不必要的心理障碍？

尽管并不苛求一个答案，但我们通常假设，外貌会给一个人的社交、交友和受欢迎程度造成不必要的心理障碍。上述问题的答案涉及一个人的受欢迎程度或交朋友的心智力量和心理建设。

3.4 教育与文化的影响

面部整形手术决策的影响因素也可能包括教育和文化，但相关的研究并不多。从历史数据上看，在 2006 年，整容手术的数量就增加了 444%。综合统计数字表明，大多数整形外科患者是白种人[1]。

关于教育水平与面部整形手术决定之间相关性的研究很有限。据相关文献报道，24 岁拥有大学学历的女性，拥有经济实力，是典型的整形手术患者[16]。此外，据报道，约 23% 的整形外科患者受过高中教育，而 73% 的患者受过大学教育。

3.5 媒体和技术的影响

2018 年和 2019 年推出的十大新兴技术包括 5G 网络的兴起和智能手机技术的飞速发展。随着互联网的发展，存储大数据（如视频）和共享数据的能力使全球范围内的数据访问变得非常容易。人们借助社交媒体，每一个能使用智能手机的人都会或多或少受到朋友、家人和流行艺人的影响，全球范围内获取数据的能力开始上升，除非自己设限，否则这些数据可以随意查看。作为手机应用程序使用的照片编辑应用程序开始流行起来，每个人都可以通过处理图像来查看或展示自己的不同面貌。年轻女性学习成绩较差、身体形象和自尊下降、抑郁特征和饮食失调与长期接触社交媒体和智能手机屏幕的时间有关[69-75]。杂志、电视、音乐等媒体以及推特、脸书等社交媒体在全球人口中的覆盖率很高，对使用这些渠道的人产生了心理影响。据我们所知，目前还没有一项全面的研究关于媒体和社交媒体对面部整形手术（或一般整形手术）决策的心理影响。我们认为研究人员应在这一感兴趣的领域开展进一步研究。

4　面部整形手术的积极影响

研究文献报道了多种面部整形手术的积极影响。据研究报道，鼻整形手术是对患者身心健康影响最为广泛的手术之一。对53例鼻整形手术患者术后1周和16周的随访结果显示，他们在自我评价和生存价值方面都有明显改善[9, 77]。在文献[79]中，共比较了 24 例鼻美容整形术和24例功能性鼻整形术患者的结果。文献使用罗森伯格自尊量表（RSE），在 6 个月的随访中，只有鼻整形患者的自尊心得到了显著改善。文献[78]使用了 MBSRQ 和鼻美容整形术结果评估问卷，观察到 1 年后患者的身体形象有明显改善。文献[8]使用人格和焦虑测试问卷来调查 79 例鼻部整形患者的术后改善情况，结果显示，术后 6～60 个月的随访期间，患者的焦虑程度明显降低。文献[5]采用 Face-Q 量表对 23 例鼻部整形手术患者的鼻部、鼻孔和面部外观进行了评估，结果显示患者的鼻部、鼻孔和面部外观均有明显改善。文献[81]采用欧洲生活质量问卷调查法，观察到 255 例鼻整形术患者在术后 12～48 个月的随访中，不适感和焦虑感有所减轻。

有些研究对眼睑成形术后患者的身心健康状态也进行了调查。文献[78]通过使用 RSE 对 50 例下眼睑成形术患者进行 6 个月的随访，发现他们的自尊发生了显著变化。文献[80]通过收集术后 3 个月的 RSE 数据，发现 60例上睑成形术患者的自尊没有明显变化。文献[7]通过身体形象问卷对 60 例上睑成形术患者进行 3 个月的随访，发现他们的身体形象有了明显改善。

我们要介绍的最后一种外科手术是颌面外科手术，在文献中只找到了一项研究。文献[7]通过使用自尊量表（Self-Esteem Inventory，Coopersmith）自我报告问卷对46例颌面术后患者进行了为期4个月的随访，结果显示患者的自尊心得到了显著改善。

在文献[6]中，使用认知行为疗法、接受和承诺疗法以及社交技能训练方法治疗面瘫（FP）患者。由于缺乏专门针对面瘫患者的心理干预措施，面瘫患者很难获得专业的心理治疗。本研究评估了所设计疗法的有效性、可接受性和可行性。通过评估心理健康、社会功能和外貌焦虑的自我报告测量，收集受试者治疗前后的数据。据作者报告，患者的心理健康和社会功能有了显著改善，此外，外貌焦虑也有所改善。约有 80% 的受试者表示感觉更有能力应对 FP。作者的结论是，自助信息和治疗指南对于改善 FP 患者的社会心理健康是有效的[6]。

5   面部整形手术的不良影响

面部整形手术过程中存在一些负面因素。文献[2]调查了关于 Covid–19 大流行的影响。作者收集了美国和英国患者的数据。由于大流行，在美国，要求与专业整形外科医生进行远程会诊的数量增加了 64%。患者通过 Zoom 接受整形手术的在线咨询，他们想要在大流行期间接受整容手术，61% 的患者表示将会"面临封锁"，36% 的患者表示在家工作有利于术后恢复。作者从整体数据分析中得出结论，患者的负面自我认知可能与大流行对情绪心理造成影响的有关，而视频面诊似乎在整形咨询量的上升中起到了关键作用[2]。

为了了解整容手术对患者整体心理健康的影响，有一项研究对整容手术患者的心理健康状况进行了调查[3]。该研究通过使用 MBSRQ 和 RSE 等著名测试量表量化个人对外貌的看法、自尊、焦虑和抑郁得分，从而对相关因素进行分析。总体而言，对文章的回顾表明，整容手术改善了患者身体形象，但对以下三个重要因素的影响仍存在分歧，这些因素在一个人的生活中起着重要作用：

- 自尊
- 焦虑
- 抑郁

接下来我们将专门讨论可能影响面部整形手术患者幸福感的心理因素。下一节将介绍影响全膝关节置换术（TKA）患者的术后幸福感的一些因素，但据我们所知，影响面部整形手术患者术后幸福感的因素并没有得到特别强调，可以参考TKA术后幸福感的影响因素。

6   可能影响面部整形手术患者的心理因素

有文献研究了如何最大限度地提高全膝关节置换术（TKA）患者术后的舒适度，从而优化相关疗效。根据术后压力水平对TKA患者满意度影响的研究表明，至少有 80% 的患者无压力，而20%的患者则感到痛苦。我们注意到TKA患者和面部整形手术患者的不满意程度相似，因此可以采用类似的方式将面部整形手术相关情况在术前向患者告知。

对于 TKA 患者而言，不满意的因素包括但不限于膝关节功能、疼痛缓解期望、假体的人造感觉以及未达到患者预期[26-29]。据观察，手术结果不满意[30]和功能恢复情况不佳[29]是导致负面心理健康状态的主要原因。此项研究结果对于观察 TKA 手术的总体成功率和最大限度地提高患者满意度非常重要。根据文献观察，以下心理因素在改善TKA患者体验方面起关键作用：

- 自信心。
- 积极性。
- 精力。
- 活力。

TKA 手术患者抵御负面因素的应对策略和特征是近期研究的重点，通过不断了解并调整这些策略，可以帮助有不满意和痛苦体验等问题的患者[26]。据观察，术前精力和体力较好的患者健康状况会更好[31-34]。在这一研究领域，一些研究发现膝关节功能与精力和体力之间存在相关性[32]，而一些研究则发现两者之间没有关联[35]。可使用疼痛恐惧–回避（FAP）模型对TKA 患者恢复能力进行研究。回避和对抗是 TKA 患者经历疼痛后的两种反应。焦虑和负面思维会对患者的心理和生理活动产生负面影响[36]。回避的顺序步骤是相互关联的[37, 38]。康复很难去定义；据观察，没有疼痛感的患者更容易最终康复[36]。研究人员重点研究了 FAP 模型中缺少的元素，以下是最近为进一步构建该模型所做的一些尝试：

- 文献[28]中对 TKA 患者住院前、住院中和住院后的评估提供了一种前瞻性的疗效相关的康复路径；也是作者为全面了解患者的疼痛体验而提出的疼痛应对–回避模型。
- 文献[39]指出，FAP 模型中缺少的因素是了解患者在疼痛中是如何完成行走功能的，以及他们是如何尝试康复的。

与行为、认知和有效性有关的有用的应对策略可以补充在 FAP 模型中[28]。

6.1　自信心

据观察，自信心是提高 TKA 术后患者满意度和患者对疗效的肯定度的一个重要因素。自信心是指一个人相信自己有能力并以必要的方式采取行动，通过计划和执行具体行动来实现特定目标。有自信的人会将挑战视为需要克服的障碍，而不是回避这些挑战[40]。如果患者具有较强的自信心，他们更能够面对慢性疼痛，也更容易康复[41]。自信心的强弱决定了面对痛苦经历的水平[46]。此外，对疼痛抱有消极态度的患者的康复情况往往不如预期[47]。在 1 年的随访中发现，自信心强的患者疼痛经历和残疾程度较低[43]。患者术前的自信心与其TKA术后的情绪相关[44]。这一因素对TKA 患者的物理康复过程尤为重要。根据研究，关节炎患者通过尝试提高自信心来减轻疼痛的努力已见成效[45]。我们建议研究人员研究自信心是如何影响整形手术患者的手术的决定的。

6.2 积极性

积极性包括令人愉悦的情绪或心境，以激励情绪为导向的行为，最终获得放松感或满足感。积极性对实验患者和一些慢性疼痛人群的保护作用是通过他们对疼痛的情绪反应和对疼痛的感知过程进行研究[47]。据观察，积极情绪可降低疼痛性骨关节炎患者（或患有可引起明显疼痛疾病的患者）的疼痛程度[48-50]。积极情绪对患者日常生活的影响是可以减轻压力，从而帮助他们控制和减轻疼痛。在TKA患者的生活中增加积极因素是一种鼓励式的恢复方法，可最大限度地提高患者评价测量结果（PROM）值[51]。积极的情感过程是积极健康行为改变的基础[53]。

积极性的另一个间接影响因素是TKA患者的体力活动。据测定，早晨TKA患者积极的精神状态会使其日常活动增加，而精神状态消极的患者则相反[52]。我们建议研究人员研究积极性是如何影响整形手术患者的手术决定的。

6.3 精力

在文献[55]中将"精力"定义为"正能量平衡与愉快或满足感的结合"，精力"代表了适度的唤醒水平"。精力对TKA患者的影响与积极性类似；它是应对挑战和压力的一种复原因子[56]。精力作为能量水平的一个变量，可以通过以方法为导向的鼓励和激励来恢复患者的精力，以促使TKA患者确定和追求康复的目标[55, 57]。患者的身体和精神状态受到精力的影响，而精力也与适度运动相关[54]。据观察，好的精力可提高生活满意度、应对疼痛、促进康复和改善步行距离[59]。我们建议研究人员研究精力水平是如何影响整形手术患者的手术决定的。

6.4 活力

活力的定义是"一种活泼、热情或精力充沛的心理感觉"，它是"一种有能量可用的积极感觉"，"包含恢复特性"，是"一种可以最大限度地使用个人行动资源的力量"[54]。

活力与精力和积极性一样，影响着患者的身体和精神状态，是产生能量的关键变量之一。据研究观察，骨关节炎早期阶段的生理状况，如肌肉力量和身体功能机制限制，与低水平的活力有关[58]。据了解，活力和精力对TKA患者有以下共同影响：

- TKA患者的自信心水平。
- 是应对挑战和压力的复原因子[56]。

- 通过以方法为导向的鼓励和激励来恢复,可促进TKA患者确定和追求康复目标[55, 57]。
- 适当的运动可改善患者的身体和精神状态[54]。

活力高的患者生活满意度、应对疼痛和康复的能力也相应提高,步行距离也相应延长[59]。我们建议研究人员研究活力水平是如何影响整形手术患者的手术决定的。

7　面部整形手术工程和未来工作

在这项研究中,我们探讨了影响面部整形术患者手术决定的几个心理因素。可以将这些因素的评估与患者的日常生活状况相结合,从而控制面部整形手术数量的增加,并提高他们的幸福感。其中一个可能的研究领域是各种技术对面部整形手术患者的潜在影响,从而影响他们拒绝接受手术的决定,包括虚拟现实工具和手机应用。这些技术如果使用得当,将有助于改善人们的心理状态,甚至改变他们接受面部整形手术的想法。其他与整形外科、全髋关节成形术和全膝关节成形术有关的技术报告见相关文献[20, 63, 82-114]。

正如本书所述,2019 年72% 的美国面部整形与修复外科学会(AAFPRS)会员报告说,有患者为了让自拍照更好看而进行了整形手术,比 2018 年增加了 15%。同样,2019 年有更多患者因对自己的个人形象不满意而接受整容手术,据观察比 2018 年增加了 11%。促使人们对面部整形手术产生兴趣的因素还包括:名人对他们的影响以及新的微创性技术[18]。还应注意有些因素,如社交媒体渠道数量的增加以及年轻人对社交媒体日益增长的兴趣,也会影响整形手术的数量。与 30 岁以上的人群相比,20~30 岁人群接受面部整形手术的数量也有所增加。有研究调查了高度接触社交媒体和不接触社交媒体的人群对面部整形手术兴趣的差异。

改变面部整形手术患者心理因素的另一种方法是提高他们的自信心、积极态度,以及在手术前后进行积极态度、活力和精力的干预。寻找有创意性的方法来改善患者的这些因素,并预测相关的可测量结果,可以提高面部整形手术的成功率。

我们就大脑/意识的力量及其对整形手术决定的影响提出了以下问题:

外貌是否会给一个人的社交、交友和受欢迎程度造成不必要的心理障碍?

尽管在本书我们并未给出答案,但我们假定,外貌会给一个人造成不必要的心理障碍,从而影响他的社交、交友和受欢迎程度。对上述问题的回答涉及一个人受欢迎程度或交朋友的心智力量和心理建设。我们可以测试虚拟现实或游戏策略的有效性,衡量这些技术对提高青少年心智力量的影响。

正如前面所指出的，杂志、电视和音乐等媒体以及推特、脸书等社交媒体对全球人口的覆盖面很广，会对关注这些渠道的人产生心理影响。据我们所知，目前缺少全面的研究来确定媒体和社交媒体是否会对一个人面部整形手术（或一般整形手术）的决策造成心理影响。我们认为研究人员有必要在这一领域开展进一步的研究。

（柳　锋　梁丽芳　田学敏）

参考文献

1. Plastic Surgery Statistics. https://www.plasticsurgery.org/news/plastic-surgery-statistics?sub=2012+Plastic+Surgery+Statistics. American Society of Plastic Surgeons. Accessed 13 Dec 2022.
2. Padley, R. H., & Di Pace, B. (2022). The psychological impact of remote communication on body-image perception: Cosmetic surgery on the rise. *Aesthetic Plastic Surgery, 46*(3), 1507–1509.
3. Kam, O., Na, S., La Sala, M., Tejeda, C. I., & Koola, M. M. (2022). The psychological benefits of cosmetic surgery. *The Journal of Nervous and Mental Disease, 210*(7), 479–485.
4. Potard, C. (2017). Self-esteem inventory (Coopersmith). In V. Zeigler-Hill & T. Shackelford (Eds.), *Encyclopedia of personality and individual differences*. Springer. https://doi.org/10.1007/978-3-319-28099-8_81-1
5. Klassen, A. F., Cano, S. J., East, C. A., Baker, S. B., Badia, L., Schwitzer, J. A., & Pusic, A. L. (2016). Development and psychometric evaluation of the FACE-Q scales for patients undergoing rhinoplasty. *JAMA Facial Plastic Surgery, 18*, 27–35.
6. Hotton, M., Johnson, D., Kilcoyne, S., & Dalton, L. (2022). Evaluating the effectiveness and acceptability of information and therapy guides for improving the psychosocial well-being of people with facial palsy. *Journal of Plastic, Reconstructive & Aesthetic Surgery, 75*, 3356.
7. von Soest, T., Kvalem, I. L., Roald, H. E., & Skolleborg, K. C. (2009). The effects of cosmetic surgery on body image, self-esteem, and psychological problems. *Journal of Plastic, Reconstructive & Aesthetic Surgery, 62*, 1238–1244.
8. Ercolani, M., Baldaro, B., Rossi, N., & Trombini, G. (1999). Five-year follow-up of cosmetic rhinoplasty. *Journal of Psychosomatic Research, 47*, 283–286.
9. Sheard, C., Jones, N. S., Quraishi, M. S., & Herbert, M. (1996). A prospective study of the psychological effects of rhinoplasty. *Clinical Otolaryngology and Allied Sciences, 21*, 232–236.
10. Xie, Y., Brenner, M. J., Sand, J. P., Desai, S. C., Drumheller, C. M., Roberson, D. W., et al. (2021). Adverse events in facial plastic surgery: Data-driven insights into systems, standards, and self-assessment. *American Journal of Otolaryngology, 42*(1), 102792.
11. Hallock, G. G. (1996). Complications, untoward events, and reality. *Plastic and Reconstructive Surgery, 97*(6), 1238–1240. https://doi.org/10.1097/00006534-199605000-00021
12. Haas, C. F., Champion, A., & Secor, D. (2008). Motivating Factors for Seeking Cosmetic Surgery: A Synthesis of the Literature. *Plastic Surgical Nursing, 28*(4), 177–182. https://doi.org/10.1097/PSN.0b013e31818ea832
13. Sarwer, D. B., La Rossa, D., Bartlet, S., Low, D., Bucky, L., & Whitaker, L. (2002). Body image concerns of breast augmentation concerns of breast augmentation patients. *Plastic and Reconstructive Surgery, 112*, 83–90.
14. Figueroa, C. (2003). Self-esteem and cosmetic surgery: Is there a relationship between the two? *Plastic Surgical Nursing, 23*(1), 21–24.
15. Soest, T., Kvalem, I. L., Skolleborg, K. C., & Roald, H. E. (2006). Psychosocial factors predicting the motivation to undergo cosmetic surgery. *Plastic and Reconstructive Surgery,*

111, 51–62.

16. Zahiroddin, A. R., Kandjaini, A. R., & Khalighi, E. (2007). Do mental health and self-concept associate with rhinoplasty requests? *Journal of Plastic Reconstructive & Aesthetic Surgery, 61*(9), 1100.

17. Sarwer, D. B., Magee, L., & Clark, V. (2004). Physical appearance and cosmetic medical treatments: Physiological and socio-cultural influences. *Journal of Cosmetic Dermatology, 2*, 29–39.

18. American Academy of Facial Plastic and Reconstructive Surgery, Inc. https://www.aafprs.org//

19. Dufresne, R. G., Phillips, K. A., Vittorio, C. C., & Wilkel, C. S. (2001). A screening questionnaire for body dysmorphic disorder in a cosmetic dermatologic surgery practice. *Dermatologic Surgery, 27*, 457–462.

20. Tokgöz, E., & Marina, A. C. (2023). Biomechanics of facial plastic surgery applications. In *Cosmetic and reconstructive facial plastic surgery: A review of medical and biomedical engineering and science concepts*. Springer. ISBN #: 978-3031311673.

21. Crerand, C. E., Franklin, M. E., & Sarwer, D. B. (2006). Body dysmorphic disorder and cosmetic surgery. *Plastic Reconstructive Surgery, 118*, 167e–180e.

22. Klassen, A. F., Cano, S. J., Schwitzer, J. A., et al. (2016). Development and psychometric validation of the FACE-Q skin, lips, and facial rhytids appearance scales and adverse effects checklists for cosmetic procedures. *JAMA Dermatology, 152*(4), 443–451. https://doi.org/10.1001/jamadermatol.2016.0018

23. Pusic, A. L., Klassen, A. F., Scott, A. M., & Cano, S. J. (2013). Development and psychometric evaluation of the FACE-Q satisfaction with appearance scale. A new patient-reported outcome instrument for facial aesthetics patients. *Clinics in Plastic Surgery, 40*(2), 249–260. https://doi.org/10.1016/j.cps.2012.12.001

24. Wilson, J. B., & Aprey, C. J. (2004). Body dysmorphic disorder: Suggestions for detection and treatment in a surgical dermatology practice. *Dermatologic Surgery, 30*, 1391–1399.

25. Ritvo, E. C., Melnick, I., Marcus, G. R., & Glick, I. D. (2006). Psychiatric conditions in cosmetic surgery patients. *Facial Plastic Surgery, 22*(3), 194–197.

26. Springer, B. D., & Sotile, W. M. (2020). The psychology of total joint arthroplasty. *Journal of Arthroplasty, 36*(6S), S46–S49.

27. Gunaratne, R., Pratt, D. N., Banda, J., Fick, D. P., Khan, R. J. K., & Robertson, B. W. (2017). Patient dissatisfaction following Total knee arthroplasty: A systematic review of the literature. *The Journal of Arthroplasty, 32*(12), 3854–3860. https://doi.org/10.1016/j.arth.2017.07.021. Epub 2017 Jul 21.

28. Cremeans-Smith, J. K., Greene, K., & Delahanty, D. L. (2022). Resilience and recovery from total knee arthroplasty (TKA): A pathway for optimizing patient outcomes. *Journal of Behavioral Medicine*, 1–9.

29. Cremeans-Smith, J. K., Greene, K., & Delahanty, D. L. (2011). Symptoms of postsurgical distress following total knee replacement and their relationship to recovery outcomes. *Journal of Psychosomatic Research, 71*, 55–57.

30. Fritsch, B. A., Dhurve, K., Scholes, C., Molloy, A., Parker, D. A., & Coolican, M. (2017). Multifactorial analysis of patient dissatisfaction after TKR – The influence of psychological factors. *The Orthopaedic Journal of Sports Medicine, 5*, 2325967117S0016.

31. Magaldi, R. J., Staf, I., Stovall, A. E., Stohler, S. A., & Lewis, C. G. (2019). Impact of resilience on outcomes of total knee arthroplasty. *The Journal of Arthroplasty, 34*, 2620–2623.

32. Nwankwo, V. C., Jiranek, W. A., Green, C. L., Allen, K. D., George, S. Z., & Bettger, J. P. (2021). Resilience and pain catastrophizing among patients with total knee arthroplasty: A cohort study to examine psychological constructs as predictors of post-operative outcomes. *Health and Quality of Life Outcomes, 19*, 136.

33. Trinh, J. Q., Carender, C. N., An, Q., Noiseux, N. O., Otero, J. E., & Brown, T. S. (2021). Resilience and depression influence clinical outcomes following primary total joint arthro-

plasty. *The Journal of Arthroplasty, 36*, 1520–1526.

34. Bumberger, A., Borst, K., Hobusch, G., Willegger, M., Stelzeneder, D., Windhager, R., Domayer, S., & Waldstein, W. (2021). Higher patient knowledge and resilience improve the functional outcome of primary total knee arthroplasty. *The Central European Journal of Medicine, 133*, 543–549.

35. Hafar, A., Bryan, S., Harwood, M., & Lonner, J. H. (2021). Patient resilience had moderate correlation with functional outcomes, but not satisfaction, after primary unilateral total knee arthroplasty. *Arthroplasty Today, 10*, 123–127.

36. Vlaeyen, J. W. S., & Linton, S. J. (2000). Fear-avoidance and its consequences in chronic musculoskeletal pain: A state of the art. *Pain, 85*, 317–332.

37. Pincus, T., Smeets, R. J., Simmonds, M. J., & Sullivan, M. J. (2010). The fear avoidance model disentangled: Improving the clinical utility of the fear avoidance model. *Clinical Journal of Pain, 26*, 739–746.

38. Leeuw, M., Goossens, M. E., Linton, S. J., Crombez, G., Boersma, K., & Vlaeyen, J. W. (2007). The fear-avoidance model of musculoskeletal pain: Current state of scientific evidence. *Journal of Behavioral Medicine, 30*, 77–94.

39. Crombez, G., Eccleston, C., Van Damme, S., Vlaeyen, J. W., & Karoly, P. (2012). Fear-avoidance model of chronic pain: The next generation. *Clinical Journal of Pain, 28*, 475–483.

40. Bandura, A. (1997). *Self-efficacy: The exercise of control*. W. H. Freeman.

41. Woby, S. R., Urmston, M., & Watson, P. J. (2007). Self-efficacy mediates the relation between pain-related fear and outcome in chronic low back pain patients. *European Journal of Pain, 11*, 711–718.

42. Helminen, E. E., Sinikallio, S. H., Valjakka, A. L., Vaisanen-Rouvali, R. H., & Arokoski, J. P. A. (2016). Determinants of pain and functioning in knee osteoarthritis: A one-year prospective study. *Clinical Rehabilitation, 30*, 890–900.

43. Arnstein, P., Caudill, M., Mandle, C. L., Norris, A., & Beasley, R. (1999). Self-efficacy as a mediator of the relationship between pain intensity, disability and depression in chronic pain patients. *Pain, 80*, 483–491.

44. Magklara, E., Burton, C. R., & Morrison, V. (2014). Does self-efficacy influence recovery and Well-being in osteoarthritis patients undergoing joint replacement? A systematic review. *Clinical Rehabilitation, 28*, 835–846.

45. Lorig, K. R., Mazonson, P. D., & Holman, H. R. (1993). Evidence suggesting that health education for self-management in patients with chronic arthritis has sustained health benefits while reducing health care costs. *Arthritis and Rheumatism, 36*, 439–446.

46. Benyon, K., Hill, S., Zadurian, N., & Mallen, C. (2010). Coping strategies and self-efficacy as predictors of outcome in osteoarthritis: A systematic review. *Musculoskeletal Care, 8*, 224–236.

47. Finan, P. H., & Garland, E. L. (2015). The role of positive affect in pain and its treatment. *Clinical Journal of Pain, 31*, 177–187.

48. Strand, E. B., Zautra, A. J., Thoresen, M., Odegard, S., Uhlig, T., & Finset, A. (2006). Positive affect as a factor of resilience in the pain-negative affect relationship in patients with rheumatoid arthritis. *Journal of Psychosomatic Research, 60*, 477–484.

49. Zautra, A. J., Smith, B., Affleck, G., & Tennen, H. (2001). Examinations of chronic pain and affect relationships: Applications of a dynamic model of affect. *Journal of Consulting and Clinical Psychology, 69*, 786–795.

50. Zautra, A. J., Johnson, L. M., & Davis, M. C. (2005). Positive affect as a source of resilience for women in chronic pain. *Journal of Consulting and Clinical Psychology, 73*, 212–220.

51. Sturgeon, J. A., & Zautra, A. J. (2010). Resilience: A new paradigm for adaptation to chronic pain. *Current Pain and Headache Reports, 14*, 105–112.

52. Carels, R. A., Coit, C., Young, K., & Berger, B. (2007). Exercise makes you feel good, but does feeling good make you exercise? An examination of obese dieters. *Journal of Sport and Exercise Psychology, 29*, 706–722.

53. Van Cappellen, P., Rice, E. L., Catalino, L. I., & Fredrickson, B. L. (2017). Positive affective processes underlie positive health behavior change. *Psychology and Health, 33*, 77–97.

54. Guerin, E. (2012). Disentangling vitality, well-being, and quality of life: A conceptual examination emphasizing their similarities and differences with special application in the physical activity domain. *Journal of Physical Activity and Health, 9*, 896–908.

55. Shirom, A. (2011). Vigor as a positive affect at work: Conceptualizing vigor, its relations with related constructs, and its antecedents and consequences. *Review of General Psychology, 15*, 50–64.

56. Ryan, R. M., & Deci, E. L. (2008). From ego depletion to vitality: Theory and findings concerning the facilitation of energy available to the self. *Social and Personality Psychology Compass, 2*, 702–717.

57. Cremeans-Smith, J. K., Boarts, J. M., Greene, K., & Delahanty, D. L. (2009). Patients' reasons for electing to undergo total knee arthroplasty impact post-operative pain severity and range of motion. *Journal of Behavioral Medicine, 32*, 223–233.

58. Holla, J. F. M., van der Leeden, M., Knol, D. L., Peter, W. F. H., Roorda, L. D., Lems, W. F., Wesseling, J., Steultjens, M. P. M., & Dekker, J. (2012). Avoidance of activities in early symptomatic knee osteoarthritis: Results from the CHECK cohort. *Annals of Behavioral Medicine, 44*, 33–42.

59. Katter, J. K. Q., & Greenglass, E. (2013). The influence of mood on the relation between proactive coping and rehabilitation outcomes. *Canadian Journal on Aging, 32*, 13–20.

60. Brown, T. A., Cash, T. F., & Mikulka, P. J. (1990, Fall). Attitudinal body-image assessment: Factor analysis of the body-self relations questionnaire. *Journal of Personality Assessment, 55*(1-2), 135–144. https://doi.org/10.1080/00223891.1990.9674053

61. Cash, T. F. (2000). *The multidimensional body-self relations questionnaire.* MBSRQ User's Manual, Third Revision.

62. Rosenberg, M. (1979). *Conceiving the self.* Basic Books.

63. Tokgöz, E., & Marina, A. C. (2023). Applications of artificial intelligence, machine learning, and deep learning on facial plastic surgeries. In *Cosmetic and reconstructive facial plastic surgery: A review of medical and biomedical engineering and science concepts.* Springer. ISBN #: 978-3031311673.

64. Bracken, B. A. (1992). *Multidimensional self concept scale.* Pro-ed.

65. Didie, E. R., & Sarwer, D. B. (2003). Factors that influence the decision to undergo cosmetic breast augmentation surgery. *Journal of Women's Health, 12*, 241–253.

66. Kamburoglu, H. O., & Ozgur, F. (2007). Postoperative satisfaction and the patient's body image, life satisfaction, and self-esteem: A retrospective study comparing adolescent girls and boys after cosmetic surgery. *Aesthetic Plastic Surgery, 31*, 739–745.

67. Simis, K. J., Hovius, S. E., de Beaufort, I. D., Verhulst, F. C., Koot, H. M., & Adolescence Plastic Surgical Research Group. (2002). After plastic surgery: Adolescent-reported appearance ratings and appearance-related burdens in patient and general population groups. *Plastic and Reconstructive Surgery, 109*(1), 9–17.

68. (Dec. 2018). ISAPS Global Statistics. [Online]. Available: https://www.isaps.org/medical-professionals/isaps-global-statistics/

69. Thorisdottir, I. E., Sigurvinsdottir, R., Asgeirsdottir, B. B., et al. (2019). Active and passive social media use and symptoms of anxiety and depressed mood among Icelandic adolescents. *Cyberpsychology, Behavior and Social Networking, 22*, 535–542.

70. Nesi, J., & Prinstein, M. J. (2015). Using social media for social comparison and feedback-seeking: Gender and popularity moderate associations with depressive symptoms. *Journal of Abnormal Child Psychology, 43*, 1427–1438.

71. Andreassen, C. S., Pallesen, S., & Griffiths, M. D. (2017). The relationship between addictive use of social media, narcissism, and self-esteem: Findings from a large national survey. *Addictive Behaviors, 64*, 287–293.

72. Dumas, A. A., & Desroches, S. (2019). Women's use of social media: What is the evidence about their impact on weight management and body image? *Current Obesity Reports,*

8, 18–32.

73. Kelly, Y., Zilanawala, A., Booker, C., et al. (2018). Social media use and adolescent mental health: Findings from the UK millennium cohort study. *EClinicalMedicine, 6*, 59–68.

74. Hamm, M. P., Newton, A. S., Chisholm, A., et al. (2015). Prevalence and effect of cyberbullying on children and young people: A scoping review of social media studies. *JAMA Pediatrics, 169*, 770–777.

75. Nuzzi, L. C., Firriolo, J. M., McNamara, C. T., Malloy, S. M., Massey, G. G., DiVasta, A. D., & Labow, B. I. (2022, May 6). Normative values for adolescent quality of life in plastic surgery: A longitudinal, Cohort study. *Plastic and Reconstructive Surgery. Global Open, 10*(5), e4311. https://doi.org/10.1097/GOX.0000000000004311. PMID: 35539290; PMCID: PMC9076440.

76. Rosenberg, M. (1965). *Rosenberg self-esteem scale (RSES)* [database record]. APA PsycTests. Available at: https://psycnet.apa.org/doi/10.1037/t01038-000.

77. Murphy, D. K., Beckstrand, M., & Sarwer, D. B. (2009). A prospective, multi-center study of psychosocial outcomes after augmentation with Natrelle silicone-filled breast implants. *Annals of Plastic Surgery, 62*, 118–121.

78. Alderman, A., Pusic, A., & Murphy, D. K. (2016). Prospective analysis of primary breast augmentation on body image using the BREAST-Q: Results from a nationwide study. *Plastic and Reconstructive Surgery, 137*, 954e–960e.

79. Chowdhury, S., Verma, S., & Debnath, T. (2021). Self-esteem in rhinoplasty patients: A comparative study. *Indian Journal of Otolaryngology and Head & Neck Surgery*. Available at: https://link.springer.com/article/10.1007/s12070-021-02734-2. Accessed 29 Dec 2021.

80. Viana, G. A., Osaki, M. H., & Nishi, M. (2010). Effect of lower blepharoplasty on self-esteem. *Dermatologic Surgery, 36*, 1266–1272.

81. Cingi, C., Songu, M., & Bal, C. (2011). Outcomes research in rhinoplasty: Body image and quality of life. *American Journal of Rhinology & Allergy, 25*, 263–267.

82. Sosa, D., Carola, N., Levitt, S., Patel, V., & Tokgöz, E. (2023). Surgical approaches used for total knee arthroplasty. In *Total knee arthroplasty: Medical and biomedical engineering and science concepts*. Springer. ISBN #: 978-3-031-31099-7.

83. Tokgöz, E. (2023). Surgical approaches used for total hip arthroplasty. In *Total hip arthroplasty: Medical and biomedical engineering and science concepts*. Springer. ISBN #: 9783031089268.

84. Tokgöz, E. (2023). Preexisting conditions leading to total hip arthroplasty. In *Total hip arthroplasty: Medical and biomedical engineering and science concepts*. Springer. ISBN #: 9783031089268.

85. Tokgöz, E. (2023). Perioperative patient care for total hip arthroplasty. In *Total hip arthroplasty: Medical and biomedical engineering and science concepts*. Springer. ISBN #: 9783031089268.

86. Tokgöz, E. (2023). Surgical approach comparisons in total hip arthroplasty. In *Total hip arthroplasty: Medical and biomedical engineering and science concepts*. Springer. ISBN #: 9783031089268.

87. Tokgöz, E. (2023). Complications of total hip arthroplasty. In *Total hip arthroplasty: Medical and biomedical engineering and science concepts*. Springer. ISBN #: 9783031089268.

88. Tokgöz, E. (2023). Medical improvement suggestions for total hip arthroplasty. In *Total hip arthroplasty: Medical and biomedical engineering and science concepts*. Springer. ISBN #: 9783031089268.

89. Tokgöz, E. (2023). Biomechanics of total hip arthroplasty. In *Total hip arthroplasty: Medical and biomedical engineering and science concepts*. Springer. ISBN #: 9783031089268.

90. Tokgöz, E. (2023). All-inclusive impact of robotics applications on THA: Overall impact of robotics on total hip arthroplasty patients from manufacturing of implants to recovery after surgery. In *Total hip arthroplasty: Medical and biomedical engineering and science concepts*. Springer. ISBN #: 9783031089268.

91. Tokgöz, E. (2023). Biomechanical success of traditional versus robotic-assisted total hip arthroplasty. In *Total hip arthroplasty: Medical and biomedical engineering and science concepts*. Springer. ISBN #: 9783031089268.

92. Tokgöz, E. (2023). Optimization for total hip arthroplasty applications. In *Total hip arthroplasty: Medical and biomedical engineering and science concepts*. Springer. ISBN #: 9783031089268.

93. Tokgöz, E. (2023). Artificial intelligence, deep learning, and machine learning applications in total hip arthroplasty. In *Total hip arthroplasty: Medical and biomedical engineering and science concepts*. Springer. ISBN #: 9783031089268.

94. Tokgöz, E. (2023). Advancing engineering of total hip arthroplasty. In *Total hip arthroplasty: Medical and biomedical engineering and science concepts*. Springer. ISBN #: 9783031089268.

95. Tokgöz, E., Levitt, S., Patel, V., Carola, N., & Sosa, D. (2023). Biomechanics of total knee arthroplasty. In *Total knee arthroplasty: Medical and biomedical engineering and science concepts*. Springer. ISBN #: 978-3-031-31099-7.

96. Tokgöz, E., Carola, N., Levitt, S., Patel, V., & Sosa, D. (2023). Robotics applications in total knee arthroplasty. In *Total knee arthroplasty: Medical and biomedical engineering and science concepts*. Springer. ISBN #: 978-3-031-31099-7.

97. Tokgöz, E., Sosa, D., Carola, N., Levitt, S., & Patel, V. (2023). Impact of manufacturing on total knee arthroplasty. In *Total knee arthroplasty: Medical and biomedical engineering and science concepts*. Springer. ISBN #: 978-3-031-31099-7.

98. Tokgöz, E., Patel, V., Carola, N., Sosa, D., & Levitt, S. (2023). Optimization investigations on total knee arthroplasty. In *Total knee arthroplasty: Medical and biomedical engineering and science concepts*. Springer. ISBN #: 978-3-031-31099-7.

99. Tokgöz, E., Patel, V., Sosa, D., Levitt, S., & Carola, N. (2023). Artificial intelligence, deep learning, and machine learning applications in total knee arthroplasty. In *Total knee arthroplasty: Medical and biomedical engineering and science concepts*. Springer. ISBN #: 978-3-031-31099-7.

100. Tokgöz, E. (2023). Advancing engineering of total knee arthroplasty. In *Total knee arthroplasty: Medical and biomedical engineering and science concepts*. Springer. ISBN #: 978-3-031-31099-7.

101. Tokgöz, E., & Marina, A. C. (2023). Robotics applications in facial plastic surgeries. In *Cosmetic and reconstructive facial plastic surgery: A review of medical and biomedical engineering and science concepts*. Springer. ISBN #: 978-3031311673.

102. Tokgöz, E. (2023). Technological improvements on facial plastic, head and neck procedures. In *Cosmetic and reconstructive facial plastic surgery: A review of medical and biomedical engineering and science concepts*. Springer. ISBN #: 978-3031311673.

103. Levitt, S., Patel, V., Sosa, D., Carola, N., & Tokgöz, E. (2023). Preexisting conditions leading to total knee arthroplasty. In *Total knee arthroplasty: Medical and biomedical engineering and science concepts*. Springer. ISBN #: 978-3-031-31099-7.

104. Sosa, D., Carola, N., Patel, V., Levitt, S., & Tokgöz, E. (2023). Surgical approach comparison in total knee arthroplasty. In *Total knee arthroplasty: Medical and biomedical engineering and science concepts*. Springer. ISBN #: 978-3-031-31099-7.

105. Sosa, D., Carola, N., Patel, V., Levitt, S., & Tokgöz, E. (2023). Perioperative patient care for total knee arthroplasty. In *Total knee arthroplasty: Medical and biomedical engineering and science concepts*. Springer. ISBN #: 978-3-031-31099-7.

106. Levitt, S., Patel, V., Carola, N., Sosa, D., & Tokgöz, E. (2023). Complications of total knee arthroplasty. In *Total knee arthroplasty: Medical and biomedical engineering and science concepts*. Springer. ISBN #: 978-3-031-31099-7.

107. Carola, N., Patel, V., Levitt, S., Sosa, D., & Tokgöz, E. (2023). Ergonomics of total knee arthroplasty. In *Total knee arthroplasty: Medical and biomedical engineering and science concepts*. Springer. ISBN #: 978-3-031-31099-7.

108. Marina, A. C., & Tokgöz, E. (2023). Non-surgical facial aesthetic procedures. In *Cosmetic*

and reconstructive facial plastic surgery: A review of medical and biomedical engineering and science concepts. Springer. ISBN #: 978-3031311673.

109. Marina, A. C., & Tokgöz, E. (2023). Aesthetic surgery of the upper face and cheeks. In *Cosmetic and reconstructive facial plastic surgery: A review of medical and biomedical engineering and science concepts.* Springer. ISBN #: 978-3031311673.

110. Marina, A. C., & Tokgöz, E. (2023). Aesthetic surgery of the nose and lower face. In *Cosmetic and reconstructive facial plastic surgery: A review of medical and biomedical engineering and science concepts.* Springer. ISBN #: 978-3031311673.

111. Marina, A. C., Donofrio, G., & Tokgöz, E. (2023). Surgical reconstruction of craniofacial malformations. In *Cosmetic and reconstructive facial plastic surgery: A review of medical and biomedical engineering and science concepts.* Springer. ISBN #: 978-3031311673.

112. Marina, A. C., & Tokgöz, E. (2023). Surgical reconstruction of craniofacial trauma and burns. In *Cosmetic and reconstructive facial plastic surgery: A review of medical and biomedical engineering and science concepts.* Springer. ISBN #: 978-3031311673.

113. Marina, A. C., & Tokgöz, E. (2023). Cosmetic and reconstructive facial plastic surgery related simulation and optimization efforts. In *Cosmetic and reconstructive facial plastic surgery: A review of medical and biomedical engineering and science concepts.* Springer. ISBN #: 978-3031311673.

114. Musafer, H., & Tokgöz, E. (2023). A facial wrinkle detection by using deep learning with an efficient optimizer. In *Cosmetic and reconstructive facial plastic surgery: A review of medical and biomedical engineering and science concepts.* Springer. ISBN #: 978-3031311673.

第 12 章
头面颈部整形手术的技术改进

Emre Tokgöz iD

1 概述

近5年来，随着计算机技术和工程技术的发展，面部整形手术的吸引力在与日俱增。本书将从多个角度介绍面部整形手术以及头颈外科手术的各种改进思路，包括以下内容：

- 制造业的进步。
- 机器人
- 生物力学
- 数学优化
- 技术进步
- 人工智能
- 心理学

这些改进思路融合了技术进步，并从计算机和工程学角度对各种技术进行了进一步探索。

2 先进制造技术的改进对整形、头颈外科的影响

用于下颌骨重建的传统手动弯曲钢板存在一些问题，而使用快速成型技术可减少手术过程中钢板反复弯曲产生的残余应力，从而消除金属板断裂问题，以及疲劳负荷影响平均应力产生微裂纹的风险[15]。此外，通过检测能够承载机械结构的最佳设计来进行结构优化，还可以通过拓扑优化形状和尺寸来促进下颌骨重建[17]。传统手动弯曲钢板的术后并发症包括术后数年钢板在下颌角区域出现裂缝[15]。通过使用增材制造技术制作个性化的人工下颌板，可提高生物力学性能。作为下颌骨重建和口腔颌面外科跨

E. Tokgöz（✉）
Whiting School of Engineering, Johns Hopkins University, Baltimore, MD, USA

学科研究的一部分，为患者量身定制的下颌骨重建钢板也得到了改进[15, 16, 18]。

在面部整形和头颈部手术中，除了使用三维打印技术来提高制造水平外，4D 打印技术的应用及其进步也为改善整形手术和头颈部手术提供了可能。据介绍，4D 打印是一种利用 3D 打印技术制造物体的打印方法，可以让3D技术打印出来的结构能够在外界激励下发生形状或者结构的改变，直接将材料与结构的变形设计内置到物料当中，简化了从设计理念到实物的制造过程,让物体能自动组装构型,实现了产品设计、制造和装配的一体化融合[13]。鉴于 4D 打印的定义，利用 4D 打印模仿生物元素可能离人工开发并不遥远[14]。在 4D 打印中，机器人技术会在植入物尺寸确定过程中影响复合材料植入物的强度，这将直接影响植入物在运动过程中的植入是否成功及其稳定性，从而改变它的生物力学行为[8]。材料的增材制造尤其有助于解决结构、机制固化、后处理过程以及基于打印材料的功能应用等问题，而机器人技术在所有相应步骤中都占有重要地位。机器人在3D打印领域掀起了一场革命，将生物力学强度融入到植入物中，使小尺寸和大尺寸打印成为可能，打印尺寸从毫米到厘米不等[8]。植入物可以通过打印制作单个金属物品，而不是通过机械加工完成。

对使用机器人技术进行植入物材料分配制造技术进行更多研究，可以判断各种成分并提高植入体的材料同质性。机器人技术的应用不仅对种植体材料的选择有益，还有助于改善患者康复所需的生物力学因素和其他相关因素，如材料的放置和承受循环负荷种植体的设计。图12-1 左图展示了使用3D 打印机进行的 4D 打印效果，右图展示了苏黎世应用科技大学的生物墨水打印。

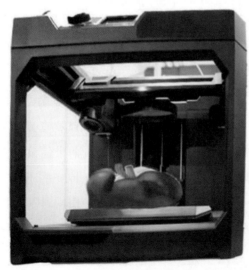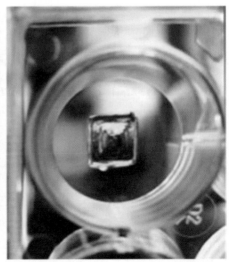

图 12-1   （a）3D 器官打印在我们有生之年可能会成为现实，那么 4D 打印呢？（b）在苏黎世应用科技大学（ZHAW）用生物墨水打印的结构

3　机器人技术的改进对整形、头颈外科的影响

据文献显示，达芬奇机器人是面部整形手术以及头颈部手术应用最多的机器人。机器人的使用需要对外科医生进行培训，相关人员的操作经验对手术的成功至关重要。随着机器人技术的发展，软体机器人技术和纳米操作机器人技术等先进技术越来越受欢迎。据我们所知，虽然软体机器人技术已应用于多种头颈部手术，但尚未用于以美容为目的的整形手术。将这些技术融入患者的康复和外科手术中，在这一研究和应用领域将有一定潜力。

在我们看来，机器人应用需要改进的另一个重要方面是手术前后的康复。正如文献[1–12]所述，健康的心理可以让整形手术患者避免接受不必要的手术。使用机器人技术对求美者在术前进行整形后外貌预测，可能会避免患者接受整形手术；我们希望研究人员对这一领域进行研究，并确定机器人在此类应用中的有效性。

照相机技术的进步也可以融入到机器人技术中来改善面部整形手术和头颈部手术的效果。例如，文献[19]开发了一种通过面部标识引导表面匹配的方法，用RGB–D 摄像头进行从图像到患者的匹配。作者利用深度学习和多块局部二值模式（LBP）的 Adaboost 对 RGB 图像进行处理，从术前 MR 图像中定位了5个面部标识。经测定，所开发的无创方法的准确性可与最先进的类似技术相媲美，还可节省时间。

此外，显微外科的进步使超级显微外科得以发展，从而推动了外科手术的进步。其中一个例子是世界上第一个用于（超级）显微外科手术的专用机器人平台，名为MicroSure's MUSA（MicroSure，荷兰埃因霍温）[20]。该机器人旨在通过过滤震颤和缩减动作来提高显微外科医生动作的稳定性。该机器人易于操控，配备了可与传统手术显微镜兼容的手术器械臂。使用 MUSA 进行潜伏期检测和临床病例系列研究显示，该机器人进行显微外科吻合术是安全可行的。

改进显微外科技术并将其融合到机器人技术中，可使组织移植成功率提高到96%～100%[21]。包括智能手机应用程序在内的其他应用软件的改进，或许可彻底改变游离皮瓣的监测[22]，改进手术前规划和皮瓣设计所使用的软件，由专用软件提供指导[23]。

4　生物力学进步对整形、头颈外科的影响

头颈部的内部生物力学结构在很大程度上取决于局部软组织。该区域的生物力学性质非常多变，受许多因素的影响。大家熟知、成熟的分析方法之一是使用冯米塞斯应力

计算的有限元法（FEM）。我们提出的一项改进建议是开发一种比有限元法更先进的技术，用于进一步的高级分析。这样的设计可以结合先进的人工智能方法，有助于解决时间易变性问题。

　　另一项改进建议是通过使用不同生物力学考量的多块钢板和螺钉组合来优化植入物设计。如相关文献[8]所述，全髋关节手术已经在一定程度上实现了这一目标；然而，在头颈部手术和整形外科手术中，通过使用多个钢板和螺钉来优化生物力学特征的方法尚未得到普及验证。

5　数学优化改进对整形、头颈外科的影响

　　文献报道的头颈部手术和整形手术的数学模型有限。值得注意的是，对下颌受力点上力的大小和方向的不同假设会导致不同的结果。另一个影响因素是模型使用的是静态假设。其他影响因素包括所获信息的局限性；所获数据仅涉及颌骨表层的应变。研究文献中的不确定性、假设和简化也可能导致结果不同，而这些结果也很难用不同的理论进行评估。

　　文献[24]介绍了一种通过反馈法选择合适的下颌重建种植体来优化数学模型参数的方法。作者使用中心复合设计来获取样本数据，并使用最小二乘法来计算拟合方程的系数，同时应用可取函数法来优化多个响应。数学优化模型的目标是通过 V 型钛板的角度、钛板的厚度和 V 型设计的厚度，测算出设计个性化颅颌面重建植入体的最大应力值。作者选择了一套适合下颌骨种植体配置的优化参数，可供临床下颌骨种植体设计参考。图12-2 是下颌部分 V 型种植体的示例，设计中使用了 von Mises 应力计算来确定整

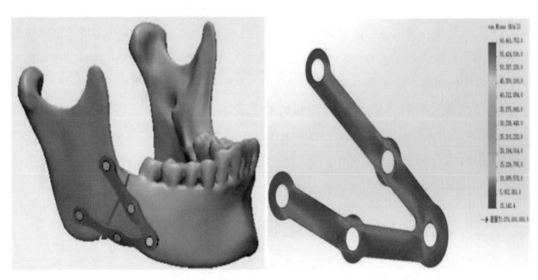

图 12-2　利用 von Mises 计算优化设计的 V 型下颌种植体

个下颌种植体设计的应力负荷分布[24]。这种简化是对产生误差的原始数学模型进行了二次近似。这种数学扩展可以减少计算的误差范围。

总之，此优化模型可以获得植入物的最佳特征、最佳生物力学结果等。限制性数学优化模型可以应用于许多领域，尤其是依赖于经验数据的外科领域，来进一步推动外科手术的发展。

6　其他先进技术的改进对整形、头颈外科的影响

机器人技术和相关技术的发展为整形外科手术发展带来了长足的进步。除3D打印和机器人技术外，面部整形手术还采用了增强现实、虚拟现实、模拟软件、CT 扫描图像、机器学习（ML）、深度学习（DL）、人工智能（AI）、摄像头、传感器、激光技术和用于高级数据分析的软件等技术。除了对机器人安装技术人员的需求增加外，还影响到了外科医生和助手的培训。相机所应用的光学技术、智能手机应用的计算技术以及大数据计算技术的快速发展，将进一步推动面部整形、头部和颈部手术的发展。

虚拟手术规划的进步也会对手术应用发展产生影响。研究表明，虚拟手术规划尚存在许多不足之处。例如，有研究对 10 名有复杂缺陷的患者进行了颅面部虚拟手术规划（VSP）[25]。在这一应用中，VSP 对规划产生了影响，并因此改变了某些生物力学结构，如重新定位骨段和设计固定板，使螺钉能避开关键的神经血管结构；然而，VSP 不包括软组织的改变，因此无法将软组织的反应纳入手术规划。考虑到这一事实，手术计划可能会因不可预见的生理现象而更改，比如现实与计划任务的不匹配。该领域的一个进步是可以在手术规划中确定软组织和非软组织。

将本节概述的所有先进技术整合到适当的应用中，将进一步提高手术效果。

7　相关人工智能改进对整形外科的影响

关于人工智能的研究及其在面部整形手术中的相关应用非常有限。在一些领域可以使用机器学习和深度学习，包括手术规划、CT 图像重建和截骨，因为这些领域潜在的错误源会导致误差甚至影响治疗效果。将人工智能融合到有图像噪声、金属结构和患者运动的应用中，会大幅度改善重建后的计算机断层扫描（CT）图像质量。图像分割技术会对重建模型的准确性产生重大影响。值得注意的是，手术前后的数据对比，人工智能/ML/DL 技术的可重复性可以指导外科医生进行手术规划，而手术规划在很大程度上依赖于外科医生的专业知识和手动软件输入。

有学者将人工神经网络（ANN）概念用于烧伤深度分析[29]，指出了早期切除和移植

对较深的真皮层烧伤治疗的重要性。研究人员的目的是开发一种无创且客观的方法来预测烧伤愈合时间，结果显示预测烧伤愈合时间少于 2 周的准确率为 96%，多于 2 周的准确率为 75%。ANN对烧伤愈合的总体预测准确率为86% 。如果这是一个一般性的普适结果，可以在有类似情况的面部整形手术患者中进行测试。

递归神经网络（RNN）可以识别数据集的序列特征，这种序列特征分析有助于确定预测序列中下一步的模式。RNN在深度学习（DL）中的一个应用是开发模拟人脑神经元活动的模型。研究人员使用 RNN 和 Shepp-Logan phantom作为标准测试图像，对人脑进行数字重建。在文献[31-42]中，图像重建算法通过不同的成像模式（如扇形光束和平行光束 CT 扫描）应用到Shepp-Logan 模型。我们建议研究人员沿着 RNN 在面部整形手术中的应用这一方向进行研究，并将完成此类任务的方法留给读者去想象。同样，生成对抗网络（GAN）也可应用于面部整形手术，有文献也建议将其应用于全髋关节置换术[11]。

面神经分级系统方法见相关文献[43, 44]。美国耳鼻咽喉科学会面神经疾病委员会认可的豪斯–布拉克曼分级量表（HBGS）成功地提供了一种检测面神经功能的标准方法。HBGS 无法区分更精细的面神经功能障碍等级，该量表的主观性导致了观察结果的高变异性，而且在处理面神经功能的继发性缺陷方面也存在模糊性[43, 44]。其中一个尚未探索的研究领域是使用多变量技术，尤其是 DL 方法，来减少变异性并识别面神经功能的继发性缺陷。

本文提到的智能手机应用软件都是为特定的目的而开发的，我们在这项工作中对其进行了概述，还有其他一些智能手机应用软件是为整形外科开发的，但没有在面部美容和整形手术中进行验证。

有文献介绍了一个用于术后监测游离皮瓣组织灌注的智能手机实例[45]，该软件在人体手指上进行了测试。这种应用的目标是降低监测成本，简化术后复杂的监测设备。这款智能手机应用和类似的开发成果可以在面部整形手术中进行测试，作为该领域的一项改进措施。

此外，还有一个尚未探索的研究领域，即使用人工智能/ML/DL 方法来确定面部美容整形手术前的专业心理治疗能否改变患者的手术决定。这些方法可以帮助确定心理治疗是否可以减少手术的数量。此外，还可以使用人工智能/ML/DL 方法研究宗教信仰对整形手术决定的影响，以确定进行整形手术的影响因素。

内尔德–梅德单纯优化法[26]的最新进展之一是引入了 Hassan–Nelder–Mead （HNM） 方法[27, 28]。HNM 方法可用于增强面部皮肤应用软件的设计。使用 HNM 方法得出的试验结果表明，准确率高达 99.90%，F 值为 100%。这种拟议的框架可以为化妆行业、与整形外科有关的各种应用提供一个简单而有效的工具。

8　相关心理因素的改进对整形、头颈外科的影响

文献[46]研究了半面瘫整形手术中的心理和社会因素。这个研究采用主题分析法对可能与患者满意度相关的社会心理因素进行了分析。该分析采用定性分析方法，从 106 名成人的术后评估中获得了数据，其中包括所有受试者的访谈记录。同一外科医生使用带血管蒂的游离肌肉移植物进行了两阶段的重建手术。采用医院焦虑抑郁量表、人口统计学问卷和面瘫评估量表对患者进行评估。我们建议采用的研究方法之一是应用 ML/DL 技术对相似或相同的数据进行全面评估，与人工收集的数据进行比较。据文献记载，用于文本识别和分析的 ML/DL 技术尚未在面部整形外科领域中广泛开展。

与文献[1–12]中给出的建议类似，将深度学习应用于针对心理因素的数据集，可以很好地促进面部整形手术的改进。此外，将 HNM 与相关的 CT 图像特征检测结合到机器人应用中进行分析，也有助于进一步改进应用。将 HNM 应用于整形外科所获得的其他数据集，也能以更高的计算精确度提高解剖精确度。

据观察，在改善患者的全膝关节置换术（TKA）体验方面发挥着关键作用的心理因素包括[47]：

- 自信心。
- 积极性。
- 活力。
- 精力。

文献证实，较高的积极性、自信心、活力和精力对 TKA 术后疼痛控制和愈合至关重要。对于拒绝接受 TKA 的患者和外科医生来说，都应该适当尝试。作为一个新的研究方向，我们建议研究人员关注 TKA 患者术前心理健康的改善情况，并观察心理因素是否会阻碍患者接受手术。我们还建议结合其他技术进行此类研究，包括使用虚拟现实技术和/或机器人技术。这样的研究可以包括 TKA 受试者积极行为的影响，以及他们如何受到周围人积极态度的影响，具体方法是测量疼痛减轻程度和幸福感。这些人可以是精神科医生、心理学家、护士、医生和专业护理人员，也可以是其亲属和爱人[47]。

未来的另一个研究方向是如何在 TKA 患者的心理治疗中进行持续改进。在这项工作中，可以对如何持续改善积极思维、自信心、活力和精力等不同因素进行更多研究，并确定衡量结果的主要有效指标。

9　结论和未来工作

与文献[48-70]中概述的内容类似，本研究也概述了面部整形、头颈部手术的技术进步。相关手术还有很多改进的机会。在所有改善患者幸福度的方案中，最有前景和最具成本效益的方案是在手术的三个阶段中（包括术前、术中和术后）改善患者的心理。在全膝关节置换术患者的术后调查中，提高积极思维、自信心、活力和精力是控制疼痛和手术恢复的重要因素。我们建议的研究调查领域之一是，进一步了解术后和术前的心理支持是如何影响面部整形、头颈部手术患者以健康的方式接受这些手术的。因此，在特定情况下，通过心理支持来帮助患者面对手术可能存在的风险。研究人员还可以调查使用智能手机应用程序、机器人和 AR/VR 等技术作为心理支持的一部分所产生的影响。

据我们所知，关于术前心理支持对患者的影响，还没有其他研究人员对此进行过调查。虽然人们可能觉得只有手术才能治愈患者，但大脑和积极思维的力量不可低估，这种调查的局限性有待进一步的研究和数据收集来检验。

（陈　春　何颖君）

参考文献

1. Truden, A., & Tokgöz, E. (2022). Surgical approaches used for total hip arthroplasty. In *Total hip arthroplasty: Medical and biomedical engineering and science concepts*. Springer. ISBN #: 9783031089268. https://link.springer.com/chapter/10.1007/978-3-031-08927-5_6

2. Truden, A., & Tokgöz, E. (2022). Preexisting conditions leading to total hip arthroplasty. In *Total hip arthroplasty: Medical and biomedical engineering and science concepts*. Springer. ISBN #: 9783031089268. https://link.springer.com/chapter/10.1007/978-3-031-08927-5_6

3. Truden, A., & Tokgöz, E. (2022). Surgical approach comparisons in total hip arthroplasty. In *Total hip arthroplasty: Medical and biomedical engineering and science concepts*. Springer. ISBN #: 9783031089268. https://link.springer.com/chapter/10.1007/978-3-031-08927-5_6

4. Truden, A., & Tokgöz, E. (2022). Perioperative patient care for total hip arthroplasty. In *Total hip arthroplasty: Medical and biomedical engineering and science concepts*. Springer. ISBN #: 9783031089268. https://link.springer.com/chapter/10.1007/978-3-031-08927-5_6

5. Truden, A., & Tokgöz, E. (2022). Complications of total hip arthroplasty. In *Total hip arthroplasty: Medical and biomedical engineering and science concepts*. Springer. ISBN #: 9783031089268. https://link.springer.com/chapter/10.1007/978-3-031-08927-5_6

6. Truden, A., & Tokgöz, E. (2022). Medical improvement suggestions for total hip arthroplasty. In *Total hip arthroplasty: Medical and biomedical engineering and science concepts*. Springer. ISBN #: 9783031089268. https://link.springer.com/chapter/10.1007/978-3-031-08927-5_6

7. Tokgöz, E., & Truden, A. (2022). Biomechanics of total hip arthroplasty. In *Total hip arthroplasty: Medical and biomedical engineering and science concepts*. Springer. ISBN #: 9783031089268. https://link.springer.com/chapter/10.1007/978-3-031-08927-5_6

8. Tokgöz, E., & Truden, A. (2022). All-inclusive impact of robotics applications on THA: Overall impact of robotics on total hip arthroplasty patients from manufacturing of implants to recovery after surgery. In *Total hip arthroplasty: Medical and biomedical engineering and science concepts*. Springer. ISBN #: 9783031089268. https://link.springer.com/chapter/10.1007/978-3-031-08927-5_6

9. Tokgöz, E., & Truden, A. (2022). Biomechanical success of traditional versus robotic-

assisted total hip arthroplasty. In *Total hip arthroplasty: Medical and biomedical engineering and science concepts*. Springer. ISBN #: 9783031089268. https://link.springer.com/chapter/10.1007/978-3-031-08927-5_6

10. Tokgöz, E., & Truden, A. (2022). Optimization for total hip arthroplasty applications. In *Total hip arthroplasty: Medical and biomedical engineering and science concepts*. Springer. ISBN #: 9783031089268. https://link.springer.com/chapter/10.1007/978-3-031-08927-5_6

11. Tokgöz, E., & Truden, A. (2022). Artificial intelligence, deep learning, and machine learning applications in total hip arthroplasty. In *Total hip arthroplasty: Medical and biomedical engineering and science concepts*. Springer. ISBN #: 9783031089268. https://link.springer.com/chapter/10.1007/978-3-031-08927-5_6

12. Tokgöz, E. (2022). Advancing engineering of total hip arthroplasty. In *Total hip arthroplasty: Medical and biomedical engineering and science concepts*. Springer. ISBN #: 9783031089268. https://link.springer.com/chapter/10.1007/978-3-031-08927-5_6

13. González-Henríquez, C. M., Sarabia-Vallejos, M. A., & Rodriguez-Hernandez, J. (2019). Polymers for additive manufacturing and 4D-printing: Materials, methodologies, and biomedical applications. *Progress in Polymer Science, 94*, 57–116., ISSN 0079-6700. https://doi.org/10.1016/j.progpolymsci.2019.03.001

14. Goksu, T. D., et al. (2019). 3D and 4D printing of polymers for tissue engineering applications. *Frontiers in Bioengineering and Biotechnology, 7*, 164.

15. Martola, M., Lindqvist, C., Hanninen, H., & Al-Sukhun, J. (2007). Fracture of titanium plates used for mandibular reconstruction following ablative tumor surgery. *Journal of Biomedical Materials Research. Part B, Applied Biomaterials, 80*, 345–352.

16. Huang, M. F., Alfi, D., Alfi, J., & Huang, A. T. (2019). The use of patient-specific implants in Oral and maxillofacial surgery, Oral Maxillofac. *The Surgical Clinics of North America, 31*, 593–600.

17. Wong, R. C., Tideman, H., Kin, L., & Merkx, M. A. (2010). Biomechanics of mandibular recon-struction: A review. *International Journal of Oral and Maxillofacial Surgery, 39*, 313–319.

18. Memon, A. R., Wang, E., Hu, J., Egger, J., & Chen, X. (2020). A review on computer-aided design and manufacturing of patient-specific maxillofacial implants. *Expert Re-View of Medical Devices, 17*, 345–356.

19. Su, Y., Sun, Y., Hosny, M., Gao, W., & Fu, Y. (2022). Facial landmark-guided surface matching for image-to-patient registration with an RGB-D camera. *The International Journal of Medical Robotics and Computer Assisted Surgery, 18*(3), e2373.

20. Van Mulken, T. J. M., Schols, R. M., Scharmga, A. M. J., Winkens, B., Cau, R., Schoenmakers, F. B. F., et al. (2020). First-in-human robotic supermicrosurgery using a dedicated microsurgical robot for treating breast cancer-related lymphedema: A randomized pilot trial. *Nature, 11*, 757.

21. Butler, P. E., Ghali, S., & Kalaskar, D. K. (2016). *Textbook of plastic and reconstructive surgery* (p. 488). Ucl Press.

22. Konczalik, W., Nikkhah, D., & Mosahebi, A. (2017). Applications of smartphone thermal camera imaging system in onitoring of the deep inferior epigastric perforator flap for breast reconstruction. *Microsurgery, 37*, 457–458. https://doi.org/10.1002/micr

23. Koumoullis, H., Burley, O., & Kyzas, P. (2020). Patient-specific soft tissue reconstruction: An IDEAL stage I report of hemiglossectomy reconstruction and introduction of the PANSOFOS flap. *The British Journal of Oral & Maxillofacial Surgery, 58*(6), 681–686.

24. Yu, J. C., Buchman, S. R., Gosain, A. K., et al. (2021). Basic biomechanics for craniofacial surgeons: The responses of alloplastic materials and living tissues to mechanical forces. *FACE., 2*(4), 446–461. https://doi.org/10.1177/27325016211060232

25. Saad, A., Winters, R., Wise, M. W., Dupin, C. L., & St Hilaire, H. (2013). Virtual surgical planning in complex composite maxillofacial reconstruction. *Plastic and Reconstructive Surgery, 132*(3), 626–633.

26. Nelder, J. A., & Mead, R. (1965). A simplex method for function minimization. *The Computer

Journal, 7(4), 308–313.

27. Musafer, H., Abuzneid, A., Faezipour, M., & Mahmood, A. (2020). An enhanced design of sparse autoencoder for latent features extraction based on trigonometric simplexes for network intrusion detection systems. *Electronics, 9*(2), 259.

28. Musafer, H., Tokgoz, E., & Mahmood, A. (2022). High-dimensional normalized data profiles for testing derivative-free optimization algorithms. *PeerJ Computer Science, 8*, e960.

29. Yeong, E.-K., Hsiao, T.-C., Chiang, H. K., & Lin, C.-W. (2005). Prediction of burn healing time using artificial neural networks and reflectance spectrometer. *Burns, 31*(4), 415–420.

30. Shepp, L. A., & Logan, B. F. (1974). The Fourier reconstruction of a head section. *IEEE Transactions on Nuclear Science, 21*(3), 21–43.

31. Guo, P., Hu, M., & Jia, Y. (Eds.). (2006, November). *International conference on computational intelligence and security; Guangzhou, China* (pp. 1865–1868). IEEE. https://doi.org/10.1109/ICCIAS.2006.295389

32. Cierniak, R. (2008). A 2D approach to tomographic image reconstruction using A hopfield-type neural network. *Artificial Intelligence in Medicine, 43*, 113–125.

33. Cierniak, R. (2008). A new approach to image reconstruction from projections using A recurrent neural network. *International Journal of Applied Mathematics and Computer Science, 18*, 147–157.

34. Cierniak, R. (2009). New neural network algorithm for image reconstruction from fan-beam projections. *Neurocomputing, 72*, 3238–3244.

35. Cierniak, R., et al. (2010). A statistical tailored image reconstruction from projections method. In G. Phillips-Wren, L. C. Jain, K. Nakamatsu, et al. (Eds.), *Advances in intelligent decision technologies* (pp. 181–190). Springer.

36. Cierniak, R. (2010). A statistical approach to image reconstruction from projections problem using recurrent neural network. In K. Diamantaras, W. Duch, & L. S. Iliadis (Eds.), *ICANN 2010* (pp. 138–141). Springer.

37. Cierniak, R. (2011). Neural network algorithm for image reconstruction using the "grid-friendly" projections. *Australasian Physical & Engineering Sciences in Medicine, 34*, 375–389.

38. Cierniak, R., & Lorent, A. (2012). A neuronal approach to the statistical image reconstruction from projections problem. In N.-T. Nguyen, K. Hoang, & P. Jędrzejowicz (Eds.), *ICCCI 2012* (pp. 344–353). Springer.

39. Würfl, T., Ghesu, F. C., Christlein, V., Maier, A., et al. (2016). Deep learning computed tomography. In S. Ourselin, L. Joskowicz, M. R. Sabuncu, et al. (Eds.), *MICCAI 2016* (pp. 432–440). Springer.

40. Adler, J., & Öktem, O. (2017). Solving ill-posed inverse problems using iterative deep neural networks. *Inverse Problems, 33*, 124007.

41. Adler, J., & Oktem, O. (2018). Learned primal-dual reconstruction. *IEEE Transactions on Medical Imaging, 37*, 1322–1332.

42. Zhang, J., & Zuo, H. (2019). Iterative CT image reconstruction using neural network optimization algorithms. In H. Bosmans, G.-H. Chen, & T. Gilat Schmidt (Eds.), *Medical imaging 2019: Physics of medical imaging* (p. 1094863). SPIE.

43. Kang, T. S., Vrabec, J. T., Giddings, N., & Terris, D. J. (2002). Facial nerve grading systems (1985-2002): Beyond the house-Brackmann scale. *Otology & Neurotology, 23*, 767–771.

44. Fattah, A. Y., Gurusinghe, A. D., Gavilan, J., et al. (2015). Sir Charles Bell Society. Facial nerve grading instruments: Systematic review of the literature and suggestion for uniformity. *Plastic and Reconstructive Surgery, 135*, 569–579.

45. Kiranantawat, K., Sitpahul, N., Taeprasartsit, P., Constantinides, J., Kruavit, A., Srimuninnimit, V., et al. (2014 Jul). The first smartphone application for microsurgery monitoring: SilpaRamanitor. *Plastic Reconstruction Surgery, 134*(1), 130–139.

46. Bradbury, E. T., Simons, W., & Sanders, R. (2006). Psychological and social factors in reconstructive surgery for hemi-facial palsy. *Journal of Plastic, Reconstructive & Aesthetic Surgery, 59*, 272–278.

47. Springer, B. D., & Sotile, W. M. (2020). The psychology of total joint arthroplasty. *Journal of*

Arthroplasty, 36(6S), S46–S49.

48. Sosa, D., Carola, N., Levitt, S., Patel, V., & Tokgöz, E. (2023). Surgical approaches used for total knee arthroplasty. In *Total knee arthroplasty: Medical and biomedical engineering and science concepts*. Springer. ISBN #: 978-3-031-31099-7.

49. Tokgöz, E., Levitt, S., Patel, V., Carola, N., & Sosa, D. (2023). Biomechanics of total knee arthroplasty. In *Total knee arthroplasty: Medical and biomedical engineering and science concepts*. Springer. ISBN #: 978-3-031-31099-7.

50. Tokgöz, E., Carola, N., Levitt, S., Patel, V., & Sosa, D. (2023). Robotics applications in total knee arthroplasty. In *Total knee arthroplasty: Medical and biomedical engineering and science concepts*. Springer. ISBN #: 978-3-031-31099-7.

51. Tokgöz, E., Sosa, D., Carola, N., Levitt, S., & Patel, V. (2023). Impact of manufacturing on total knee arthroplasty. In *Total knee arthroplasty: Medical and biomedical engineering and science concepts*. Springer. ISBN #: 978-3-031-31099-7.

52. Tokgöz, E., Patel, V., Carola, N., Sosa, D., & Levitt, S. (2023). Optimization investigations on total knee arthroplasty. In *Total knee arthroplasty: Medical and biomedical engineering and science concepts*. Springer. ISBN #: 978-3-031-31099-7.

53. Tokgöz, E., Patel, V., Sosa, D., Levitt, S., & Carola, N. (2023). Artificial intelligence, deep learning, and machine learning applications in total knee arthroplasty. In *Total knee arthroplasty: Medical and biomedical engineering and science concepts*. Springer. ISBN #: 978-3-031-31099-7.

54. Tokgöz, E. (2023). Advancing engineering of total knee arthroplasty. In *Total knee arthroplasty: Medical and biomedical engineering and science concepts*. Springer. ISBN #: 978-3-031-31099-7.

55. Tokgöz, E., & Marina, A. C. (2023). Biomechanics of facial plastic surgery applications. In *Cosmetic and reconstructive facial plastic surgery: A review of medical and biomedical engineering and science concepts*. Springer. ISBN #: 978-3031311673.

56. Tokgöz, E., & Marina, A. C. (2023). Applications of artificial intelligence, machine learning, and deep learning on facial plastic surgeries. In *Cosmetic and reconstructive facial plastic surgery: A review of medical and biomedical engineering and science concepts*. Springer. ISBN #: 978-3031311673.

57. Tokgöz, E., & Marina, A. C. (2023). Robotics applications in facial plastic surgeries. In *Cosmetic and reconstructive facial plastic surgery: A review of medical and biomedical engineering and science concepts*. Springer. ISBN #: 978-3031311673.

58. Tokgöz, E., & Marina, A. C. (2023). Engineering psychology of facial plastic surgery patients. In *Cosmetic and reconstructive facial plastic surgery: A review of medical and biomedical engineering and science concepts*. Springer. ISBN #: 978-3031311673.

59. Levitt, S., Patel, V., Sosa, D., Carola, N., & Tokgöz, E. (2023). Preexisting conditions leading to total knee arthroplasty. In *Total knee arthroplasty: Medical and biomedical engineering and science concepts*. Springer. ISBN #: 978-3-031-31099-7.

60. Sosa, D., Carola, N., Patel, V., Levitt, S., & Tokgöz, E. (2023). Surgical approach comparison in total knee arthroplasty. In *Total knee arthroplasty: Medical and biomedical engineering and science concepts*. Springer. ISBN #: 978-3-031-31099-7.

61. Sosa, D., Carola, N., Patel, V., Levitt, S., & Tokgöz, E. (2023). Perioperative patient care for total knee arthroplasty. In *Total knee arthroplasty: Medical and biomedical engineering and science concepts*. Springer. ISBN #: 978-3-031-31099-7.

62. Levitt, S., Patel, V., Carola, N., Sosa, D., & Tokgöz, E. (2023). Complications of total knee arthroplasty. In *Total knee arthroplasty: Medical and biomedical engineering and science concepts*. Springer. ISBN #: 978-3-031-31099-7.

63. Carola, N., Patel, V., Levitt, S., Sosa, D., & Tokgöz, E. (2023). Ergonomics of total knee arthroplasty. In *Total knee arthroplasty: Medical and biomedical engineering and science concepts*. Springer. ISBN #: 978-3-031-31099-7.

64. Marina, A. C., & Tokgöz, E. (2023). Non-surgical facial aesthetic procedures. In *Cosmetic and reconstructive facial plastic surgery: A review of medical and biomedical engineering and sci-*

ence concepts. Springer. ISBN #: 978-3031311673.

65. Marina, A. C., & Tokgöz, E. (2023). Aesthetic surgery of the upper face and cheeks. In *Cosmetic and reconstructive facial plastic surgery: A review of medical and biomedical engineering and science concepts.* Springer. ISBN #: 978-3031311673.

66. Marina, A. C., & Tokgöz, E. (2023). Aesthetic surgery of the nose and lower face. In *Cosmetic and reconstructive facial plastic surgery: A review of medical and biomedical engineering and science concepts.* Springer. ISBN #: 978-3031311673.

67. Marina, A. C., Donofrio, G., & Tokgöz, E. (2023). Surgical reconstruction of craniofacial malformations. In *Cosmetic and reconstructive facial plastic surgery: A review of medical and biomedical engineering and science concepts.* Springer. ISBN #: 978-3031311673.

68. Marina, A. C., & Tokgöz, E. (2023). Surgical reconstruction of craniofacial trauma and burns. In *Cosmetic and reconstructive facial plastic surgery: A review of medical and biomedical engineering and science concepts.* Springer. ISBN #: 978-3031311673.

69. Marina, A. C., & Tokgöz, E. (2023). Cosmetic and reconstructive facial plastic surgery related simulation and optimization efforts. In *Cosmetic and reconstructive facial plastic surgery: A review of medical and biomedical engineering and science concepts.* Springer. ISBN #: 978-3031311673.

70. Musafer, H., & Tokgöz, E. (2023). A facial wrinkle detection by using deep learning with an efficient optimizer. In *Cosmetic and reconstructive facial plastic surgery: A review of medical and biomedical engineering and science concepts.* Springer. ISBN #: 978-3031311673.

第 13 章
利用深度学习和高效优化器检测面部皱纹

Hassan Musafer and Emre Tokgöz iD

1 概述

皱纹是皮肤上的小褶皱，是由于老化或表情等原因导致皮肤出现的屈曲，在面部尤为明显。由此产生的皮肤弧度会在二维图像中造成特定的强度梯度，使其看上去与周围皮肤组织出现了连续性中断[1]。从社会经济学角度看，了解衰老过程的影响因素非常重要。最近的研究发现，皱纹在面部年龄感知中扮演着重要作用，是客观分析和相对年龄判断的主要特征[2]。此外，定量评估皮肤状况的机器学习技术对于有效开发高效药物疗法也很有价值。

在本章，我们将介绍对数据集里的皱纹和非皱纹图像进行图像预处理的技术，包括调整大小、缩放和一体化。接下来，我们通过提出的深度学习模型（DL）分析了不同类型的皱纹，来改进性能并理解皱纹和非皱纹图像之间的差异。本章其余部分安排如下。第2节总结了涉及深度学习算法的相关工作。第 3 节介绍了图像预处理和所提出的深度学习方法的数学模型。第 4 节介绍了实验结果和讨论。最后，第 5 节介绍了结论和未来工作。有关整形外科和其他外科手术相关技术进展的更多信息，请参阅作者的其他文献[12-46]。

2 相关研究文献

本节将简要介绍深度学习模型相关的皱纹检测技术。Alarif 等利用卷积神经网络（CNN）对三种不同类型的面部皮肤进行分类，包括正常皮肤、斑点和皱纹[3]。研究人

H. Musafer（✉）

Department of Computer Science & Engineering, University of Bridgeport,
Bridgeport, CT, USA

e-mail: hmusafer@bridgeport.edu

E. Tokgöz

Whiting School of Engineering, Johns Hopkins University, Baltimore, MD, USA

员调试了谷歌网络的各种超参数，并在不同种族的高清人脸图像上进行了多次实验。实验结果表明，F值为 0.852，准确率为 89.9%。Deepa 等利用图像处理和深度 CNN 对人体皮肤皱纹进行检测。该算法能识别含有皮肤皱纹和面部特征的感兴趣区域（ROI），皱纹检测 CNN 准确率高达 96%[4]。Chang 和 Tsai 使用各种版本的 Resnet 来检测面部的斑点和皱纹，他们将面部图像划分成三个多边形区域，即前额、眼睛和颊部，使用数据增强来执行不同的操作，如图像旋转和原始图像的水平翻转。Resnet 的性能优于其他深度学习算法，并达到了令人满意的精确度[5]。

3 拟议的优化器框架

在本节中，我们将介绍基于增强型 DL 模型和 HNM 优化器的拟议架构，如图13-1所示。拟议的框架包括各种模块，用于预处理二维图像、调整 HNM 优化器的超参数、优化 DL 模型和 HNM 优化器。

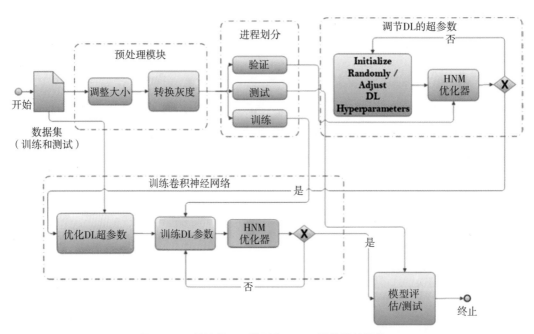

图 13-1 拟议的 DL 模型和 HNM 优化器的结构

在此基础上，预处理模块将生成更成熟、更高级的性能，这些性能将由优化后的 DL 模型进行分类。特别是，预处理模块将数据集（训练和测试）的图像标准化并重新校准为 28×28 像素值[6]。

然后，该模块会计算平均值和标准差（std），并按下面公式[7]对平均值附近的像素值进行统一化处理：

$$X_i = \frac{X_i - \text{mean}}{\text{std}}, \ 0 \le i \le n \qquad (1)$$

n表示训练数据集的大小，X代表了培训数据集中的一个图像。

原始数据集包括 381 张皱纹图像和 373 张无皱纹图像，Kaggle 已将其分为训练数据集和测试数据集[6]。此外，我们还将训练数据集进一步拆分为两个类似大小的子集，以实现两次交叉验证。从图13-1 中可以看出，HNM 优化器只能访问验证数据集。HNM 优化器[8]是著名的 Nelder–Mead（NM）算法（1965 年）[9]的变体。HNM 优化器将 NM 算法中超平面单纯形的复杂结构分解为三角形单纯形设计。事实证明，HNM 的顺序设计比传统的 NM 单纯形具有更高的精度和可靠性[10, 11]。HNM 优化器的功能是探索验证数据集的解空间，并估算出用于修改拟议 DL 模型初始权重矩阵的最优剔除值。虽然初始权重矩阵是随机生成的，但会断开一部分权重，以建立一个优于全连接网络的自适应连接网络。剔除值由 HNM 优化器决定，并在测试网络之前设定。网络中的剔除是以二项随机矩阵的形式实现的，该矩阵由 0 和 1 值组成，大小与权重矩阵的大小相同。为了简化拟议DL 网络中滤除的数学执行，设 d 为滤除项，DL 网络由一个隐匿层组成，前向传递的数学表达式如下：

$$a = \begin{bmatrix} a_1 \\ \vdots \\ a_n \end{bmatrix} = \left(\begin{bmatrix} w_{1,1} & \cdots & w_{1,m} \\ \vdots & \vdots & \vdots \\ w_{n,1} & \cdots & w_{n,m} \end{bmatrix} \circ \begin{bmatrix} d_{1,1} & \cdots & d_{1,m} \\ \vdots & \vdots & \vdots \\ d_{n,1} & \cdots & d_{n,m} \end{bmatrix} \right) \cdot \begin{bmatrix} x_1 \\ \vdots \\ x_m \end{bmatrix} + \begin{bmatrix} b_1 \\ \vdots \\ b_n \end{bmatrix} \qquad (2)$$

其中，n 是隐藏节点数，m 是输入特征数，$a \in R^{n,1}$ 是实际输出，$w \in R^{n,m}$ 是隐藏层的权重矩阵，$d \in R^{n,m}$ 是滤除项，$x \in R^{m,1}$ 是输入，$b \in R^{n,1}$ 是偏差。

此外，HNM优化器负责在训练阶段的每次迭代中更新学习率。这样，拟议的 DL 模型就能根据自适应学习率调整其参数。同时，HNM 优化器还会通过调整剔除率来防止拟议的 DL 模型出现过拟合问题，通过监测学习率，使模型根据解空间的复杂度设置参数。因此，所提出的 DL 模型也不会出现拟合不足的问题。

4　实验及验证结果

在本节中，我们将在 Kaggle 数据集上测试所提出的 DL 模型，该数据集涵盖了有皱纹皮肤和无皱纹皮肤[6]。此外，我们还进行了一项实验，来检验所提出模型的效率，并与其他相关工作进行了比较。

表13-1 总结了拟议 DL 模型的参数、超参数和性能指标，包括隐层数、每层神经元

数、剔除率、学习率、epochs（时期）数、F-Measure 和准确率，涵盖了整个实验。表格还展示了与新提出算法的比较。符号（＊）表示该性能指标或参数未在文献中报告。从表中可以看出，所提出的 DL 模型优于所比较的模型，并实现了更高的性能效率。此外，表13-1还展示了 HNM 优化器对拟议 DL 模型性能的显著作用。HNM 优化器成功地估算出了导致断开的30% 权重的剔除率，避免了拟议的 DL 网络出现过拟合问题。此外，HNM 优化器估算出的自适应学习率也有助于稳定拟议的 DL 模型。最后，图13-2显示了训练和验证误差与时期数的关系。

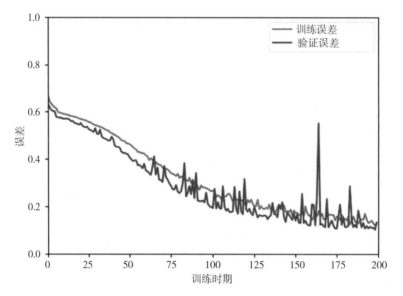

图 13-2　训练和验证误差随历时次数的变化

表 13-1　实验结果摘要及与其他技术的比较

算法	隐藏层	剔除率	学习率	时期（Epoch）	准确性	F 值
建议的 DL	25、80和66	0.7	适应性	200	99.90%	1.00
CNN [4]	＊	＊	＊	＊	95.85%	＊

5　结论

本章提出了一种针对面部皮肤应用的增强型 DL 模型设计。根据 HNM 算法对所提出的 DL 模型的超参数进行了调整，结果证明，与现有开发的模型相比，该模型具有更好的稳定性。实验测试结果表明，通过调整剔除率和学习率，增强 DL 模型的不同层避免了欠拟合和过拟合问题，获得了 99.90% 的显著准确率和 1.0 的 F值。最后，所提出的

DL 框架可以为与化妆品行业和整形外科相关的各种应用提供一个简洁而有效的工具。

（陈　春　刘高峰）

参考文献

1. Ng, C. C., Yap, M. H., Costen, N., & Li, B. (2015). Wrinkle detection using hessian line tracking. *IEEE Access, 3,* 1079–1088.

2. Aznar-Casanova, J., Torro-Alves, N., & Fukusima, S. (2010). How much older do you get when a wrinkle appears on your face? Modifying age estimates by number of wrinkles. *Aging, Neuropsychology, and Cognition, 17*(4), 406–421.

3. Alarifi, J. S., Goyal, M., Davison, A. K., Dancey, D., Khan, R., & Yap, M. H. (2017, July). Facial skin classification using convolutional neural networks. In *International conference image analysis and recognition* (pp. 479–485). Springer.

4. Deepa, H., Gowrishankar, S., & Veena, A. (2022). A deep learning-based detection of wrinkles on skin. In *Computational vision and bio-inspired computing* (pp. 25–37). Springer.

5. Chang, T. R., & Tsai, M. Y. (2022). Classifying conditions of speckle and wrinkle on the human face: A deep learning approach. *Electronics, 11*(21), 3623.

6. Rokaha, R. (2021). *Skin Wrinkles vs Non-Wrinkles*. Kaggle. https://doi.org/10.34740/KAGGLE/DSV/2073269

7. Ekman, M. (2021). *Learning deep learning: Theory and practice of neural networks, computer vision, NLP, and transformers using TensorFlow*. Addison-Wesley Professional.

8. Musafer, H. A., & Mahmood, A. (2018). Dynamic Hassan Nelder Mead with simplex free selectivity for unconstrained optimization. *IEEE Access, 6,* 39015–39026.

9. Nelder, J. A., & Mead, R. (1965). A simplex method for function minimization. *The Computer Journal, 7*(4), 308–313.

10. Musafer, H., Abuzneid, A., Faezipour, M., & Mahmood, A. (2020). An enhanced design of sparse autoencoder for latent features extraction based on trigonometric simplexes for network intrusion detection systems. *Electronics, 9*(2), 259.

11. Musafer, H., Tokgöz, E., & Mahmood, A. (2022). High-dimensional normalized data profiles for testing derivative-free optimization algorithms. *PeerJ Computer Science, 8,* e960.

12. Tokgöz, E. (2022). Surgical approaches used for total hip arthroplasty. In *Total hip arthroplasty: Medical and biomedical engineering and science concepts*. Springer. ISBN #: 9783031089268.

13. Tokgöz, E. (2022). Preexisting conditions leading to total hip arthroplasty. In *Total hip arthroplasty: Medical and biomedical engineering and science concepts*. Springer. ISBN #: 9783031089268.

14. Tokgöz, E. (2022). Surgical approach comparisons in total hip arthroplasty. In *Total hip arthroplasty: Medical and biomedical engineering and science concepts*. Springer. ISBN #: 9783031089268.

15. Tokgöz, E. (2022). Perioperative patient care for total hip arthroplasty. In *Total hip arthroplasty: Medical and biomedical engineering and science concepts*. Springer. ISBN #: 9783031089268.

16. Tokgöz, E. (2022). Complications of total hip arthroplasty. In *Total hip arthroplasty: Medical and biomedical engineering and science concepts*. Springer. ISBN #: 9783031089268.

17. Tokgöz, E. (2022). Medical improvement suggestions for total hip arthroplasty. In *Total hip arthroplasty: Medical and biomedical engineering and science concepts*. Springer. ISBN #: 9783031089268.

18. Tokgöz, E., & Truden, A. (2022). Biomechanics of total hip arthroplasty. In *Total hip arthroplasty: Medical and Biomedical Engineering and Science Concepts*. Springer. ISBN #: 9783031089268.

19. Tokgöz, E., & Truden, A. (2022). All-inclusive impact of robotics applications on THA:

Overall impact of robotics on Total hip arthroplasty patients from manufacturing of implants to recovery after surgery. In *Total hip arthroplasty: Medical and biomedical engineering and science concepts*. Springer. ISBN #: 9783031089268.

20. Tokgöz, E., & Truden, A. (2022). Biomechanical success of traditional versus robotic-assisted Total hip arthroplasty. In *Total hip arthroplasty: Medical and biomedical engineering and science concepts*. Springer. ISBN #: 9783031089268.

21. Tokgöz, E., & Truden, A. (2022). Optimization for Total hip arthroplasty applications. In *Total hip arthroplasty: Medical and biomedical engineering and science concepts*. Springer. ISBN #: 9783031089268.

22. Tokgöz, E., & Truden, A. (2022). Artificial intelligence, deep learning, and machine learning applications in Total hip arthroplasty. In *Total hip arthroplasty: Medical and biomedical engineering and science concepts*. Springer. ISBN #: 9783031089268.

23. Tokgöz, E. (2022). Advancing engineering of total hip arthroplasty. In *Total hip arthroplasty: Medical and biomedical engineering and science concepts*. Springer. ISBN #: 9783031089268.

24. Sosa, D., Carola, N., Levitt, S., Patel, V., & Tokgöz, E. (2023). Surgical approaches used for total knee arthroplasty. In *Total knee arthroplasty: Medical and biomedical engineering and science concepts*. Springer. ISBN #: 978-3-031-31099-7.

25. Tokgöz, E., Levitt, S., Patel, V., Carola, N., & Sosa, D. (2023). Biomechanics of total knee arthroplasty. In *Total knee arthroplasty: Medical and biomedical engineering and science concepts*. Springer. ISBN #: 978-3-031-31099-7.

26. Tokgöz, E., Carola, N., Levitt, S., Patel, V., & Sosa, D. (2023). Robotics applications in total knee arthroplasty. In *Total knee arthroplasty: Medical and biomedical engineering and science concepts*. Springer. ISBN #: 978-3-031-31099-7.

27. Tokgöz, E., Sosa, D., Carola, N., Levitt, S., & Patel, V. (2023). Impact of manufacturing on total knee arthroplasty. In *Total knee arthroplasty: Medical and biomedical engineering and science concepts*. Springer. ISBN #: 978-3-031-31099-7.

28. Tokgöz, E., Patel, V., Carola, N., Sosa, D., & Levitt, S. (2023). Optimization investigations on total knee arthroplasty. In *Total knee arthroplasty: Medical and biomedical engineering and science concepts*. Springer. ISBN #: 978-3-031-31099-7.

29. Tokgöz, E., Patel, V., Sosa, D., Levitt, S., & Carola, N. (2023). Artificial intelligence, deep learning, and machine learning applications in total knee arthroplasty. In *Total knee arthroplasty: Medical and biomedical engineering and science concepts*. Springer. ISBN #: 978-3-031-31099-7.

30. Tokgöz, E. (2023). Advancing engineering of total knee arthroplasty. In *Total knee arthroplasty: Medical and biomedical engineering and science concepts*. Springer. ISBN #: 978-3-031-31099-7.

31. Tokgöz, E., & Marina, A. C. (2023). Biomechanics of facial plastic surgery applications. In *Cosmetic and reconstructive facial plastic surgery: A review of medical and biomedical engineering and science concepts*. Springer. ISBN #: 978-3031311673.

32. Tokgöz, E., & Marina, A. C. (2023). Applications of artificial intelligence, machine learning, and deep learning on facial plastic surgeries. In *Cosmetic and reconstructive facial plastic surgery: A review of medical and biomedical engineering and science concepts*. Springer. ISBN #: 978-3031311673.

33. Tokgöz, E., & Marina, A. C. (2023). Robotics applications in facial plastic surgeries. In *Cosmetic and reconstructive facial plastic surgery: A review of medical and biomedical engineering and science concepts*. Springer. ISBN #: 978-3031311673.

34. Tokgöz, E., & Marina, A. C. (2023). Engineering psychology of facial plastic surgery patients. In *Cosmetic and reconstructive facial plastic surgery: A review of medical and biomedical engineering and science concepts*. Springer. ISBN #: 978-3031311673.

35. Tokgöz, E. (2023). Technological improvements on facial plastic, head and neck procedures. In *Cosmetic and reconstructive facial plastic surgery: A review of medical and biomedical engineering and science concepts*. Springer. ISBN #: 978-3031311673.

36. Levitt, S., Patel, V., Sosa, D., Carola, N., & Tokgöz, E. (2023). Preexisting conditions leading

to total knee arthroplasty. In *Total knee arthroplasty: Medical and biomedical engineering and science concepts*. Springer. ISBN #: 978-3-031-31099-7.

37. Sosa, D., Carola, N., Patel, V., Levitt, S., & Tokgöz, E. (2023). Surgical approach comparison in total knee arthroplasty. In *Total knee arthroplasty: Medical and biomedical engineering and science concepts*. Springer. ISBN #: 978-3-031-31099-7.

38. Sosa, D., Carola, N., Patel, V., Levitt, S., & Tokgöz, E. (2023). Perioperative patient care for total knee arthroplasty. In *Total knee arthroplasty: Medical and biomedical engineering and science concepts*. Springer. ISBN #: 978-3-031-31099-7.

39. Levitt, S., Patel, V., Carola, N., Sosa, D., & Tokgöz, E. (2023). Complications of total knee arthroplasty. In *Total knee arthroplasty: Medical and biomedical engineering and science concepts*. Springer. ISBN #: 978-3-031-31099-7.

40. Carola, N., Patel, V., Levitt, S., Sosa, D., & Tokgöz, E. (2023). Ergonomics of total knee arthroplasty. In *Total knee arthroplasty: Medical and biomedical engineering and science concepts*. Springer. ISBN #: 978-3-031-31099-7.

41. Marina, A. C., & Tokgöz, E. (2023). Non-surgical facial aesthetic procedures. In *Cosmetic and reconstructive facial plastic surgery: A review of medical and biomedical engineering and science concepts*. Springer. ISBN #: 978-3031311673.

42. Marina, A. C., & Tokgöz, E. (2023). Aesthetic surgery of the upper face and cheeks. In *Cosmetic and reconstructive facial plastic surgery: A review of medical and biomedical engineering and science concepts*. Springer. ISBN #: 978-3031311673.

43. Marina, A. C., & Tokgöz, E. (2023). Aesthetic surgery of the nose and lower face. In *Cosmetic and reconstructive facial plastic surgery: A review of medical and biomedical engineering and science concepts*. Springer. ISBN #: 978-3031311673.

44. Marina, A. C., Donofrio, G., & Tokgöz, E. (2023). Surgical reconstruction of craniofacial malformations. In *Cosmetic and reconstructive facial plastic surgery: A review of medical and biomedical engineering and science concepts*. Springer. ISBN #: 978-3031311673.

45. Marina, A. C., & Tokgöz, E. (2023). Surgical reconstruction of craniofacial trauma and burns. In *Cosmetic and reconstructive facial plastic surgery: A review of medical and biomedical engineering and science concepts*. Springer. ISBN #: 978-3031311673.

46. Marina, A. C., & Tokgöz, E. (2023). Cosmetic and reconstructive facial plastic surgery related simulation and optimization efforts. In *Cosmetic and reconstructive facial plastic surgery: A review of medical and biomedical engineering and science concepts*. Springer. ISBN #: 978-3031311673.

后记

Emre Tokgöz

近年来，面部整形手术（FPS）的人数在不断增加。研究可替代FPS的其他方法似乎很重要，如心理治疗、自然疗法和在适当的时候提高人们对自己的满意度。这就提出了一个问题，即这些因素是否会导致手术本身的发生，这取决于患者的条件。文章综述表明，整容手术可以改善身体形象，但对自尊、焦虑和抑郁这三个在人的一生中起重要作用的因素的影响仍存在分歧。人的生理结构是一个相互联系的网络，一切都源于大脑，并通过神经系统支配身体。除非患者必须经历FPS，否则我们建议医生及早采取行动，建议患者接受心理帮助。在本书中，我们对FPS进行了广泛的回顾，并对头颈部手术进行了补充。改善生活的建议包括：

- 减轻压力
- 健康饮食（这里所说的健康饮食并不一定是指严格按照营养师的设计进食，而是指有控制地进食患者愿意吃的健康食物，因为我们的身体会告诉我们需要什么）
- 通过捐款（即使数额很小）帮助有需要的人
- 提高内心的能量
- 减少消极思想（必要时寻求专业帮助）

甚至可以根据患者的宗教信仰（如果有的话）研究如何找到关于上帝的真相。及早采取行动并帮助患者完成这些思考，可以帮助患者拥有更美好、更健康的生活。